环境变迁

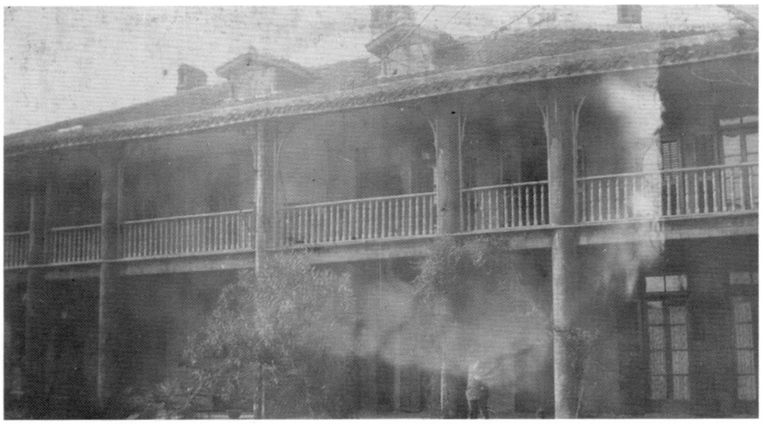

宽仁医院最早建筑外景

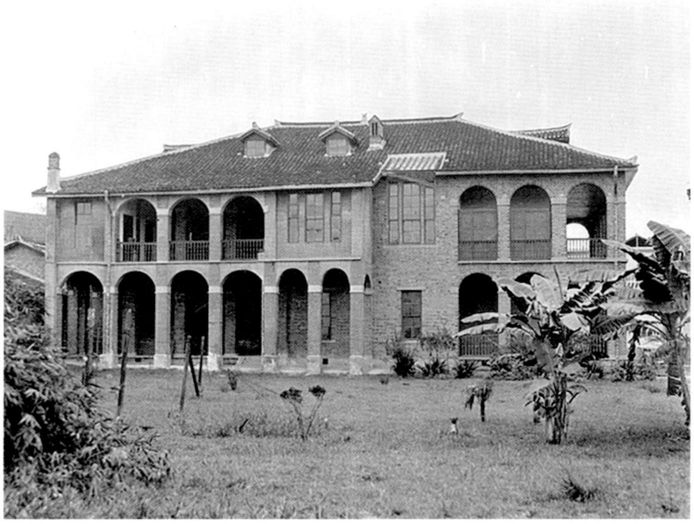

建院初期的病房外环境

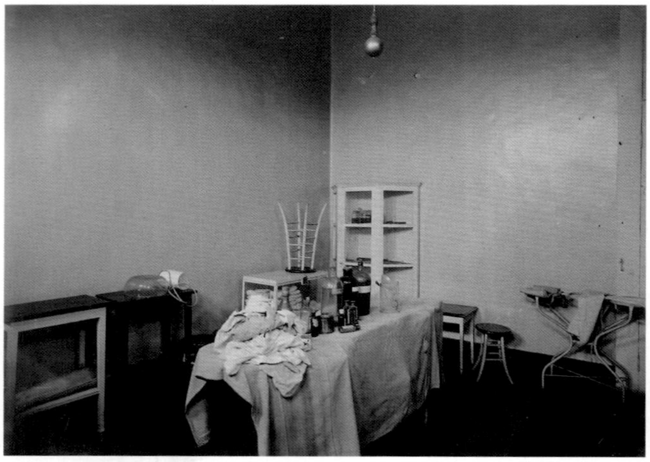

手术室环境

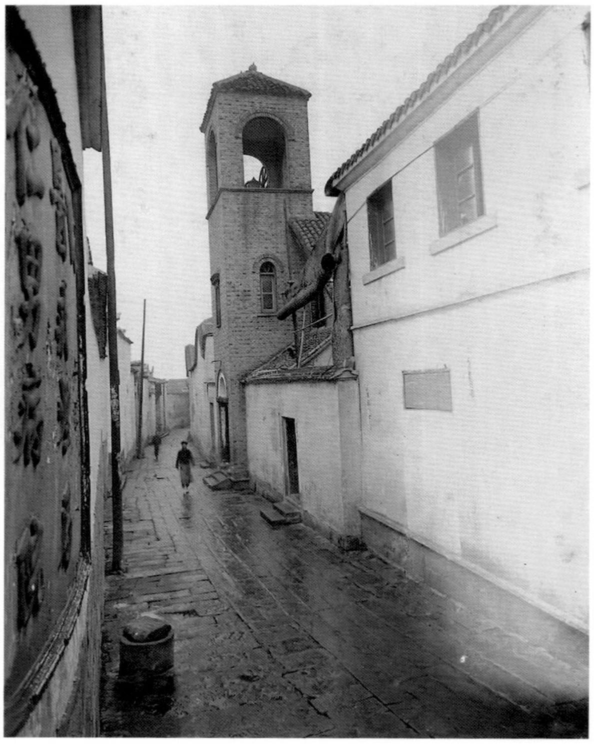

宽仁男院外景

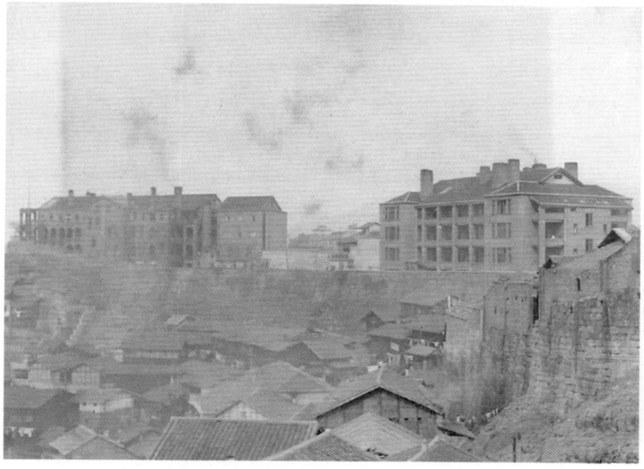

中国塞瑞叩斯综合医院建筑远景

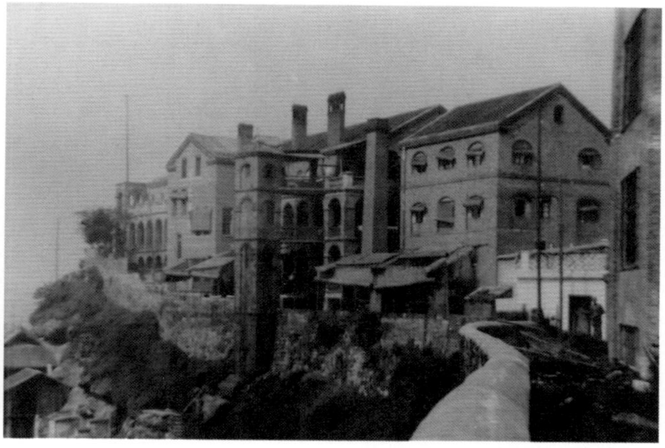

中国塞瑞叩斯综合医院建筑中景

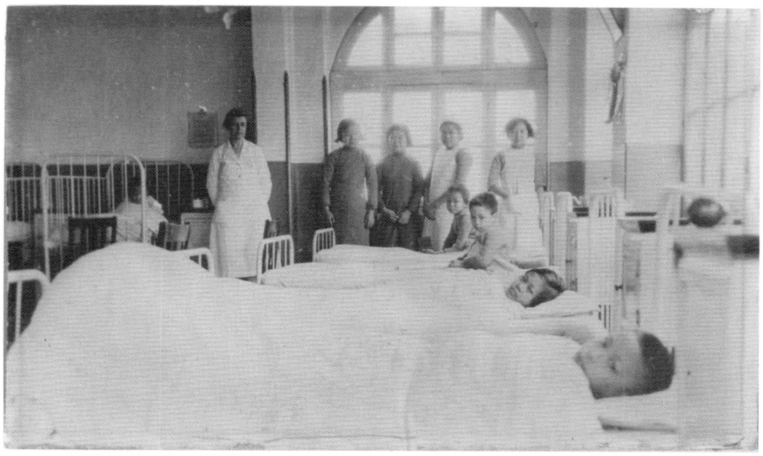

建院初期的病房环境 1

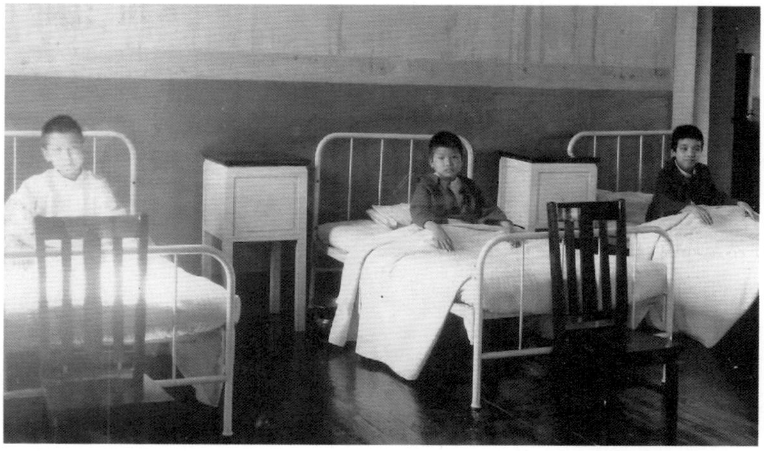

建院初期的病房环境 2

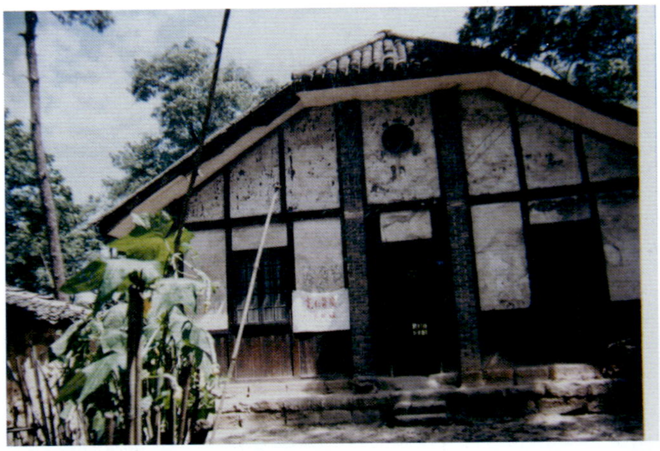

抗战时期医院歌乐山分院旧址外景

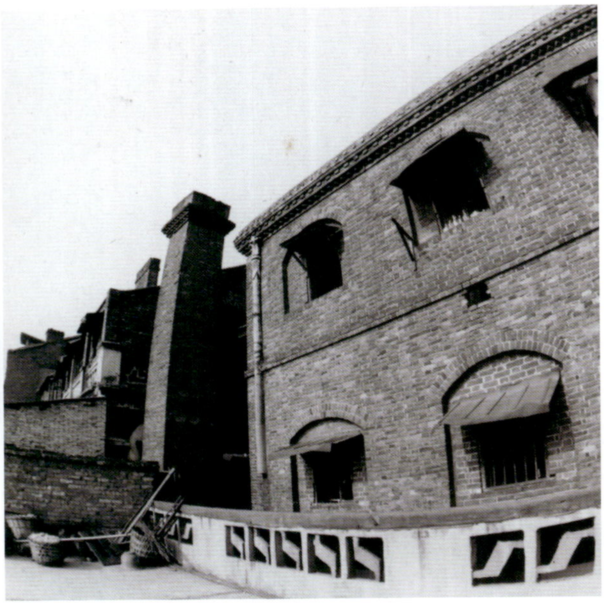

重庆市第四人民医院建筑外景 1

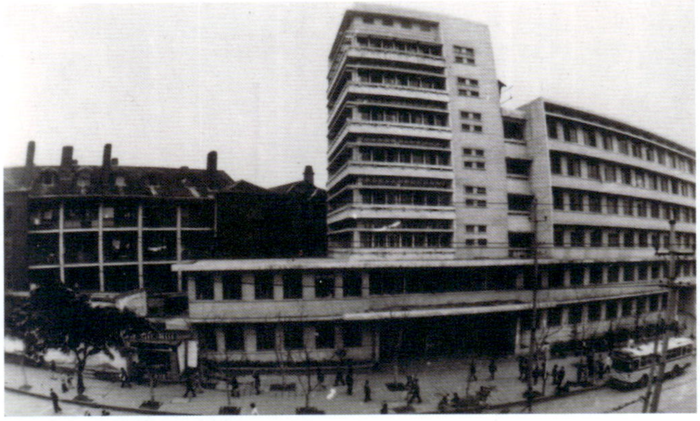

重庆市第四人民医院建筑外景 2

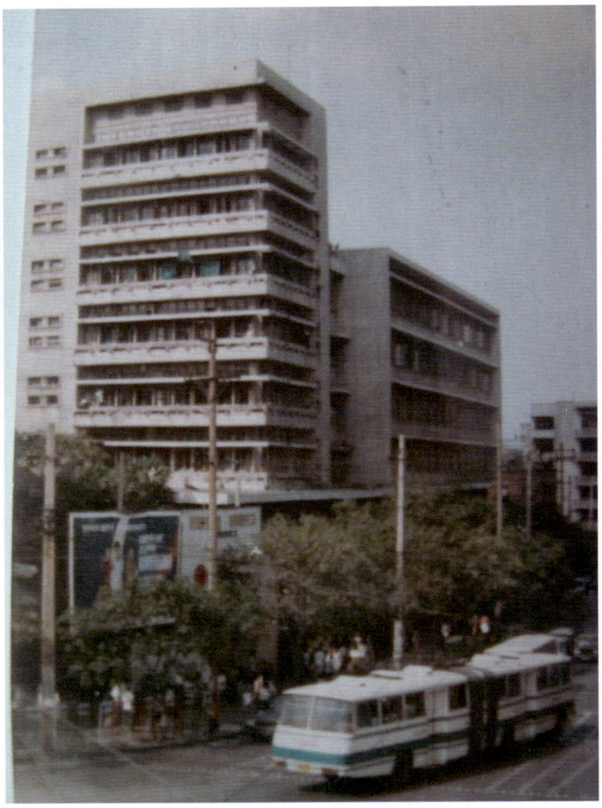

重庆医科大学附属第二医院 20 世纪 80、90 年代建筑外景

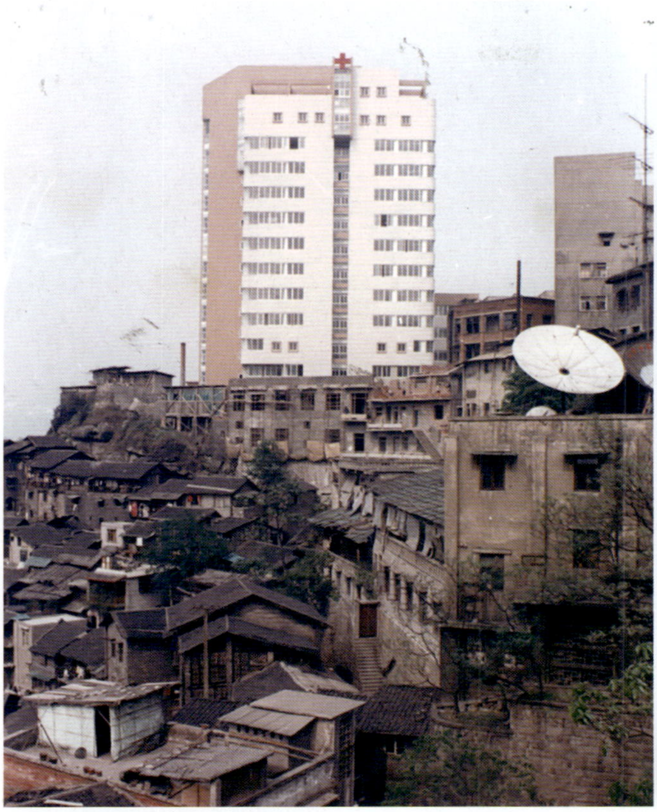

1991 年建成的新住院部建筑外景

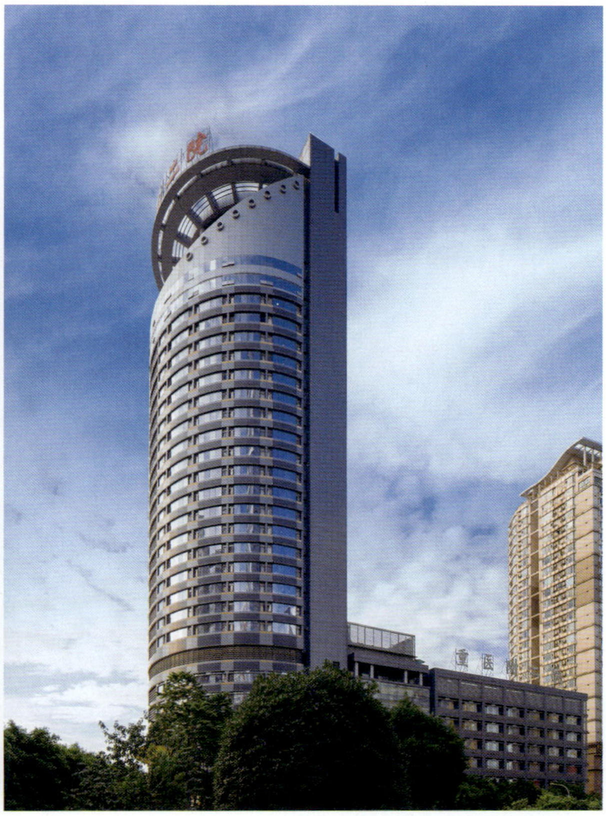

2006 年建成的外科楼建筑外景

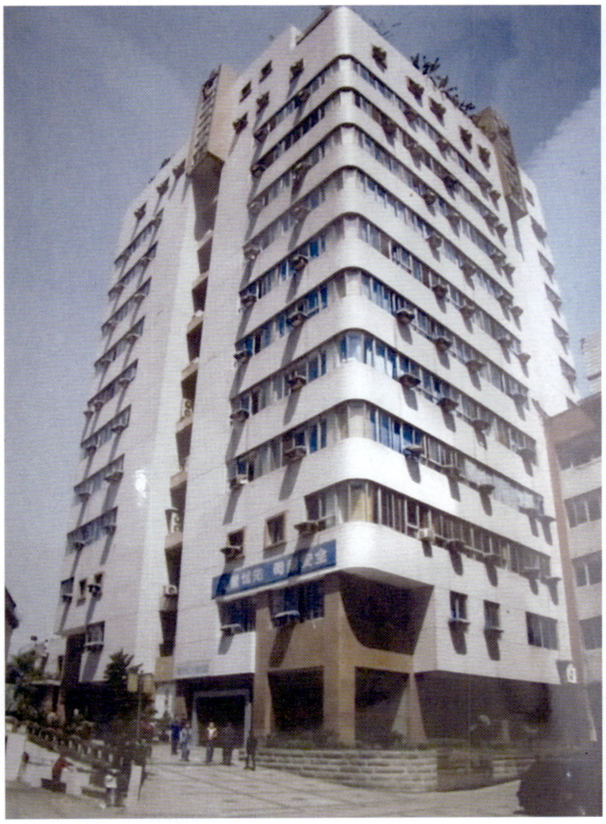

2008 年内科楼改造前建筑外景

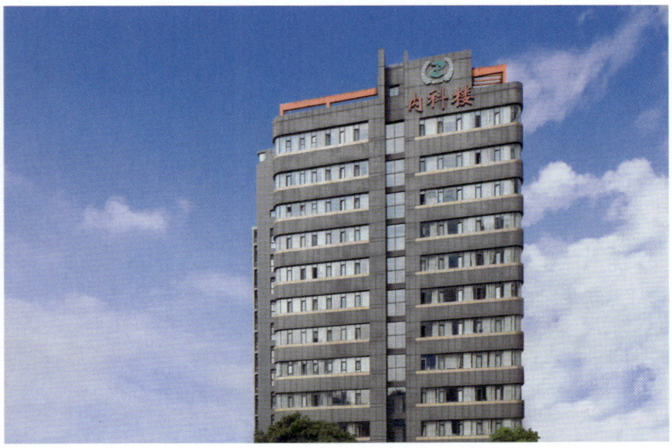

2008 年内科楼改造后建筑外景

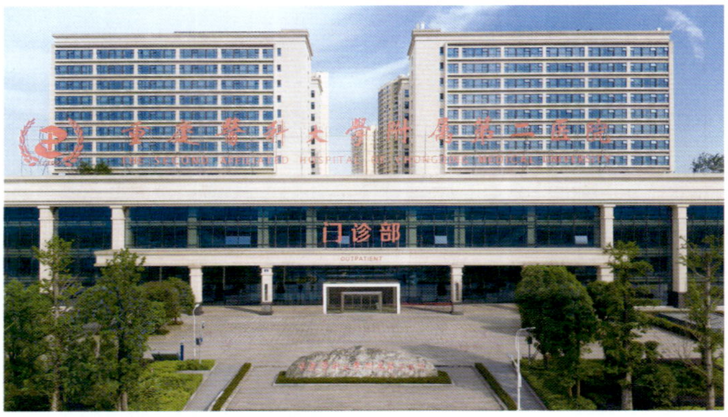

2018年建成的江南院区门诊部建筑外景

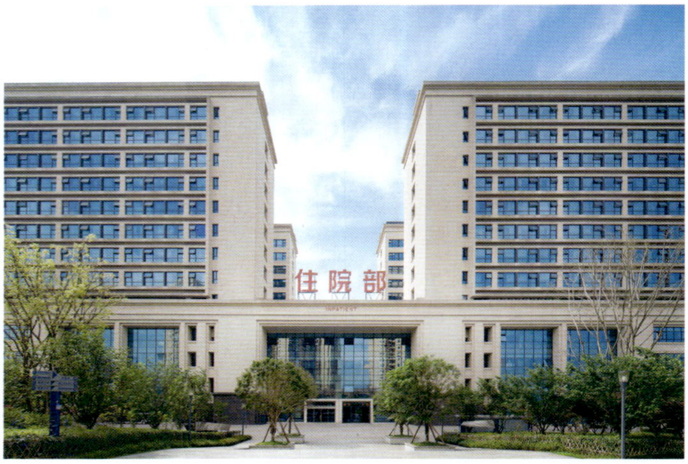

2018年建成的江南院区住院部建筑外景

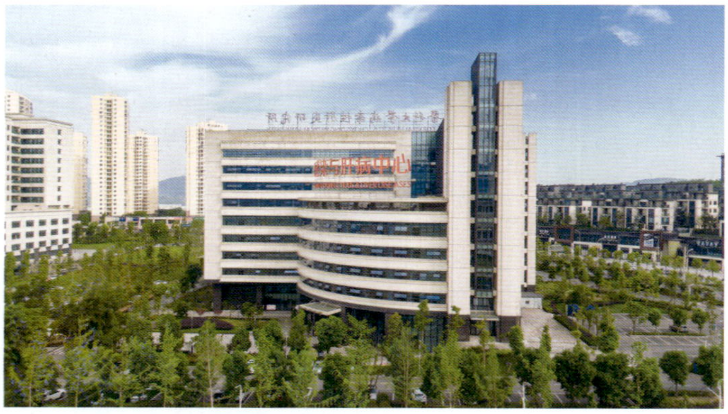

2018年建成的江南院区感染与肝病中心建筑外景

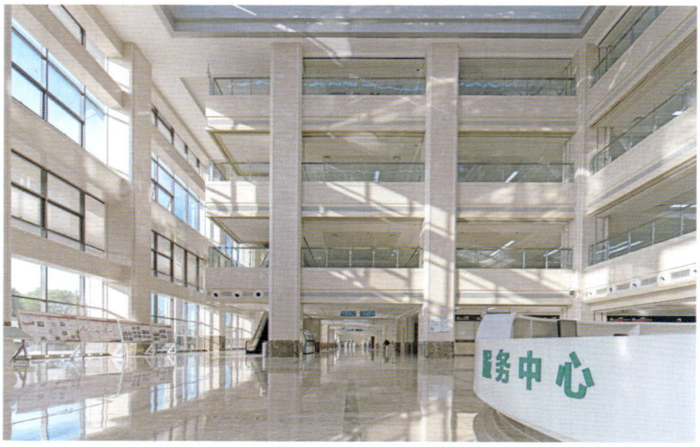

2018年建成的江南院区门诊内景

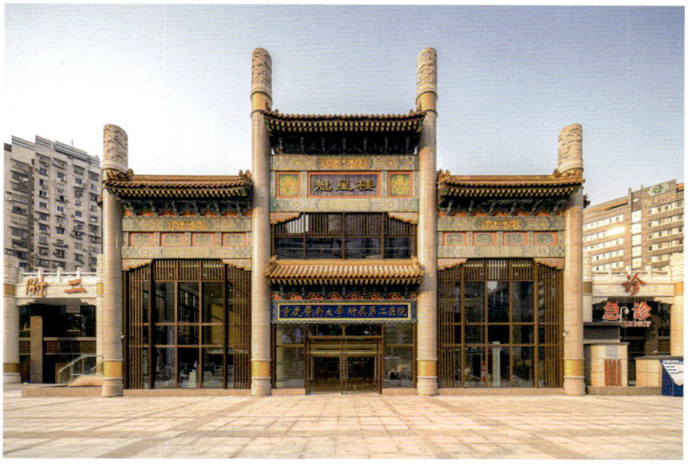

2021年建成的渝中院区魁星楼门诊外景

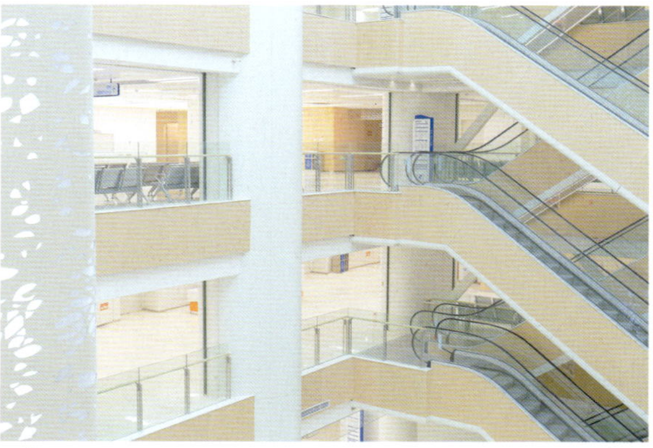

2021年建成的渝中院区魁星楼门诊内景

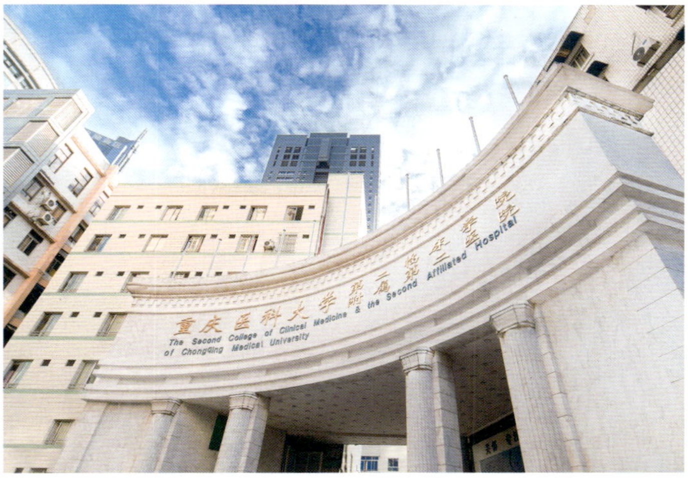

2022年渝中院区正门外景

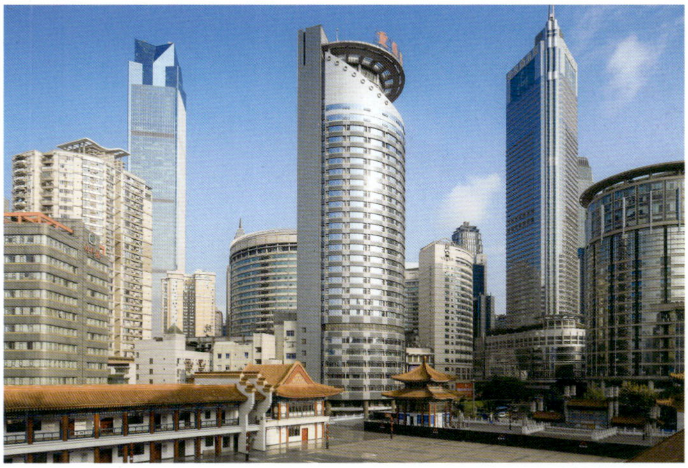

2022年渝中院区建筑外景

大事记

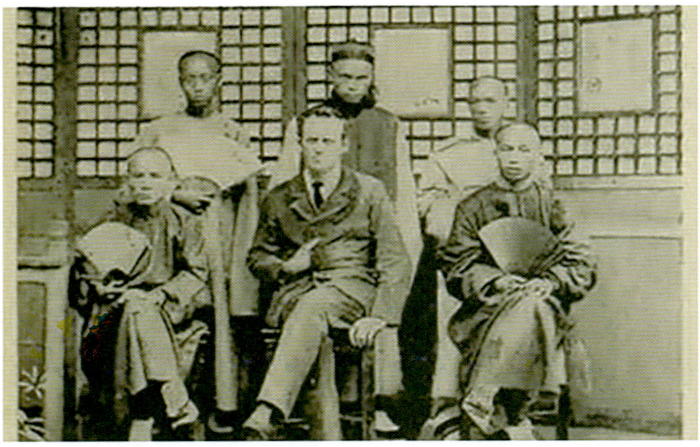

1894年，马加里医生与培养的首批5名学生毕业合影

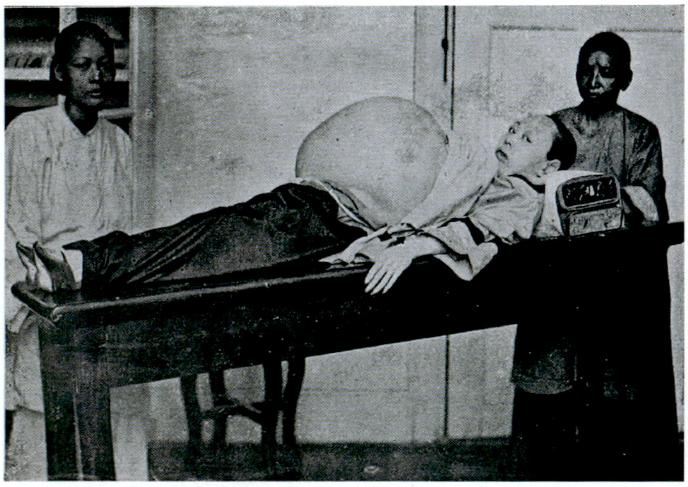

1903年，年龄40岁的重庆妇女接受马加里医生的卵巢肿瘤切除治疗

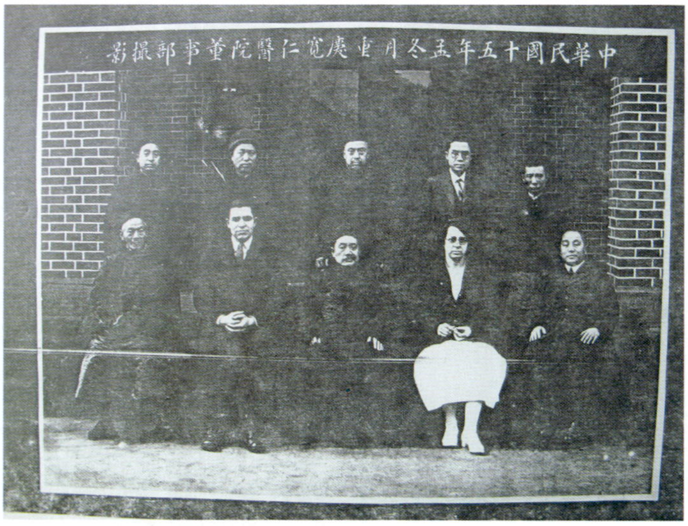

1926年，宽仁医院董事部成立合影

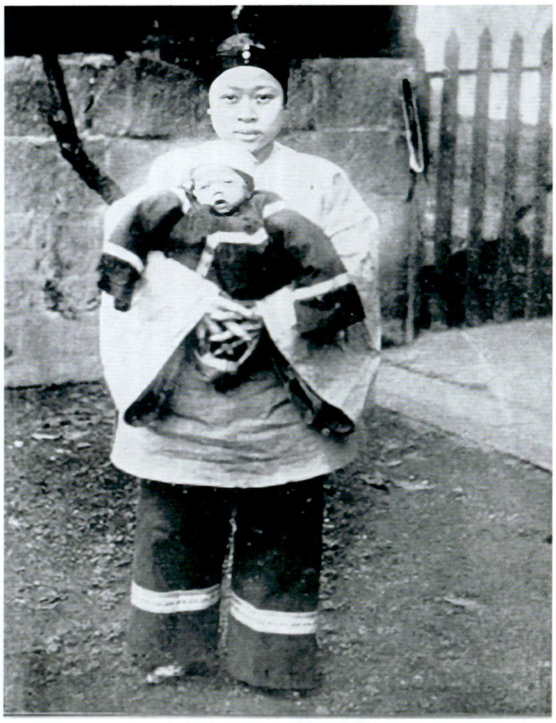

1902年，中国西南地区首例母子平安的剖宫产手术在医院顺利完成

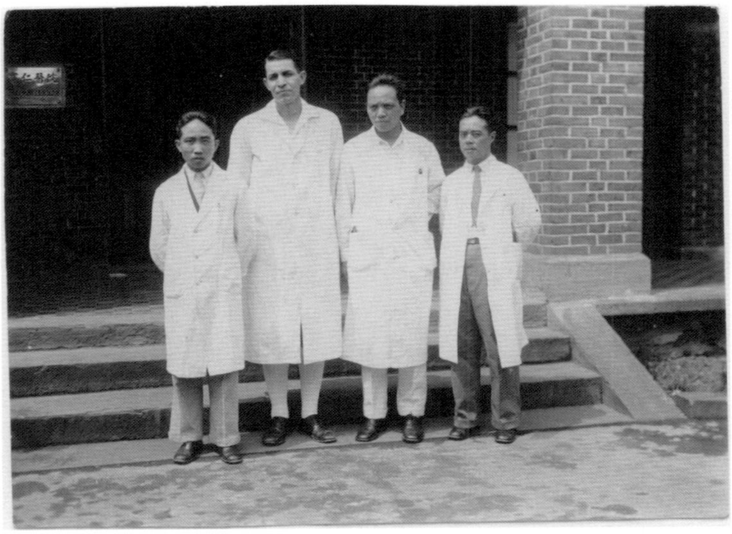

1926年，马克思•金初锐（左二）聘请李之郁（右二）等中国医生来宽仁医院工作合影

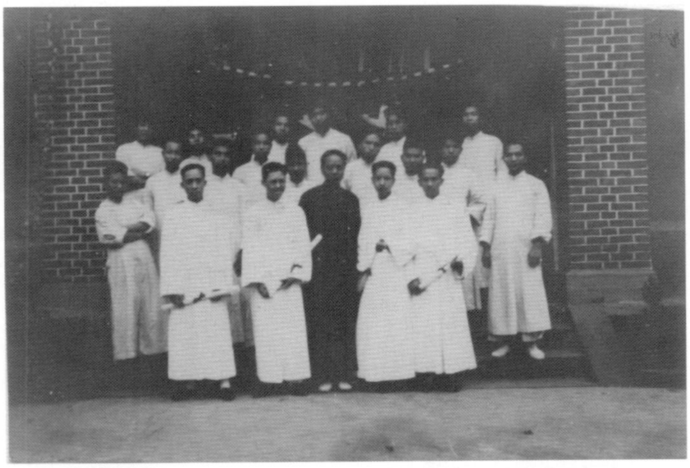

1931年，宽仁医院首任中国院长李之郁（中间黑色衣服）与医务人员合影

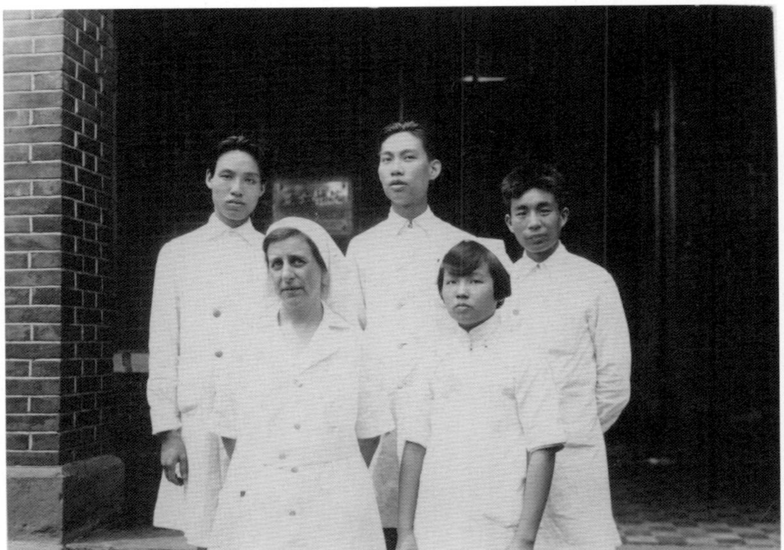

1937年，宽仁医院医护人员合影

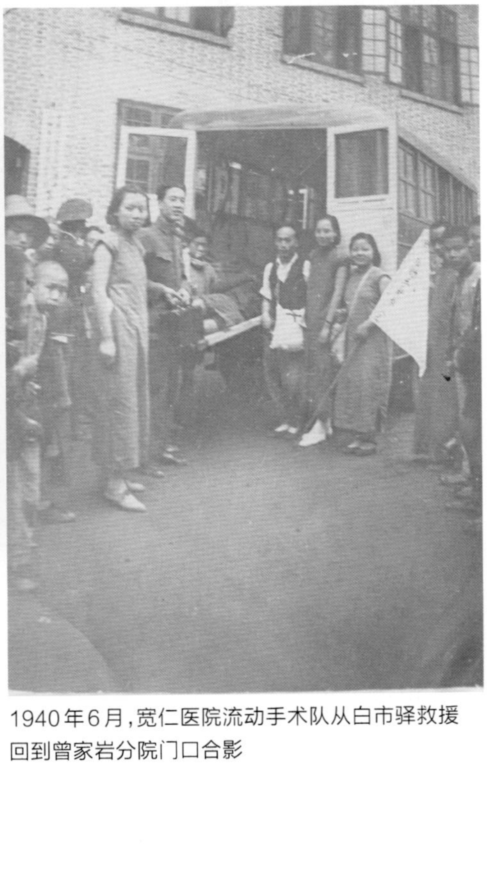

1940年6月，宽仁医院流动手术队从白市驿救援回到曾家岩分院门口合影

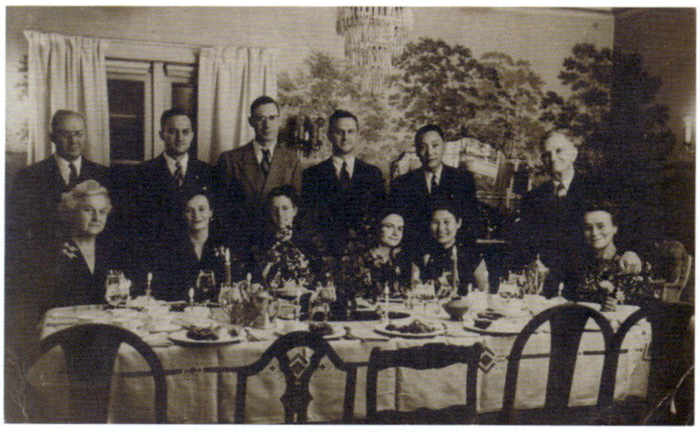

1946 年副院长陈文贵（第二排右二）访美时与同行者就餐合影

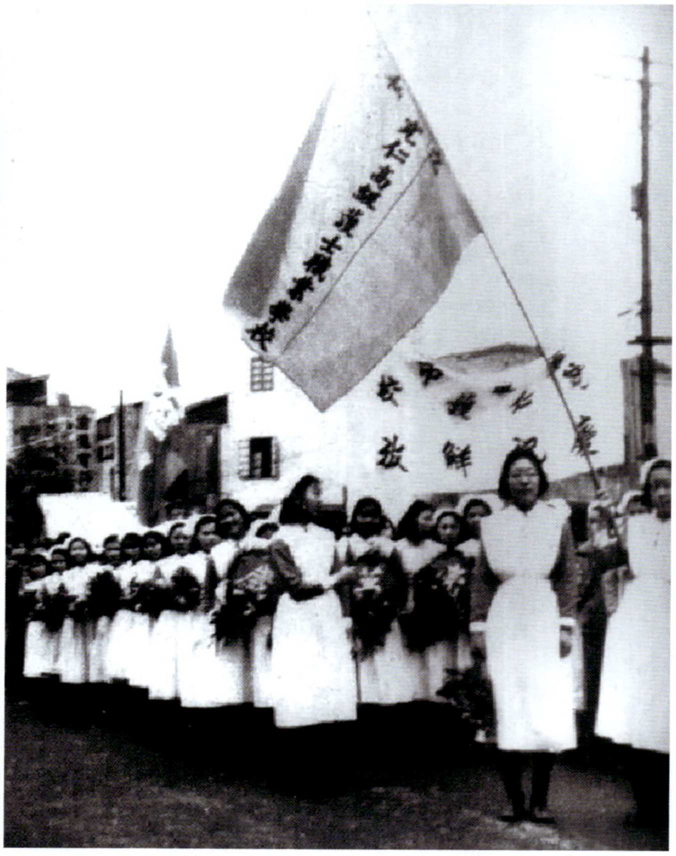

1949 年 11 月，宽仁护校走上街头庆祝重庆解放合影

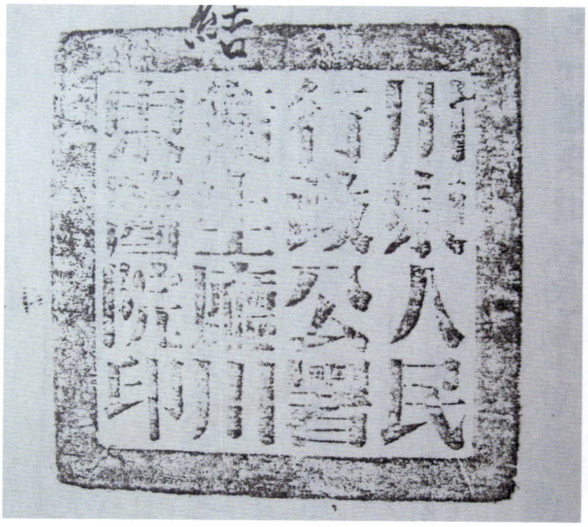

川东人民行政公署卫生厅川东医院印

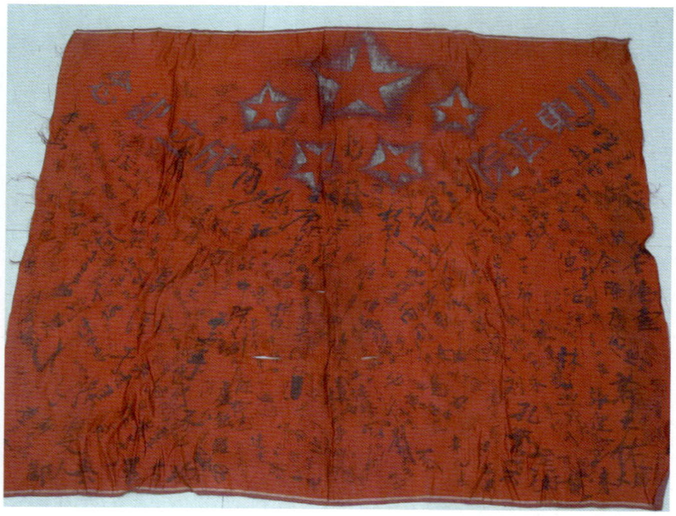

1951 年，川东医院成立之时的员工集体签名

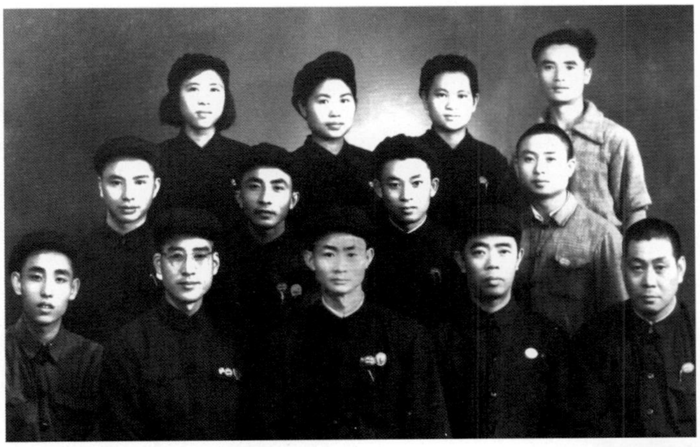
1951年，川东医院工会委员会合影

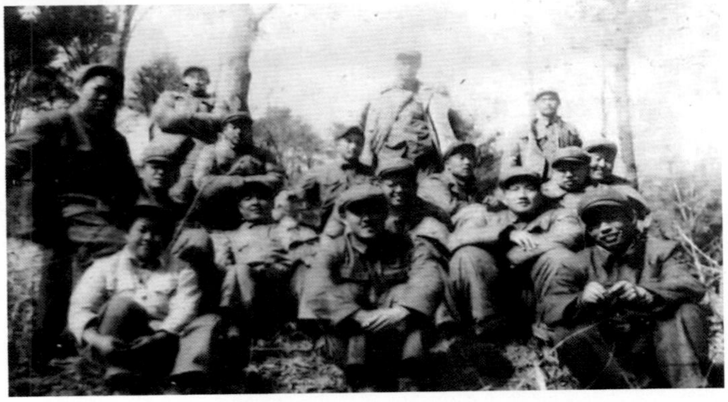
医院参与的四川省抗美援朝志愿外科手术队在上甘岭

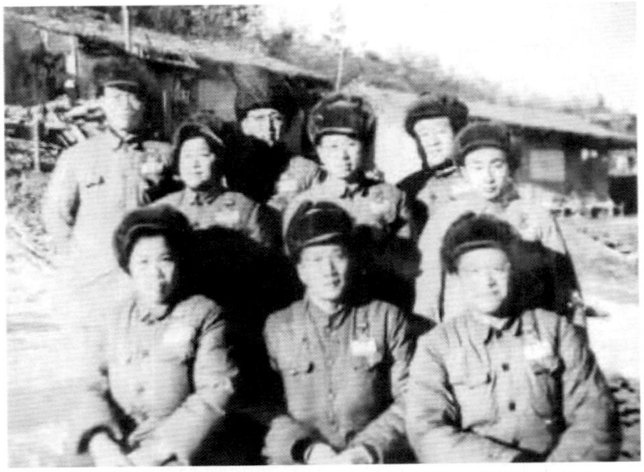
医院参与的四川省抗美援朝志愿外科手术队合影（第三排左二：陈树德，第一排左一：萧玉曾，第二排右一：吴志安）

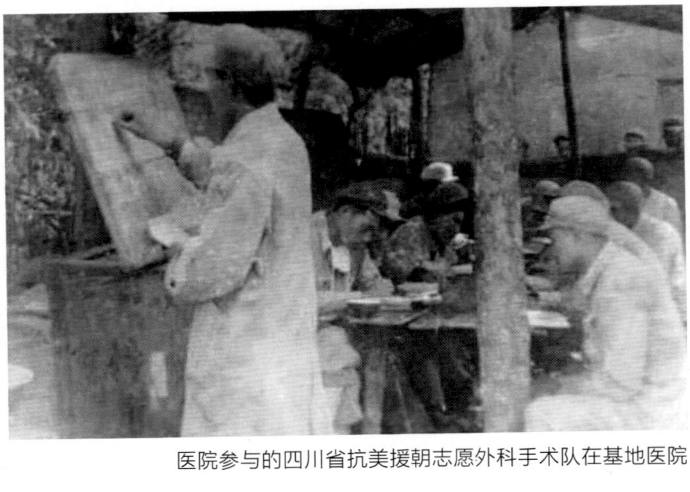
医院参与的四川省抗美援朝志愿外科手术队在基地医院

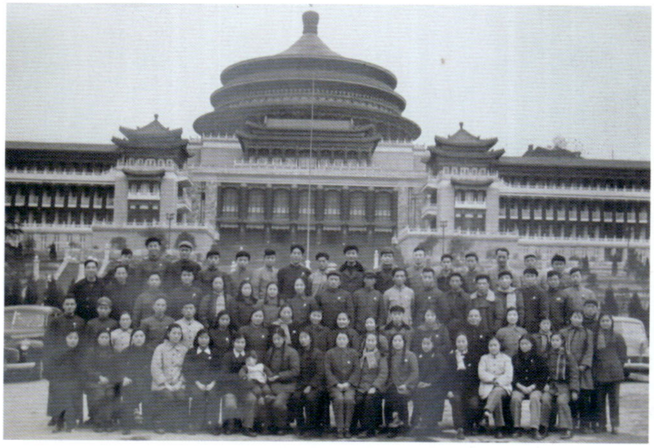

1954年12月18日，医院第二门诊部全体同志临别合影

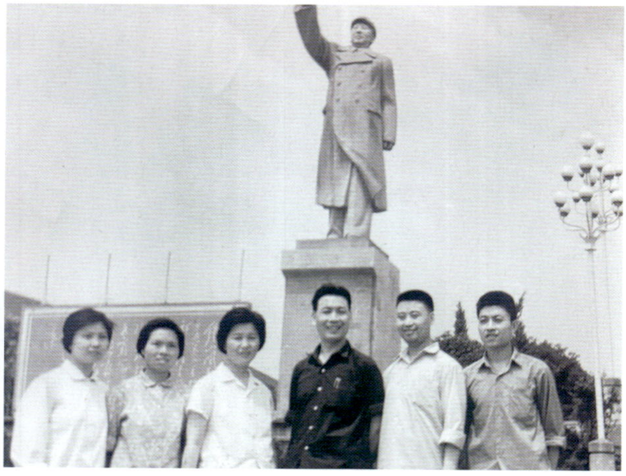

1975年，医院派出5人参与重庆第一批（四川省第二批）援藏医疗队合影

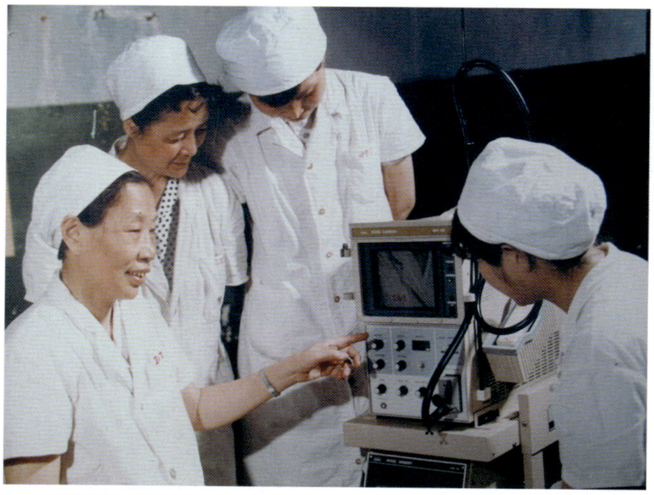

70年代后期，医院第一台A型超声波仪器

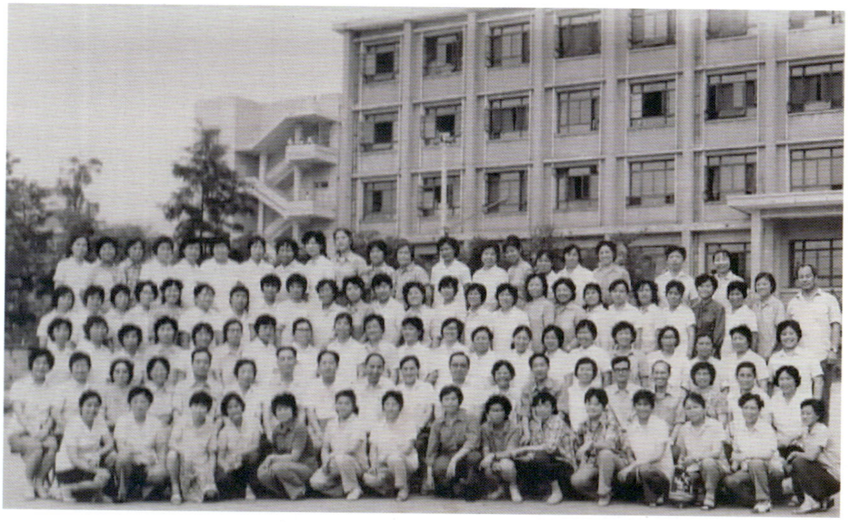

1984年，医院组织开展第三期全国难产与围产监护学习班结业合影

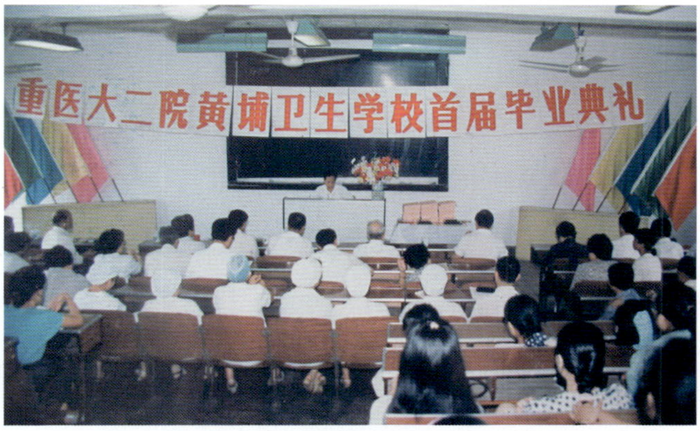

1991年，医院与黄埔军校重庆同学会联合创办的重庆医科大学附属第二医院黄埔卫生职业培训学校首届毕业合影

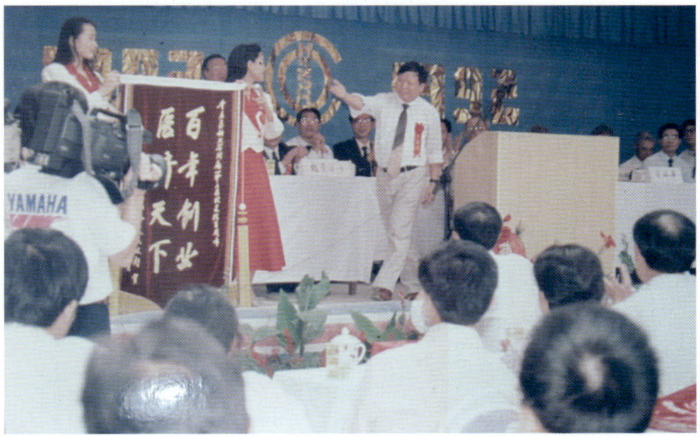

1992年，医院欢庆宽仁医院建院100周年纪念大会

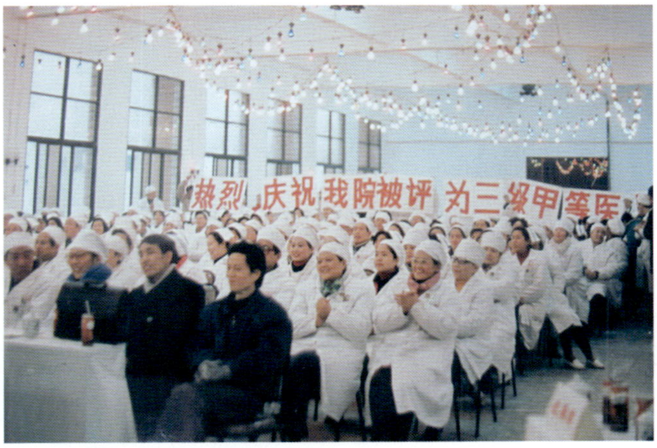

1994年，医院成为全国首批三甲医院

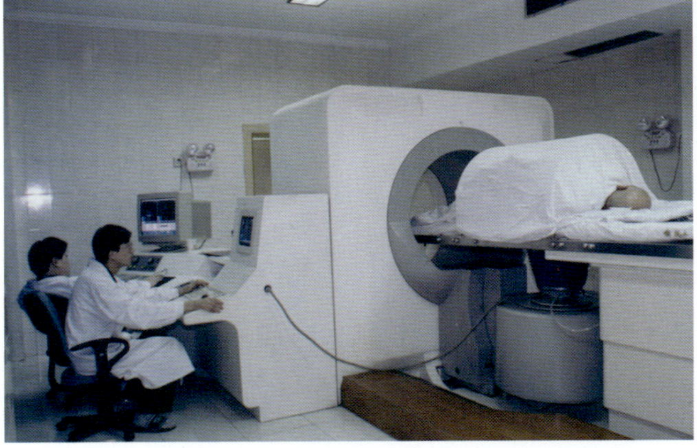

1999年，医院研发的海扶JC型高强度聚焦超声肿瘤治疗系统运用于临床

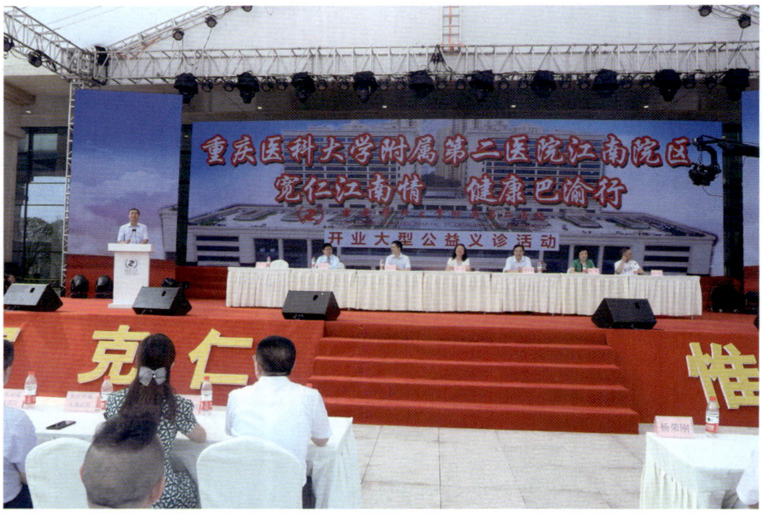

2018年7月2日，医院江南院区正式开业

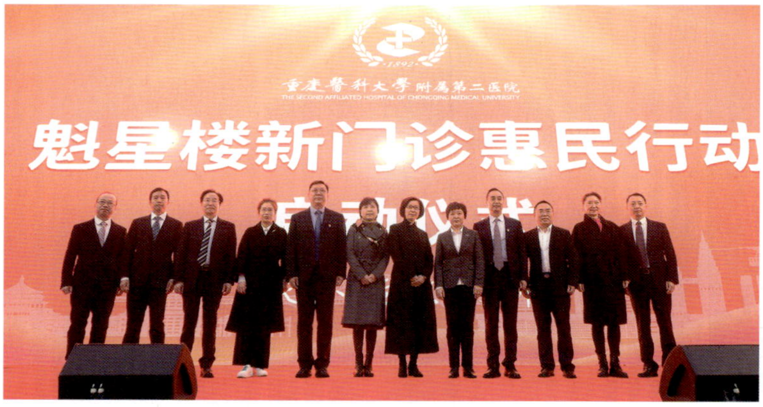

2021年12月16日，医院渝中院区魁星楼门诊投入运营

其他史料

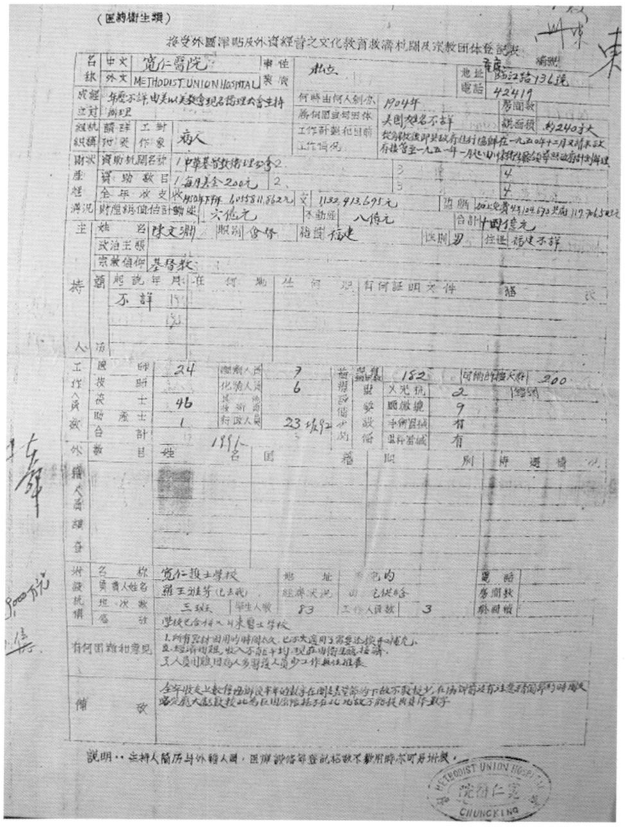

宽仁时期的医院登记表

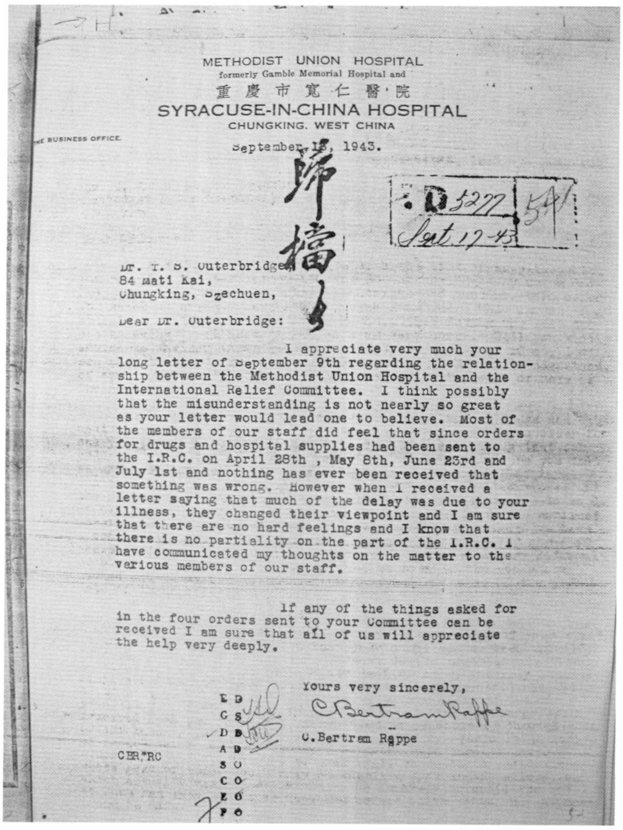
METHODIST UNION HOSPITAL
formerly Gamble Memorial Hospital and
重慶市寬仁醫院
SYRACUSE-IN-CHINA HOSPITAL
CHUNGKING, WEST CHINA

THE BUSINESS OFFICE.

September 1?, 1943.

Dr. T. S. Outerbridge
84 Mati Kai,
Chungking, Szechuen,

Dear Dr. Outerbridge:

I appreciate very much your long letter of September 9th regarding the relationship between the Methodist Union Hospital and the International Relief Committee. I think possibly that the misunderstanding is not nearly so great as your letter would lead one to believe. Most of the members of our staff did feel that since orders for drugs and hospital supplies had been sent to the I.R.C. on April 28th , May 8th, June 23rd and July 1st and nothing has ever been received that something was wrong. However when I received a letter saying that much of the delay was due to your illness, they changed their viewpoint and I am sure that there are no hard feelings and I know that there is no partiality on the part of the I.R.C. I have communicated my thoughts on the matter to the various members of our staff.

If any of the things asked for in the four orders sent to your Committee can be received I am sure that all of us will appreciate the help very deeply.

Yours very sincerely,

C. Bertram Rappe

CBR:RC

宽仁时期的医院档案材料

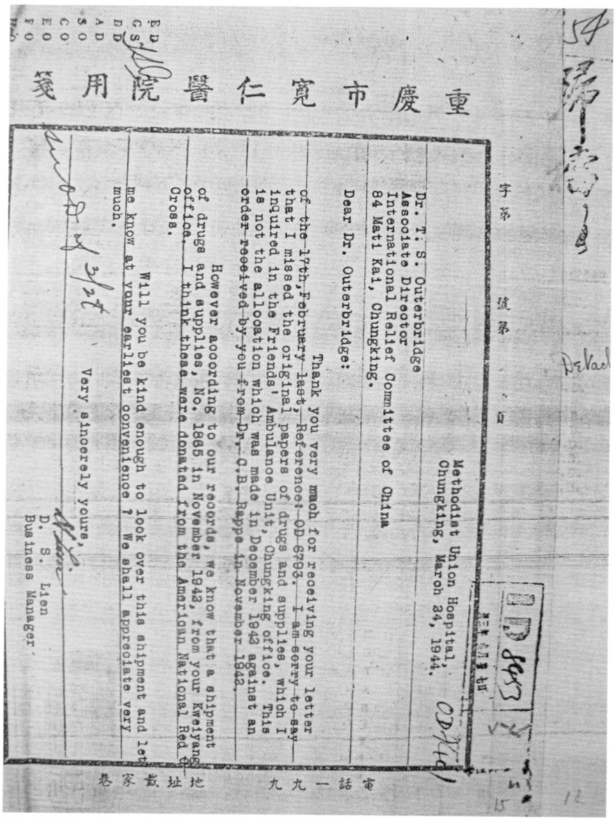
重慶市寬仁醫院用箋

Methodist Union Hospital,
Chungking, March 24, 1944.

Dr. T. S. Outerbridge
Associate Director
International Relief Committee of China
84 Mati Kai, Chungking.

Dear Dr. Outerbridge:

Thank you very much for receiving your letter of the 19th February last, Reference: OD-6793. I am sorry to say that I missed the original papers of drugs and supplies, which I inquired in the Friends' Ambulance Unit, Chungking office. This is not the allocation which was made in December 1943 against an order received by you from Dr. C.B. Rappe in November 1942.

However according to our records, we know that a shipment of drugs and supplies, No. 1885 in November 1943, from your Kweiyang office. I think these were donated from the American National Red Cross.

Will you be kind enough to look over this shipment and let me know at your earliest convenience ? We shall appreciate very much.

Very sincerely yours,

D. S. Lien
Business Manager

電話一九九　地址戴家巷

宽仁时期的英文档案材料

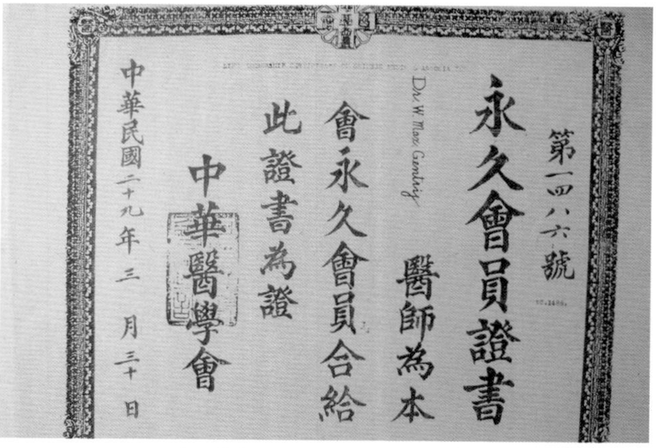

1930年，中华医学会颁与马克思·金初锐医生会员证书

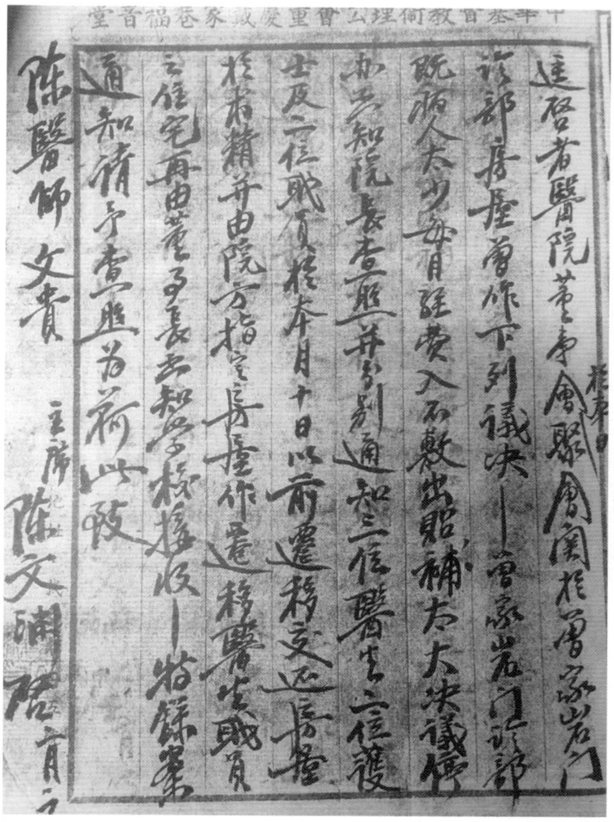

陈文贵、陈文渊手写的关于曾家岩分院停办的决议

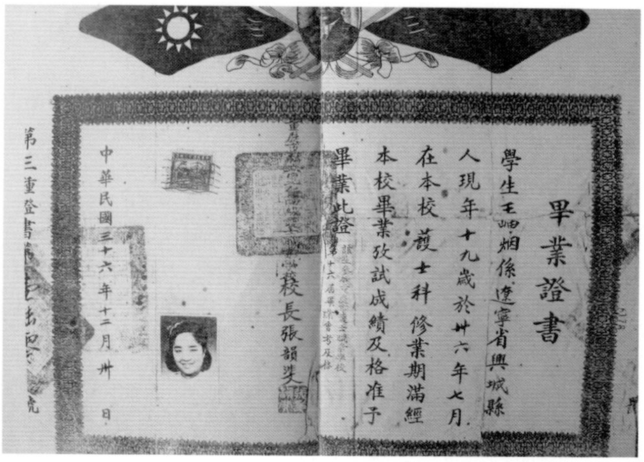

畢業證書

學生王岫姻係遼寧省興城縣人現年十九歲於卅六年七月在本校護士科修業期滿經本校畢業攷試成績及格准予畢業此證

校長張韻芙

中華民國三十六年十二月卅日

1947年，宽仁护校学生毕业证书

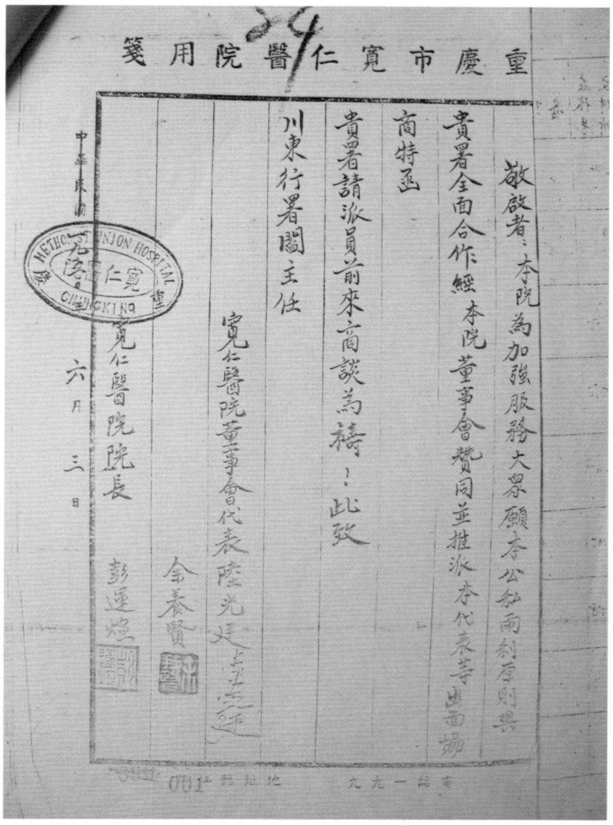

重慶市寬仁醫院用箋

敬啟者：本院為加強服務大衆顧本公私兩利原則與貴署全面合作經本院董事會贊同並推派本代表等面晤貴署商特函貴署請派員前來商談為禱！此致

川東行署闕主任

寬仁醫院董事會代表陸光廷 余春賢

寬仁醫院院長 彭運煌

六月三日

1950年，重庆解放时，医院致川东行署关于合作的信函

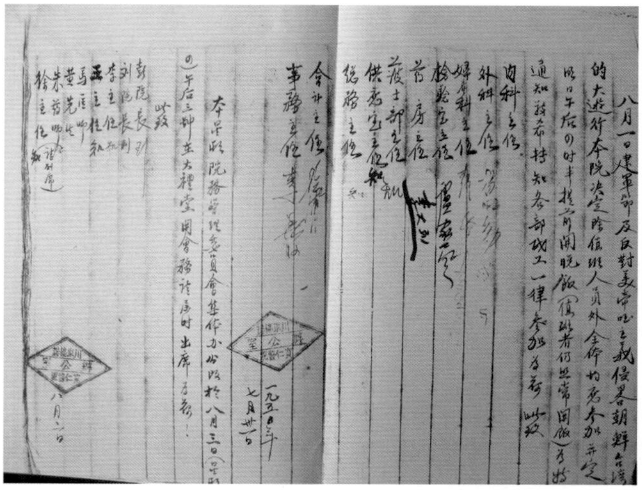

1950年，医院内发起参加抗议美国侵略朝鲜大游行的通知

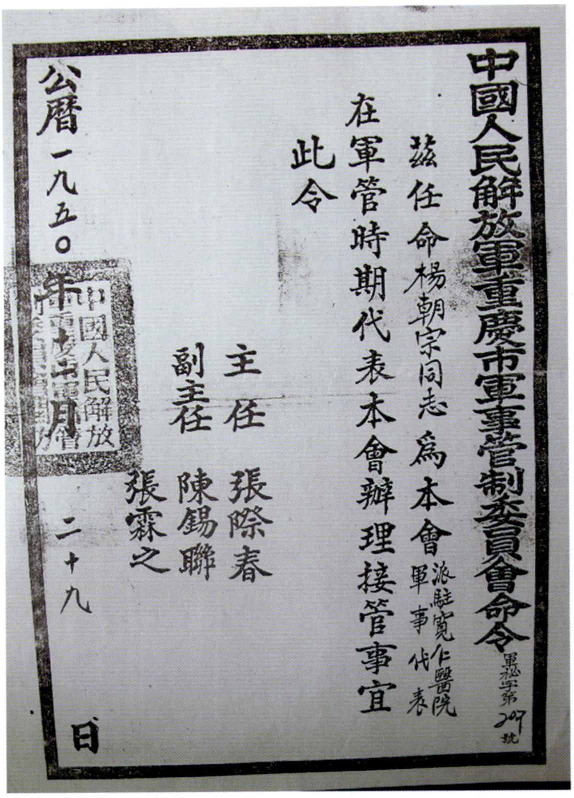

中國人民解放軍重慶市軍事管制委員會命令 軍總字第207號

茲任命楊朝宗同志為本會派駐寬仁醫院軍事代表在軍管時期代表本會辦理接管事宜

此令

主任 張際春

副主任 陳錫聯 張霖之

公曆一九五〇年十二月二十九日

1950年,解放初期医院由重庆市军事管制委员会接手的委任状

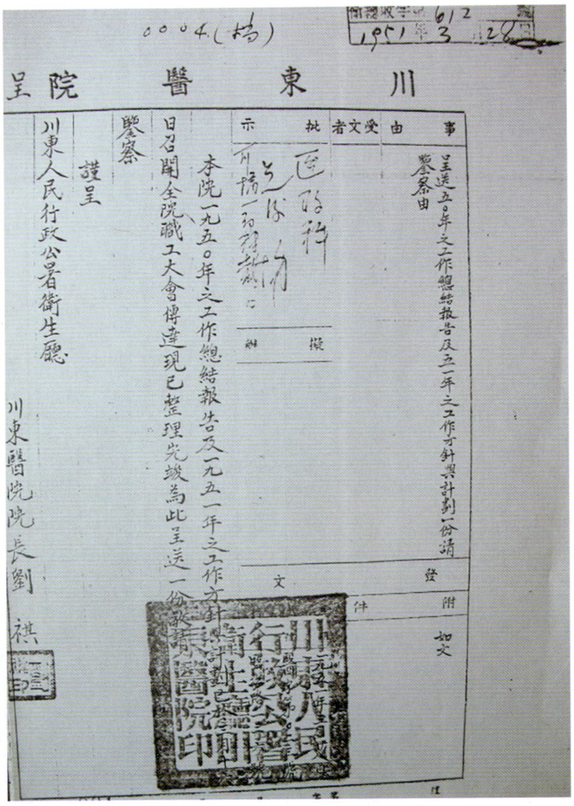

川東醫院呈

事由：呈送五〇年之工作總結報告及五一年之工作方針與計劃一份請鑒察由

本院一九五〇年之工作總結報告及一九五一年之工作方針與計劃業日召開全院職工大會傳達現已整理完竣為此呈送一份敬請鑒察

謹呈

川東人民行政公署衛生廳

川東醫院院長劉祺

1951年,政府接管医院后刘淇院长呈送的工作总结

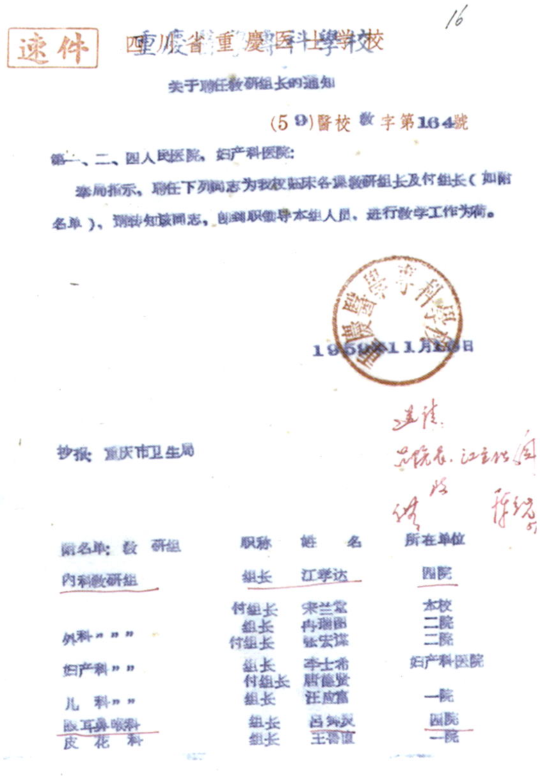

速件 重慶医士学校

关于聘任教研组长的通知

(59)醫校教字第164號

第一、二、四人民医院，妇产科医院：

奉局指示，聘任下列同志为我校临床各课教研组长及付组长（如附名单），请转知该同志，即到职领导本组人员，进行教学工作为荷。

1959年11月[illegible]日

抄报：重庆市卫生局

附名单：教研组	职称	姓名	所在单位
内科教研组	组长	江季达	四院
	付组长	[illegible]	本校
外科〃〃〃	组长	[illegible]	二院
	付组长	[illegible]	二院
妇产科〃〃	组长	李士希	妇产科医院
	付组长	[illegible]	
儿 科〃〃	组长	[illegible]	一院
眼耳鼻喉科	组长	[illegible]	四院
皮 花 科	组长	王[illegible]	一院

1959年,重庆医学专科学校下发的关于任命包含医院专家为教研组组长的通知

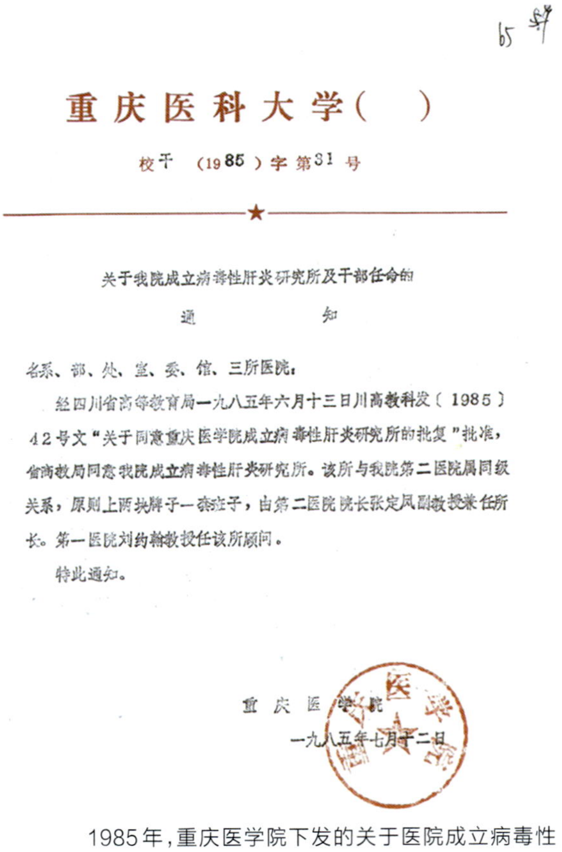

重庆医科大学（ ）

校干（1985）字第31号

关于我院成立病毒性肝炎研究所及干部任命的通知

各系、部、处、室、委、馆、三所医院：

经四川省高等教育局一九八五年六月十三日川高教科发〔1985〕42号文"关于同意重庆医学院成立病毒性肝炎研究所的批复"批准，省高教局同意我院成立病毒性肝炎研究所。该所与我院第二医院属同级关系，原则上两块牌子一套班子，由第二医院院长张定凤副教授兼任所长。第一医院刘约翰教授任该所顾问。

特此通知。

重庆医学院

一九八五年七月十二日

1985年,重庆医学院下发的关于医院成立病毒性肝炎研究所及干部任命通知

重庆医科大学附属第二医院（宽仁医院）志

《重庆医科大学附属第二医院（宽仁医院）志》编纂委员会 编

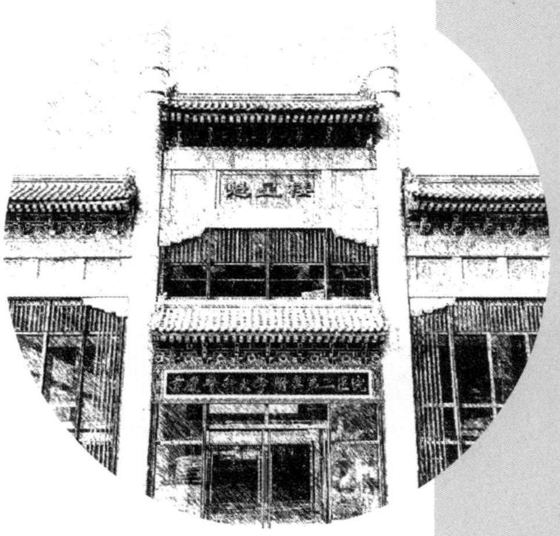

1892—2021

西南大学出版社
SWUP
国家一级出版社 全国百佳图书出版单位

图书在版编目(CIP)数据

重庆医科大学附属第二医院(宽仁医院)志：1892—2021 /《重庆医科大学附属第二医院(宽仁医院)志》编纂委员会 编. -- 重庆：西南大学出版社, 2022.9
ISBN 978-7-5697-1603-0

Ⅰ.①重… Ⅱ.①重… Ⅲ.①医院—概况—重庆市 Ⅳ.①R199.2

中国版本图书馆CIP数据核字(2022)第142642号

重庆医科大学附属第二医院(宽仁医院)志(1892—2021)

CHONGQING YIKE DAXUE FUSHU DI-ER YIYUAN(KUANREN YIYUAN)ZHI(1892—2021)

《重庆医科大学附属第二医院(宽仁医院)志》编纂委员会 编

责任编辑：雷 兮 谭小军
特邀编辑：牟小容 向 娇 周晋羽
责任校对：伯古娟 杨光明 黄丽玉
装帧设计：殳十堂_朱 璇
排　　版：瞿 勤
出版发行：西南大学出版社(原西南师范大学出版社)
地址：重庆市北碚区天生路2号
邮编：400715
电话：023-68868624
经　　销：全国新华书店
印　　刷：重庆俊蒲印务有限公司
幅面尺寸：210mm×285mm
印　　张：25.75
插　　页：10
字　　数：770千字
版　　次：2022年9月第1版
印　　次：2022年9月第1次
书　　号：ISBN 978-7-5697-1603-0
定　　价：128.00元

《重庆医科大学附属第二医院(宽仁医院)志(1892—2021)》编纂委员会名单

第一届(2012年9月)

主任委员:王大刚　任　红

委　　员:张　玲　刘继智　梅浙川　左国庆

总 编 审:王大刚

执行总编:潘光斌

参与资料收集和编修人员(排名不分先后):

刘来有　范太模　刘在恩　杨永荷　毋长喜　雷迎春　艾玉萍　程　楠　李　娇　徐永川
谢　禹　陈　欣　段友汉　蒲　雯　曾　燕　李津渝　李春莉　颜明金　范　可　屈健宁
董其勇　吴佳玲　杜之渝　靳克英　黎　雁　杨坤蓉　辛玉娟　王　波　毕　恣　李　平
叶　宁　何七元　李绍明　肖庆莲　金　生　石统东　娄世锋　殷跃辉　沈　薇　吕　琳
杜先智　陈阳美　钟　玲　廖晓辉　陈庆伟　杨刚毅　李　钶　张大志　赵建农　钟维佳
赵春景　钱　妍　马　英　袁耿彪　王进军　严清波　朱　辉　陈维贤　王　毅　冉海涛
王继见　常　正　孙建民　孙治君　刘长安　程　远　申　林　曹林英　姜　庆　邓忠良
秦　晋　黄伟光　简华刚　胡丽娜　董晓静　徐　昆　谭燃景　李聪颖　陶　红　田生望
骆文龙　高　志　周希媛　汤永强　虞乐华　郭慧琳　李生陆　陈　琳　刘衍妮　谢昭鹏
高　健

第二届(2022年9月)

主任委员:王大刚　赵晓东

委　　员:梅浙川　邓忠良　胡　鹏　余　平

总 编 审:王大刚

执行总编:李春莉

执行副总编:陈　欣　周　青

参与资料收集和编修人员(排名不分先后):

丁　雄　王导新　王继见　王清良　邓　娅　甘秀妮　申　林　田　熙　冉海涛　印国兵
朱　辉　向秋月　刘东方　刘秀洹　孙建明　阳文琳　李兴升　李　源　杨坤蓉　杨镇洲
肖庆莲　何　松　沈　毅　张　安　张克勤　张　黎　陆　华　陈阳美　陈维贤　罗　强
赵中莲　赵春景　胡建峰　柯大智　柯珍勇　钟　玲　姜　庆　娄世锋　骆文龙　袁耿彪
聂　茂　夏德林　殷跃辉　高　志　郭大静　唐　琳　陶　红　黄小明　黄　河　黄慧哲
黄　毅　梅　英　董晓静　蒋　睿　程　楠　童师雯　谢宗义　谢　禹　虞乐华　简华刚
蔡大川　廖梓言　谭何兰　黎　雁　潘光斌　赵锡丽　戢　芳

序

百年宽仁风雨路，
薪火流淌心相应。
守护生命志力韧，
任重道远承文明。

源浚者流长，根深者叶茂。2022年是重庆医科大学附属第二医院(宽仁医院)建立130周年，她也是西南地区建院较早的西医院之一。

她筚路蓝缕，历经磨砺，我们为能在这所百年老院服务而骄傲；今日之宽仁，是百年历史之延续，是千年文明之传承，肩负着伟大时代赋予的历史责任；她跌宕起伏、波澜壮阔的厚重历史，激励着一代又一代重医附二院(宽仁医院)人不断前行；她宽厚仁爱、敬业奉献的灿烂文化，指引着一代又一代重医附二院(宽仁医院)人行医做人。

坚定理想信念，铸牢担当之魂。每一个人都时刻牢记着“克宽克仁，彰信兆民”的宽仁精神，时刻牢记着“关怀、专注、创新”的医院理念，时刻牢记着“人民至上，生命至上，患者至上”的价值观和医者使命。

修志是一项连接历史、现实和未来的系统工程；是一项坚持科学发展，多学科、多角度、多层次、全方面建构的系统工程；是一项人才辈出、彼此接力、不懈奋斗的系统工程；是传承文化、传播力量、推动发展的重要载体；是对历史负责、为现实服务、为后来者探路的光荣而艰巨的事业。我们为有机会参与和从事这一系统工程而感到光荣和自豪。医院党政高度重视这项工作，广泛发动全院职工参与这项有意义的工作，但由于重医附二院的历史久远，跨越三个世纪，经历无数次变更，许多历史档案资料已残缺不全，我们只能从资料的残片中去寻找先人们艰苦奋斗的点点滴滴。这些都是我们不可复制的宝贵精神财富。我们本着资治、存史、教化的目的，按照科学严谨、尊重历史、尊重事实的原则，尽力完成修志任务。

再回望，医院从1992年起就提出修志的想法，但由于当时人力不足，又有创三甲医院的艰巨任务，修志中断；2010年为迎接120周年院庆，在党委领导下，完成了重医附二院修志工作。2022年，为迎接建院130周年，医院党委提出重新修订院志。今天我们呈现给大家的这部重医附二院院志，凝聚了各科室、各部门编撰同志们的心血和汗水，也凝聚了医院修志办总编撰、总修改同志们的辛苦努力。

看未来，我们唯有踔厉奋发，笃行不怠，不负宽仁之初心，不负历史之使命，不负前辈之付出。

在此致敬130年来所有宽仁行者！

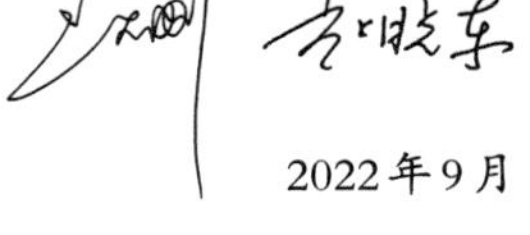

2022年9月

凡例

一、指导思想:《重庆医科大学附属第二医院(宽仁医院)志(1892—2021)》(以下简称“本志”)以马克思列宁主义、毛泽东思想、邓小平理论、“三个代表”重要思想、科学发展观、习近平新时代中国特色社会主义思想为指导,坚持唯物辩证法和实事求是的原则,力求比较客观、完整、准确、科学地记述重医附二院建院130周年以来的历史沿革、发展变化及其现状。

二、记述时限:本志上限为1892年,下限为2021年。个别事件根据内容需要适当上溯或下延。

三、体例:本志由图照、序、凡例、概述、医院大事记、具体篇目、附录、编后记等8个部分组成,具体记载设篇、章、节、目。大事记采用编年体,以时间为序。

四、文体:本志采用现代语体文、记述体记述;使用简化字,现代规范书面语,并以述、记、志、图、表、录等体裁表述。

五、称谓:本志中机构、会议、职务、人物称谓,在各篇章第一次出现时使用全称,之后一律使用规范简称。

六、纪年、数字:本志采用公元纪年。数字采用阿拉伯数字;专有名词、成语、特殊用语、习惯用语中的数字用汉字表示。

七、资料来源:本志资料主要来源于医院院史馆、宣传科、综合档案科、各行政处室及各临床科室。本志所述史料均经深入查证核实;同时采录历史文献、图书报刊资料,经考证后入志。

目录

◆ 第二篇　科室建设

◆ 第三篇　医教研管

概述

一、宽仁医院时期(1892年10月—1950年12月)

(一)重庆综合医院(1892—1916年)

近代,西方列强侵略中国,逐渐将其侵略触角深入到长江上游重庆。1891年,重庆被迫开埠。开埠后,西方教会在重庆的活动更加活跃,美国基督教美以美会的医生马加里和伦敦协道会的一名医生从宜昌坐了半年的船来到重庆,他们一边学习重庆语言,一边筹办医院。经过努力,重庆市第一家西医院在渝中区戴家巷落成。它拥有四幢中国式建筑,设有普通病房一间,私人病房两间,病床约30张。他们邀请当地官员于1892年10月2日举行了落成典礼,取名重庆综合医院,对外称中文名:宽仁医院。

为方便病人就医,他们在石板街(今解放碑世贸大厦处)另设门诊部,还在近郊增设三个诊所。他们一方面开展诊疗活动,另一方面积极培养医学人才。1892年,他们共培养四名中国学生,教他们解剖学、生理学及医学知识。后增至八九名,要求学生毕业后能从事医疗工作。1897年,第一批三名医学生毕业,马加里为他们举行了毕业典礼,颁发了毕业证书,他们全部留在医院参加基督教的医疗工作。首届毕业生廖焕庭后来常驻合川门诊部,每年接诊病人10000人次,还是1926年成立医院董事会时的董事。

1892年至1897年五年间,医院声望越来越高,住院男病人由1892年的320人增至592人,女病人由24人增至83人,门诊病人由151人次增至17116人次,并在1896年收治了医院第一个产科病人。

1898年至1900年间,马加里回到美国休假。由于政局不稳,江北、合川等地门诊部先后被捣毁、关闭,医院也暂时停办。1901年4月,马加里回重庆后,医院及两个门诊部恢复营业,他还用募捐来的钱开始扩建医院。1902年3月,新建宽仁女院。该女院是美国人甘薄夫人为纪念去世的丈夫威廉·甘薄先生捐款5000美元建成,故取名甘薄纪念女医院,对外称宽仁女院。1903年7月9日,耗资11000两白银的新宽仁男医院落成,举行了隆重的落成典礼。宽仁男女医院是当时中国非常好的医院,拥有床位200张,1903年住院病人652人次,年门诊量14500人次,年手术量达975人次。江北诊所也再次开办,药房出售了20000美元的药品,医院除两个传教医生的工资外,已完全能自给。

1909年,马加里医生从美国休假回重庆,又带来了药剂师和男、女护士各一名,同时为医院买来一艘机动船、一台消毒机、一台发电机和一台抽水泵,还购置了一台锅炉,以保证病人用水、取暖、消毒、蒸饭和业余生活照明,医院已初具规模。

1910年,马加里医生倡导成立重庆市红十字会,革命党人杨沧白表示赞同,并由商界首领李湛阳出面号召,巨绅魏国平以经营画社集资相助,廖焕庭、温少鹤、李靓枫、杨沧白等组织筹备会,呈请巴县府划拨临江门给孤寺为会址。1911年3月，呈报清朝红十字会核准，重庆红十字分会成立。

1911年秋，成都爆发推翻清朝的起义，并迅速扩展到整个四川。医院除马加里外，所有的传教士均被命令回国。女院关闭，男院爆满，马加里独自一人坚持工作。1912年5月，欧文医生从芜湖总医院来到重庆同马加里一起工作，但他两年后又去了成都。

1916年，马加里医生为在讨伐袁世凯丰都战役中负伤的护国军将领刘伯承进行治疗，是年马加里夫妇从布道团退休。弗雷曼医生接替他继续管理医院，但不久因无力支撑繁重的医疗工作，医院再度关闭。

重庆综合医院时期是宽仁医院的初创阶段，重庆综合医院也是中国西部成立最早、名气最大、环境条件最好的西医院。马里加医生把一生都奉献给了医疗卫生事业，妻子和儿子均在医院服务。从布道团退休后，他和妻子一直留在重庆，继续为病人看病开药。1920年，他在南岸又创办了万国医院，抗战时期救助了大量难民。20世纪20年代，马加里夫妇相继去世。

(二)中国塞瑞叩斯综合医院(1920—1938年)

1920年，美国塞瑞叩斯大学学生戈登·霍普访问中国，在重庆看到闲置的宽仁医院后，向学校提交了重新开办医院的建议报告，得到学校和教会的批准，医院重开，作为中国西拉库斯分部，取名中国西拉库斯综合医院，中文仍称宽仁医院。

1922年，戈登·霍普新婚，他把年轻的新娘带到了重庆。其间先后来院工作的还有医生沙顿，护士麦克宁和理查德森，秘书海伦以及药师布兰查德。他们首先对医院的房屋进行了整修和改建，并添加了地板，把石板街的药房改成了门诊部。由于妻子生病，戈登暂时离开岗位，由沙顿医生接替他的工作，直到1925年沙顿医生才离开医院回家休假。

1924年，在护士麦克宁和理查德森的特别关注和积极筹备下，医院建立了专门培养护士的“私立宽仁高级护士培训学校”。该校于1926年在中华护理协会注册，直到1937年初才完成国民政府教育部的注册手续。由中国人刘炽担任第一任校长。

1925年11月，马克思·金初锐医生结束了在成都的语言培训后来到医院接替了沙顿医生的工作。他认为外国医生不可能长久留在医院工作，必须由中国人来管理医院。他任职不久，就先后聘请北京协和医学院及华西协和医学院毕业的中国医生来院工作，并选派一些医生到北京、成都进修培训。李之郁、贾志钦、李士希、熊学慧均是当时受聘的中国医师，还有两名年轻人被培养为实验技术员，并建立了重庆市第一个医院化验室。

1926年，医院成立了董事会，其核心成员是美国教会的代表和中国商界巨人。金初锐任医务主任，1927年回国期间李之郁接任，同年10月金初锐返院积极筹备重新开设了女院。1932年，金初锐用给政府官员当家庭医生和看病的收入，加上美国朋友和地方上的捐款为医院购置了第一台X光机和一台发电机。1931年至1937年，李之郁任院长。到1936年，医院的中国医生已发展到8人，医院的年预算达到10.5万美元，年住院病人1360人次，年门诊52000人次，并重新翻修了女院。

这一时期，医院在金初锐、李之郁医生的带领下，开始致力于培养中国医生来管理医院，他们利用自己的医术和名气，为医院筹集资金，身体力行地为医院建设和发展努力工作。

(三)重庆卫理公会联合医院(1938年1月—1950年7月)

1938年1月1日,男、女院正式合并成为重庆卫理公会联合医院,对外仍称宽仁医院。男女两院合并后,医院有200张床位,15名中国医生,并购置了第一部小车供出诊使用。

1939年初,抗日战争打乱了医院的正常工作秩序,医院奉命疏散,院内留有一支急救队,陈家湾男子中学设立了一支手术队,第三支医疗队设在歌乐山上,院长为曾定夫医生,李之郁任院务主任和医务主任。国民政府主席林森为医院题写了院名。

1941年,美国人锐璞任院长,肖吉人任代理院长。此时歌乐山上有供150名病人住院的生活设施,大部分病人在城内通过蒋介石夫人宋美龄赠送的救护车转送到歌乐山治疗,外科手术队主要收治空袭伤员。抗战结束后医院迁回戴家巷。

1945年,陈文贵返院任医务主任,主持医疗工作,后任副院长。此时医院有床位130张,设有内科、外科、妇产科、眼耳鼻喉科、小儿科、护校,有各类职业技术人员34人。

1948年,医院重修了门诊部,眼、耳鼻喉科合并为沙眼防治所。成立了中心供应室、入院处、特别营养室,药房已能自制无菌注射液,医院业务有了较大发展。

1949年5月,锐璞回国,卓伟接任院长职务。11月重庆迎来解放,外国人纷纷离境。教会势力开始收缩,副院长陈文贵受命到西南卫生部任顾问,后任副部长。医院工作陷入困境。1950年4月,卓伟离院,彭运煊继任院长。6月,医院董事会向川东行署提交报告,要求教会与川东行署协办宽仁医院。

(四)川东协办宽仁医院(1950年7月—1950年12月)

1950年7月1日,与川东行署达成协议,医院改称川东协办宽仁医院。医院协办后,成立了新的董事会,杨朝忠任董事长,彭运煊、刘棋任正副院长,属川东行署卫生厅领导。1950年12月29日,重庆市军事管制委员会任命杨朝忠为军事代表,宣布正式接管医院。

二、川东医院时期(1951年1月—1955年9月)

政府接管医院后,积极筹备组建新型医院。1951年1月15日,川东医院正式成立,刘棋被推选为第一院长,彭运煊为第二院长,李志超为副院长。

川东医院成立后,在党和政府的正确领导与关怀下,成立了党团组织和工筹会,建立了新的规章制度,扩大了服务范围。由于医院业务技术水平较高,是川东片区非常有名的医院之一。在西南工作的邓小平、胡耀邦、邓颖超、阎红彦等领导均来院治过病。

1952年7月,医院被列为重点工作医院,院名改为重庆市川东第一人民医院。1953年1月又更名为四川省川东人民医院,直属四川省卫生厅领导。

1951—1953年,医院共三次派出5人参加赴朝医疗队。1953年3月和7月两次组织医护人员参加医疗队赴万县、璧山、自贡、泸州、江津等地开展巡回医疗。

1955年,医院床位由解放初期的136张增加到200张。门诊病人由1950年的68953人次增加至139279人次。还接受四川医学院、贵阳医学院、第七军医大学、泸州医士学校、万县护校等大、中专学生

100余名的临床实习任务，在此之前已开始接收区县医院来院的进修生。各临床科室开展了新的诊疗技术，脾脏、肾脏摘除术，声带息肉摘除术，牙科囊肿摘除，死骨刮除术，根管治疗及冠桥手术等已能顺利开展。

这一时期，医院虽然刚回人民政府手中，各项事业百废待兴，但医院新建了党的组织和规章制度。职工在党组织的带领下，继承发扬人道主义精神，不断扩大业务范围，开展新的医疗技术，使医院成为重庆市和川东地区很有名气的医院之一。

三、重庆市第四人民医院时期(1955年9月—1962年8月)

1955年9月，医院更名为重庆市第四人民医院。彭运煊为第一院长，翟景龙为第二院长兼党支部书记，床位增至300张。1956年1月，五官科专家吕钟灵从重庆市第一人民医院调院任第一院长。1961年3月，刘华从外科医院调院任副院长兼党支部书记。

四院时期，医院工作有了新的进展。1955年成立门诊手术室。1958年开始实行三班门诊制，同年5月，重庆市第一门诊部并入医院成为医院第二门诊部，10月下放干部18人在唐家沱开设乡村医院。1959年4月，全院医护职工通力合作、连续作战，奋力抢救了英雄民警陈仲良的生命。1960年，医院受市卫生局委托拟定了全市肝和网状内皮系统疾病的治愈标准。此时期，各临床医技科室积极开展新项目、新手术，如食道癌手术、肝叶切除术、肺叶切除术、脊椎结核病灶清除术、胃穿孔补修术、胆囊切除术、全胃切除术、广泛性子宫切除术、鼻中隔斑痕形成术、间接法声带良性肿瘤电烙术等手术。增设了超声波、紫外线、耳针、电针、麻醉等新项目。同时添置了万能手术台、紫外线灯、电吸引器、膀胱直肠检查镜等设备。

这一时期医院各项工作有了新的提高，在市民中产生了一定信任度和影响力。

四、重庆医学院第二医院时期(1962年8月—1985年5月)

1962年8月23日，重庆市卫生局将市第四人民医院移交给重庆医学院领导，更名为重庆医学院第二医院，成为医学生临床教学和生产实习的重要基地。刘华任院长、党总支书记。

为了充实和加强医院的技术实力，以适应医疗、教学、科研工作的需要，1962年划归重医后，医院先后从附一院和校本部抽调了王鸣岐、凌萝达、徐葆元、郁解非、李鼎寰、何士元、宋亚卿、高根五、沈维礼、张定凤、周韵芬、李仕英、沈鼎明、戴钟英、黄蕙、叶达智、陈公洁、程明德、陈复仁、陈秉礼、张治、何恩惠等一批业务骨干和学术带头人来院工作，王鸣岐任副院长主管教学工作。他们成为医院业务建设技术发展的中坚力量，加上原四院的一批业务骨干和素质较好的医技队伍共同努力，医院工作得到了全面发展。医疗服务范围逐步扩大，规章制度日臻完善，各级人员的工作职责明确。除完成繁重的医疗任务外，医院还承担了学院部分学生的临床教学工作，同时与市电影公司、市煤建石油公司、市交电公司等60余个单位建立了特约医疗服务。周边地段的预防保健工作也全面开展起来。

但是，1966年“文化大革命”席卷全国，医院工作受到严重的干扰和冲击，医疗、教学、科研工作处于停顿和半停顿状态。1968年实行大联合，医院成立了革命委员会。此间，许多职工在动乱的环境中仍能坚守岗位,努力工作,一大批医生护士带领69级、70级医学生到达州、酉阳、秀山、黔江、彭水巡回医疗,为广大农村服务,培养当地赤脚医生,为山城人民的健康做出了应有的贡献。

1976年粉碎“四人帮”后,医院进行了全面整顿,工作秩序逐步得到恢复。广大知识分子和干部重新回到自己的工作岗位,认真履行自己的职责,各项工作顺利开展。是年高根五医师采用自身颈内静脉及人造血管作肠系膜上腔静脉——下腔静脉间H搭桥手术治疗门脉高压症获得成功,属国内首创。1977年外科开展小儿麻痹后遗臀肌麻痹和髋部畸形手术。同位素室开展了放射免疫测定。

1978年成立了重庆医学院第二医学系,实行院系结合。内科主任徐葆元任院长兼系主任,陈刚峰任党总支书记。12月,党的十一届三中全会顺利召开,国家进入了新的历史发展时期。师生员工的积极性、创造性空前高涨,医院各项工作步入正轨。这个时期工作的主要特点是:建立健全了医疗、教学、科研机构,理顺了医、教、研之间的关系。相继成立了内科学、外科学、妇产科学、传染病学等12个教研室和学生工作办公室。临床科室先后建立了泌尿、胸外、脑外、骨科、消化、内分泌、肺科、神内等40余个专科和肝炎、内科、妇产科3个研究室。由于分科更加精细,责任更加明确,这对调动医护人员的积极性、提高医疗质量起了决定性的作用。

1978年,妇产科凌萝达教授在国内率先提出“头位难产及头位分娩评分法”,编制分娩难易度程序输入计算机用于临床。《骶骨在分娩中的重要性》一文发表后,受到国内外学者的高度重视。她对难产的研究,获四川省教委重大科技成果二等奖。

1979年,妇产科凌萝达教授、传染科张定凤教授开始招收医院第一批硕士研究生,医院成为硕士研究生培养单位。

1980年,显微外科开展了吻合血管的皮瓣移植、背阔肌移植、腓骨移植、手指再造等手术。

1981年,泌尿外科对肾性高血压、左肾动脉狭窄患者李永兰施行左肾自体移植手术获得成功。

1984年6月,根据国家科委攻关局的安排,全国重症肝炎攻关工作会议在医院召开,有20余名专家教授出席了会议。同年7月妇产科受卫生部委托,在医院举行了全国五期难产、围产监护学习班,学员来自全国各地,共92名。

1985年,骨科应用双蒂腓肠肌皮瓣作转位手术,修复小腿皮肤缺损,并用腓肠肌转位代踝关节伸肌功能,取得成功。

其间,肝炎研究室承担国家“六五”攻关课题,对病毒性肝炎机理和乙肝抑制性细胞的研究,取得丰硕成果。

1981年5月,成立首届党委,陈刚峰任党委书记。1983年11月,杨永荷任党委书记。与此同时,各临床科室充分发挥了专科的优势,高年医师定期下门诊,加强了对临床、门诊医疗工作的领导。1981—1985年,年门诊量一直稳定在60万人次以上,成为名副其实的教学医院。

五、重庆医科大学附属第二医院(1985年5月至今)

(一)改革建设时期(1985—2003年)

1985年5月,重庆医学院更名为重庆医科大学,医院随之更名为重庆医科大学附属第二医院。张定凤任院长兼二系主任，杨永荷任党委书记。6月13日，经四川省高教局批准，成立重庆医科大学病毒性肝炎研究所(以下简称“肝炎研究所”)，张定凤兼任所长。6月27日，市中区大溪沟罗家湾发生下水道爆炸事件，医院出动416名职工参加伤员救治工作，共收治伤员50名，占全部伤员的54%，医院因此项工作获“重庆市先进单位”称号。同年，医院完成科研论文46篇，发表32篇。

1986年2月，张定凤受卫生部派遣，赴日本参加日中医学协会关于肝炎肝癌的学术讨论会，并担任大会执行主席。4月，肝炎研究所举办“全国乙型肝炎免疫讲习班”，邀请美国华盛顿大学和日本大阪大学教授授课，来自北京、上海、天津等地50余名学员参加。

1986年5月27日，重庆医科大学党委张丕德书记、吴味辛校长、党委诸家琼副书记、周雅德副校长、办公室李象明副主任一行5人来医院检查工作，着重了解和解决妇科、内科大楼危房问题。最后决定关闭拆除危房，不再使用。由张丕德书记、吴味辛校长亲自去成都向省委书记杨汝岱汇报。

1986年10月27日，四川省康振黄副省长、卫生厅任长方副厅长和省高教局处长及重庆市委宣传部相关人员，由重庆医科大学吴味辛校长、李桂明副校长陪同来院视察危房情况。

同年，医院向省、市政府申请拨款，共申请到拨款200万，作为改建住院病房楼及修建职工宿舍之用。

1987年，拆除内外科楼、护士楼、学生宿舍、礼堂等全部危房，并开展住院部大楼修建前期筹备工作。年内，综合楼加层900m²、新建茶亭宿舍6950m²相继竣工。5月1日，医院成立急诊科，配备抢救设备。同年，张道铸任院长兼系主任。

1985—1987年，医院先后建成教学楼、肝炎研究所楼计4450m²，购置商品房28套1700m²解决职工住房紧张状况。

1988年，医院先后与花溪卫生院、市中区人民医院、长安厂职工医院、四川维尼仑厂职工医院、江北石门医院建立横向联合体。医院与黄埔军校重庆同学会联合创办了重庆医科大学附属第二医院黄埔卫生职业培训学校，招生三期。12月8日，住院部大楼动工修建。同年12月，医院召开首届职工代表大会，经民主推荐和组织考核，贺正才任院长兼系主任，杨永荷任党委书记。

在管理上，医院进行改革，成立医院改革办公室和改革领导小组，推行“综合目标管理责任制”，在原来“以收抵支，创收奖励”的基础上，制订甲、乙、丙、丁目标管理责任制协议书，考核细则180余条；财务管理上改过去“流水式记账”为“信贷式记账”。在科研上，肝炎研究所承担国家“六五”“七五”“八五”攻关项目。1990年10月，肝炎研究所的“乙型肝炎表面抗原特异性T细胞克隆及乙型肝炎患者淋巴因子的研究”获四川省科技进步二等奖；张定凤的“乙型肝炎慢性化机理的研究”和“重症肝炎的治疗及疗效机理研究”分别获卫生部二、三等奖。中医科副教授王辉武主编的科普丛书《大众识病手册》《病家百忌》获首届高士其科普基金奖。同年，妇产科教授顾美礼招收医院第一位博士研究生，医院正式成为博士研究生培养单位。

1991年2月，医院成立宽仁基金会，由理事长、理事、会员组成，成员近100人。8月16日，医院新住院部大楼竣工投入使用，建筑面积12600m²，为医学二系、儿科系、预防医学系700余名学生的临床教学和生产实习任务，博士、硕士生的培养任务以及黄埔卫校学生的教学工作提供保障。9月28日，医院成功抢救羊水栓塞的病人赵红母子，患者出院后赠送锦旗：“创造奇迹，起死回生”。12月1日，外科副主任医师朱仕钦主刀，为28岁的运输工人邓某切除巨大左腿血管瘤(重2.5公斤)，四川电视台、重庆电视台及广播电台为此做了专题报道。同年，医院编制床位达500张，年门诊量60万人次，年住院病人6100人次。各临床医技科室相继开展120余项新技术、新项目。1988—1991年，医院先后引进干湿两用碎石机、彩色多普勒血流显像仪、CT机、伽马相机，购置液相色谱仪、全自动生化分析仪、全自动血球记数仪、柱层析系统、微机等先进设备。截至1991年，医院新建业务用房面积计17431m²，新建生活用房面积计11410m²。同年，张道铸任党委书记。

1992年10月2日，医院举行建院100周年纪念活动。四川省委常委、省纪委书记杨崇汇，省人大常委会副主任康振黄，副省长韩邦彦的特使，省府办公厅三处周国良处长，市委副书记金烈、副市长窦瑞华，市人大常委会副主任冯克熙，市委常委、市体改委主任陈元虎前来祝贺。省卫生厅殷大奎厅长、省教育厅副主任胡宗英、市卫生局陈崇远副局长、重庆医科大学周雅德校长、市中区财崇垦副区长等领导到会讲话。宽仁时期老院长金初锐的后人及社会各界人士计400余人出席。中顾委委员、原卫生部部长钱信忠为医院题写"重庆宽仁医院"院名；全国人大常委会副委员长廖汉生与中央政治局委员、四川省委书记杨汝岱、卫生部部长陈敏章等各级领导为医院题词祝贺。

1993年5月29日，院领导班子进行调整，张道铸、贺正才、王志刚继任原职，吴家廉、吴小翎、张凯任医院副院长、二系副主任，陈代碧任党委副书记。

1994年1月19日，医院通过卫生部和四川省卫生厅等级医院评审委员会评审，被评为三级甲等医院。

1996年3月21日，医院在医学二系基础上成立第二临床学院，该学院级别和人员编制不变。6月，医院率先在重庆开展门诊导医服务。7月，医院成立医疗保健中心及体检中心，开展对外保健体检服务。同年，以教授凌萝达为领头人的《头位难产》研究获国家教委科技进步二等奖。

1997年3月5日，医院成立重庆医科大学医学超声工程研究所。4月10日—18日，医院承办的国际血管外科学术会议暨第四届全国血管外科学术会议在西南大学举行。来自美、英、法、奥、意、日、丹麦等国和中国香港、中国台湾等地区及国内各大中城市代表310余人出席会议。国际血管外科学会主任和亚洲血管外科主任也参与会议。大会收到国际论文84篇，国内论文1000余篇。此次会议是重庆第一次国际性学术会议。6月，医院门诊正式利用微机收费，病人可随时了解自己用药和费用情况。6月30日，成立重庆市肝病治疗研究中心。同年，医院在全市推出专家预约门诊。

1997年6月3日，医院四位同志当选中国人民政治协商会议重庆市第一届委员：致公党重庆市委员会推选张玲(女)，九三学社重庆市委员会推选屈谦，重庆市科学技术协会推选王智彪，医药卫生界推选任红。

1998年2月，卫生部正式确认医院为首批临床药理基地；在已有的肝病专业之外，新增妇产科和消化两个专业。3月27日，医院召开第一届女职工代表大会，并选出第一届女职工委员会委员。4月，医院向社会承诺实行24小时全天应诊。5月5日—7日，全国肝病会议在重庆红楼宾馆召开，由医院肝炎研究所张定凤主持会议。6月18日，重庆直辖市正式挂牌，医院工作除向学校请示外，还需向市卫生局请示、上报有关材料。同年，医院受到中宣部等十部委的表彰，被评为全国文化科技卫生"三下乡"活动先进集体。医院副院长屈谦被推选为渝中区副区长。

1988—1998年，为开展医疗卫生扶贫工作，医院先后派出23批125名教授到各地实行卫生帮助。

1999年5月，任红任院长，吴家廉、张玲、刘继智任副院长，王志刚任党委书记，彭隐平(2019年9月因犯受贿罪被判处有期徒刑五年，后文不再复述)任副书记，张凯任副处级调研员。同年，为提高医疗、治疗水平，加强医院建设，医院制订专家督导制。每天安排内、外、妇科三名专家值班，负责全院医疗工作，组织抢救、检查病历、巡回查房等，监督医院医疗服务质量。

2000年3月22日，医院党委制定下发《关于加快人才培养、学科建设和名医工程的决定》。同年，医院成立数码远程胎儿监护中心。

2001年3月3日—13日，医院与《重庆晨报》联合组织渝怀铁路世纪行医疗扶贫行活动，到达州、秀山、酉阳、黔江、彭水、石柱等偏远贫穷地区开展医疗扶贫活动。10月8日，骨科在重庆市开展经皮穿刺椎体成形术。11月1日，医院成立重庆市微创外科治疗中心、重庆市防盲治盲技术指导中心。同年，国家药品临床研究基地在医院正式挂牌。

2002年10月2日，医院成立110周年之际，重庆市市长包叙定为医院发来贺信。

2002年11月4日，医院在重庆市开展非体外循环冠状动脉搭桥术。11月12日，医院在西南地区采用CARTO系统为84岁患者施行导管消融手术。

（二）跨越发展时期（2003—2011年）

2003年3月15日，首都医科大学心血管疾病研究所重庆心脏中心在医院挂牌。4月，非典肆行，医院职工共克时艰，做到医务人员和病人零感染。10月，医院由处级单位升为副厅级单位，院长、党委书记的任职人不变。11月，妇产科利用超声技术治疗女性外阴白色病变取得进展。该技术治疗女性外阴白色病变、尖锐湿疣及慢性宫颈炎等外阴非肿瘤疾病，在国内和国际上均属首创。同年，在院科两级管理部门之间增加处级职级，医院设立13个处室职能管理部门。同年医院床位为800张。

2004年2月20日，国内首台“心房颤动的左心房导管消融术”在医院进行。8月20日，重庆市首例无关供者造血干细胞在医院顺利移植，结束了重庆患者必须到外地施行造血干细胞移植的历史。

2005年8月，王大刚任医院党委书记，带领班子调查研究，整顿劳动纪律和工作作风，制定医院发展规划，调整收入分配方案。

2006年1月，江南医院项目被南岸区政府列为2006年南岸重点建设项目。院长任红与茶园新城区管委会主任马勇分别代表甲乙双方在《项目投资协议书》上签字。4月，梅浙川、左国庆任副院长。5月11日，由中华医学会肝病学分会和中华肝脏病杂志编辑委员会主办，医院和大连医科大学第一附属医院协办的第五届全国肝脏病临床暨《中华肝脏病杂志》成立十周年学术会议在大连召开，中华医学会肝病学分会换届选举大会同期举行，院长任红当选为中华医学会肝病学分会第四届委员会副主任委员。此外，在中华医学会重庆各专业分会换届选举中，医院任红、张玲、龚建平等8个学科带头人当选为主任委员，沈薇、杨刚毅、程远等23个学科带头人当选为副主任委员。9月24日，医院召开第一次党代会，大会选举产生了新一届党委委员和纪委委员，王大刚继任党委书记，彭隐平任党委副书记兼纪委书记。同年，“妇产科学”被评为重庆市高等学校市级精品课程；院长任红获2005年度“振兴重庆争光贡献奖”提名奖。

2006年，医院多科协作开展重庆市首例肝肾联合移植手术。心内科运用从加拿大引进的冷冻消融仪，对一位心律失常的17岁高中生进行手术。国家食品药品监督管理局正式下文认定医院为国家药物临床试验机构，认定9个专业：肝病、消化、妇产、肾病、神经内科、心血管、内分泌、普通外科、泌尿。同年，医院购买原谊德大厦建设外科楼，于12月完成外科楼装修工程，新增设病房220间、病床529张及中央空调、冷热水供应、独立卫生间等配套设施。

2007年1月，医院新旧信息系统进行切换，启动外科楼探索试行跨科病床统一管理模式。3月24日，医院开始实行周末、节假日门诊免挂号费。4月28日，医院成为重庆市港、澳、台涉外医院。6月7日，重庆市物价局、重庆市卫生局同意设专家门诊诊查费，教授任红每次130元，教授龚建平、教授沈薇每次100元。8月22日，教授黄晶"吲哚-3-甲醇及其二聚体在制备防治增值性血管疾病药物中的应用"项目获国家发明专利授权。在管理上，医院制定"院内急救及大面积肺栓塞抢救工作预案""手术后病人进入中心ICU工作制度及流程""中心静脉插管和机械通气工作流程"等工作操作流程；每月进行抗菌药物耐药情况分析报告和药事通报，召开总住院医师工作会议；推行临床药师制度，每两月1次处方点评。感染病科探索医疗管理新模式，推出肝病特需门诊。外科楼各科室为提高病床使用率，病床实行科室间统一拉通动态管理。同年，医院开展管理年活动、白求恩岗位技术兵活动及"百年宽仁、关爱生命"系列公益活动。

2007年，各科室开展新技术、新项目70余项，在国内、西部、市内均属领先项目。眼科进行3批共18例的角膜移植；妇科开展介入子宫动脉栓塞术18例，聚焦超声治疗子宫肌瘤16例；神经内科、神经外科和放射科共同协作，开展神经内科介入诊疗；心内科成立房颤研究治疗中心，填补了西南地区无专业房颤研究治疗机构的空白；康复理疗科开展中西医结合神经康复、骨伤病康复、疼痛康复以及物理治疗；骨科开展脊柱侧凸矫形术、肿瘤骨灭活回植、全髋置换术等9项新技术；普外科开展不可触及乳房包块超声定位切除活组织检查等3项新技术；肝胆外科开展胆总管放置支架等新技术；眼科中心利用角膜上皮下准分子激光角膜磨镶术(LASEK)、超薄瓣LASIK等技术，扩大屈光治疗范围；产科在国内首创B-LYNTH缝合+宫腔纱条填塞抢救顽固性产后出血患者；血液科"人体干细胞移植及采集"项目通过重庆市卫生局评审，获准登记。恶性医疗纠纷和2006年相比有所降低。

2008年，医院新开展复杂先天性心脏手术、心脏复律装置植入术、CRRT治疗重症肝炎、三叉神经射频热凝术、脑动脉瘤水解弹簧圈栓塞术等30余项。与大溪沟、弹子石、解放碑3个社区签订双向转诊协议，新增云阳县人民医院、南川区人民医院、潼南县人民医院等8家医院为指导医院。申报国家科技重大专项艾滋病和病毒性肝炎等重大传染病防治项目、国家863计划、国家自然科学基金、教育部博士点基金及重庆市项目计233项，科研课题立项69项，总经费5729.7万元，比2007年增长31.5%。其中，在"艾滋病和病毒性肝炎等重大传染病防治"科技重大专项"十一五"计划第一批课题中，医院成为"乙型病毒性肝炎病毒感染临床转归及机制的研究"课题负责人，课题总经费4000万元。NSFC20项，约占重庆医科大学1/3。发表SCI论文34篇，在线提前出版10篇，最高影响因子9.598。完成本专科22个不同专业层次2692名学生计5228个学时的临床专业课程，其中大课3615学时，示教课1613学时；完成2005级230名博士、硕士毕业生学位论文答辩和2008级180名研究生的复试、面试工作；安排697名学生在医院、教学基地生产实习。医院成为国家肝炎研究14个组长单位之一。"神经病学"获校级优质课程，"医学影像学"获校级精品课程；获18项校级教改课题、3项市级教改课题。

同年5月12日，汶川发生大地震。医院召开动员、工作部署专题会议，成立医疗救治、接待安抚、综合协调、宣传动员、后勤保障五个小组。派遣四批医疗队计54人次赴德阳抗震救灾一线，救治伤员数千名，手术数百名；提出抗感染治疗方案，指导德阳当地开展抗感染管理及治疗，收治震区转来伤员97人，工作受到德阳市委、市政府的表彰。9月，根据震后对口援建安排，医院由6名医务人员组成的一支医疗队赴崇州，开展对口支援工作。同年，教育部授予"教育系统抗震救灾先进集体"称号，全国总工会授予"抗震救灾重建家园'工人先锋号'"称号，重庆市科教文卫体工会授予"抗震救灾先进集体"称号。有1名职工被评为教育部“抗震救灾先进个人”，2人被评为重庆市级抗震救灾先进个人，5人被评为重庆市卫生系统抗震救灾先进个人。

同年8月，医院对原中医校学生宿舍、肿瘤中心、肝病中心、门诊大楼、六公里宿舍、都市方舟负一楼教室及门诊二、三楼通道进行改造；重庆市政府正式批准医院在茶园征地建设江南医院，占地260余亩。9月20日，内科楼装修改造工程竣工投用，医院病床数量增至1160张。新内科楼增加了卫生间、冷热水、中央空调、电梯等配套设施。为优化办院条件，医院投入2523万元购置医疗仪器设备。实施电子医嘱，新上门诊单机应急收费、全院LIS、取消纸质医嘱系统等；实施办公自动化(OA)建设工程，全院文件签发传阅、通知、会议纪要、新闻等均录入OA系统中。10月16日—20日，由中华医学会放射学分会主办，医院承办的“中华医学会第十五届全国放射学学术会议”召开，参会人数3000人。

同年，医院制定院内会诊体系及反应迅速的院前急救体系，定期召开病案质量、医疗质量、医疗安全等各质量管理委员会会议；对用药情况进行检查，实行抗菌素分线管理分级使用，指导临床合理使用抗菌素。开展以“便民利民”为主题的医院管理活动，开展首诊负责制、三级医师值班制、医疗文书书写制度、感染控制、技术准入等培训和检查活动。在2008年卫生部抗菌药物临床应用监测网总结大会上，全国120家单位中有10家获“报表质量优秀成员单位奖”，医院为获奖成员之一。

2009年，病床计1300余张。年门诊量95.35万人次，比2008年增长5.93%；出院总人数3.44万人次，比2008年增长16%；住院手术1.2645万人次，与2008年持平。临床手术数量、微创手术、介入手术、腔镜手术和干细胞移植等数量增多，其中介入手术1830例，比2008年增长20%。接收发热病人5329例，隔离留察97人次，确诊1例危重症孕妇甲流病例。

2009年8月，王志刚团队参加澳大利亚第十二届世界超声医学大会，1人做大会专题报告，3人做大会发言，3人的本课题论文做电子墙报展示，受到会议执行总裁助理、墨尔本大学郝沪明教授的高度评价。感染科9篇论文得到香港亚太肝病会录用，任红、张大志、周智、胡鹏参会交流。同年，医院获自然科学基金项目23项、重点资助项目1项，获经费755万元；获准的NSFC项目数和经费数创新高，增幅达33.82%。以超声和肝病研究为主要学科群，医院共发表SCI论文41篇，另有5篇于2010年发表。以教授任红为带头人的“乙型病毒性肝炎的临床转归及相关机制的研究”团队正式入选教育部长江学者创新团队，成为重庆医科大学继2004年度教授王智彪团队之后第二个入选的教育部创新团队。泌尿外科、骨科和《中华肝脏病杂志》编辑部主办和承办不同层次的国内学术交流会。肝炎研究所与新加坡国立大学建立合作关系，超声影像研究所与加拿大建立合作关系，呼吸科与俄罗斯建立合作关系。医院“传染病学”获国家级精品课程，“医学影像学”获市级精品课程，“外科学”获校级精品课程，“内科学”和“超声诊断学”获校级优质课程。完成2005、2006和2007级的20余个不同专业的教学任务，共计8793学时，学生总数2307人；安排908人在本院、重庆市第九人民医院、涪陵中心医院和中山医院等6个医院进行生产实习。新增成都军区总院、凉山彝族自治州第一人民医院、南川人民医院等教学基地8个。在2007—2008年度重庆医科大学院系教学质量评估中，医院获得“优秀”。

同年，中心ICU更名为重症医学科。完成检验科、中心实验室、门诊急诊科、血液科病房、肿瘤科病房、肝病中心实验室、超声杂志社、住院综合楼及药剂科制剂室等的改造搬迁工程，同时新建层流病房，以畅通急诊绿色通道。实行电子病历，建立病人电子档案；LIS系统由4.0升级至5.0版本，实验室均连入LIS，实现全院门诊检验报告的集中打印；启用医保预警系统，帮助医生了解医保政策，减少医保违规和扣款；使用抗生素分级管理系统，保证抗生素的合理使用；使用“上网行为管理”硬件，优化医院外网带宽资源；OA办公自动化系统日渐成熟，基本实现无纸化办公。医院与解放碑、大溪沟、上清寺、弹子石、南岸区花园路等社区卫生服务中心建立定点单位的双向转诊，并新增武胜中医院、黔江民族医院、南川三泉镇中心医院、长寿中医院为指导医院，实现医院和社区卫生服务中心之间的信息共享和双向转诊。开展以“持续改进质量，保障医疗安全”为主题的医疗质量万里行活动；开展具有医院特色的“百年宽仁，关爱家庭”大型公益活动；开展“健康重庆”“百日优质服务专项行动方案”“诊疗一次，服务一生”等活动。

整合临床实验室，按检查项目进行项目细分整合，成立中心实验室。医院制定日查、周查的安全巡检工作制度；执行首诊负责制、三级医师查房制度；制定生物安全管理制度；下发《病人安全目标管理办法》《易制毒化学品、危险化学品安全管理办法》，制定《患者手术相关信息确认制度》《手术部位确认标识制度》，要求全院患者佩戴腕带识别标志；印发《医院感染知识手册》，举行感染管理知识讲座4次；实施临床、医技科室定期质量考核制度和医师考核办法，并与科室绩效和个人奖金挂钩，纳入年底考核及评优；保卫处制定安保工作质量考核标准；统一启用新的处方章，对住院医师、主治医师和副高级以上医师处方权限进行区分限制；向全院医务人员实现网络实时监控，加强细菌耐药监测力度；实施腹腔镜的统管共用，所有腔镜由供应室统一清洗消毒，实现了“一台、一镜、一消毒”；开放院内公共浴室，解决研究生和进修生的洗澡难问题。

江南医院建设取得新进展。在重庆市市级机关事务管理局主持下，医院与市委统战部进行部分房屋交接工作，并支付遗留资产折价费用19.5万元。医院向市政府提出征用原市委统战部用地的申请，获总建设用地约262.78亩。同年，完成清除土地表面附着物工程，进行地块管理、总体规划方案设计等工作。投入征地、地块管理等项目资金5330万余元。

2010年，骨科施行国内首例颈椎病经皮内窥镜微创治疗手术，完成1例特重度脊柱侧弯(驼背)矩形术和一例腕关节镜手术；血液内科利用单倍体造血干细胞移植术治疗1例苯中毒致重型再生障碍性贫血的患者，在国内属首例。门诊量达100.34万人次，出院总人数3.91万人次；住院手术人次数17810人次，比2009年增长约20%，其中全麻手术比例达到58%，比2009年增长10%。

同年4月，青海玉树地震消息传来后，医院立即响应，选派5名医护人员随同市卫生局应急救援大队赶赴灾区，并捐献4万余元医疗物质。医院救援队向救援总队发放携带的“红景天”，预防了救援总队队员高原反应，青海省卫生厅为医院抗震救灾队员颁发“纪念章”。医院还完成了印度100名青年访渝期间医疗保障工作以及国庆节等安保任务。医院传染病疫情管理获2010年度重庆市第一名，获“渝中区疾病预防控制工作综合先进单位”称号。

同年，新增“康复医学与理疗学”学科，主编或参编人卫版“十一五”规划教材6人次。发表论文计447篇，其中CSCD和中文核心期刊401篇，SCI论文46篇，最高影响因子为6.043。内科学(传染病)获中央财政支持地方高校发展专项资金资助，“心脏电生理研究室”成果成功申报成为重庆市卫生局第二批医学重点研究室建设项目。“妇产科学”获2010年度市级双语教学示范课程，“内科学”获2010年校级精品课程，“神经病学”获校级优质课程；获中华医学会、重庆市教委教改课题3项；获各类科研项目83项，经费1146.7万元，其中国家自然科学基金20项(重点项目资助1项，经费达220万元)，经费672万元；获重庆市高校优秀成果转化资助项目和牵头主持重庆市科委攻关重大项目1项，获市卫生局医学科技成果奖励项目一等奖2项、二等奖3项。

承办“第七届全国肝脏疾病临床学术大会暨欧洲肝病学会日会议”“第十届全国超声心动图学术会议”“第九届全国胃病学术大会暨第十五届西南五省(市)消化系病学术会议”“第二届慢性乙型肝炎抗病毒治疗难点和热点”等全国和地区性学术会议9次;邀请中国科学院“百人计划”专家来院进行学术交流;超声影像学研究所、肝炎研究所、康复科等科室与美国、法国、加拿大、台湾等国家和地区的知名科研单位进行交流和合作。

开通“医事通”预约挂号服务,通过手机、互联网和电话等方式为患者提供预约平台,可预约33名专家号,每月预约挂号约100余人次。为解决患者随诊难的问题,医院新增糖尿病咨询门诊、骨质疏松专科门诊、PICC护理、伤口护理门诊。医院作为牵头单位申报重庆市科委重大攻关项目“数字化社区医疗系统开发与综合示范”获得立项;完善电子病历功能,实现电子病历网上实时监控;完成医院财务局域网改造,实现财务数字化管理;重新划分信息板块,设置工作流程、统计数据查询和信息公开等平台,升级办公自动化平台(OA)。医院采用分组护理责任制,实行护士长、护理组长和护士三级责任管理;重新规定手术病人核查制度、手术同意书审批制度和手术部位标示制度三步严控手术安全;以围手术期合理使用抗菌素为重点,开展“三基三严”培训;印发《围手术期预防应用抗生素管理规定的通知》,成立抗菌药物合理使用指导小组,抗菌药物应用合理比例从最初的9.2%升至87.5%;制定下发《关于调控药品收入比例的规定(暂行)的通知》,详细规定各临床科室药品比例上限及惩罚措施。

开展以“持续改进质量,保障医疗安全”为主题的医疗质量万里行活动;开展以“夯实基础护理,提供满意服务”为主题的“优质护理服务示范工程”活动,开展“健康重庆”“平安医院创建”活动;举办首届重庆医科大学第二临床学院青年教师教学查房比赛。医院成立以院长为组长,业务院长为副组长的领导小组,开展“优质护理服务示范病房”活动,截至2010年年底,共推出21个优质护理服务示范病房,病人对护理满意度升至98.6%。医院优质护理服务工作得到市卫生局好评,被卫生局推荐全国优质护理先进病房2个(骨科和感染病科)、先进个人2名。介入中心成立独立的护理单元,并设立护士长。

2011年,门诊量达104.31万人次,比2010年增长4%;出院总人数4.49万人次,比2010年增长14.8%;住院手术达22794人次,比2010年增长28%。6月,医院引进世界最先进的东芝640层高端CT和飞利浦双射频源3.0T MR。

同年,医院完成38个不同专业层次的临床教学任务,计11183学时,学生总数2425人。安排2006、2007、2008、2009级计820人在医院、成都军区总院、市九院、附一院和儿童医院等地实习。“医学影像学”获市级精品课程,“超声诊断学”获校级精品课程,“眼科学”和“影像核医学”获校级优质课程。传染病学教学团队获“市级教学团队”称号,放射、超声、核医学教研室联合申报的医学影像专业获2011年度“市级特色专业建设点”。获2011年重庆市教委市级教改课题3项,其中重点课题1项,此为医院首次获得市级教学改革重点项目课题。获各类纵向科研项目86项,总经费1713.5万元,其中自然科学基金资助项目29项(含重点项目1项,中加国际合作项目1项),经费1491.5万元。正式发表SCI收录论文83篇,其中呼吸内科科研人员的一篇论文发表在*J Allergy Clin Immunol*杂志上,影响因子为9.27。

以卫生部在全国开展国家临床重点专科评估试点工作为契机,申报优势学科,并督促各科以国家级临床重点专科标准建设和完善本学科专业。历经半年,医院整合心内科、老年病科、超声科三大学科资源,成功申报心血管内科为国家临床重点专科,实现医院国家级临床重点专科零突破。成功申报4个市级医疗质量控制中心,成为重庆市心脏死亡捐献器官移植试点医院、重庆市综合医院中医药工作示范单位、14个住院医师规范化培训基地。获中华医学科技奖二等奖1项、教育部高等学校优秀科技成果二等奖1项、渝中区科技成果进步贡献奖一等奖和三等奖各1项、重庆市卫生局医学科技成果奖励一等奖1项和国家发明专利1项；在2009—2010学年度重庆医科大学院系教学质量评估中，医院排名第二，评定等级优秀。

医院牵头承担卫生部在重庆市的重点试点项目《高端及基层医院远程医疗系统的建设》和重庆市经信委项目《基于物联网的远程心电系统示范应用》，建成院内院外远程心电图会诊，与6家区县医院和12家乡镇卫生院之间形成卫生院—县级医院—三甲医院三级远程心电会诊体系。接受国家食品药品监督管理局专家组现场考核，批准新增呼吸、肿瘤、血液、骨科、神经外科5个专业组建立重庆市医学重点实验室——“超声分子影像学”实验室。承办“第三届慢性乙型肝炎抗病毒治疗难点和热点学术会议”“全国基层生殖道感染防治培训项目”“第二届中国女性性治疗骨干培训班”“2011年重庆市医学会心血管疾病学术年会”等全国性和地区性大型学术会议9次；举办各类学术讲座、学术会议和学习班100余次；邀请美国杜克大学、斯坦福大学医学院、辛辛那提大学等国内外科研同行来院学术交流与指导近20人次。

制定院长书记行政查房制度，召开妇产科、眼科/PRK/配镜中心、麻醉科/手术室以及放射科的行政查房会；组织开展“三好一满意”活动，“临床支持中心”工作在海南举行的“三好一满意”第三片区工作会上，得到卫生部点名表扬。

完成江南医院设计方案招标、地勘、制作地质勘察报告和总体规划方案设计、初次场平工程招标工作，遴选中国建筑西南设计研究院为项目设计单位。开启肝病综合大楼拆迁工程。市政府批准原市委统战部地块为渝中区旧城改造土地储备项目，并交由渝中区土地储备中心进行拆迁。医院与渝中区土地储备中心签订拆迁安置协议，将该项目纳入2012年渝中区拆迁工作范围。

（三）深耕探索时期（2012—2017年）

2012年

2012年，医院举办建院120周年庆典，接受卫生部三级甲等医院复评和教育部临床医学专业认证现场检查。

印发《在创先争优活动中开展基层组织建设年工作要点》；与市级多家主流媒体合作，共同策划“寻找百姓身边的好医生”“谁是重庆的白求恩”等系列报道；开展“庆祝医院120周年院庆大型义诊”活动。

开展党建理论工作探讨，成功申报校级党建特色项目2个。成立重庆医科大学附属第二医院分党校，开展第一期入党积极分子培训。院党委获评重庆医科大学先进基层党组织，3人获评重庆医科大学优秀共产党员，1人获评市卫生系统先进工作者称号，1人获评市卫生系统优秀党务工作者称号，1人获评市教育系统先进工作者称号。

完善干部管理制度，落实重点岗位干部轮岗工作。完成对医院外送1名市级医院院级干部、1名重庆医科大学处级干部的民主推荐、任前考察、公示等工作，增补2名党委委员和1名纪委书记，增补2名副院长；选拔院内3人次科级干部、18人次临床医技科室负责人；协助重医大统战部做好9名市级党外人士后备干部人选以及7名第四届市政协委员人选的推荐工作，在重庆市致公党换届选举中，张玲当选为第四届委员会主任委员。

成立以党政一把手为组长的领导小组，设立“纠风办”，挂靠纪委，开展“修医德 强医能 铸医魂”大讨论活动；完成《建立健全惩治和预防腐败体系2008—2012年工作规划》，同全院53个处（科）室签订党风廉政建设和行风建设责任书；开展“医德医风教育进科室”活动，以持续治理医药购销领域商业贿赂为主线，对重点岗位、重要环节的人员进行“不得通过职务便利谋取不正当利益”的监管。

编印《医院文化手册》，编撰《院志》，制作《120周年纪念邮册》，完成院史陈列室建设；承办重庆市医药卫生思想政治工作促进会医院分会成立大会暨第一次会员大会，当选为分会会长单位，共发展医院会员50个，覆盖重庆38个区县，获“重庆市2012年度医药卫生思想政治工作先进集体”称号。

2012年医院年门诊量达111万人次，比2011年增长6.5%；出院总人数5.1万人次，增长13.7%；实际病床使用率114.8%，增长2.5%；住院手术人次数22977人次，增长0.8%；患者平均住院日11.5天，下降0.6天。

新增呼吸内科和肾内科国家临床重点专科2个，妇产科成为市级临床重点专科，消化内科、感染科、医学影像超声专科等在重庆市质量控制中心挂牌，成立重庆市老年骨科疾病防治研究中心、老年眼病防治研究中心和重庆市老年神经疾病防治研究中心，建成生殖医学中心。

实行医疗质量安全追踪评价机制，成立医院质量与安全管理委员会，下设医疗质量与安全、护理、病案和药事等11个委员会，各科室主任是科室质量安全管理第一责任人。成立以科主任、护士长为组长的医疗质量安全管理小组，全面负责本科室医疗质量管理工作。重新整理医疗技术目录3000项，修订医疗技术管理办法，建立院科两级医疗技术目录。建立高风险诊疗操作技术的授权管理目录，一人一档，实施动态管理。

提升围手术期管理水平，全年无超权限手术的现象发生，手术例数上升，死亡例数、术后并发症例数、术后感染例数下降。开展抗菌药物专项整治活动，尤其是加强特殊使用级抗菌药物与围手术期抗菌药物管理。

启动第五批优质护理示范科室(特殊科室)，成立延伸护理服务中心，创“医院—家庭—社区”一体化的服务模式，开展第三方满意度调查和出院后病人康复需求随访指导，深受患者及家属好评。感染科获得卫生部“全国首批优质护理示范病房”称号，医院获得重庆市优质护理服务先进单位、神经外科病房和妇产科病房获得“重庆市优质护理服务先进病房”称号。

医院掌握的新技术、新项目量和微创、介入等手术量不断上升。全年全院介入手术达到3253例，感染病科和神经内科分别掌握TIPS和支架介入手术。肝胆外科成功开展了腹腔镜下肝叶切除手术；胸心外科开展了全胸腔镜下单向式肺叶切除+系统淋巴结清扫术和胸腔镜下慢阻肺一期双侧肺减容手术；消化内科成功开展首例经皮经肝门静脉穿刺造影术胃冠状静脉栓塞术治疗胃底静脉曲张手术。

开展信息化电子临床路径工作，全院临床路径共达到56个病种，涉及除美容科与口腔科外全院所有临床科室。全年平均住院天数为11.5天，比2011年同期下降0.6天。加快信息化建设，手术麻醉临床信息系统全面上线运行，实现手术室相关信息自动采集和记录的电子网络化。电子护理病历和电子临床路径系统覆盖全院并稳定运行。按照等级医院复评要求，医院新上感染管理监控系统、输血管理系统、门诊预约挂号系统、门诊检验报告自助打印系统和内网电脑桌面管理系统等。医院移动OA上线，实现了随时随地移动办公，走在全市医疗机构前列。

2012年在本科教学方面，教学管理体系和教学方法得到教育部本科临床医学专业认证。全年承担39个不同专业层次的临床教学任务，临床专业课程共计11340学时。学生总数3306人。康复治疗学专业开始招生，首届招生42人。

同时加强教学基地建设，全年派副高以上师资到基地教学查房及开展小讲座共计92人次，新增2个社区教学实践基地。加强质量工程和教学改革，申报市级教改项目9项，运用PDCA探索新的教学方法，出台了《第二临床学院形成性评价实施细则》。推进教学信息化，实行网络教学，有23门课程按照学校合格网络课程评价指标体系建设完成。

妇产科学教研室荣获市级教学团队称号。学院学生随重医代表队参加全国大学生临床技能比赛，获得全国总决赛特等奖(全国第二名)。

2012年医院成功申报全科医学住院医师规范化培训基地，全年共招收进修人员168名，其中医师94人、医技30人、护士44人，结业50人。顺利完成博士生和硕士生导师的遴选工作，新增研究生导师18名，其中博士生导师2名，硕士生导师10名，兼职导师6名。在整个导师队伍中，博士学位占47%，硕士学位占37%。

在科研方面，2012年医院获纵向课题科研项目共104项、总经费8292.37万元，获国家自然科学基金项目32项、总经费2189万元；发表SCI论文124篇，有6篇影响因子均在7分以上，其中1篇在*J Allergy Clin Immunol*上发表，影响因子为11.003。心血管内科以殷跃辉为第一完成人的科研团队，其"肾素血管紧张素系统抑制剂防治心房颤动的临床与基础研究"获评教育部科技进步二等奖；周向东团队研究成果入选《国家自然科学基金优秀成果选编》；任红、冉海涛两课题组分获2011年度重庆市科学技术奖励"一等奖"和"三等奖"。主办或承办第八届全国肝脏疾病临床学术大会暨第二届欧洲肝病学会、第一届国际超声分子影像学研讨会和2012重庆医院管理高峰论坛等全国性和地区性大型学术会议。

在人才建设方面，2012年医院推进人才工程建设，开展第二批院内"新一轮人才工程"建设的评选工作，选出5名"学术技术带头人"和9名"优秀青年人才"。29名经医院推荐评审的高级职称申报人员，均通过重庆医科大学及重庆市卫生局的评审。丁克越入选国家级高层次引进人才项目、重庆"百人计划"；任红获得"振兴重庆争光贡献奖"。1人获评全国"汶川地震灾后恢复重建先进个人"，2人获得"西部地区人才培养特别项目"国外进修资助，4人获得重庆医科大学2013年重点学科中青年骨干人才国内外培训资助。

2012年，在管理上，医院重新规范、制定并严格执行预算管理相关制度，加大对科研差旅、餐饮接待等各类费用支出的管理，提高预算管理执行能力。积极推进物价申报工作，完成市级2012年版麻醉93个项目的政府指导价的首期测算工作。

规范后勤管理，对外科大楼火灾自动报警控制系统进行改造更换，并对消防、监控进行有效整合。规范设备管理，建立、完善设备采购、论证、使用监管、安全质控、报废处置等医学装备全程三级管理制度，规范试用医疗设备和耗材的管理流程。

加快推进医院主要项目工程建设，完成江南医院26万立方米的初次场平工程、施工图、安置房相关立项等；与渝中区土地储备中心正式签订统战部家属区拆迁协议，正式启动拆迁工作；与巴南区人民政府正式签署巴南滨江医院项目投资合作协议书，确定在巴南区龙州湾建设一所三级甲等医院；与报业集团签订合作协议，协商樵坪老年养护中心项目具体的合作模式和占股比例等事宜。

2012年，医院荣获"2012年对口支援工作全国先进集体"称号。

2013年

2013年，医院积极探索创新管理模式，与4家区县医院建立托管帮扶关系。

按照市委第十三督导组的统一部署和要求，院党委召开党的群众路线教育实践活动专题动员会，印发

《教育实践活动实施方案》及《专项活动实施方案》；组织党员干部认真学习党的十八大精神、市委四届三次全会、卫生行风建设“九不准”等相关精神，为医院发展奠定思想基础；围绕“改进工作作风，提升医疗服务水平”的主题，先后召开调研座谈会16次。

领导干部下临床开展调研28次，干部定点接待来访患者群众100余人次，走访群众500余人次，发放调查问卷300余份，共收集到意见建议68条；制定整改措施41条，建立健全群众路线长效制度17条；在院内OA网及门户网站开设“党的群众路线教育实践活动”专栏，共编辑群众路线简报20期。

配合重庆医科大学，完成对本院3名新提拔处级干部的民主推荐、任前考察、公示等工作，组织完成院内12人次科级干部的调整工作。首次选拔一批管理干部后备队伍，并重点加以培养。成功托管奉节县、石柱县、巫山县、秀山县4家县级人民医院。任红当选为重庆市第四届政协常务委员，刘东方、骆文龙当选为重庆市第四届政协委员。

加强与大渝网的战略合作，2名医生受聘为首批微信医生，并完成专家答疑系统与大渝网健康频道的链接，对医院33个科室、近40位医生在“大渝医导”网络在线答疑平台进行推广。全年共在重庆电视台首播和重播节目262次，在《重庆晚报》开设“宽仁健康正能量”专栏等。组织白求恩志愿者服务队开展“宽仁医家进社区”等活动50余次。

党委与支部、科室签订《党风廉政建设目标责任书》和《行风廉政建设目标责任书》，开展“警示教育周”活动、“警钟长鸣”体验式教育活动、“检察长说法”法制专题讲座、“纠风正纪”专项活动、“我当一天病人”新职工医患换位体验活动等。

2013年，医院年门诊量112万人次，比2012年增长1.13%；出院总人数5.54万人次，同比增长8.37%；实际病床使用率112.3%，下降2.18%；住院手术人次数25036人次，增长9%；住院患者平均住院日9.98天，下降1.5天。

成立医疗质量督导专家团队，建立科室医疗质量与安全活动记录，全年发布医疗质量考核通报12期，定期下发医疗质量及安全核心指标预警分析报告。

强化医疗技术准入的动态监管，6项技术通过市卫生计生委二类医疗技术现场评审。开展新技术和项目评比活动，临床科室参评率达76%，评出一等奖1项，二等奖2项，三等奖7项，完成“首例心脏死亡器官捐献肝移植手术”，患者手术成功率和长期生存率已达国内先进水平。骨科获授牌成为负压封闭引流(VSD)技术推广基地，同时率先在重庆地区开展Tri-Lock假体置换术；乳腺外科在西南地区率先开展了“乳管镜冲洗治疗乳管阻塞引起的乳房疼痛”这一新技术。在中华医学会外科学分会疝和腹壁外科学组共同举办的“2013腹膜前间隙疝修补手术录像评比大赛”中，医院血管外科获得西部赛区二等奖，全国总决赛亚军的好成绩。

新增国家临床重点专科2个，感染病科和医学影像科(共5个)；市级临床重点专科2个，检验科、麻醉科；中医脾胃病科成功获批市级中医“十二五”重点专科；获批市级医疗质量控制中心4个：肾病学专业，肠道传染病专业，疼痛科，脑电图及脑血流图、神经肌电图诊断专业。生殖医学中心通过市卫生计生委专家组验收正式运行，全年共完成80余例试管婴儿，第一例已顺利降生。检验科顺利通过ISO15189实验室认可现场评审。

坚持“以病人为中心”，深化“三好一满意”活动。制定下发《2013年“三好一满意”活动方案》，开展“三诊三送”、宽仁医家进社区等一系列便民惠民活动。实施特殊人群的“8免”“10减半”和“3优惠”活动。

实行7天24小时无缝隙的全包干责任制护理模式,提高护理质量。开展“品管圈”活动,全院开展了35个品管圈。成立延伸护理服务中心,创三位一体优质服务模式,启动“医院—家庭—社区”一体化的服务模式,建立院科二级的出院随访库体系,进行第三方满意度调查和院后病人康复需求指导。全年院、科两级共完成回访病人8万余人次。打造护理品牌,开展“一科一特色,一科一品牌”活动。全年接受各兄弟单位骨干护士100余人次来院进修,友好交流80余人次,加强对外合作交流,接待国外护理专家和同仁来院学习10余人次。临床支持中心获评2013年市卫生计生委“优质服务窗口”。

实现远程心电系统与HIS系统成功对接,医生工作站能直接调阅心电图报告及图像;实现医技科室的收入直接进行网上结算;检查电子申请单在住院试点科室上线运行。规范管理调整和优化感染管理监控系统、输血管理系统及外科分诊系统;加强了区域卫生信息平台接口工作,实现了与学府医院和渝中区三家社区卫生服务中心的远程心电系统联网;完成与渝中区卫生信息平台进行对接,为实施双向转诊工作奠定了基础。全面实现无纸化办公,OA系统建设成为医院管理特色之一。医院开发分支路径,建立临床路径药品、诊疗项目字典库。开展信息化临床路径66个病种,达到全院覆盖。

2013年,医院共完成36个不同专业层次的临床教学任务,共计9930学时,学生总数3287人。培养毕业生323人,本科毕业生就业率达到95.05%,签约率53.86%。8月,学生叶海波荣获第八届中国青少年科技创新奖,这是重庆医科大学学生首次荣获该荣誉。

以器官系统为主线,开设卓越医师试点班课程。首次在2008级七年制毕业操作考试中开展OSCE考核,组织2次教学质量评比活动和第七届青年教师讲课比赛,培养青年教师1000余人次。全年发表教改论文20篇,主编、参编教材19人次,其中国家级规划教材主编2人、副主编2人。

获市教委教改课题2项,中华医学会教育分会2012年度医学教育研究立项课题2项,市级教育研究会课题2项。“传染病学”获国家级精品资源共享课程立项,神经病学“神经系统常见疾病的防治”获市级精品视频公开课立项。

2013年医院成立研究生管理处,负责研究生教学、住培工作、继续教育、进修管理工作。新增学术学位硕士研究生指导教师6名,专业学位硕士生指导教师19名,博士生指导教师1名。医院共获得市级优秀毕业博士研究生1名,校级优秀毕业博士研究生2名,校级优秀毕业硕士研究生5名;获得市级优秀博士学位论文1篇,校级优秀博士学位论文9篇,校级优秀硕士学位论文16篇。4名博士、20名硕士研究生获得国家奖学金。内科学(传染病)获得新一轮国家特色重点学科建设项目,从2013年起连续3年获得378万/年的资助。

在2013年,医院共获科研纵向课题72项,总经费1913万元;其中,国家自然科学基金项目26项、经费1431万元。发表SCI论文134篇,有22篇影响因子在5分以上,最高影响因子为14.829。

医院获得重庆市科学成果奖一、二、三等奖各1项,厅局级2项。感染科胡鹏当选中华医学会肝病学分会青年委员会副主任委员;超声科郑元义获得重庆市杰出青年基金项目,并当选中国超声医学工程学会肌骨委员会副主任委员。超声影像学研究所获评超声分子影像学重庆市重点实验室。转化医学领域内的全球第一本肝脏病专业杂志《临床与转化肝脏病学杂志》(*Journal of Clinical and Translational Hepatology*,后简称“JCTH”)在医院正式创刊。任红课题组“慢性乙型病毒性肝炎转归预警预测的研究”数据及研究成果进入美国肝病研究学会(AASLD)年会内容。

2013年,医院首次进行医院创新团队遴选工作,选出第三批人才工程学术技术带头人2名,优秀青年人才6名，遴选创新团队5个。全年选送11位优秀人才到国外进行一年以上先进经验和技术的学习，神经内科宋敏获国家留学基金委公派高级访问学者项目资助。胡丽娜获“2012年全国卫生系统先进工作者”、第二批重庆市高等学校巴渝学者特聘教授，廖勇入选重庆市第五批“百人计划”人选、重庆市海外引进三类人才，心血管内科殷跃辉、妇产科于廷和获评2012年“国务院特殊津贴专家”，任红获重庆市第二期“两江学者”计划特聘专家、重庆市二类人才。

2013年，医院创新医疗联合体模式，先后与奉节、巫山、石柱和秀山县人民医院签订托管合作协议，派遣专家按照“1+N”的模式，即1名副院长和3~4名业务专家，下派专家在托管医院实地帮扶半年以上，围绕托管医院创三甲工作，重点实现“发展核心技术、培养一批人才”目标。

院长任红与全院各处(科)室负责人签订《消防安全责任书》，层层落实安全责任。全院开展安全演练、培训22次，认真排查医院安全薄弱环节；引进FRID管理软件，对医学装备进行全生命周期的管理；认真落实新《医院财务、会计制度》，完成市级2012版麻醉93个项目的政府指导价的首期测算工作。

2013年，医院荣获“2012年度重庆市群众满意的医疗卫生机构”“重庆市2012年度市级医疗卫生单位安全生产与信访维稳工作”优秀单位称号。

2014年

2014年，医院党委深入学习贯彻党的十八大精神，将“抓改革、稳增长、促发展”的总要求贯彻到具体工作当中，巩固党的群众路线教育实践活动成果，推动医院各项事业发展。

院党委坚持“发展是第一要务”理念，组织广大党员干部认真学习十八大，十八届三中、四中全会及中央经济工作会议精神，将“抓改革、稳增长、促发展”的总要求贯彻到具体工作当中。积极开展党的群众路线教育实践活动“回头看”，在已整改落实41条问题的基础上，新收集群众反映的实际问题3项，并一同列入整改台账，限时整改、及时销号。加大宣传力度，开通医院官方微信发送信息134条，通过新闻发布会等形式对“西南地区首例冷冻球囊消融手术在医院获成功”等较大成果进行专题报道，提升医院的社会影响力。

成立第二届党代会筹备工作领导小组，先后召开5次党委会及党委扩大会对换届工作进行专题研究和部署。选拔调整7人次机关后勤科级干部及24人次临床科室主任。

印发《重庆医科大学附属第二医院落实党风廉政建设党委主体责任纪委监督责任的实施意见》，与全院各支部签订党风廉政建设责任书和行风建设责任书；将党风廉政建设纳入《“五个好”党支部目标管理考核办法》中，实行医德医风“一票否决制”，落实“一岗双责”，表扬奖励医德医风良好的科室及个人406人次。

组织社会主义核心价值观征文及知识竞赛等活动。共培训第三期入党积极分子48名，发展预备党员37名，按期圆满结题2个校级党建特色项目，公开发表调研论文2篇，并新成功申报校级党建特色项目4个，组织院级党建研究项目6个。

2014年，医院年门诊量达118.96万人次，比2013年增长5.92%；出院总人数5.94万人次，增长7.26%；实际病床使用率115%，增长2.85%；住院手术29462人次，增长17.7%；住院患者平均住院日9.6天，下降0.38天；病床周转次数44，增长6.80%。

完善医疗质量考核体系，重新梳理优化会诊流程，提高会诊质量，各科室会诊情况纳入医疗质量考核体系。组建院级医疗质量督导专家组，并在科室设立质控员，下发医院医疗质量考核方案，考核结果在OA网上公布，全院通报排名，并与科室奖金发放挂钩。

重新修订《住院病历评审标准》，增加了18个单项乙级标准否决项，严把病历质量评价关。完善院科两级质控体系，加强运行病历和终末病历质量的监管。重新修订下发《加强特殊使用级抗菌药物临床应用管理的补充规定的通知》，对未达标的科室责令限期整改，通过整改，全年住院抗菌药物指标46.84%(国家要求<60%)，使用强度DDD45.18(国家要求<40)，门诊抗菌药物处方比率11.70%(国家要求<20%)，基本达到国家卫生计生委的要求。

深化“三全护理”的特色护理质量文化体系，启动42个护理品管圈项目，在第二届全国医院品管圈大赛中，医院项目荣获“优秀奖”。加强护理人才建设及促进学科发展，获批成为重庆市卫生计生委首批护士规范化培训基地。培养专科护士17名，新开护理门诊(骨科护理)1个；护理人员主编或参编教材10部；获得市级以上科研项目6项。优质护理病房覆盖率100%，医院临床支持中心被重庆市卫生计生委与市政府纠风办授予“优质服务窗口”荣誉称号。

鼓励医疗核心技术开展，分别评出10项医疗和护理新技术、新项目。全院总手术量与去年相比同期增加3.87%，四级手术量同期增加190.7%，四级手术占总手术的比例上升6.2个百分点。微创介入和腔镜手术占总手术量的43.05%，上升5个百分点，其中介入手术增加19.1%。成立生物治疗中心，建成国际领先的整体万级、局部百级的标准GMP实验室，在细胞种类、质量和数量上都处于重庆和西南地区领先水平。普外科、骨科获评市级临床重点专科。

做好托管工作，1年半期间，医院共下派副院长7名，业务骨干77名，在临床技术、人才培养、学科建设、医院管理等方面进行全面帮扶。各托管医院门诊量增长在20%以上，出院人数增长在10%以上。积极承担援外、援藏和各项应急任务，充分体现公立医院公益性。8月，医院组织5人医疗队携带救援物资对云南省昭通地震灾区进行救援，获得国家卫生计生委办公厅通报表彰。医院援藏干部但伶获评“西藏昌都地区优秀医务工作者”称号。

深化“三好一满意”活动，开展志愿者及各种利民义诊活动。加强预约诊疗服务，通过网络、短信、电话、现场预约等多种方式为患者提供8小时以上的预约诊疗服务，全年预约43323人次，比2013年增长近50%。完善便民惠民措施，在门诊安设检查报告自助打印机，方便患者自助取检查报告；全面改造中心抽血室采用全自动智能采血管理系统，缩短病人排队时间，优化流程。在全市首先利用信息系统开展现患率调查，总结分析近6年的医院感染现患率调查数据，创新了院感督查方式。全年医院共收到患者感谢信228封，锦旗202面，牌匾3个，连续两届荣获“重庆市群众满意的医疗卫生机构”。

2014年，医院承担了37个不同专业层次学生的临床教学任务。获校级教学改革项目1项，校级教学成果奖一等奖、二等奖各1个，校级精品视频公开课程1个，微课比赛校级一等奖、三等奖、优秀奖各1个，发表教学论文33篇，参编教材8本。在第五届全国大学生临床技能竞赛培训工作中，医院参赛选手获西南、西北分区赛特等奖，全国总决赛一等奖。

加强研究生教学改革，严格执行研究生轮转和考核制度，提高培养质量。新增硕士生导师30人，博士生导师1人；积极申报教改项目，获得市级课题3项(其中1项为市级重点课题)，校级课题1项，首届重庆市研究生创新项目6项，总经费达12.5万元；首次启动院内重点学科培育，共评选出12个院级重点学科，给予专项经费支持；加强住院医师规范化培训工作，入选首批国家级住院医师规范化培训基地。

2014年1月6日，获批成立省部级“超声分子影像重庆市重点实验室”，这是国内首个该领域的省部级重点实验室。

2014年，医院共获批科研纵向课题63项，总经费1735.3万元，其中国家自然科学基金项目27项，经费1613万元；获市科委一般项目6项，市卫生计生委项目20项、中医药项目3项，市教委科研课题4项；发表SCI论文139篇，有16篇影响因子均在5分以上。郑元义在影响因子15.409的权威SCI杂志发表封面论文，杨刚毅的内分泌团队在国际权威期刊、糖尿病领域内的顶级期刊*Diabetes*上(5年平均IF=8.6)再次发表研究论著；《中华肝脏病杂志》获评2014年中国国际影响力优秀学术期刊，医院主办的英文期刊JCTH已发行5期。郑元义获国家杰出青年科学基金项目资助，这是继2003年王智彪教授后，重医获得的第二个国家杰青项目。

2014年，医院开展“新一轮人才工程”选拔工作，共选出第四批人才工程学术技术带头人4名，优秀青年人才11名。

首次特设青年人才育苗基金，对32岁以下、具有博士学位、未承担其他有经费资助的校厅级以上科研、人才等项目的临床一线工作人员提供专项经费支持。

任红获评重庆市第二批首席专家工作室领衔专家人选、荣获中国医院协会2014年“优秀医院院长”称号；龚建平获评重庆市第三批首席专家工作室领衔专家人选；杨刚毅获国务院政府特殊津贴；廖勇研究员获评重庆市第五批“百名海外高层次人才集聚计划”人选；顾美礼荣获第三届“中国医师协会妇产科好医生·林巧稚杯”；超声科郑元义获国家杰出青年科学基金项目资助；郭树华教授获“重庆医科大学发展贡献奖”荣誉称号。

2014年，渝中区公安分局在医院设立警务室，派遣大阳沟派出所1名警官及2名协勤队员与院内保安人员一同维护医院正常工作秩序。

加强财务管理及经济运行情况分析，严格预算管理和推进成本管理；强化收费安全，提高窗口服务质量；深化物价日常管理，严格执行物价政策。设备采购及管理践行医院信息公开要求，全年医院共采购医疗设备3798万元，耗材2.667亿元。

加快建设江南医院建设项目工程，完成肝病楼主体工程，开始医疗综合楼主体上升工程建设，安置房群楼工程开工建设。降低建设成本，成功申请减免医疗主楼城市建设配套费共计2535万元。

2014年，医院连续两届获评“重庆市群众满意的医疗卫生机构”称号。

2015年

2015年，医院总结收官“十二五”，谋篇布局“十三五”。圆满召开第二届党员代表大会，顺利完成党委班子和纪委班子换届。

院党委完成纪检监察合署办公。以《建立健全惩治和预防腐败体系2013—2017年工作规划》为指南，细化党风廉政建设责任分工；编写廉政宣传简报、制作《预防职务犯罪宣传展板》。落实“三转”，促进纪检监察体制改革：聚集主业，将行风工作交还相应职能部门，重点履行监督、执纪、问责职能；监督经济合同竞争性谈判396项，涉及金额4959万元；监督江南医院建设工程、魁星楼购置、统战部拆迁、安居房建设等重大项目。

召开第二届党员代表大会，选举出新一届党委委员7名、纪委委员5名。提任13名科级干部，选拔25

名临床医技管理干部，组织完成处级以上干部《领导干部个人有关事项报告》的填报。

首次组织了院级党建项目结题答辩会，医院6个院级党建研究项目和推荐到重医大党委的4个校级课题顺利结题，其中校级优秀1个，公开发表课题调研论文3篇。

加强网络阵地建设，官方微信与大渝网签订"微信全流程医院项目开发协议"，启动智慧医院建设项目。组织医护人员参加"第二届重庆科普讲解大赛"，被授予"优秀组织奖"。按照《进一步改善医疗服务行动计划》要求，增加医院各楼栋楼牌号和增设门诊各楼层诊室分布图，引导患者就医。

按照市委、学校党委的部署，研究制定《2015年党风廉政建设责任制及反腐败责任分工》，与10个支部、53个处科室签订党风廉政建设责任书，履行"一岗双责"。落实班子成员讲廉政党课制度，各党委委员组织专题党课7次，组织中心组反腐专项学习5次、组织党员干部参观基地廉政教育2批92人次，引导全院领导干部守纪律、转作风、干实事。

开展"三严三实"专题教育，先后组织召开7次党委会、12次中心组学习、16次专题学习研讨，各党支部召开专题组织生活学习会10次。开展"新形势下医院党的建设工作探索"主题论文征集等一系列活动，全年党员下社区服务共计220次。举办"救援履职显党性 修身立德铸医魂"赴尼泊尔抗震救灾先进事迹报告会。

成立以院长、党委书记为组长的行风建设领导小组，下设行风办公室，形成7部门联动的组织机构，制定《重庆医科大学附属第二医院行风建设实施方案》。建立阳光药品、设备、耗材的采购机制和推介机制，对过程管理加大监督力度；建立阳光学术制，强化学术活动的"五不"原则，严格学术活动的管理和审批。

2015年，医院实现年门诊量123.05万人次，比2014年增长3.44%；出院总人数59635人次，增长0.43%；实际病床使用率117%，增长1.3%；住院手术人次数35066人次，增长19.02%；患者平均住院日9.62天，上升0.04天；病床周转次数44.20，增长0.45%。

完善医疗质量管理体系，重新修订下发《医疗质量和安全核心制度》《2015年医疗质量考核方案》。组织督导专家和相关职能处室参加各临床医技科室质控会近百次。加强医疗技术准入动态管理，责任落实到人。将缺陷管理融入PDCA管理工具中，各临床医技专科根据本专业的特点，找出2个以上在医疗质量安全管理中的缺陷，运用PDCA进行整改提高。检验科顺利通过ISO15189监督评审。

开展医疗服务行动计划，成立以分管院领导为组长的领导小组，制定《2015年进一步改善医疗服务行动计划》方案，完成10项举措，32项具体内容。全年开展新技术25项。手术量上升，手术结构优化。介入手术较2014年增加5.6%，微创手术增加10.3%，四级手术占总手术量的11.7%。8月，胸心外科汪天虎医生荣获第五届广州国际肺癌论坛微创肺癌手术视频竞演最佳手术技艺奖。

加强国家临床重点专科建设，新增老年病科为市级临床重点专科；成立产前诊断中心。心律失常介入质控中心荣获市卫生计生委"2014年度质控工作考核优胜单位"。

护理工作上，加强学科建设，新开设康复护理门诊，在原PICC护理门诊基础上，成立静脉导管中心，强化专科护理特色。新增2个市级专科护理培训基地(介入专科护理培训基地、呼吸专科护理培训基地)。新增16名重庆市市级及以上专科护士，其中国家级专科护士4名。新增4名中华护理学会全国委员；新增3名重庆市护理学会主任委员；派送4名护理骨干出国出境交流学习。首次开展护理人员"温暖你的心"行动，提升三位一体优质服务。每月反馈各个科室患者随访情况，对患者随访反馈不满意的科室进行缺陷考核，对PICC导管护理、褥疮换药、造口护理与骨科疾病等需要居家服务的特殊患者提供上门服务。

改进“品管圈”活动，共开展44个品管圈项目，在第二届和第三届全国医院品管圈大赛中，医院手术室“风车圈”项目分别荣获“优秀奖”和三等奖。

建设智慧医院，探索“医疗+互联网”模式，全面升级和改版医院官方微信服务号平台，实现患者在平台上进行预约、挂号、取检验检查报告、查阅、排队等候等服务功能。与社会资本合作建立的宽仁康复医院开始正式营业，该院开设床位208张，病人住院率70%以上。

深化“医联体”发展，新增一家托管医院——巫溪县人民医院。石柱县人民医院神经外科、医学影像科已成功申报了市级临床重点专科，各托管医院门诊量增长在20%以上，出院人数增长在10%以上。开展等级医院评审评价培训会，包括托管医院在内的重庆、四川地区38家医疗机构的467人参加会议。

积极承担应急救援任务和进行医疗行业帮扶活动。派出5名队员随第2支中国政府医疗队赴尼泊尔进行抗震救灾任务，救援期间医院1名队员被任命为门急诊组组长。

2015年，医院承担35个不同专业层次学生的临床教学任务，临床专业课程共计9842学时，学生总数3722人。举办宽仁专家讲坛42期，创办宽仁师生公众号。

全年举行理论教学和临床实习教学质量评比各一次，其中参加理论教学质量评比的教研室有13个，参评率超过50%；参加临床实习教学质量评比的临床科室有23个，临床科室参评率为70%。

参编国家级教材7本，其中参编9人，主编3人。获教改项目立项7项，其中市级2项，校级5项(4项重点项目)。发表教改论文35篇。任红、陈阳美、虞乐华等3位教授被聘为人民卫生出版社“十三五”临床医学专业英文版规划教材主编和副主编(2名主编，1名副主编)。在第二届全国高校微课比赛中，获二等奖、三等奖、教学设计奖各1项。在重庆市首届微课比赛中，获二等奖1项。2015届毕业生438人。

2015年，医院实行研究生临床轮岗制度，强化研究生临床实践能力；加强研究生的学术诚信管理；采用OSCE方法进行技能考核；申报研究生创新项目，获得首届重庆市研究生创新项目4项，博士和硕士项目各2项。申报国家级继续教育项目19项，批准14项；市级继续医学教育项目申报52项(2014年第一批市级项目)，已批准51项。

培养授位博士研究生32人，硕士研究生221人，有3人获得留学基金委公派出国名额，19人获得国家奖学金，1人获得迈瑞奖学金，1人获得联邦奖学金；市级优秀博士、硕士学位论文4篇；获得市级研究生科研创新项目4项，优博资助2项；“妇产科学”获批市级研究生精品课程。博士、硕士学位论文抽检合格率100%。

2015年，医院制定下发《关于修订各级人员经费开支审批权限规定的通知》《加强领取科研项目学生劳务费审查的补充规定》，规范科研经费院内报销签字流程和经费的审批流程。

2015年，医院共获得科研纵向课题91项，总经费1799.1万元，其中获准的国家自然科学基金项目30项，经费1056.3元。全年发表SCI论文136篇，其中23篇论文影响因子大于5，较2014年增加27.8%。

廖勇教授的《Warburg效应与HBV感染慢性炎症恶性转化的分子机制》获得国家自然科学基金重大研究计划培育项目，是重医系统2015年唯一获得资助的国家自然科学基金重大研究计划项目，是全国获得该项资助的15项项目之一。超研所团队郑元义获重庆市科学技术奖自然科学奖一等奖。超研所团队的《超声分子显像与治疗基础研究》被市卫生计生委推荐申报国家科技进步二等奖。

《中华肝脏病杂志》荣获“百强报刊”称号。出版4期英文杂志JCTH，提高医院在国内外学术影响力。

邀请来自美国耶鲁大学、哈佛医学院、美国芝加哥大学等国际著名高校和国内的知名学者来院讲座和学术交流，全年邀请国内外著名专家来医院举办讲座、讲学与交流约30人次，举办4次国内国际学术会议，近7000人次参加学术会议。

2015年，医院完成新一轮人才工程项目第二批人员项目终期考核。完成2015年“青年人才育苗基金”申报工作，遴选出13名青年人才，总资助经费约32万元。

谭新杰博士入选国家级高层次引进人才项目，此批次重庆市共7人入选，是重庆市医疗卫生系统唯一入选人员；黄爱龙、邓忠良两位教授获“国家卫生计生突出贡献中青年专家”称号，重庆地区仅有2名；郑元义教授获得国家百千万人才工程。杨刚毅教授获得2014年度国务院政府特殊津贴；王志刚教授荣获“全国优秀科技工作者称号”；王辉武教授荣获“重庆医科大学发展贡献奖”荣誉称号。

2015年，医院完成江南医院肝病楼和医疗综合楼主体工程及安置房建设封顶工程，进行装修工程的设计招标等工作，全年完成共计337000m²米工程。江南医院建设项目工地获得南岸区2015年上半年“十佳安全文明工地”和中国建筑业协会颁发的“AAA级安全文明标准化工地”。8月全科医生临床培养基地建设项目获中央财政拨款2850万元。

强化审计职能，完成江南医院建设工程的全过程跟踪审计工作；完成科研、干部经济责任及差旅等专项审计工作。

2016年

2016年，医院党委将党建融入医院各项中心工作，全方位、多层面推动医院事业高质量可持续发展。

医院贯彻“围绕党建抓发展，做好党建促发展”理念，启动“两学一做”学习教育活动，开展学习讨论共计36次。加强班子建设，重新调整7名党委成员的分工，明确工作重点及分管支部。做好干部人才队伍建设，共提任7人次正科级干部、1人次副科级干部。医院在“七一”表彰中获校级优秀党支部2个、优秀党务工作者1名、优秀共产党员11名。

医院新增黔江民族医院为合作托管医院。医院关于“医联体”的交流材料《精准帮扶 共赢提高》在2016年中国医院院长年会“走进大西南”重庆峰会上受到与会者广泛好评。

医院落实党风廉政建设主体责任，落实“一岗双责”，将党风廉政建设和反腐败工作与业务工作挂钩细化为15项责任内容，细化到人。全年推送廉政提醒42条，完善《经济活动管理制度》等制度；根据国家卫计委的要求及时修订《接受使用社会捐赠管理办法》。

医院在《重庆日报》刊登《党旗光辉闪耀民生健康·重庆市卫生计生系统党建工作示范》，建立和完善监督执纪问责“四种形态”。监督检查重大经济活动及“三重一大”事项的执行，参与经济合同竞争性谈判199项，涉及金额超5000万元，节省资金超100万元；开展“药品采购流程及制度专项检查”“科室绩效二级分配专项检查”“部分低值耗材专项检查”；对干部选拔任用、奖金分配核算、接受使用捐赠资助、后勤项目维修维保服务等四个工作项目开展风险防控部门自查与纪委抽查。

2016年，医院全年门诊量达127万人次，比2015年增长3.3%；出院总人数63641人次，增长6.7%；住院手术人次数24097人次，增长6.1%；住院患者平均住院日9.21天，下降0.41天；病床周转次数45.3，增长2.5%。

围绕医疗质量，加强质量安全核心指标及住院病历考核；完善医疗质量数据库指标，新增指标19个；开展介入、腔镜、手术等医师再授权，举行“三基三严”大练兵活动，所有临床科室均签订《依法执业承诺书》,杜绝违法行为;严控合理用药管理,2016年全年住院合理用药率达91.59%。加强市级医疗质量控制中心管理,下发《重庆医科大学附属第二医院市级医疗质量控制中心建设与管理实施方案》。

调整医院病历质量专家督导组成员,全面负责住院病历质量控制和评价工作;科室以诊疗组设立病历质控员,加强门诊电子病历管理,2016年抽查病历合格率为92%,比2015年提高20.7%。

医疗服务方面,完成微信智慧医院建设,上线银医自助系统,积极推进日间病房,开展多学科协作诊疗组(MDT),多手段扩大门诊预约挂号量,完成智能气动物流系统建设,优化诊区设施布局,完成体检中心提档升级等。7月至8月,在重庆市消委会开展的重庆部分公(私)立医院消费者体查活动中,医院患者满意度水平排名第二。

医院启动第二周期外科发展,以微创、介入技术为核心,开展精准帮扶;制定下发国家临床重点专科感染病科3年发展规划和市级临床重点专科老年病科2年发展规划,消化内科获得市级临床重点专科;妇产科、检验科完成市级临床重点专科复评验收;在复旦大学医院管理研究所发布的2015年度全国最佳专科榜单中,医院传染科、超声医学获得提名。在2015年度西南地区专科榜单中医院传染科排名第2、超声科排名第2,放射科、呼吸内科、妇产科等11个专科均获得提名。

护理工作方面,推进“医护一体化”模式,开展结构性查房;首批进入国家护理敏感指标数据平台;借助“互联网”及“掌上移动”改善患者健康教育方式,并成为重庆首家推广培训医院;开展全院PDCA案例(品管圈)项目精品课程培训,手术室风车圈“提高手术患者术前访视有效性”荣获2016年全国第四届品管圈大赛——课题达成型评审组优秀奖。

医院获批成为重庆市康复护理专科护士基地;护理部甘秀妮副主任主审“十三五”规划教材《急危重症护理学》,神经内科廖春莲副主任护师参编“十二五”职业教育国家规划教材《康复护理学》;发表SCI论文4篇,实现了护理SCI论文的零突破。护理部副主任甘秀妮获2016年全国优秀护理部主任荣誉称号,获评2016年《中华护理杂志》“优秀编委”;手术室李冬雪获第二届重庆市十佳科技青年奖提名奖;王娇获第一届重庆市微课教学比赛二等奖。

围绕便民服务,发挥公益性,承担多项应急救援及干部保健任务,神经外科陈秋君成为首批援巴巴多斯医疗队队员之一;老年病科柯大智被选为第八批援巴布亚新几内亚医疗队队长,麻醉科王志成为后备队员;完成干部保健一级任务1次,二级任务7次,共12次保健任务,派出医护人员500余人次,收到来自中共中央对外联络部、政协重庆市委员会办公厅和重庆市人民政府外事侨务办公室的感谢信。银医系统正式上线,自助机还支持支付宝、微信等移动支付方式;改进门诊票据打印模式,缩短窗口缴费凭据打印时间90%以上。

教学方面,2016年,医院共承担33个不同专业年级的临床专业课程,总学时9288学时,学生总数4588人。

加强师资队伍建设,推进青年教师授课准入制度;建立核心师资队伍,录制核心师资微课专辑;“妇产科学”申报国家来华留学生英语授课精品课程;医学影像学专业被评为市级三特行动计划特色专业;首次开展教学基地大课教学质量评比。邓忠良、刘地川被评为重庆医科大学优秀教师;医学影像学专业被评为市级三特行动计划特色专业建设项目。

推进教学改革,获得教学改革研究市级重点项目1项,校级一般项目3项;校级教学成果奖一等奖和二等奖各一项;全院师资主编或参编出版各类教材7本8人次;圆满完成由重庆医科大学牵头组织的“5+

3”一体化临床医学专业医学整合系列教材的编写，其中有6位主编，13位副主编和50位编者；任红等3位教授被聘为人民卫生出版社“十三五”临床医学专业英文版规划教材主编和副主编。

研究生质量管理方面，加强轮转、训练管理，构建电子化考场，建立试题库系统；开放在线理论训练系统，组织专项训练；新增学术硕士生导师8名、仅招收专业学位硕士生导师14名、博士生导师2名；培养授位博士研究生38人，硕士研究生255人，6名博士、10名硕士获得2016年国家奖学金；获得重庆市研究生科研创新项目6项、市级研究生教改项目2项；获得市级优秀硕士毕业生3名，校级优秀博士毕业生1名、优秀硕士毕业生14名；市级研究生优秀学位论文3篇，校级优秀博士学位论文4篇、优秀硕士学位论文16篇。毕业研究生第一作者发表论文最高影响因子达8.459，获得学校优秀博士论文资助项目3项。

继续教育工作方面，申报并获批国家级继续教育项目20项；市级进行医学教育项目申报并获批67项。承办国家级继续教育培训项目4项，来自52家医院的1200余人参会学习；承办重庆市继续教育项目9项，市内外1000余人来院学习。

住院医师培训工作方面，建成住培电子化考场及临床技能中心；成立住培督导专家组。进修生管理方面，招收四期共计252名进修学员，全年接收35名县级骨干进修，制定《关于市卫生局县级医疗卫生骨干进修管理方案》；成立县级医疗卫生机构卫生技术骨干进修班领导小组；根据进修生的职称、工作表现、值班情况等落实进修生待遇。

2016年，医院组建新一届学术委员会，新增Ⅰ期临床试验研究室。全年共获各类纵向科研项目87项，经费达2128万元，其中国家自然科学基金项目33项，经费1709.5万元[包括重点项目2项、国际(地区)合作与交流项目1项]；省部级项目13项，经费117.5万元；厅局级项目41项目，经费301万元。

全年共发表SCI文章(包括在线发表)189篇，比2015年增长14.5%。篇均影响因子3.54，高分论文(影响因子5分以上)SCI论文51篇，比2015年增长183%。获授权专利11项，其中4项为发明专利，其余均为实用新型专利。

平台建设实现突破。获批建设重庆市感染病学临床研究中心、重庆市老年医学临床研究中心；分子影像与靶向精准治疗重点实验室入选重庆高校市级重点实验室立项建设名单；感染性疾病分子生物学教育部重点实验室通过五年建设验收；《中华肝脏病杂志》被评为2015年度百种中国杰出学术期刊；院长任红被重庆市期刊协会评选为2016年度重庆市期刊十佳社长、总编辑。

2016年，医院全院职工总数2866人，比2015年增长14.78%；博士320人，增长15.11%；引进4名海外高层次留学人员。开展2016年第二批次创新团队评审和第五批次“人才工程” 评审，择优遴选出3个“创新团队”(第二批次)，4名“学术技术带头人”(第五批次)和7名“优秀青年人才”(第五批次)。

任红通过“两江学者” 特聘专家2016年度考核，梅浙川教授获国务院政府特殊津贴，高彦飞获评重庆市百人计划项目“创新人才”“重庆市特聘专家”称号，朱冰、李长毅、李攀入选重庆市中青年医学高端后备人才，唐霓入选重庆市“三百”科技领军人才支持计划，黄晶晋升专技二级岗，张治获重庆医科大学发展贡献奖，重庆医科大学聘广州呼吸疾病研究所陈荣昌为“客座教授”指导医院呼吸内科工作。

2016年，医院规范采购流程，下发《重庆医科大学附属第二医院医学装备采购管理办法》等文件；加强审计监督力度，调整谈判重点环节。全年共采购到位万元以上设备100台(件)，金额1038.46万元。

完善财务管理制度；完成资产清查工作。组织审计人员积极参与审计局内审协会主办、内审处协办的内审人员培训会，对托管医院财务工作、审计工作全方位进行业务指导。

2016年，医院连续第五年入选复旦大学医院管理研究所发布的2015年中国最佳医院排行榜，综合排名85位。

2017年

2017年，医院党委围绕发展大局，以党的建设促进医院建设，发展取得新成绩。

组建由党委书记任队长、各党委委员任副队长的“学习贯彻党的十九大精神‘六进’宣讲队”。组织全体党员参加网络知识竞赛、重庆市卫生计生委“学习党的十九大”演讲、征文、微视频等系列活动。医院党员获得演讲比赛第二名，征文第一名和第十名各一篇，微视频比赛二等奖。

制度建设方面，完善和修订年度《“五个好”党支部目标管理考核办法》，明确各支部书记为本支部党建工作的“第一责任人”；印发《加强和改进党支部建设的实施意见》，支持党支部积极参与科室管理、职工考核、评先评优等重大问题研究。制定《党风廉政建设责任制及反腐败责任分工》，修订完善《“三重一大”决策制度实施方案》等管理制度，做到有章可循。印发《党风廉政建设约谈实施方案》，开展不正之风“1+3”专项整治活动，履行执纪问责。

加强党建理论研究和创新，成功申报校级党建理论课题研究6项。

医院作为重庆市卫生计生系统代表，在国家卫生计生委全国公立医院党建工作(西北片区)座谈会上做交流。

开展“宽仁市民学校”“宽仁医家进社区”等各类健康教育、义诊20余次。2017年党员获评“重庆最美医生”“重庆最美医技人员”各1人，并推选作为候选人参加国家文明办“中国好医生”先进事迹展播。开通“宽仁健坛”微信号，主办的《宽仁报》(内部资料)在“第八届重庆人口文化节”卫生计生院刊院报评比中获评“优秀院报”。

向重庆市卫生计生委输送处级干部1人次，完成院内4人次副科级干部的提任工作。推荐全国政协委员人选1人、重庆市政协委员人选3人。

新增彭水县人民医院为托管医院，“医联体”建设形成“1+7”模式。在第16届京津沪渝医院管理高级论坛上，以《以合作与帮扶相结合的医联体建设实践》为题交流医改经验。

开展“1+3”专项整治活动，对重点工作项目中违规公款吃喝、收受红包礼金、滥发津补贴等贪腐行为进行全面清查；下发《党风廉政建设约谈实施方案》，实现约谈提醒全覆盖；落实监导检查阳光推介机制。

2017年，医院编制床位为1380张，实际开放床位1413张，年门诊量达131.47万人次，比2016年增长3.5%；出院总人次数64146人次，增长0.8%；住院手术人次数27997人次，增长16.2%。

医疗质量管理方面，修订医疗各项管理制度、方案、流程271个，上线“智能化合理用药管理系统”，制定《关于进一步加强临床辅助用药使用管理的通知》《抗菌药物科学化管理(AMS)工作的实施方案》等文件，全年合理用药率为92.72%。

加强病历质量管理，医院病案首页质量逐步提升，优良病历首页率从64%提升至80%以上；全院甲级病历率超过95%。加强处方权管理，对所有新进医师进行处方权管理与抗菌药物培训、考试。加强执业准入，对全院医师处方章号进行清理。

规范科室质量管理组织体系，明确科主任为科室质量与安全管理第一责任人，组建科级质控队。

强化培训工作，全年开展院级“三基三严”理论培训35次，技能培训7次；开展“医疗质量月”活动，以三基理论与技能大练兵、大比武为主要内容，比武人数共233人。

加强围手术期监管，防止超范围、越级手术。加强二、三类医疗技术备案和新技术准入管理。全年全院申请开展新技术20项。

优化门诊流程，全年预约人次达28.22万，其中专家门诊预约率达80%；在门诊各楼层、各病区共放置40台自助机，缴费高峰等候时间由25分钟缩短为6分钟。

针对病死率和致残率高的急性病，建立多学科诊疗模式。神经内科于6月获中国卒中中心联盟（CSCA）“综合卒中中心”认证，打造1小时介入圈。改善患者健康教育方式，借助“互联网”及317护患健康教育智慧平台，制作专科特色健康宣教视频。

加强临床一线医疗安全隐患排查，加强医疗（安全）不良事件报告，提升患者就医满意度，医院满意度得分93分，总体满意率91.82%，较2016年有所提升。

作风管理方面，成立行风建设领导小组，下设纠风办公室。

临床重点专科建设方面，妇产科、检验科、老年病科和普外科市级临床重点专科验收合格并正式授牌；眼科成功获批市级临床重点专科；完成国家中医药管理局“十二五”康复科、市级中医“十二五”重点专科脾胃病科评估验收；完成心血管内科、呼吸内科、肾病科、感染病科、医学影像科5个国家临床重点专科总结评估。

申报中医康复区域中医（专科）诊疗中心和重庆市门脉高压临床诊疗中心；完成妇产科、医学影像科、疼痛科、消化内科4个市级医疗质量控制中心专家库调整；成立重庆市神经电生理医疗质量控制中心；各中心开展质量检查10余次，举办质量控制管理与技术培训会20余次，切实发挥市级质控中心的引领作用。

建立专科联盟，成立重庆市眼科联盟、重庆市肝胆外科专科联盟、宽仁妇产专科联盟、重庆市呼吸专科联盟、重庆医科大学附属第二医院创面修复专科联盟共5个专科联盟，共吸纳联盟单位217家。

护理方面，获得全国卫生计生系统先进工作者1名，全国杰出护理工作者1名，护理硕士研究生导师12名，中华护理学会全国委员17名，重庆市护理学会主任委员9名，副主任委员27名；重庆市高级职称评审专家1名，等级医院评审专家2名。筹建重医附二院专科医联体护理联盟，新增重庆市护理学会产科专科护士培训基地、重庆市护理学会血液透析专科护士培训基地。全面引入“6S”（整理、整顿、清扫、清洁、素养、安全）管理新元素；对病区工作场景、病区环境等进行标准化规范管理，完善工作流程。在《中国护理管理》杂志社全国评比活动中，获6项优秀课程奖、互联网+护理创新优秀科室奖、互联网+护理创新示范医院奖。三腺外科获全国“优质护理服务表现突出病房”称号。

神经内科仁行圈“提高脑卒中患者神经源性膀胱训练成功率”荣获2017年第五届全国医院品管圈大赛护理评审组优秀奖。

2017年，医院临床技能培训中心成立，归教务处管理。第二临床学院共承担31个不同专业年级的临床专业课程，总学时8200学时，学生总数4037人。开展“器官系统整合课程”教学主题活动，组织近200名教师参加说课观摩会，共同探讨整合课程开展模式，对九大系统全面开始授课运行做好准备。举办2017年第二临床学院青年教师讲课比赛。获国家级微课比赛三等奖1项，鼓励奖3项；“妇产科学”被评为市级来华留学生品牌授课课程；“医学影像学与微无创治疗”被评为市级特色行动计划学科群。在教改项目和成果奖中，获市级项目和校级项目各2项；市级教学成果奖三等奖1项；全院教师发表教学论文27篇。

参与6本教材编写，其中主编4人，副主编4人。四个教研室参加国家级标准化医学教育题库编写，任红教授担任《传染病学》试题库负责人。杨坤蓉荣获“重庆市2017年度优秀辅导员”称号；张群霞、谢宗义获重庆医科大学优秀教师；张颖获重庆医科大学青年教师讲课比赛三等奖，呼吸科李娜和耳鼻咽喉科王德平获优秀奖。接受教育部医学认证专业委员会开展的临床医学专业认证回访检查；组织全院各教研室开展教育部审核评估准备工作。

研究生教学方面，2017年，医院制定《接收和选留优秀本科推免生来院攻读学术学位硕士研究生的工作方案》等制度；发放研究生导师专项津贴。新增学术导师5名、专硕导师6名、兼职导师8名、博士生导师1名。神经内科陈阳美教授获2017年校级优秀研究生指导教师荣誉称号。市级优秀硕士3名、校级优秀硕士8名、校级优秀博士4名；市级博士优秀学位论文2篇，市级硕士优秀学位论文2篇；获重庆市研究生创新项目7项；获“科技新星培育工程”项目资助2名；教学改革校级重点项目立项1项；

全年培养授位博士研究生42人，硕士研究生210人，4名博士、6名硕士获得2017年国家奖学金；硕博士毕业生综合就业率为92.24%，就业情况良好。牵头策划、组织全国首届专业硕士研究生技能大赛，组织培训重庆医科大学代表队获一等奖。

为医联体医院（巫溪、巫山、奉节分院）制定“医学人才提升计划”，开启重庆医科大学对医院医联体医院在职学位教育招生、培养的绿色通道；积极参与援藏工作，选派3位优秀研究生组成“研究生援藏小分队”。

住培工作方面，2017年，医院新招住培人员121人，全院在培人员共计319人；全年“住培”结业技能考核通过率为100%；4月11日、11月7至8日分别接受市卫生计生委及国家卫生计生委住培工作专项检查。在2017年全国住院医师规范化培训高峰论坛上，妇产科胡丽娜教授获“全国优秀专业基地主任”荣誉称号；在市卫生计生委组织的住培首届技能大赛中，医院住培医师团队手术组和非手术组均荣获二等奖；中国医师协会授予医院超声医学科为“全国住院医师规范化培训骨干师资培训基地”。

继续教育方面，获批国家级继续教育项目23项；市级继续医学教育项目83项。开展院级继续医学教育项目80项。

医院牵头汇总并撰写重庆医科大学临床医学申报材料，获得重庆市一流学科临床医学项目资助，三年期资助2500万元；牵头做好重庆医科大学一级学科临床医学博硕士学术学位授权点合格评估迎检准备工作。

2017年共获批纵向课题共92项，累计纵向经费7322.16万元，其中国家级项目27项，经费6754.16万元；省部级项目21项，经费320万元；厅局级项目44项目，经费248万元；另外横向项目30项，264.50万元。

医院肝研所申报的传染病防治国家重大科技专项获得立项，获批经费5805.56万元，该项目是“十三五”以来截至当年牵头承担的最大的国家级项目。超研所承担的国家重大科研仪器研制项目“低功率超声分子显像与治疗系统研究”顺利通过验收。

全年，全院职工共发表SCI论文168篇，在线出版16篇，平均影响因子3.47。

肝胆外科团队获2016年度重庆市科学技术奖科技进步奖二等奖；2017全年医院获得专利授权3项，其中发明专利1项。

全院成功获批成为国家干细胞临床研究备案机构。妇产科成功申报“重庆市生殖发育与干细胞治疗工程技术研究中心”。

2017年,医院新一轮人才工程项目获得重庆市"精品人才"项目称号。医院引进哈佛大学王大之教授担任重庆医科大学客座教授;引进科室负责人6名;新进博士48名、硕士研究生173名;10名博士后进入流动站,完成答辩出站4名,曹阳博士后获中国博士后科学基金一等资助。

开展第六批次"人才工程"评审,遴选"学术技术带头人"3名、"优秀青年人才"9名;高彦飞博士入选重庆市"百人计划",并获批重庆市"特聘专家"荣誉称号;陈阳美教授入选"巴渝学者";梅浙川教授被选为国务院政府特殊津贴专家;王志刚、周韵芬教授获重庆医科大学发展贡献奖;沈薇、邓忠良、杨刚毅、程远教授晋升专技二级岗;甘秀妮教授获全国卫生系统先进工作者;王志刚教授获中华超声杰出贡献奖;王辉武获首届全国名中医;孙阳博士入选重庆市青年拔尖人才;骨科陈亮副主任获建重庆市中青年医学高端后备人才工作室,支持经费达100万元;邓万燕博士获"2017年重庆市留学回国人员创新支持计划"项目;曹春、曹阳获国家留学基金委公派出国留学项目。

2017年6月19日—6月23日,医院接受等级医院复评及大型医院巡查;8月15日,市卫生计生委下文通报医院通过等级医院复评。成立医院安全生产领导小组,被全国创建"平安医院"活动工作小组办公室评选为2013—2017年度全国创建"平安医院"活动表现突出集体。

2017年,医院制定《医院综合绩效考核分配办法》,并严格执行成本核算及绩效考核制度;完善资产资金监管制度,规范医院收支管理工作;获国家卫生计生委2016年度全国卫生医疗服务价格和成本监测与研究网络先进机构称号。

强化审计监督职能,开展针对2016年货币资金、医疗材料管理的专项审计;参与江南院区、魁星楼A组团等建设、装修工程的跟踪审计工作,并加强对社会中介审计机构的监管。

项目建设方面,江南院区综合楼装饰、安装工程完成95%;肝病楼1~6楼装饰、安装工程完成95%,7~10楼完成设计;科教楼基础工程已完成,主体工程完成20%;全科楼工程完成85%。

(四)蝶变发展时期(2018—2021年)

2018年

2018年,公立医院领导体制从院长负责制转变为实行党委领导下的院长负责制,重医附二院切实加强党建工作,开启医院发展新篇章。

2018年,医院在管理机构中增设党办组织科和统战科。制度建设方面,印发《中共重庆医科大学附属第二医院委员会关于认真贯彻落实中央和市委文件精神全面加强医院党的建设工作的实施方案》,将党建工作要求写入《医院章程》,修订完善《党委会议事规则》《院长办公会议事规则》及《"三重一大"事项集体讨论决策管理办法》,确立党委研究讨论医院重大问题的决策机制,明确党委管党治党的主体责任。

廉政建设方面,配合重庆市委机动巡视工作,对行业不正之风进行专项整治。开展"以案四说"活动;对"民生监督暨过度医疗专项整治行动"进行抽查。

按照党管干部原则,医院提任机关后勤副科级干部14人,提任临床医技科室负责人24人,提拔正副护士长28人,推荐处级领导干部1人,完成9名干部轮岗交流,共计外派挂职锻炼管理干部6人次。

策划并开展"开放式宽仁大讲坛"系列公益活动。《宽仁报》获评全国卫生行业"院报院刊类年度健康传播最佳案例"。医院喜获"重庆市2017年度健康服务民生—社会责任样本单位""重庆十佳温情医院"称号,2名医生获评"重庆十佳温情医生",2名护士获评"重庆十佳温情护士"。

开展医联体建设和对口支援帮扶工作，党委书记四次带队前往黔江区金溪镇山坳村开展扶贫工作。医院两次拨付专项资金用于扶贫工作；出资14万元修建“爱心桥”。

申报重庆市教委党建课题2项；校级党建理论课题研究6项。

2018年7月2日，江南院区开业，编制床位增加至2580张，实际开放床位2480张。2018年，医院全年门诊量137.20万人次，比2017年增长4.36%；出院总人数75728人次，增长18.1%；住院手术人次数35462人次，增长26.7%；门诊处方点评合格率为98.08%，上升0.17%；全年门诊满意率71.66%，住院满意率88.18%，随访满意率96.15%，员工满意率85.63%。获全国“2013—2017平安医院建设”突出集体荣誉称号。门诊医生站无感知二级分诊系统，使医院门诊管理更现代化，就医秩序更规范化。两院区共设置140余台自助机，36台自助打印机；同时引进了共享轮椅、共享充电宝等便民服务设施。医疗设施建设方面，医院微信公众号、收费凭条导航二维码、导诊大屏均可为患者提供院内就诊全过程导航服务。升级门诊智能采血系统；建成全自动生化免疫系统；引进移动护理平台、医护智慧交互平台、317智慧宣教平台、智能随访平台、输液控制平台、ICU探视系统、供应中心可追溯系统、手术室洁净度管理系统等。建设智慧病房，推动护理方式向智能化、便捷化发展，入选重庆市2018年“智慧医院”示范建设单位。完成信息化“一院两区”改造，实现“渝中院区”与“江南院区”跨院区转区、检查、检验无缝对接；新增合理用药上线事前审方功能；自动发药系统成功上线；完成远程超声和远程心电建设，实现远程医疗常态化。

医疗质量管理方面，开展第二周期“进一步改善医疗服务行动计划”；新增12名医疗质量督导专家；针对两院区设置相同的质量管理标准，实现两院区临床路径管理系统同步管理；更新诊疗指南和操作规范，加强医疗技术、处方权及执医注册等管理，在全市率先实行门诊处方事前审核机制。推进数字化病案工程，加强医院档案管理质量和效率。

学科建设方面，完成5个国家临床重点专科总结评估；10个市级质控中心开展质量检查；举办技术培训会20余次；成立医学影像、妇科医疗质量渝东北、渝东南、渝西片区分中心；新增专科护理、感染与肝病、康复、脑卒中、心律失常、消化内科、血友病、骨科微创、疑难高血压9个专科联盟，全院共15个联盟，联盟500余家单位。再次被评为全国综合医院中医药工作示范单位。

在护理工作方面，新增中华护理学会急诊专委会副主任委员、中华护理学会各专委会全国委员等国家级学术团体任职44名，重庆市护理学会各专委会主任委员、副主任委员26名；成立消毒供应专科、消化内镜护理专科等6个专科护士培训基地；组建重庆市专科护理联盟，成员医院达66家；被评为重庆市2018年度优质护理服务先进单位；护理部甘秀妮被评为中华护理杂志社优秀编辑。手术室获全国第六届品管圈二等奖、《中国护理管理》2018年“护理管理创新奖”优秀案例奖；神经内科获第二季中国医院管理案例评选——寻找最佳医疗实践“十大人气案例”和“十大价值案例”荣誉称号；血液科、产科分别获《中国护理管理》2018年全国护士微电影节“十佳影片”第一名及提名影片；康复医学科获得全国康复护理技能大赛团体铜奖等。

接受重庆市卫生健康委人体器官移植工作专项督导检查；成立OPO办公室，组建专业团队；全年完成器官捐献27例，获器官捐献分配系统账号，为恢复医院器官移植资质奠定了基础。

2018年，医院共承担33个不同专业年级临床专业课程，总学时7974学时；接收1589名学生在医院、附属医院，及教学基地开展生产实习工作。重庆医科大学康复治疗学系成立，系部设在第二临床学院。

2018年，3月28日，举行九大系统首个教案通过会，各系统开展教研活动130余次。6月11日至15

日，教育部本科教学审核评估得到专家组高度认可。持续推进江南院区临床技能培训中心建设工作；成立临床技能培训导师团队、师资队伍及重庆市首家本科及以上社会人医学高等教育标准化队伍；全年完成培训19038人次，配合市卫健委完成重庆市公众应急急救技能培训300余人次。承办首届全国临床医学教育高峰论坛，全国100余所高等院校和临床教学单位近400名代表参会；举办第二临床学院教师节表彰会暨二系建系40周年图片展。启动第二届“启航宽仁”大学生创新创业训练计划，择优资助7个项目。

2018年，医院获市级重点项目1项，市级规划一般项目3项；发表教学文章37篇；获得全国微课比赛一等奖、二等奖、三等奖、教学风采奖、教学设计奖等奖项；获得2018年首届人卫慕课在线开放课程二等奖1项；传染病学教研室被评为2017—2018年度重庆高校精品在线开放课程及年度最佳在线教学团队，“肝脏TACE手术虚拟仿真实验教学项目”获重庆市2018年虚拟仿真实验教学项目认定；参编公开出版的教材8本(40人次)，其中国家级规划教材主编4人，副主编5人，编者31人。

研究生教学方面，2018年共招收31名博士研究生，189名硕士研究生，89名2013级7年制转段“5+3”硕士生、20余名在职研究生；新增博士生导师10名，副博导1名，硕士生导师20名。

完成全校临床医学学术学位硕士、博士学位授权点合格评估工作；推进临床医学学科“双一流建设”工作；获批重庆市教委研究生联合培养基地1个；传染病学、妇产科学团队获批重庆市研究生导师团队项目；妇产科学获批重庆市专业学位研究生教学案例库立项资助；培养市级优秀硕士毕业生2名，校级优秀博士毕业生6名，校级优秀硕士毕业生1名；发表校级优秀博士学位论文10篇、优秀硕士学位论文22篇。

住培工作方面，对医院及协同基地老师进行同质化住培师资资格准入培训考核，内科、妇产科分别举办全市骨干师资培训班；10月16日，重庆市卫健委到医院进行住培工作飞行检查；医院全科医学专业住培基地获得中国医师协会全国十佳“优秀全科专业住院医师规范化培训基地”荣誉称号。举办“2018年重庆市第二届全科医师高峰论坛”。在重庆市第二届住培技能竞赛“手术组”“非手术组”中均获得二等奖。

继续教育工作方面，启用新版继教系统；获批国家级继续教育项目23项，市级继续医学教育项目83项，开展院级继续医学教育项目119项。

2018年，医院获批各级各类纵向项目88项，其中，国家级项目35项。梅浙川教授牵头申报的国家重点研发计划数字诊疗装备研发重点专项“基于区域医联体模式的国产创新诊疗设备应用示范”项目获批立项，由中央财政经费资助1932万元。SCI论文正式出版172篇，在线出版17篇，平均影响因子3.52，10分以上SCI论文4篇。获批“重庆市生殖发育与干细胞治疗工程技术研究中心”；新增器械临床试验机构、干细胞临床试验机构以及药物Ⅰ期临床试验研究室；药物临床试验立项20项；医疗器械临床试验立项1项。呼吸内科团队获2017年度重庆市科学技术奖科技进步奖二等奖，全年获得专利授权8项，其中发明专利1项。

2018年，医院引进全国知名专家阮雄中教授及肾移植团队，签约5名国际知名高校客座教授；1人获评重庆市首席医学专家；6人获评医院领军人物；2人分别获评中青年医院高端后备人才和工作室负责人；2人获评“渝中英才”；1人获评留学回国人员创业创新支持项目创新类优秀项目；2人获评重庆市优秀医师；2人获评优秀医务工作者；院内评出第七批“学术技术带头人”3人，“优秀青年人才”9人。全年共有32名职工继续深造学习，其中22名博士后进站深造，10人赴国外访学；全年共计招聘916人，其中博士研究生47人。

在资产管理方面，2018年，医院完成都市方舟楼宇医院所有房屋的权属办理，统战部地块土地及房屋转让协议签订和办公楼房屋的腾清移交;江南院区综合楼、感染与肝病中心工程完成综合验收、竣工结算、资产入固等工作,全科医师规范化培训楼竣工。

2018年,医院获"重庆五一劳动奖状";入选复旦大学医院管理研究所发布的2017年度中国最佳医院排行榜,这是医院连续第7年入榜。

2019年

2019年是医院完成"十三五"发展规划的关键之年,医院贯彻执行党委领导下的院长负责制,将党建工作融入临床、教学、科研工作中,以党建促进医院改革发展。

2019年,医院实施党委领导下的院长负责制,执行党委会、院长办公会议事决策制度。开展"不忘初心、牢记使命"主题教育,先后获重庆2019十大智慧医疗应用示范案例、重庆市首批"美丽医院"建设示范单位、十佳温情医院等荣誉称号,《重庆日报》及华龙网"聚焦重庆主题教育"报道医院典型做法2条。党委书记在重庆市卫生健康委组织的"2019年党建和党风廉政建设半年工作会暨全面加强公立医院党的建设工作推进会"上,对加强公立医院党建工作进行交流。

履行监督执纪问责职能,对4个行政科室、15个临床支部进行调研;开展巡视整改复查工作;建立谈话室,保障执纪安全;开展"秉持清廉家风、当好贤廉内助"家风建设活动。

人才建设方面,制定《关于落实党管人才原则,加强和改进人才工作的意见》。在"2019'一带一路'国际卫生合作与人才培养"论坛中,党委书记以"医院人才队伍建设的实践与思考"为题,探讨医院人才管理工作经验。完成5名处级干部提任考核,选拔科级干部8名、科室副主任3名、副护士长10名,研究所办公室、杂志社编辑部负责人各1名。启动党支部调整和换届工作,全院19个党支部调整为63个党支部和3个党总支。党支部调整后,全院配备支部书记、副书记65名,科室主任(副)35名。建立党费智能化交纳平台。

发挥医院公益性,调整改革医联体托管模式,对巫溪县人民医院、黔江民族医院的合作方式由紧密型改变为松散型。开展"宽仁江南情,健康巴渝行"志愿服务活动及"迎七一、贺国庆"惠民活动。打造"开放式宽仁大讲坛"公益品牌,在全国卫生健康行业"宣传创新案例评选活动"中,荣获"年度品牌活动优秀案例"。

2019年,医院年门诊量达1667443人次,比2018年增长21.5%;开放床位数3273张,增加1546张;出院总人数106172人次,增长40.2%;住院手术人次数47795台次,增长34.8%。开展远程心电共计1.5万余例,远程超声共计33例。全年日间病房总收治1337人次,共12个科室开展日间手术。

4月,被中国医师协会高血压专业委员会、国家心血管病中心、中华医学会心血管病学分会联合授予首批"中国高血压中心";9月25日,通过重庆市人体器官移植专家组对医院器官移植执业资格初审;OPO办公室在江南院区建成投入使用;申报国家心血管病区域医疗中心、国家感染病区域医疗中心和国家呼吸疾病区域医疗中心。

临床路径管理方面,2019年全院共171个路径,入径率69.7%,完成率94.3%,纳入临床路径管理数占出院人数比例18.5%;医保管理方面,推进"医院—医保办—临床"三级医保管理体系建设,将医保管理纳入医院医疗质量管理体系;推行质量管理"135"策略,搭建移动护理、智能化输液、患者身份识别系统、医护信息交互系统,完成输血闭环的信息化建设工作,改进医嘱开具流程;切换物价、信息、医保系统,取消公立医疗机构医用耗材加成。

护理方面，成立宽仁“‘三全’护理”创新研究中心；新成立4个专科护理培训基地；积极搭建学术交流平台，举办市级以上继续教育项目27项。30部护理作品分别荣获2019年全国护士微电影节“十佳影片”“优秀影片”“提名影片”，医院荣获“优秀组织奖”。

顺利通过国家医院感染防控风险排查，重庆市医疗机构医疗废物、废水专项督查，重庆市医疗风险大督查等。

2019年，医院承担29个不同专业年级的临床专业课程，学生总数3862人。加强和改进留学生管理，开展来华留学质量认证和调研工作；响应“双万计划”，加强课程、专业建设。

康复科谭波涛、药学部李頔老师获全国微课比赛一等奖，麻醉学教研室黄燕、超声诊断学教研室苏蕾老师获全国二等奖，神经内科教研室彭希老师获全国三等奖。“传染病学”获推申报国家级一流本科课程。医学影像学专业获批为重庆市2019年度本科高校一流专业建设项目。

教师参编出版教材7本，其中国家级规划教材主编1人，副主编1人，编者3人。荣获重庆市教育系统先进集体称号，汪洋获得学校讲课比赛一等奖、最佳PPT奖和最受学生欢迎奖，黄琴获得最佳教案奖和优秀奖，朱悫获优秀奖。康复治疗学专业谭波涛获得学校首届课堂教学创新大赛三等奖。汪洋在全国医学院校青年教师教学基本功大赛中获得二等奖，谭波涛以理工组第一名的成绩获得重庆市普通本科高校2019年课堂教学创新大赛一等奖，妇产科刘帅斌、何帆荣获全国第二届人卫慕课在线课程与教学资源比赛(教学课件)三等奖。

2019年，招收博士研究生37名，硕士研究生176名，2014级七年制转段“5+3”培养模式100名，推免研究生12名，在职硕士研究生19名，在职专业博士48名，住培硕士研究生58名。10名研究生通过审核，取得硕博连读资格。

完成2020年硕博士研究生、留学博士研究生招生目录编制工作。2019年，新增硕士生导师22人，兼职硕士生导师2人，博士生导师7人。专业学位研究生住培通过率96.4%，执业医师资格考试通过率95%。校级优秀博士毕业生4名，校级优秀硕士毕业生12名，市级优秀硕博毕业生2名，市级博士优秀学位论文2人，市级硕士优秀学位论文3人。市教委“研究生教育教学改革研究优秀成果奖”1项。

招收住培学员178名。全科专业住培基地顺利通过国家住培评估专家小组现场综合评估检查。任红院长荣获2019年度全国住院医师规范化培训“优秀住培基地负责人”称号。在重庆市住培技能竞赛中，以总分第三，荣获二等奖。顺利召开住培表彰大会暨协同基地总结会。

国家级继续教育获批项目10项；市级继续医学教育获批项目86项。开展院级继续医学教育项目100项。

2019年，获得各类纵向课题共83项，累计纵向科研经费3435.3万元，国家级项目获得立项34项，其中国家自然科学基金27项，其中陈娟研究员获得医院历史上首个国家优青资助。全年机构接受新项目筛选中心考察47次、药物/器械临床试验项目立项资料审查51项，新增组长单位项目3项。

发表被Pubmed收录的SCI论文，正式出版212篇，在线出版22篇，平均影响因子3.62，其中超过10的论文5篇，最高影响因子14.971。

在科研平台建设中，顺利完成市教委及市卫健委要求的实验室安全检查。规划江南院区转化医学中心建设。医院正式成立干细胞临床研究机构，办公室与药物机构办合署办公，本年度备案2个临床研究项目，成为重庆市的首批备案项目。全力帮扶Ⅰ期临床研究室建设，全年立项早期研究项目4项。

搭建学术交流平台,全年举办高水平学术交流会19场,其中国际超声分子影像学术会议和糖脂代谢与器官损伤国际会议已经成为国内知名品牌。全年累计科技投入1331.76万元。

2019年,医院聘请罗切斯特大学医学中心解超教授和加拿大多伦多大学综合医院Scott Fung博士为医院特聘专家,复旦大学病原生物学系副主任陆路教授为学校客座教授;引进科室负责人2人,签约知名高校博士研究生10人;共招录编内外职工、规培医生、规培护士1131人。新进站全职博士后6人,出国(境)进修学习10人,申请学历提升报考64人、国内进修学习35人。

组织实施"宽仁英才"项目,启动"宽仁临床重点学科建设"工作,举办"宽仁青年人才论坛",邀请到海内外优秀人才约180人。

全年新增添"二级岗专家"4人,"享国务院特殊津贴专家"1人,"重庆英才项目创新领军人才"4人,"巴渝学者特聘教授"1人,"巴渝学者讲座教授"1人,"巴渝学者青年学者"1人,"重庆市学术技术带头人"15人,"学术技术带头人后备人选"16人,"重庆市中青年医学高端人才"6人、"重庆市中青年医学高端人才导师"4人,"重庆医科大学发展贡献奖"1人,"服务育人奖"1人。

2019年,医院持续推进安全生产、后勤保障、财务管理、审计、设备管理等基础保障工作。江南院区被评为重庆市"美丽医院"示范单位(排名第一)。

江南院区智能化系统通过重庆市山城杯安装工程优质奖评审,综合楼通过重庆市巴渝优质工程奖评审,并荣获中国建设工程鲁班奖。

与重庆银行签订渝中院区银医信息化建设项目合作协议,推动财务管理向信息化发展。启动院内HRP系统建设工作。

全年购置设备金额约1.89亿;完成《提升医学装备和耗材管理与服务能力调研报告》;完成百万元以上中大型设备成本效益分析。

在2018年复旦排行榜中,医院再次上榜,这是医院连续第八年荣登百强榜。医院感染病科、超声科2个学科进入全国专科声誉提名。

2020年

2020年,以第三次党代会确定的奋斗目标为指引,全面从严治党向纵深推进,党建与业务工作融合发展。

2020年,市委组织部提任党委副书记、院长赵晓东和1名党委委员、副院长胡鹏。同年,重医处级干部的管理权限,由重庆医科大学转移到重医附二院。修订《中层处级领导干部选拔任用工作实施办法》,中层处级领导干部纳入党办(组织科)统一管理。全年新选任中层干部19名,院外人才引进科室副主任1名。11月6日,召开第三次党员代表大会,选举出新一届党委委员7名、纪委委员5名,明确实施"六大战略",推进"一院两区"的建设与发展。11月11日,与四川大学华西医院举行双方战略合作协议签约仪式,开展中层管理干部培训。

121名党员、8个党支部获得"两优一先"校级和院级表彰,院党委获评校级"先进基层党组织"。医院获评第六届全国文明单位;院党委获评重庆市新时代高校党建示范创建和质量创优工作培育创建项目中"标杆院系"称号,重医大先进基层党组织,2个支部获校级样板支部,1个支部获学校首批"双带头人"教师党支部工作室。《现代医院》杂志刊登医院智慧党建论文《公立医院"智慧党建"的实践与反思》。第36期刊登支部建设成效《重医附二院注重"六化六加强"提升基层党支部建设水平》。

党委书记王大刚以《持续用力，以高水平党建促高质量发展》为题在全院中干中讲党课，并荣获2020年全国“优秀医院院长”称号。市卫健委《重庆卫生健康情况》第64期刊登医院党建经验做法《重医附二院“三聚焦五突出”促进公立医院党建提质增效》，在重庆医科大学党的建设和思想政治工作专题会议上做党建工作经验交流发言。

履行监督执纪问责职能，精准做好新冠疫情防控督查；开展“清正廉洁 修身齐家”家庭助廉立德活动，与中层以上干部家庭签订《家庭廉洁承诺书》；与市纪委三室结成党建共建支部；江南院区建成严肃谈话室和轻松谈话室，协助市纪委建立留置病房。

印发《中共重庆医科大学附属第二医院委员会关于疫情期间提高政治站位严明工作纪律的通知》，派出专家守护重庆、驰援武汉和孝感，援助阿尔及利亚、苏丹以及巴勒斯坦，受到国家卫生健康委“中国抗疫医疗专家组组派工作表现突出单位”通报表扬。党员干部在抗疫中获全国抗击新冠肺炎疫情先进个人等国家级荣誉表彰9人次，市级荣誉表彰77人次，区级荣誉表彰43人次，援孝感医疗队被中共孝感市委授予爱心团队称号。医院于3月1日复工复产，建立新冠病毒肺炎线上免费咨询平台。市委组织部七一网和市卫健委《重庆卫生健康情况》分别全文刊载医院《慎终如始抓防控 沉心静气强服务 奋力夺取双胜利》经验文章，进行全市交流。

医联体建设经验材料《城市三甲医院托管县级医院的医联体实践》《做实医联体建设 缓解偏远地区看病难问题》分别获评2020年中国现代医院管理典型案例及2020年度改善医疗服务行动计划“全国医院擂台赛”西南赛区优秀案例。7月，党委书记王大刚5次带队走访黔江区山坳村进行慰问扶贫及健康义诊，医院获评市卫健委委属事业单位脱贫攻坚集体记功，4名第一书记荣获市级、区级多项记功和嘉奖，1名第一书记由市卫健委推荐申报全国脱贫攻坚先进个人候选人。

开通抖音、微信视频、喜马拉雅短视频官方账号，推出“宽仁辟谣”健康科普栏目。建立起重庆公立医院首个便民就医官方小程序和首家直播间，获评国家卫健委、中宣部等部门颁发的“2020年新时代健康科普作品征集大赛”优秀组织奖；健康报社授予医院“2020年度最佳宣传组织”，授予王大刚书记“2020年度健康传播突出贡献人物”。

2020年，医院全年医院发热门诊累计接诊患者5845人，收治疑似病例42例，确诊5例。江南院区被确定为重庆市涉外定点救治医院，实现年门诊量1600826人次，比2014年同期下降4.0%；出院总人数98370人次，下降7.3%。住院手术人次数45885台次，下降4.0%。抽调30人分别参与市内及区县医疗救治专家组和护理团队，2位专家担任市内各片区救治专家组组长，3位担任小组长。先后派出3批次共47名医护人员驰援武汉和孝感。陈志美科长作为国务院联防联控专家组成员两次到安徽省对疫情防控进行全方位督导。先后派出两批共7人参加国家抗疫专家医疗组奔赴阿尔及利亚、苏丹、巴勒斯坦进行疫情防控指导、交流。其中，由副院长胡鹏担任组长的中国政府赴巴勒斯坦抗疫医疗专家组是全世界唯一一支进入巴勒斯坦的外国医疗队，实现了中巴两国历史上第一次医疗领域的交流，中巴两国历史上医疗机构第一次签订合作框架协议。

护理方面，推进护理信息化建设，完成PDA项目建设，提升6S管理内涵，制作《“6S”管理实践指南》手册。护理学科全年获得各级科研立项25项，发表SCI论文4篇，最高影响因子5.03分。成功申报急诊、呼吸、伤口造口、助产4个中华护理学会京外专科护士临床教学基地。全年获得各级科研立项25项，发表SCI论文4篇，最高影响因子5.03分。配合重庆医科大学完成“十三五”市级重点学科建设终期验收工作，完成护理学专业第五轮学科评估前期筹备工作。

2020年申请开展新技术新项目53项。启动宽仁临床重点学科建设评估工作，共计评选出11个一至三类临床重点学科，发放入选学科项目津贴以支持临床重点学科的发展。

推进医疗制度改革，严格落实三批次国家组织药品集中采购和第一批耗材集中带量采购工作。筹建医院DRG付费领导小组和工作组，完成近三年病案首页信息上报，做好信息接口改造。

推进人体器官移植工程，完善OPO和器官移植管理组织，修订OPO与器官移植相关制度和规范210个。5月器官移植资质申请通过国家卫生健康委员会网上审批，待国家卫生健康委员会现场审核。开展器官捐献工作，获批国家脑死亡判定合格医院。

推进学科建设，完成国家区域医疗中心申报，心血管病、传染疾病、呼吸神经疾病四个国家区域医疗中心申报已通过市级初评。从制度、组织层面，建立多学科诊疗模式，2020年医院获批“高级卒中中心建设单位”。感染病科获医疗服务与保障能力提升项目；急救部获得重庆市临床重点专科；妇产科成功申报国家母婴安全优质服务单位。

拓展健康管理市场，截至11月30日，2020年度完成各类体检129790人次，比2019年同期增长1.3%。

江南院区引进全球最先进的德国西门子原装进口SOMATOM Force双源CT、德国西门子顶级科研型3.0T超导磁共振。还完成江南院区14台大型设备的环保验收及两院区26台放射诊疗设备工作场所的放射防护性能检测。

在疫情防控常态化下，2020年，医院完成理论教学7903学时，实习带教600余人。培养毕业生580人。

新增临床医学国家级一流本科专业建设点1个、市级一流专业2个、2个市级特色专业及学科群顺利通过验收；持续“金课”建设，“传染病学”获得首批国家级线下一流课程认定，“传染病学”“超声诊断学”“放射影像诊断学”3门课程获得市级一流课程，2019年全国微课比赛(医学类)获得一等奖2名，二等奖3名，鼓励奖1名，最佳制作奖1名。

组织申报各类市级教改项目获批7项；申报校级项目获批6项；申报校级教学成果奖3项，获得校级教学成果奖一等奖1项；发表教学论文21篇，参编公开出版的教材3本，其中有国家级规划教材主编1人，副主编1人，编者1人。师资队伍中，1人获重庆市教学育人楷模、1名教师获校级课程思政创新课堂大赛二等奖；3人获校级优秀教师，获1个校级优秀教学团队。

学生工作围绕立德树人的宗旨开展“三全育人”，获得重庆医科大学“三全育人”综合改革试点学院。临床技能中心成功创建国家执业医师资格考试实践技能考试基地，全年共完成培训及考核40711人次。

2020年，新增硕士生导师30人，新增博士生导师1人；疫情常态化下首次采用网络面试方式面试招生，共招收硕士生383名，博士生44人(含硕博连读)；全年共毕业授位研究生308人，获得校级优秀博士毕业生7人，校级优秀硕士毕业生11人，市级优秀硕博毕业生3人，获得国家奖学金博士3人，硕士12人，获批博士研究生科研创新项目3项，硕士研究生科研创新项目3项；专业学位硕士研究生并轨研究生住院医师规范化培训结业考核理论首次通过率96.3%，技能首次通过率93.6%，执业医师资格考试通过率92.4%。

承办第四届重庆市住培临床技能竞赛，16万多人在线观摩赛况，医院获评组织奖，参赛团队获得最佳风采奖。印国兵教授获得2020年国家住院医师规范化培训“优秀指导医师”。

获批国家级继续医学教育项目7项、市级继续医学教育项目89项，院内继续医学教育项目93项，其中线上+线下继续医学教育项目6项。2020年进修总人数达310人。医师、技师共232人，护士38人，康复紧缺人才培训40人，骨干进修医师11人。

2020年，医院各类科研经费投入达2500万元，获得各类纵向科研经费2528万元，各类横向项目合同金额136.38万元。注册类临床试验项目合同金额1670万元。组建以感染、影像、生殖、代谢为核心构架的科研机构和仪器设备共享平台。

获得各级各类纵向科研项目121项，其中国家级项目33项，省部级项目66项，各类横向项目28项。注册类临床试验新签订31项，其中药物25项，器械6项。新增科研平台2个，中华人民共和国科技部和教育部授予的“感染与免疫临床研究”海外高层次人才引智基地和重庆市科技局授予的“肾病与泌尿系统疾病”临床医学研究中心。

SCI论文，正式出版226篇，累计影响因子975.52，平均影响因子4.299；其中影响因子超过10的高影响力论文7篇。2篇登上*Nat.Med*，1篇登上*Gut*。医院自2012年开始创办的英文期刊JCTH被SCI正式收录。科技抗疫中，以医院为第一完成单位发表的新冠防治SCI论文13篇，获得厅局级以上新冠科研课题7项经费120万元，医院再投入经费100余万元开展新冠防治科学研究。国际顶级期刊*Nature Medicine*在线发表医院肝研所黄爱龙教授团队的最新研究成果，论文题目为“Antibodyresponses to SARS-CoV-2 in COVID-19 patients”，论文揭示COVID-19患者体内SARS-CoV-2抗体的应答与动态变化特征。医院感染研究团队联合公司在国内推出新冠病毒IgM/IgG 的免疫诊断试剂盒。梅浙川教授团队在*Gut*、*Signal Transduction and Targeted Therapy*连续发表重量级论文。“Risk factors in patients with COVID-19 developing severe liver injury during hospitalisation”揭示新冠肺炎患者发生严重肝脏损害的高危因素，引发业内专家广泛关注和高度重视。

2020年，医院用人模式改革，全年招录编内外职工、规培医护近700人，50余名博士，60余名硕士。坚持全职招聘与柔性引进并用，柔性引进樊赛军为客座教授，张学红、严律南、别平、李立教授为特聘专家。举办第二届“宽仁青年人才论坛”活动。

全年招收博士后21名，获博士后创新人才支持计划资助1项，获市级博士后项目资助17项，金额共计201万元，获国家及市级项目总数量28项，资助金额350万元。

制定《重庆医科大学附属第二医院卫生技术副高级职称评审管理办法(试行)》，完成医院卫生技术副高级职称评审专家库建立。

全年新增重庆英才名家名师3名、创新领军人才6名；二级岗专家2名；重庆市学术技术带头人15名、重庆市学术技术带头后备人选16名；重庆市中青年医学高端后备人才8名，第四类高层次人才1名；重庆市巴渝学者讲座教授1名、青年学者1名；渝中英才1名；重庆市中青年医学高端人才8名、高端人才导师制导师5名；“重庆医科大学发展贡献奖”2名，“服务育人奖”1名。评选出宽仁创新团队5个、领军人才17人、骨干人才26人、优青人才28人。

2020年，医院完成江南院区住院医师规范化培训楼、科教楼、肝病/感染病大楼的综合验收、备案和投入使用;魁星楼A组团改建与装饰项目按计划工期顺利推进。完成原市委统战部办公用房的权属变更登记。渝中院区获2019年度渝中区环境信用评价良好企业,江南院区获2020年度“无废城市细胞”称号。2020年接待市内外医疗机构来访学习共计42家单位,452人次。

完成医院内部控制制度有效性建设,于10月正式启动HRP系统建设。

持续落实经济责任审计和公立医院综合改革审计发现的主要问题的整改;完成新冠肺炎疫情防控资金和捐赠款物、中华肝脏病杂志编辑部和肝博士杂志社的专项审计,对基建工程全程参与并全过程跟踪审计,全程参与院内零星维修并做好结算审计。

2020年,医院三级公立医院绩效考核全国63名,连续9年入选复旦中国医院排行榜前100名。

2021年

2021年,医院扎实开展“我为群众办实事”实践活动,以党的建设促进医院改革发展,围绕第三次党代会提出的“六大战略”,在学科建设、教学、科研、人才、管理等方面开展工作。

2021年,医院成立以党委书记和院长担任双组长的党史学习教育领导小组,全年召开10次党委会研究部署重要事项,29场专题会跟进学习习近平总书记最新重要讲话精神,编发党史学习教育简报33期,在官网上建设党史学习教育专题网站,OA网同步设置党史学习教育专题专栏。8月24日—30日,医院有关党史学习教育的文章《重医附二院发挥支部三个作用筑起坚固战斗堡垒》《重医附二院“三力”推进党史学习教育成效转化》先后刊登在市卫生健康委《重庆卫生健康》第41期和第42期。

印发《关于进一步加强党支部标准化规范化建设的通知》《党委委员联系党支部、入党积极分子制度》,促进支部工作标准化、规范化建设。按照“六有”标准建设规范的党委会议室和32间支部活动室。推行党支部书记和科室主任、教研室主任“双任双免”制度,建立《党支部参与处(科、室)重大问题决策制度》,进一步强化党对基层支部、科室的领导。全面落实党管干部原则,新提任干部62名。启动党支部“五项先锋”创建活动,评选出首批“五项先锋”创建支部25个。新发展党员100人,其中新发展具有硕士以上学历或副高以上职称的高知党员8人,9名党员当选区级政协委员。夯实领导干部“一岗双责”,坚持“党政同责”“一岗双责”。

选派3名中干赴开州区大进镇任驻村“第一书记”,直接拨付扶贫专项资金45万元,完成消费扶贫80万元。党委书记、院长先后率队组织进村开展支部共建、义诊等5次,捐赠学习、办公及生活用品等3万余元。

开展“献礼建党100周年宽仁惠民健康行动”系列义诊等活动60场,以线下实地义诊+线上直播科普的形式累计服务基层群众万余人,完成“我为群众办实事”155件,在魁星楼新开业门诊开展“三减二免一陪”优惠措施。医院获第六届全国文明单位,重庆市首批新时代高校党建“双创”标杆院系,连续2年获重医大先进基层党组织称号。“重医附二院”官方服务号获评《健康报》“年度健康传播优秀案例”。建设江南院区院史馆,完成制作宣传手册。

开展党风廉政建设,推动全面从严治党向纵深发展。举办“学百年光辉党史、传千年清廉家风”演讲比赛;建立机关后勤中层干部廉政档案;建立微信纪检工作群,发挥纪检委员“前哨”作用。

2021年,医院年门急诊量2256783人次,比2020年增长40.96%;出院总人数121086人次,增长23.09%。

新住院医生工作站两院区全面上线使用,自动预约检查系统两院区门诊、住院全面上线使用。在重庆市率先试点委属医疗机构影像结果线上互认工作。带量采购工作向前推进，开展国家5批次药品集中带量采购工作，推进5省市、9省市、14省市以及中成药的带量采购工作，完成国家第6批(胰岛素专项)的报量工作。2021年第一批带量获得奖励558万元，第二批获得奖励197.7万元；市级示范戒烟门诊筹建成功。

制定《医保基金监管制度》，建立医保基金监管工作机制。积极参与并全面推进DRG医保支付方式改革试点工作，成立以党委书记、院长任组长的DRG工作领导小组。完成DRG接口改造，反复校对数据获取口径。做好贯彻执行国家医保信息业务编码标准工作，成立贯标领导小组多部门协同配合推进。新系统8月4日0点顺利上线，实现一药一码、一物一码、一病一码、库码结合、满足应用。

提升优质护理质量，全年监管指标29项，达标率100%。心内科获全国护理管理质量持续改进案例优秀奖，乳甲外科获重庆市护理学会行政管理护理专委会第二届护理管理价值案例竞赛一等奖。甘秀妮教授科研团队在2021年第七届中华护理学会科技奖评选中荣获三等奖，全年获批省部级项目5项，院内护理骨干科研资助项目20项。发表论文324篇，其中SCI论文2篇，最高影响因子3.862分，新增国家卫生健康标准委员会护理标准委员会专家库成员1人，重庆市健康科普专家库首批首席专家1人，重庆市护理学会专业委员会主任委员3人，重庆市护理学会专业委员会副主任委员7人。成立重庆医科大学护理学二系，下设三个教研室，协同护理学院完成市教委首批本科一流专业建设验收工作，参编教材12部、立项校级教改课题1项、发表教学文章21篇，罗玲教授参编的《传染病护理学》获国家优秀教材二等奖。全国高校微课教学比赛一等奖1人，二等奖3人，重庆医科大学中级组教学创新大赛一等奖1人。新增国家级专科护士培训基地2个，市级专科护士培训基地2个。

持续做好疫情防控常态化，完善疫情防控机制，设立医院感控委员会—感染管理科—临床科室三级感染管理体系。建立渝中区首批新冠疫苗临时接种点，筹建并运行解放碑新冠疫苗临时接种点服务社区，调配78名护士支援南岸区大规模核酸采集完成核酸采样2.8万份。

医院全年完成27个不同专业年级7487学时的理论教学任务，完成实习带教学生1269人，培养毕业生576人，全年无教学事故发生。深度参与中外合作办学工作，推进康复治疗学与英国莱斯特大学开展中外合作办学项目申请取得初步意向；加强教学基地同质化建设，医院指导的重庆市第九人民医院、遂宁市中心医院，在学校2020—2021学年第二学期基地教学质量评估中分别获得第一、二名。新增指导1所教学医院重庆市中医骨科医院；积极发挥临床技能中心平台作用，成功创建重庆市住院医师规范化培训结业考核临床实践能力考核基地并执行2021年考试任务。荣获第十届中国大学生医学技术技能大赛西南西北分区赛一等奖、全国总决赛铜奖。黄晶指导的“无创超声高血压治疗仪”项目团队历史性突破获得第七届中国国际“互联网+”大学生创新创业大赛国赛金奖。

医学影像学获批国家级一流本科专业建设点、康复治疗学获批重庆市一流本科专业建设点。立项“作业治疗学”等12门课程为院级一流课程。任红作为第二主编的《传染病学》荣获“全国优秀教材二等奖”；杨扬获得首届全国教师教学创新大赛三等奖，杨扬、谭波涛获重庆市教师教学创新大赛一等奖。胡丽娜、冉海涛获得2021年重庆医科大学钱悳名师称号，超声影像学教研室荣获重庆市“优秀基层教学组织”称号。

2021年，医院全年共招收全日制硕士研究生257人，“申请—考核”制博士学位研究生共计36人，住院医师规范化培训学员攻读临床医学硕士专业学位40人，在职人员攻读在职硕士学术学位40人，在职医师攻读临床医学博士专业学位80人，接收推免生23人，“5+3”转段研究生25人，优秀本科直博生1人，硕博连读候选生20人；新增博士生导师3人，硕士生导师45人。

获市级研究生教改项目2项，校级研究生教改项目2项，获校级研究生课程思政建设项目3项，7名博士、3名硕士研究生获重庆市研究生科研创新项目，3名博士、14名硕士研究生获国家奖学金。4名博士、1名硕士研究生获单项奖学金，1名博士、1名硕士研究生获市级优秀毕业生；急诊科、康复医学科住培专业基地成功获批为国家级住院医师规范化培训重点专业基地，顺利迎接重庆市2021年住院医师规范化培训“飞行检查”，获得重庆市住院医师规范化临床技能竞赛三等奖；获批国家级继续医学教育项目20项，举办16项。获批市级继续医学教育项目82项，举办61项。全年进修总人数343人，共接收骨干专科医师培训人员12人。

2021年，医院建立“临床研究管理委员会”，制定临床研究管理的相关制度和SOP，将临床研究从立项、实施、结题、财务、人员等全过程纳入监管。成立科研平台管理办公室，科教楼科研平台基础建设顺利通过验收。

医院获得各级各类纵向项目151项，立项经费3134.62万元，其中NSFC项目34项，“双频超声靶向高血压治疗仪”获得重大科研仪器研制专项(直接经费716万元)。IIT新增立项83项，立项经费655万元；新立项临床试验84项，合同金额首次超过4000万元。正式发表SCI论文269篇，篇均影响因子首次超过5.0，其中18篇论文影响因子10分以上。黄慧哲教授团队成果获得重庆市自然科学二等奖。甘秀妮教授团队成果获中华护理学会科技奖三等奖。获授权专利首次超过100项。英文学术期刊JCTH首个影响因子4.108分。

2021年，医院制定并印发《重庆医科大学附属第二医院高层次人才引进办法》《关于印发党委联系服务专家工作制度的通知》等一系列文件；入职高级职称人员6人，完成博士招聘计划51名。引进海外优秀青年博士后2名。完成博士后进站61名；开展人才项目阶段性评价，完成2020年第一批次“宽仁英才”、医院第四批“人才工程”、2015批次创新团队等项目阶段性考核工作，评选出8名年度考核优秀“优青人才”，2名个人项目考核优秀。

呼吸内科王导新教授获评2020年享国务院特殊津贴专家；超声医学科冉海涛教授获评国家卫健委突出贡献中青年专家；杨竹、陈阳美、江德鹏、唐琳等多位教授获评获得省部级以上人才项目。

2021年，医院结合各科室学科发展现状自评报告汇总形成《2021年重医附二院学科发展现状报告》，并完成三方专业学科评估机构招标。申报临床医学一流学科建设项目。申报“双一流”学科建设项目12项，获批学校建设项目资助金350万元。加强急危重症救治中心和国家区域医疗中心的建设，顺利完成市级胸痛、创伤、卒中中心的现场评估，获批国家高级卒中中心、全国首批“癫痫中心”。组织申报心血管内科、呼吸内科、感染病科和神经内科国家区域医疗中心。新增国家级临床重点专科1个(重症医学科)、5个市级临床重点专科精品项目、1个药学临床重点专科。血液内科获批中国血友病综合管理中心。

2021年，医院建立“发展目标+发展关键指标+重点任务及实施项目+监督考核+考核结果运用”的“五位一体”闭环管理体系，将“十四五”工作目标分解为每一年的年度工作目标，对各项重点工作项目化推进。

魁星楼A组团改建与装饰工程完成，顺利开业投入使用。新增渝中院区业务用房约32000m²，改善渝中院区门诊流程和诊疗环境。江南科教楼实验功能房部分投入使用，新增科研平台用房约1300m²。完成江南一期建设遗留工程约12000m²、物资库房改建项目约2800m²、生殖中心净化工程改建项目约2300m²、一期临床试验用房改建项目约1600m²。

强化财务数据分析，开展月度收入分析、季度财务分析及不定期的专项分析等，完成了2022年的部门预算及财务预算编制。

成功引进“达芬奇”手术机器人、全飞秒、车载CT、LA等大型设备。

医院大事记

1892年10月2日，重庆市第一家西医院在戴家巷落成，取名重庆综合医院(ChungKing General hospital)，中文名“宽仁医院”，为医院前身。

1896年，医院收治了重庆市第一个产科病人。

1897年，医院培养的市第一批医学生毕业，医院为他们举行了毕业典礼，颁发了毕业证书。

1898年，开展重庆市第一例剖官产手术。

1902年3月，专为妇女儿童治病的甘博纪念女医院建成，外称“宽仁女院”。

1902年，中国西南地区第一例母子均存活的剖官产诞生。

1902年7月，马加里博士在*China Medical Missionary Journal*上发表“Clinical Report of A successful caesarian section”，报道了中国西南地区第一例母子均存活剖官产，是医院宽仁医院时期最早的科学文献。

1903年7月9日，新的宽仁男院落成。宽仁男女医院建成后，为当时中国非常先进的医院之一。

1920年，美国塞瑞叩斯大学学生戈登·霍普访问中国重庆，向塞瑞叩斯大学建议重新开办宽仁医院。得到学校和教会批准，医院得以重开，取名中国塞瑞叩斯综合医院(SyraCuse-In China General Hospital)，对外仍称“宽仁医院”。

1924年，专门培养护理人才的“私立宽仁高级护士培训学校”成立。

1925年，医院建立起重庆市首间医院化验室。在重庆率先开展显微镜下检查血常规、尿常规、大便常规和大便培养等临床检验技术。

1926年，医院成立董事会，其核心成员是美国教会的代表和中国商业巨头。

1932年，购置了第一台X光机，建立X光室，在重庆市率先开展放射检查，并应用于结核病等疾病的临床诊断。

1938年1月1日，宽仁男、女医院正式合并，改名重庆卫理公会联合医院，对外仍称“宽仁医院”。同年医院购置了第一台小车以供出诊使用。

1939年初，为避日机轰炸，医院主体迁址歌乐山，院内留有一支急救队，陈家湾男子中学设立一支手术队。抗日战争后医院迁回戴家巷原址。

1950年7月，医院与川东行署达成协议，改“称川东协办宽仁医院”。

1950年12月29日，重庆市军管会正式接管医院。

1950年，医院设立中共党支部。

1951年1月15日，正式成立“川东医院”。

1952年7月，医院被列为重点工作医院，改名“重庆市川东第一人民医院”。

1953年1月，更名为“四川省川东人民医院”，直属四川省卫生厅领导。

1955年2月，医院移交重庆市卫生局领导。同年9月，更名为“重庆市第四人民医院”。

1956年10月，医院由吕钟灵、彭运煊、江孝达、杨成勋、郇淳于、漆松儒、李蕴文、卢家声组成医院医学科学研究小组，吕钟灵为组长，彭运煊为副组长，是医院最早的医学研究团队。

1958年5月，重庆市第一门诊部并入成为医院第二门诊部。

1958年起，医院连续在《中华耳鼻咽喉科杂志》《中华放射学杂志》《中华口腔科杂志》发表临床研究报告，是医院部分最早的中文文献报道。

1959年8月19日，中共四川省重庆市市中区委员会批准医院由党支部改为党总支。

1960年，医院受市卫生局委托拟定了全市肝和网状内皮系统疾病的治愈标准。

1962年8月23日，医院划归重庆医学院领导，更名为“重庆医学院第二医院”。并从重庆医学院校本部和重庆医学院第一医院抽调了一批业务骨干和学科带头人共计24人，分别是张定凤、沈玫棣、沈鼎明、张治、汤云鹏、沈维礼、陈复仁、刘永铋、李鼎寰、曹惠白、任曾堉、徐葆元、程明德、李德旺、周韵芬、李仕英、高根五、何士元、凌萝达、陈秉礼、顾美礼、叶达智、陈公浩、丁淑贞、宋亚卿，来院充实力量。

20世纪50~60年代，医院逐步开展超声波、紫外线、耳针、病理诊断等新项目，逐步推进腰麻、局麻、全麻下的脊髓压迫症、浅表部位脑瘤摘除，肾脏、声带息肉、牙科囊肿等摘除手术，以及食道癌、肝叶、肺叶、胆囊、全胃等切除以及修补术、电烙术，医疗技术和诊治水平明显提升，成为川东地区最负盛名的医院。

1976年，普外科高根五采用自体颈内静脉及人造血管，开展国内首创的肠系膜上腔静脉—下腔静脉间H搭桥手术，治疗门脉高压症，获得成功。

1976年，传染科张定凤率先提出重症肝炎发病过程中肝细胞坏死的二次打击理论，并开创以新鲜血浆为主的救治重型肝炎的内科综合治疗方案，大幅度降低了重型肝炎患者的死亡率。

1978年，重庆医学院医学二系成立，医院正式独立承担学校下达的理论教学任务，下设内科学、外科学、妇产科学、传染病学等12个教研室、40个专科和肝炎、内科、妇产科3个研究室。

1978年，妇产科凌萝达正式发表“头位分娩评分法”“女性骨盆评分”“伴行产程图”，在国内率先提出“头位难产及头位分娩评分法”，标志着凌萝达“头位难产学”的创立，成为中国产科界的重要里程碑。

1979年，心血管内科李增高率先在重庆市开展人工永久心脏起搏器植入术，治疗各种缓慢性心律失常。

1979年，内科学(传染病)、妇产科学获批国家首批硕士学位授权点。

1980年，妇产科蔡汉钟率先在重庆市开展妇产科超声诊断。

1980年12月，传染科张定凤团队获得卫生部乙级科技成果奖，是医院最早的省部级科技成果奖励。

1981年3月，中共重庆市委组织部批准医院由党总支改为党委。

1981年，内科学(传染病)获批国家首批博士授权点。

1982年1月，传染科张定凤带领传染科研究团队参与国家科委“六五”重型肝炎攻关任务，是医院最早的纵向科研项目。

1983年，获批成为卫生部首批临床药理基地。

1984年6月，全国肝炎攻关工作会议在医院召开。张定凤牵头申报的“TC细胞克隆的研究”，获得国家自然科学基金资助，是医院最早的国家自然科学基金项目。

1985年5月1日，医院更名为重庆医科大学附属第二医院。

1985年6月13日，经四川省高等教育局批准，成立重庆医科大学病毒性肝炎研究所，张定凤院长兼任所长。该所与二院为同级关系，两块牌子，一套班子。

1985年，呼吸内科率先在西南地区建立了纤维支气管镜室，开展支气管镜检查。

1986年，神经外科率先在四川省开展“小骨窗治疗高血压脑出血”微创手术。

1988年1月1日，医院决定在全院范围内实行“以收抵支、创收奖励”的改革办法。

1988年3月16日，医院改革记账办法，将过去的“流水式记账”改为“信贷式记账”。

1988年8月，医院主办的《临床超声医学》正式创刊，后更名为《临床超声医学杂志》。

1988年9月10日，医院首届职工代表大会举行，历时2天，选举贺正才为医院院长。

1988年10月，医院黄埔卫生职业培训学校正式开办。

1988年，传染病学专家张定凤获评“国家级有突出贡献中青年专家”。

1989年12月13日，由四川省卫生厅投资1.5万元，医院投资1.2万元，购置天龙牌DRAGON-286型(台湾组装)微机一台，这是医院第一次采用微机管理。

1989年，医院传染科与重庆医科大学附属第一医院传染科联合申报，“内科学(传染病)”被评为国家重点学科。

20世纪80年代，妇产科在重庆市率先开展外周血染色体核型分析、绒毛活检、羊水穿刺和羊水细胞培养等用于诊断胎儿染色体疾病、遗传性疾病的染色体诊断新技术，奠定了产前诊断的基础。

20世纪80年代中期，消化内科率先在重庆市开展食管曲张静脉硬化治疗。

20世纪90年代初，骨科开展了重庆第一台全膝关节置换手术。

1990年8月2日，四川省卫生厅下发川卫计发〔1990〕83号文件，批复编制病床增加到450张，1992年达到500张的规模。

1991年7月5日，重庆医科大学附属第二医院黄埔卫生职业培训学校首届32名学生毕业。

1991年8月8日—16日，医院新病房大楼正式投入使用，内、外、妇、儿、肺、放射、麻醉、手术室全部搬入。

1991年9月，任红团队的《肿瘤坏死因子在休克恶病质及肝坏死中的作用及防治》获得国家自然科学基金青年科学基金项目，是医院第一项国家自然科学基金青年项目。

1992年10月2日，医院举行建院100周年纪念活动。

1993年6月，《中华肝脏病杂志》创刊，初刊名《肝脏病杂志》。

1994年1月15日—19日，四川省卫生厅分级医院管理委员会组成18位评委对医院申报三级甲等医院进行了全面评审。19日下午，任长方厅长(主任)在全院职工大会上通报了检查结果，宣布医院创建三级甲等医院一次评审达标。医院成为全国首批三级甲等医院。

1994年1月，张定凤团队《丙型肝炎病毒感染及肿瘤坏死因子在肝细胞坏死中的作用及对策》成果获得四川省科学技术进步奖一等奖，是医院最早的省部级一等科技成果奖励。

1994年起，开展大剂量化疗治疗难治性急性白血病，在重庆市处于领先地位。

1995年7月，医院成功获评国家“爱婴医院”。

1995年12月，张定凤团队《丙型肝炎病毒感染及TNF在肝坏死中的作用》获得国家科技进步奖三等奖，是医院第一次获得国家级科技成果奖励。

1995年，凌萝达团队《头位难产》成果获得国家教委科技进步二等奖。

1995年，病毒性肝炎研究所成为首批四川省重点实验室。

1995年，医院获批设立临床医学博士后流动站。

1995年，眼科在西南地区率先开展玻璃体腔注射C3F8，治疗黄斑裂孔性视网膜脱离。

1996年3月，成立重庆医科大学第二临床学院。

1996年9月，王智彪团队申请的《聚焦声束超声波终止猴早孕及其机理研究》获得国家自然科学基金重点项目资助，是医院第一次获得国家自然科学基金重点类项目资助。

1996年12月，传染病学任红入选“百千万人才工程国家级人选”，是医院首位入选该项目的人才。

1996年，胸外科添置重庆第一台胸腔镜设备，在重庆地区开展了胸腔镜技术。

1997年3月5日，医院收到四川省教育委员会的川教人〔1997〕22号文，同意成立“重庆医科大学医学超声工程研究所”，所需专职研究人员在现有人员中调剂解决。

1997年5月19日，四川省卫生厅正式向重庆市卫生局移交重医大及其附属的三所医院。

1997年7月15日，医院召开两委会，通过医院与魁星楼产业合同达成的协议，互换房产权。

1997年，耳鼻咽喉科率先在国内开展Karl's喉显微手术治疗声带疾病，ESE手术治疗梅尼埃病，人造镫骨手术及多通道人工电子耳蜗植入术治疗SND。

1997年，肾内科率先在西部地区开展经皮肾脏穿刺术。

1997年，超声医学王智彪入选“百千万人才工程国家级人选”。

1998年5月13日，医院党政领导开会研究医院人员制度改革问题，标志医院用工制度改革正式启动。

1998年，感染病科在重庆市率先引进人工血浆交换仪，建立人工肝治疗室，开创重型肝炎肝衰竭人工替代治疗新方案。

1999年3月，妇产科教授王智彪研发的具有我国自主知识产权的大型医疗设备海扶JC型高强度聚焦超声肿瘤治疗系统获批诞生，并正式运用于临床，在全国率先开展以肝恶性肿瘤、骨恶性肿瘤、乳腺恶性肿瘤、胰腺恶性肿瘤、胆管恶性肿瘤、肾恶性肿瘤及部分良性肿瘤为主的HIFU治疗，开启肿瘤无创治疗新纪元。后成为中国首例具有自主知识产权的大型医疗设备。

1999年，神经内科率先在西部地区开展硬通道穿刺治疗高血压脑出血，并举办全国高血压脑出血治疗新技术学习班。

2000年3月，出台《关于加快人才培养、学科建设和名医工程的决定》，这是医院首个系统化、规模化的人才队伍建设方案。

2000年6月，医院在重庆市率先推行医疗风险保障金制度，鼓励医务人员进行高难度手术和创新医疗方法。

2000年，重庆医科大学医学影像学系成立，系部设在第二临床学院。

2000年，病理科在西南地区首家引进了新柏氏模式液基细胞病理检测技术(TCT)，经美国FDA认证。

2001年1月，黄爱龙团队“重组腺相关病毒介导的心血管病及肿瘤的基因治疗”成为首次获批“863”项目。

2001年6月30日，心血管内科成功完成西南地区首台“心房颤动的左心房导管消融术”。

2001年6月,医院实施“人才工程”项目,这是医院首个院内人才培养项目。首批次评选出学科带头人2名,临床学术技术骨干39人。

2001年,骨科率先在西南地区开展脊柱骨质疏松骨折微创手术—经皮椎体成形术。

2001年,消化内科率先在重庆市开展无痛苦胃肠镜检查,开启舒适诊疗模式。

2001年,传染病学任红获评“国家卫生部有突出贡献中青年专家”。

2002年6月,王志刚团队申报项目“超声组织定征:视频法和射频法的基础与临床应用研究”获得重庆市科学技术奖一等奖,是重庆市直辖以来医院首次获得重庆市科技成果一等奖励。

2002年,老年病科率先在西部开展老年动脉粥样硬化性心血管疾病的介入诊疗技术。

2002年,重庆市评选首批市级学术技术带头人,医院有7名专家入选学术技术带头人,13名专家入选学术技术带头人后备人选。

2003年1月3日,重庆医科大学超声影像学研究所成立(学技批文〔2003〕号文),研究所设在医院。

2003年10月,医院升格为副厅级单位。

2003年11月,妇产科利用超声技术治疗女性外阴白色病变取得突破性进展。用该技术治疗女性外阴白色病变、尖锐湿疣及慢性宫颈炎等外阴非肿瘤疾病,在国内和国际上均属首创。

2003年11月,教育部批准医院“感染性疾病分子生物学教育部重点实验室”。

2003年12月,教授王智彪在生物医学超声获得“国家杰出青年科学基金”项目资助。

2003年,病毒性肝炎研究所教授黄爱龙获“国家杰出青年科学基金(B类)”项目资助。

2004年11月,刘杞团队的“人肝再生增强因子受体家族基金的克隆和表达及组织定位”成为首次获批国家“973”项目。

2004年,心血管内科率先在西南地区采用CARTO系统,为患者施行三维标测指导下的导管消融手术。

2004年,血液内科率先开展重庆市首例无关供者造血干细胞移植,获得成功。

2004年,医院获批重庆市妇科医疗质量控制中心。

2004年,传染病学黄爱龙、超声医学伍烽入选“百千万人才工程国家级人选”。

2005年1月,医院出台《关于试行人员聘用制度的实施办法》。

2005年,消化内科在重庆市首先开展胶囊内镜检查小肠疾病。

2006年1月5日,江南医院项目被南岸区政府列为2006年南岸区重点建设项目。1月10日,江南医院项目签约仪式在南岸茶园新城区管委会举行,院长任红与茶园新城区管委会主任马勇分别代表甲乙双方在《项目投资协议书》上签字。

2006年9月,肝胆外科龚建平入选“百千万人才工程国家级人选”。

2007年8月20日,内科学(传染病)通过教育部考核评估,再次被评为国家重点学科。神经内科与重庆医科大学附属第一医院联合申报神经病学,获评为国家重点学科。

2007年11月10日,教授黄爱龙再获国家重点项目,“新型HBV基因及耐药突变检测试剂盒的研制”获得国家863计划资助,“HBV相关microRNA筛选鉴定及功能研究”获得国家973计划前期研究专项资助,共获经费355万元。

2007年12月,临床医学专业获评国家级特色专业建设点项目。

2007年，产科在国内首创B-LYNCH缝合+宫腔纱条填塞术，成功抢救严重性产后出血患者并保留子宫。

2007年，检验科在重庆率先开展了ANCA的免疫荧光法结合ELISA法检测。

2008年5月13日，“5•12”大地震后，医院组建以张玲副院长为队长的医疗队，于13日凌晨6:00开赴重灾区德阳进行抗震救灾工作。5月16日医院接收首批来自德阳灾区的伤员。

2008年10月10日，任红团队获得“艾滋病和病毒性肝炎等重大传染病防治”科技重大专项“十一五”计划课题“乙型病毒性肝炎病毒感染临床转归及机制的研究”，总经费4000万元，医院为组长单位。该课题参加单位有复旦大学、上海交通大学同济医院、四川大学华西医院等7所大学和研究机构。

2008年11月，医院办公自动化系统(OA)全面上线使用。

2008年12月24日，以任红为带头人的“乙型病毒性肝炎的临床转归及相关机制的研究”团队获得教育部2008年度长江学者创新团队。

2008年，消化内科率先在重庆市应用食道静脉曲张密集结扎方法治疗食管曲张静脉破裂出血，2013年开展了胃底静脉曲张组织胶注射治疗术(HI)，在内镜下食道静脉曲张套扎术(EVL)和硬化治疗(EIS)的基础上进一步丰富和完善食管胃静脉曲张的治疗手段。

2008年，老年病科在西部地区率先开展老年冠心病经桡动脉介入诊断与治疗新技术。

2008年，医院有18名专家入选学术技术带头人，11名专家入选学术技术带头人后备人选。

2009年2月6日，胸心外科完成一例巨大肺癌切除手术，在西南地区开展此项手术尚属首例。

2009年5月，肝传特检五官团支部荣获“全国五四红旗团支部”称号。

2009年7月，血液内科成功实施国内“首例”单倍体骨髓与外周血干细胞联合移植术。

2009年11月，“传染病学”获得2009年度国家精品课程。

2009年12月，妇产科于廷和入选“百千万人才工程国家级人选”。

2010年1月18日，医院开始实行预约挂号，患者可以通过网络、手机网上、手机信息、电话、窗口、院前自助机等六种方式进行预约挂号。

2010年3月6日，血液科层流病房正式投入使用，层流病房设5张百级层流病床，拥有先进的中心监控、温控系统、垂直层流设备、超净配药台、风淋等设备。

2010年3月15日，医院组织5人救灾小分队赶赴玉树地震灾区第一线开展救援。

2010年3月22日，医院中心实验室(Central Laboratory)正式投入使用。

2010年5月6日，2009年度重庆市科学技术奖励大会在市委礼堂召开。医院教授龚建平课题组研究的“Kupffer细胞在大鼠肝脏移植缺血再灌注与免疫损伤中的机制及应用”和孙治君(2019年3月因犯受贿罪被判处有期徒刑十年，后文不再复述)课题组的“乳腺癌生物学预后指标的探讨与应用”分别获得重庆市科技进步二等奖和三等奖。

2010年7月19日，江南医院建设项目获重庆市发展与改革委员会核准立项(渝发改社〔2010〕795号)，核准内容为：总建筑面积219911m²，项目总投资120800万元(自筹60000万元，贷款60800万元)，建设年限为2011—2016年，同时核准了该项目公开招标范围。

2010年8月3日，骨科主任邓忠良成功施行国内首例颈椎病经皮内镜微创治疗手术。

2010年11月，“妇产科学”获重庆市2010年度“双语教学示范课程建设项目”，是重庆医科大学第二临床学院首个市级双语教学示范课程建设项目。

2010年12月，王智彪《三种妇科常见疾病超声治疗技术的研发及临床推广应用》获得国家科技进步二等奖。

2010年12月，为加大人才引进工作力度，着力引进一批高素质人才，医院发布了《引进人才暂行办法》，这是医院第一个人才引进专项办法。

2010年，胃肠肛肠外科率先在西南地区开展无气腹腹腔镜技术。

2011年4月17日，重庆市创先争优座谈会在渝州宾馆召开。医院党委书记王大刚代表市卫生系统作了题为《弘扬白求恩精神　做人民健康卫士　打造老百姓放心满意医院》的工作汇报。李源潮听取后，对医院创先争优活动予以了充分肯定，希望继续探索和坚持。

2011年6月，“医学影像学”课程获重庆市精品课程认定。

2011年8月，传染病学教学团队获评重庆市高等学校市级教学团队。

2011年10月，心血管内科获评国家临床重点专科。

2011年12月，医院设立输血科。

2011年，心血管内科殷跃辉团队在全国率先开展“去交感神经治疗顽固性高血压”和“射血分数降低的慢性心力衰竭”。

2011年，胸心外科成功实施高难度多次换瓣膜心脏手术，手术难度达到重庆地区最高水平，西南地区先进水平。

2011年，医院获批“重庆市心律失常介入诊疗质量控制中心”“重庆市感染科医疗质量控制中心(肝炎专业)”“重庆市医学影像(X线、CT诊断、磁共振成像、超声诊断专业)医疗质量控制中心”“重庆市消化内科医疗质量控制中心”“重庆市康复医学医疗质量控制中心”。

2012年1月7日，任红团队的项目“慢性乙型肝炎发生、发展的免疫学机制及治疗新策略研究”获得2011年度中华医学科技奖二等奖。

2012年1月9日，加拿大国际InterRAI AC合作项目在医院老年病科成功启动。这是加拿大首次在中国进行的老年医学领域的临床合作研究。

2012年2月，由医院牵头的卫生部重大试点项目——重庆市远程会诊平台完成全面建成，正式投入运行。

2012年2月，病毒性肝炎研究所丁克越获评“国家级高层次引进人才”。

2012年5月31日，医院召开干部大会宣布医院领导班子调整决定。党委书记王大刚兼任副院长，杨力同志任纪委书记、党委委员，邓忠良同志任副院长、党委委员，免去左国庆同志副院长、党委委员职务。

2012年5月，重庆医科大学第二临床学院牵头组织参赛并荣获第三届全国高等医学院校大学生临床技能竞赛特等奖。

2012年5月，重庆市卫生局批准医院成立重庆市伤口造口专科护士培训基地，是医院第一个市级专科护士培训基地。

2012年6月，任红团队的“慢性乙型肝炎发生、发展的免疫学机制及治疗新策略研究”获重庆市科学技术奖科技进步奖一等奖。冉海涛课题组的“多模态、多功能高分子材料声学造影剂制备及应用”获得重庆市科学技术发明三等奖。

2012年6月，黄爱龙、任红团队牵头申报的“十二五”传染病防治国家重大科技专项再次获得立项。

2012年9月22日，医院建院120周年庆典大会在重庆市人民大礼堂举行。全国人大常委会副委员长韩启德，全国人大环资委副主任委员、重庆市人民政府市长王鸿举，重庆市副市长吴刚等分别为院庆题词，华西、西南等多家医院送来贺礼或发来贺电，重庆市人民政府副市长吴刚、市人大常委副主任陈雅棠、市政协副主席谢小军以及市卫生局局长屈谦等市局领导、渝中区等区领导及医院职工共计2000人出席了庆典大会。院长任红回顾了医院120年发展历程，提出了医院未来发展规划，重庆医科大学党委书记吴小翎，市卫生局局长屈谦，卫生部副部长、中国医师协会会长殷大奎和副市长吴刚相继讲话，并对医院建院120周年表示祝贺。

2012年9月，重庆医科大学第二临床学院牵头成立康复治疗学专业，开始全国招生。

2012年10月30日，由重庆市卫生局副局长傅仲学任领队，9位省外专家及16位本市专家组成的专家组，到院开展为期3天的三甲复评现场检查。

2012年11月2日，根据《中共重庆医科大学委员会关于设立分党校的通知》(重医大党文〔2012〕41号)，医院被批准为第一批党校。当日，医院分党校第一期入党积极分子培训班开学典礼在统战部7楼会议室举行。

2012年11月26日，医院与渝中区土地整治储备中心签订《渝中区戴家巷地块征收项目合作协议》，规定由渝中区土地整治储备中心对戴家巷原统战部地块进行补偿安置，费用由医院支付，待征用工作完成后再划转医院作为医疗发展建设用地。

2012年，呼吸内科、肾内科获批国家临床重点专科，中医康复科获批国家中医药管理局“十二五”重点专科，妇产科获评为重庆市临床重点专科。

2012年，消化内科、感染病科、医学影像超声、康复医学专业等重庆市质量控制中心在医院挂牌。

2012年，医院获“2012年对口支援工作全国先进集体称号”。

2012年，生殖医学中心获批正式运行，陆续开展体外受精-胚胎移植、卵胞浆内单精子显微注射、睾丸、附睾穿刺取精-卵胞浆内单精子显微注射(TESA/PESA-ICSI)、胚胎冷冻及复苏、精子、卵子冷冻及复苏等辅助生殖技术。并已获得开展胚胎植入前基因诊断(PGT)的资质。

2012年，妇产科学教学团队获评重庆市高等学校市级教学团队。

2013年1月，心血管内科殷跃辉团队的“肾素血管紧张素系统抑制剂防治心房颤动的临床与基础研究”获教育部科技进步奖二等奖。

2013年1月，王志刚牵头申报的国家重大科研仪器研制专项“低功率超声分子显像与治疗系统研究”获得自然科学基金委立项。

2013年1月，内分泌科研究成果《脂肪细胞因子在2型糖尿病的发生发展中的预警及评估作用》获重庆市医学科学技术成果一等奖。

2013年1月，医院获批“重庆市肾病学专业医疗质量控制中心”“重庆市肠道传染病专业医疗质量控制中心”“重庆市疼痛科医疗质量控制中心”“重庆市脑电图及脑血流图诊断、神经肌电图诊断专业医疗质量控制中心”。

2013年2月，重庆市卫生和计划生育委员会、重庆市人力资源和社会保障局同意在医院设置一个高级技师岗位，这是全市卫生系统首次且唯一设置的一个高级技师岗位。

2013年4月20日，四川省雅安市芦山县发生7.0级地震。医院组建第1支四川省芦山抗震救灾医疗队开赴灾区。

2013年5月31日，托管奉节县人民医院授牌仪式在奉节举行，奉节分院成为医院第一家托管医院。

2013年6月，“神经系统常见疾病防治”课程获重庆市精品视频公开课认定。

2013年6月，张玲团队的“肝再生增强因子对急性肾损伤的干预作用及机制研究”获重庆市科学技术奖自然科学奖二等奖。

2013年8月5日，托管巫山县人民医院签字授牌仪式在巫山县顺利举行，巫山分院正式成为医院第二家托管医院。

2013年8月27日，托管石柱县人民医院签字授牌仪式在石柱县举行，石柱分院正式成为医院第三家托管医院。

2013年8月，学院2009级临床医学专业五年制学生叶海波荣获“第八届中国青少年科技创新奖”并到人民大会堂接受表彰，为在渝高校首位获此殊荣的大学生。

2013年9月，医院员工总数突破2000人。

2013年9月，在中国医师协会妇产科医师分会主办的“2013年中国医师大会妇产科医师分会”上，妇产科教授凌萝达荣获第二届“中国妇产科医师奖”。

2013年10月2日，妇产科生殖医学中心首例“试管婴儿”在产科经剖官产诞生。

2013年10月19日，医院被选为“丙型病毒性肝炎筛查及管理”标准宣贯首批实验基地。

2013年10月，“传染病学”课程获国家级精品资源共享课程认定。

2013年11月6日，托管秀山县人民医院签字授牌仪式在秀山举行，秀山分院正式成为医院第四家托管医院。

2013年，感染病科、医学影像科（放射科、超声医学科、核医学科）获批国家临床重点专科。检验科获批重庆市临床重点专科。中医脾胃病科获批为市中医“十二五”重点专科建设项目。

2013年，心血管内科黄晶团队率先在全球采用HIFU治疗技术治疗顽固性高血压并取得成功。

2013年，超声科在重庆市率先开展了“肌肉骨骼超声对风湿性疾病进行诊断、并对风湿性疾病的活动度及治疗疗效进行评估”的检查项目。

2014年1月6日，超声影像学研究所建设成为“超声分子影像重庆市重点实验室”，为国内首个该领域的省部级重点实验室。

2014年3月20日，重庆市卫生和计划生育委员会通报医院通过三级甲等医院复评。

2014年4月17日，西南地区首例冷冻球囊消融房颤手术在医院开展成功。

2014年4月，医院获批为重庆市首批护士规范化培训基地。

2014年5月27日，医院成立分子诊断中心。

2014年5月，重庆医科大学第二临床学院组织参赛并荣获第五届全国高等医学院校大学生临床技能竞赛一等奖。

2014年8月3日，医院派出医疗队第一时间赶赴灾区一线支援云南昭通抗震救灾。

2014年8月，陈庆伟牵头的研究成果《人口老龄化与心血管病危险因素相关性及防治策略研究与应用》获得重庆市科学技术奖科技进步奖一等奖；邓忠良牵头的《骨质疏松性脊柱骨折微创治疗关键技术及相关基础研究》获得重庆市科学技术奖科技进步奖二等奖。

2014年9月29日，普外科获批重庆市临床重点专科。

2014年10月，医院入选首批国家级住院医师规范化培训基地。

2014年11月19日，医院被批准为全国临床药师培训基地，专业包括通科培训和心血管内科。

2014年12月，超声科郑元义获得国家杰出青年科学基金项目资助。

2015年4月，神经内科谭新杰获评国家级高层次引进人才。

2015年5月8日，重庆市组建中国政府国家(重庆)紧急医学救援队前往尼泊尔开展为期半月的国际医疗救援活动，医院抽调5名应急骨干参加此次任务。

2015年7月，骨科邓忠良获评“国家卫生健康委有突出贡献中青年专家”。

2015年8月31日，医院成立“重庆医科大学附属第二医院转化医学中心(筹)”。

2015年9月，《中华肝脏病杂志》荣膺全国“百强”报刊。

2015年10月，医院获批为美国心脏协会(AHA)基础生命支持(BLS)与高级心血管生命支持(ACLS)培训基地。

2015年10月，内分泌科和生殖中心成立了重庆首家联合生殖内分泌门诊，内分泌科成为西南地区最早开展多囊卵巢综合征临床及基础研究科室。

2015年10月21日，医院成为“重庆市老龄问题科研基地”。

2015年12月，内分泌科研究成果《糖尿病慢性并发症的发病机制与临床》获得中华医学科技三等奖。

2015年，医院获批“脂糖代谢性疾病重庆市重点实验室”(省部级)。

2015年，超声科郑元义获评“国家级有突出贡献中青年专家”，12月获评“百千万人才工程国家级人选”。

2015年，老年病科获批“重庆市临床重点专科”。

2015年，神经外科率先在西部地区开展颅内外血管搭桥术治疗烟雾病。

2015年，风湿免疫科率先将抗SSA阳性妊娠患者重视胎心监测的理念及治疗方案引入重庆。

2016年1月6日，风湿免疫科、日间手术病房正式成立。

2016年2月29日，医院印发《重庆医科大学附属第二医院“十三五”发展规划》。

2016年3月，医院获批“重庆市感染病学临床研究中心”“重庆市老年医学临床研究中心”。

2016年3月，“传染病学网络学习平台的建设”获重庆市第三届优秀教育技术科研成果一等奖。

2016年3月，“超声医学标准教学图像数据库及远程教学系统建设”获重庆市第三届优秀教育技术科研成果三等奖。

2016年5月9日，超声影像学研究所联袂康臣药业合作开发国产超声造影剂“华声显”启动仪式在广州康臣药业有限公司总部举行，宣告合作开发国产超声造影剂项目正式启动。

2016年5月19日，医院与中铁二十三局(集团)第六工程有限公司签订魁星楼A组团房屋整体租赁协议。

2016年6月，超声分子影像团队郑元义、王志刚、冉海涛等近十年研究成果《超声分子显像与治疗基础研究》获得重庆市科学技术奖自然科学一等奖。

2016年9月13日，托管黔江民族医院合作签字仪式在黔江举行，黔江民族医院正式成为医院第六家托管医院。

2016年，心血管内科率先在西南地区开展心内外膜联合消融治疗器质性心脏病室性心动过速。

2016年10月，为进一步推进人才强院战略，提升医院核心竞争力与综合实力，医院发布了新的《引进高层次人才实施办法(2016—2020)》。

2016年，分子影像与靶向精准治疗重点实验室入选重庆高校市级重点实验室立项建设名单。

2016年，消化内科获批重庆市临床重点专科。

2017年1月18日，乳腺甲状腺外科完成西南地区首例3D腔镜下甲状腺手术。

2017年1月，黄爱龙牵头的“乙型肝炎治愈的新策略新方法”申报国家重大科技专项获得立项，是全校“十三五”牵头承担的经费资助额度最大的国家级科研项目。医院感染科连续“十一五”“十二五”至“十三五”牵头国家科技重大专项。

2017年3月17日，感染病科荣获2015—2016年度“全国青年文明号”称号，是医院首个国家级青年文明号。

2017年4月，“妇产科学”课程获重庆市来华留学英语授课品牌课程认定。

2017年5月11日，医院印发《重庆医科大学附属第二医院章程》(重医二院〔2017〕168号)。

2017年4月，医院教务处临床技能培训中心成立。

2017年5月，医学影像与微无创治疗专业群获评重庆市特色学科专业群建设项目。

2017年5月，中医科王辉武获评“全国名中医”称号。

2017年7月，龚建平团队的科研成果《原发性肝癌的临床治疗及相关基础研究》获重庆市科学技术奖科技进步奖二等奖。

2017年9月9日零时，重庆市公立医院综合改革正式启动实施，医院系统对接顺利完成。

2017年9月，医院员工总数突破3000人。

2017年11月，医院参赛师生获全国医科院校研究生院联盟首届研究生临床能力(医学影像)竞赛一等奖。

2017年11月20日，医院完成首例新农合跨省就医联网结算，医院异地联网结算服务全面开通。

2017年11月24日，肿瘤科和海扶肿瘤治疗中心整合为肿瘤中心。

2017年12月26日，彭水县人民医院举行加入重庆医科大学附属第二医院医疗联合体签字授牌仪式，正式成为医院第七家医联体分院。

2017年12月，“根据传染病学科需求建设有学科特色的师资培养模式的探索与实践”获评重庆市教学成果奖三等奖。

2017年12月，医院“新一轮人才工程项目”获评重庆市“市级精品人才项目”称号，由中共重庆市委人才工作领导小组办公室颁发。该称号为重庆市人才项目最高荣誉。

2017年，眼科获批重庆市临床重点专科。

2017年，神经外科率先在西部地区开展微球囊压迫术治疗原发性三叉神经痛。

2017年，神经外科与神经内科合作在重庆地区率先开展脑起搏器手术(DBS)治疗中晚期帕金森病。

2017年，超声科郑元义入选“国家特支计划科技创新领军人才”项目。

2017年，医院成功获批成为国家干细胞临床研究备案机构，为重庆市仅有的两家机构之一。

2018年4月，医院成立脂代谢研究中心，引进国家高层次人才阮雄中教授及其团队。

2018年5月，重庆医科大学康复治疗学系成立，系部设在第二临床学院。

2018年5月，“传染病学”获重庆市高校精品在线开放课程认定。

2018年5月，医院获全国综合医院中医药工作示范单位殊荣。

2018年6月1日，医院江南院区开业动员大会在江南院区综合楼门诊大厅召开。6月29日，江南院区开业大型公益义诊活动启动仪式隆重举行。7月2日，江南院区正式开诊。

2018年6月21日，医院全程独立完成首例人体器官捐献与获取，建立了初步的人体器官捐献体系，标志着医院人体器官捐献工作取得突破性进展。

2018年6月，医院荣获2013—2017年度全国创建“平安医院”活动表现突出集体。

2018年7月，医院获批“重庆市生殖发育与干细胞治疗工程技术研究中心”(省部级)。

2018年7月，王导新团队的《急性呼吸窘迫综合征(ARDS)发生发展新机制与临床研究》获重庆市科学技术奖科技进步奖二等奖。

2018年9月20日，心血管内科顺利完成首例针对先天性长QT综合征(LQTS)患者的肾动脉消融去交感神经术(RDN)，开创了国内使用RDN治疗先天性LQTS的先河。

2018年9月26日，呼吸内科李长毅完成国内首例电刀辅助下经气管纵隔微创活检术。

2018年9月30日，医院党委印发《中共重庆医科大学附属第二医院委员会关于认真贯彻落实中央和市委文件精神　全面加强医院党的建设工作的实施方案》的通知(重医二院党〔2018〕57号)，响应全市加强公立医院党的建设工作会议和学校党委的部署，全面落实党委领导下的院长负责制。

2018年10月，梅浙川团队申报的国家重点研发计划数字诊疗装备研发重点专项“基于区域医联体模式的国产创新诊疗设备应用示范”项目正式被科技部批准立项。

2018年12月25日，修订完善了《“三重一大”事项集体讨论决策管理办法》，确立了党委研究讨论医院重大问题的决策机制。

2018年12月25日，院党委印发《中层干部选拔任用工作实施办法(试行)》，将科长、副科长，党支部书记、副书记，临床医技科室主任、副主任，护士长、副护士长，教研室主任、副主任；隶属于重医大或其他机构，由医院代管的研究所、杂志社编辑部及其他机构负责人；其他参照中层干部管理的院内各类管理机构负责人纳入党委统一管理。

2018年12月，“原发性肝癌选择性肝动脉化疗栓塞术”获重庆市虚拟仿真实验教学项目认定。

2018年，感染病科牵头的NEW SWITCH研究作为全球第一个以HBSAg为治疗终点的多中心临床研究，为乙肝临床治愈的提出提供了循证医学证据，并写入2019年版《中国慢性乙肝防治指南》。

2018年，老年病科率先在西南地区开展超滤治疗老年心力衰竭，并提出“介入无植入”理念。

2018年，神经外科在西部地区率先开展锁孔入路动脉瘤夹闭术。

2018年，胃肠肛肠外科在西南地区率先开创了“无气腹单孔腹腔镜直肠癌根治术”。

2018年，乳腺甲状腺外科率先在重庆市开展腋窝入路非溶脂性单孔腔镜下乳腺癌改良根治术。

2019年1月22日，重庆市首批10所“智慧医院”名单揭晓，医院荣获重庆市2018年度“智慧医院”示范单位。

2019年1月，启动党支部调整和换届工作，到2019年3月，全院19个党支部调整为63个党支部和3个党总支，落实“双带头人”培养战略。调整以后全院配备支部书记、副书记65名，其中“一肩挑”科室主任(副)35名。

2019年2月2日，医院制定《关于落实党管人才原则，加强和改进人才工作的意见》，建立完善党管人才体制机制，科学制订近期2020年、远期2025年人才发展规划和人才队伍建设目标。

2019年3月18日，第一台直线加速器成功开机运行，开创了医院肿瘤放疗新纪元。

2019年4月13日，医院被中国医师协会高血压专业委员会、国家心血管病中心、中华医学会心血管病学分会联合授予首批“中国高血压中心”。

2019年4月，中国科学引文数据库(Chinese Science Citation Data，CSCD)公布了2019—2020年度CSCD来源期刊，医院主办的《临床超声医学杂志》首次入选CSCD扩展库。

2019年7月，医院员工总数突破4000人。

2019年8月15日，医院江南院区获评市卫生健康委“美丽医院建设”示范单位。

2019年8月，医院获评全国“人文爱心医院”。

2019年9月，重庆医科大学第二临床学院获得重庆市教育系统先进集体称号。

2019年10月18日—20日，第九届全国医学(医药)院校青年教师教学基本功比赛在四川大学华西校区举行，骨科汪洋老师荣获本届全国青教赛的二等奖，这是学院在全国青教赛上取得的最好成绩。

2019年11月，陈娟获得国家自然科学基金优秀青年基金项目资助，是医院首次获得国家优青资助。

2019年12月22日，重庆全面取消公立医疗机构医用耗材加成同步调整医疗服务价格改革启动。零时，医院启动系统切换，顺利对接并成功运行。

2019年12月，为推动医院学科建设发展，院党委下发《“宽仁临床重点学科建设”工作实施办法(试行)》，这是医院首个临床学科建设支持项目。

2019年，医院获批重庆市消化内镜医疗质量控制中心。

2019年，肝胆外科在西部地区创新开展了新型经皮经肝胆管碎石取石术，治疗复杂的肝胆管结石病。

2019年，消化内科在重庆市率先开展经球囊导管阻塞下逆行闭塞静脉曲张术(BRTO)。

2019年，重庆市评选第三批重庆市学术技术带头人，医院有15名专家入选学术技术带头人，16名专家入选学术技术带头人后备人选。

2020年1月3日，医院顺利通过评审，成为重庆市卫生健康委首批六家临床药师培训基地之一。

2020年1月20日，王导新、胡鹏赶赴巫山会诊重庆第1例新冠患者。2020年1月29日，在王导新、胡鹏为组长的重庆市新冠疫情防控专家组的共同努力下，重庆市第一例新冠肺炎确诊患者康复出院。

2020年1月22日上午，党委书记王大刚在统战楼七楼会议室主持召开党委(扩大)会，学习习近平总书记对新型冠状病毒感染肺炎疫情重要指示精神，专题部署防治工作，迅速成立疫情防控领导小组和疫情防控前线指挥部，下设8个小组，全面统筹协调疫情防控工作。

2020年1月23日，西南片区跨省门诊费用直接结算签约暨启动仪式在四川成都举行，医院江南院区作为6家医疗机构试点之一正式开通西南片区跨省门诊费用直接结算工作。

2020年1月，妇产科获评第一批国家更年期保健特色专科建设单位。

2020年2月2日，医院派出11名来自呼吸科和重症医学科的医护人员随重庆市第三批援湖北医疗队赴武汉支援。

2020年2月17日，医院派出感染、呼吸、重症等新冠肺炎救治核心专业的5名医生随重庆市第十批援湖北医疗队45人出发前往孝感。

2020年2月25日，医院派出31名医护人员参加重庆市第十七批援湖北医疗队奔赴孝感支援。

2020年3月1日，院党委靠前指挥决策，要求各临床科室在做好新冠疫情防控工作的基础上，尽快把工作重心转移到恢复医疗秩序、全面满足患者需求上来，率先在重庆市进行复工复产。

2020年5月13日，重庆赴非洲医疗专家组一行15人从江北国际机场启程，奔赴阿尔及利亚协助开展新冠疫情防控工作，医院派出2人参加。

2020年6月6日，内分泌科获得国家标准化代谢疾病管理中心正式授牌。

2020年6月7日，医院被列为国家乳腺癌诊疗质控中心首批试点建设单位名单。

2020年6月10日，重庆抗疫医疗专家组一行10人前往巴勒斯坦开展新冠肺炎疫情防控经验分享和技术交流工作，医院派出5人参加。

2020年6月，急救部获批市临床重点专科(精品项目)。

2020年7月，重庆医科大学中层处级领导干部管理权限调整。调整后，市管医院党委在学校党委的领导下，负责本单位处级干部的选拔任用、教育培训、监督管理和考核激励工作。

2020年9月，全科住院医师规范化培训专业基地被评选为国家卫生健康委重点专业基地。

2020年10月14日，医院召开干部大会，宣布市委关于医院主要领导人事任免决定。赵晓东任医院党委副书记、院长；免去任红院长职务。

2020年10月23日，临床药学抗肿瘤专业获批重庆市临床重点专科。

2020年10月28日，重庆医科大学附属第二医院(第二临床学院)党委入选“重庆市新时代高校党建示范创建和质量创优工作培育创建名单”。

2020年10月，重庆市肾病与泌尿系统疾病临床研究中心依托医院建设。

2020年11月6日，中国共产党重庆医科大学附属第二医院第三次代表大会在江南院区宽仁会议中心召开。

2020年11月10日，医院主办的JCTH杂志正式被Science Citation Index Expanded (SCIE)收录，根据通知，JCTH自2017年12月30日之后发表的所有论文都将被收录。

2020年11月20日，中央文明委公布《关于表彰第六届全国文明城市、文明城镇、文明单位和第二届全国文明家庭、文明校园及新一届全国未成年人思想道德建设工作先进的决定》。医院荣获“全国文明单位”称号，是重庆市卫生健康系统获此殊荣的两家医院之一，全国卫生健康系统文明单位共有48个。

2020年11月，“传染病学”获得首批国家级线下一流课程认定。

2020年12月1日，骨科进行改革，在党建、教学及有关学术活动统筹管理和对外统称骨科的前提下，骨科分为“骨科—关节外科中心”和“骨科—脊柱外科中心”两个科室，同时“骨科—关节外科中心”增挂“运动医学中心”，“骨科—脊柱外科中心”增挂“脊柱微创中心”牌子。

2020年12月1日，老年病科(挂全科医学科牌子)分为“老年病科”和“全科医学科”两个科室。两个科室在人、财、物、科研、教学、临床等方面完全独立分开、独立经济核算。党建工作统筹开展，支部暂不拆分。

2020年12月1日，医院脑死亡判定工作经国家卫生健康委员会脑损伤质控评价中心验收合格，正式签约授牌，成为脑死亡判定合格医院。

2020年12月，《传染病学》《超声诊断学》《放射影像诊断学》获重庆市一流本科课程认定。

2020年12月，中华人民共和国科技部和教育部授予"感染与免疫临床研究"海外高层次人才引智基地(111基地)。

2020年，产科获评为国家母婴安全优质服务单位。

2020年，重症医学科开展重庆市首例新冠患者ECMO+CRRT+血液灌流+血浆置换治疗，获得成功。

2020年，神经外科在西南地区开展首例健侧颈7神经转位术治疗中枢性上肢瘫痪。

2020年，医院被国家卫生健康委评为"中国抗疫医疗专家组组派工作表现突出单位"。

2020年，医院获评市卫生健康委委属事业单位脱贫攻坚集体记功。

2020年，临床医学专业获评国家级一流本科专业建设点。

2020年，医院启动宽仁临床重点学科建设。

2021年2月1日，医院党委印发《党委联系服务专家工作制度》(重医二院党〔2021〕19号)，以进一步贯彻落实党管人才原则，深入学习贯彻党的十九大精神和习近平新时代中国特色社会主义思想，特别是关于人才工作的重要指示精神。

2021年2月，医学影像学获评国家级一流本科专业建设点。

2021年3月17日，院党委在渝中院区召开党史学习教育动员大会，对开展党史学习教育进行部署安排，成立了以党委书记和院长担任双组长的党史学习教育领导小组，下设4个小组，全年召开10次党委会研究部署重要事项，29场专题会跟进学习习近平总书记最新重要讲话精神。

2021年3月24日，党委下发通知，启动"献礼建党100周年 宽仁惠民健康行动"。全年完成义诊35场、宽仁大讲坛线下讲座17期、宽仁会客厅网络直播22期。

2021年3月，超声科冉海涛获评"国家卫生健康突出贡献中青年专家"。

2021年4月9日，医院获批为国家呼吸系统疾病临床医学中心分中心。

2021年4月15日，医院四川省与邻水县人民医院医联体合作协议至此，医院建成省内+省外、公立+民营1+8医联体集团。

2021年4月29日，医院团委首次获得团基层组织的最高荣誉——全国五四红旗团委。是重庆市近十年唯一获得该荣誉的医院团委。

2021年4月，"传染病学"课程获重庆市课程思政示范建设课程认定。

2021年5月10日，为进一步加强医院党的建设，强化基层党组织政治功能，保证党支部参与科室重大问题决策，切实促进学科发展，医院党委印发《党支部参与处(科)室重大问题决策制度(试行)》。

2021年5月12日，医院新成立全科医学科、护理部、泌尿肾病中心、海扶肿瘤中心4个职工党支部、5个学生党支部，增设李金政、刘曦、曾瀚庆、王娜4名专职党支部副书记、2名专职组织员充实组工队伍。

2021年5月，重庆医科大学第二临床学院牵头组织参赛并获第十届中国大学生医学技术技能大赛全国总决赛铜奖。

2021年5月，医院获批"国家高级卒中中心""全国首批癫痫中心"。

2021年5月，院党委下发《引进高层次人才实施办法(2021—2025)》，新的引才办法对人才分类和评价进行了细化，加大了对引进人才的支持力度，为满足"一院两区"高层次人才需求提供了制度保障。

2021年6月10日，医院正式获批肝脏移植、肾脏移植资质。

2021年6月，护理部主任甘秀妮兼任重庆医科大学护理学院副院长，同时医院护理教学机构设置为重庆医科大学护理学二系，建立“学系-教研室-课程组”三级管理体系，遴选院系主任2名，教研室主任6名，配备专职教学干事3名。

2021年6月，康复治疗学获评重庆市一流本科专业建设点。

2021年6月，自主创办的英文杂志JCTH获得第一个SCI影响因子，达到4.108。

2021年7月，超声科杨扬获首届全国高校教师教学创新大赛全国总决赛三等奖。

2021年8月，康复医学科获批国家住院医师规范化培训重点专业培训基地(康复医学专业)。

2021年8月10日，医院党委印发《关于开展“五项先锋”创建活动实施方案》(重医二院党〔2021〕78号)，11月17日，在江南院区科教楼二楼党委会议室召开2021年党建工作推进暨党支部“五项先锋”创建启动会，评选出首批“五项先锋”创建支部25个。

2021年8月18日，消化内科被命名为“第20届全国青年文明号”。

2021年9月24日，医院重症医学科成功获批2021年国家临床重点专科能力建设项目单位。

2021年10月，心血管内科黄晶指导、熊波作为项目负责人的“无创超声高血压治疗仪”项目荣获第七届中国国际“互联网+”大学生创新创业大赛国赛金奖，这也是代表重庆医科大学在重庆市市属高校的历史性突破。

2021年11月22日，国家自然科学基金委员会公布了重大科研仪器研制项目评审结果，心血管内科教授黄晶牵头申请的“双频超声靶向高血压治疗仪”获得自然科学基金委立项，项目直接经费716.02万元。

2021年11月，黄慧哲牵头的《去泛素化酶USP调控间充质细胞分化的分子机制》获重庆市科学技术奖自然科学奖二等奖。

2021年12月5日，渝中院区魁星楼新门诊投入试运行。12月16日，举行“魁星楼新门诊惠民行动”启动仪式，并同步启动持续三个月的“三减二免一陪”惠民服务。

2021年12月28日，泌尿肾病中心教授张克勤团队与四川大学华西医院教授林涛团队紧密合作成功完成了一例机器人辅助下同种异体肾移植术，标志着医院肾移植已和目前世界先进的外科技术接轨。

2021年12月，开展首例达芬奇机器人手术。

2021年，院党委委员坚持以问题为导向深入14个临床科室开展调研，收集到有关党建、学科发展、人才培养等方面的问题共56个，形成整改措施81条。

2021年，临床药学心血管内科专业获批重庆市临床重点专科，检验科、妇产科、普外科、肿瘤科、麻醉科获批重庆市临床重点专科(精品项目)。

2021年，产科学获批重庆市医学重点学科。

2021年，重症医学科开展重庆市首例双股静脉径路VV-ECMO。

第一篇

组织与机构

第一章 中国共产党的组织机构

篇壹

宽仁时期，中国共产党的地下组织在医院有秘密活动。1939—1942年，当时在重庆的中共领导人周恩来、董必武曾通过地下组织安排中共早期领导人陈独秀到医院检查和住院，得到了周纶医生、曾定夫院长两位名医的全力治疗，还安排了中苏双重谍报员高清在宽仁医院住院。但当时由于是外国教会医院，地下组织没有公开活动。在后来医院与川东行署协办和在人民政府接管过程中，地下组织发挥了积极作用。

1951年，医院由川东协办宽仁医院改为川东医院，同年医院设立了中共党支部，张希学为支部书记，负责党支部的工作。1959年8月19日，中共四川省重庆市市中区委员会批准医院由党支部改为党总支，王领任党总支书记、王福兰任副书记。1961年刘华来院任党总支书记，王福兰任副书记。1970年4月，革委会主任刘华兼总支书记，下设政工组，魏松年为政工组组长。

1981年3月，中共重庆市委组织部批准医院由党总支改为党委。医院党委班子设7名委员，第一次全体党员大会选举陈刚峰同志为党委书记、毋长喜同志为党委副书记；下设6个党支部，有党员122人。1983年12月23日，医院召开第二次全体党员大会，选举杨永荷为党委书记、毋长喜为党委副书记；下设6个党支部，有党员150人。1987年5月12日，医院召开第三次全体党员大会，选举杨永荷为党委书记、贺正才为党委副书记；下设6个党支部，有党员170人。1991年7月16日，医院召开第四次全体党员大会，选举张道铸同志为党委书记；下设11个党支部，有党员222人。1999年7月6日，医院召开第五次全体党员大会，选举王志刚同志为党委书记，彭隐平同志为党委副书记；下设11个党支部，有党员357人。

随着医院党员队伍的不断扩大，经中共重庆市委组织部批准，医院于2006年9月24日召开第一次党员代表大会，大会选举产生中共重庆医科大学附属第二医院第一届委员会委员7人，新一届纪律检查委员会委员5人，王大刚同志为党委书记，彭隐平同志为党委副书记兼纪委书记；下设10个党支部，有党员552人。2015年2月2日，中国共产党重庆医科大学附属第二医院第二次代表大会召开，大会选举产生了中共重庆医科大学附属第二医院第二届委员会委员7人，新一届纪律检查委员会委员5人，王大刚同志为党委书记；下设党支部10个，有党员1008人。2019年2月，为加强医院党的建设工作，做到应建尽建，党委决定调整党支部的设置，将支部建在科室上，并换届选举。将19个党支部调整为3个党总支和62个党支部。2020年11月6日，中国共产党重庆医科大学附属第二医院第三次代表大会召开，大会选举产生了中共重庆医科大学附属第二医院第三届委员会委员7人，新一届纪律检查委员会委员5人，王大刚同志为党委书记，赵晓东同志为党委副书记；下设67个党支部，有党员1499人。

表1-1-1　历年党支部、党员人数统计

年份	党支部数(个)	党员人数(人)
1981年	6	122
1983年	6	150
1987年	6	170
1991年	11	222
1999年	11	357
2006年	10	552
2010年	10	781
2011年	10	823
2012年	10	908
2013年	10	955
2014年	10	971
2015年	10	1008
2016年	19	1041
2017年	19	1094
2018年	19	1136
2019年	62	1293
2020年	67	1499
2021年	73	1608

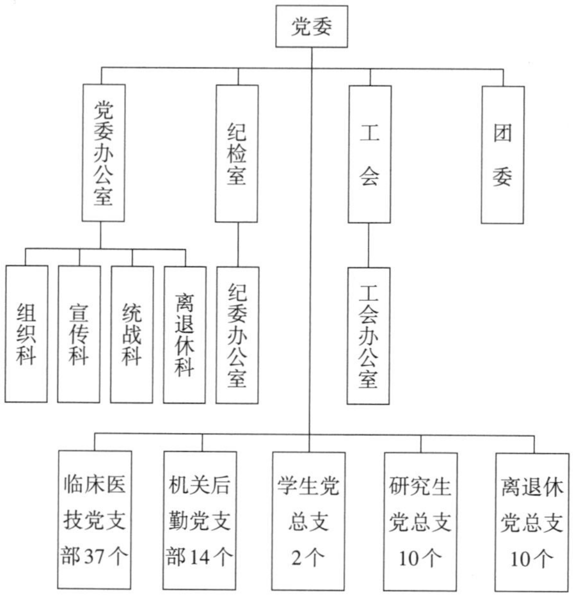

图1-1-1　党群系统组织架构

第一节 党的委员会

一、历次党员大会、党员代表大会

第一次党员大会(1981年5月)

经重庆市委常委1981年3月5日研究,同意重医附二院由党总支改为党委。1981年5月12日,医院召开第一次全体党员大会。全院有党员122人,党支部6个。陈刚峰代表党总支委员会做工作总结报告。

大会选举陈刚峰、徐葆元、毋长喜、石良诚、张吉惠、陈立先、杨永荷等7名同志为党委委员。选举陈刚峰同志任党委书记,毋长喜同志任党委副书记。

第二次党员大会(1983年12月)

1983年12月23日,医院召开第二次全体党员大会。全院有党员150人,党支部6个。毋长喜代表上届党委会做工作总结报告。

大会选举杨永荷、徐葆元、张道铸、毋长喜、张吉惠、龙光文、黄英等7名同志为党委委员。选举杨永荷为党委书记,毋长喜为党委副书记。

第三次党员大会(1987年5月)

1987年5月12日,医院召开第三次全体党员大会。全院有党员170人,党支部6个。杨永荷代表上届党委做工作总结报告。

大会选举杨永荷、张道铸、贺正才、郑光天、黄英、毋长喜、胡银贵等7名同志为党委委员。选举杨永荷为党委书记,贺正才为党委副书记。

第四次党员大会(1991年7月)

1991年7月16日,医院召开第四次全体党员大会。全院有党员222人,党支部11个。张道铸代表上届党委做工作总结报告。

大会选举张道铸、李泽耀、王光、王志刚、贺正才、陈代碧、周海妮等7名同志为党委委员。选举张道铸为党委书记。

第五次党员大会(1999年7月)

1999年7月6日,医院召开第五次全体党员大会。全院有党员357人,党支部11个。王志刚代表上届党委做工作报告。报告总结了医院党委紧跟党中央部署,坚持改革开放、发展、稳定。医疗和管理硬、软件全面充实完善与提升的基础上,顺利通过"三甲"医院评审,医院发展得到长足进步。

大会选举王志刚、彭隐平、刘继智、王光、周海妮、吴家廉、童玛琳等7名同志为党委委员。选举王志刚为党委书记，彭隐平为党委副书记。

第一次党员代表大会(2006年9月)

随着医院党员队伍的不断扩大，经中共重庆市委组织部批准《关于同意召开中国共产党重庆医科大学附属第二医院第一次代表大会的批复》(渝委组〔2006〕41号文)，医院第一次党员代表大会于2006年9月24日召开，会议应到代表110人，实到代表106人。大会通过了王大刚代表上届党委作的题为《负重自强、艰苦拼搏，为加快医院新发展实现新突破提供坚强的政治保证》的工作报告。

大会选举产生了中共重庆医科大学附属第二医院第一届委员会委员7人，新一届纪律检查委员会委员5人。选举王大刚、彭隐平、刘继智、周洪伟、梅浙川、左国庆、余平等7名同志为党委委员，选举王大刚同志为党委书记，彭隐平为党委副书记兼纪委书记。

第二次党员代表大会(2015年2月)

2015年2月2日，中国共产党重庆医科大学附属第二医院第二次代表大会召开。应到代表131名，实到127名，15名列席代表参加了大会。王大刚代表第一届党委领导班子作题为《凝心聚力，改革创新，为医院建设发展提供强大动力和坚强保证》的工作报告。

大会选举产生了中共重庆医科大学附属第二医院第二届委员会委员7人，新一届纪律检查委员会委员5人。选举王大刚、刘继智、梅浙川、杨力、邓忠良、余平、艾玉萍等7名同志为党委委员，选举王大刚为党委书记。

第三次党员代表大会(2020年11月)

2020年11月6日，中国共产党重庆医科大学附属第二医院第三次代表大会在江南院区宽仁会议中心隆重召开。本次大会应到代表181名，实到代表178名，17名列席代表参加了大会。王大刚代表第二届党委领导班子作题为《狠抓内涵建设力，促高质量发展，为把百年宽仁建成一流名院而努力奋斗》的工作报告。

大会选举产生了中共重庆医科大学附属第二医院第三届委员会委员7人，新一届纪律检查委员会委员5人。选举王大刚、赵晓东、梅浙川、杨力、邓忠良、胡鹏、余平等7名同志为党委委员，选举王大刚为党委书记、赵晓东同志为党委副书记。

二、历届党委委员

1981年5月至1983年12月党委委员7人：
陈刚峰、徐葆元、毋长喜、石良诚、张吉惠、陈立先、杨永荷；
1983年12月至1987年5月党委委员7人：
杨永荷、徐葆元、张道铸、毋长喜、张吉惠、龙光文、黄英；

1987年5月至1991年7月党委委员7人：
杨永荷、张道铸、贺正才、郑光天、黄英、毋长喜、胡银贵；
1991年7月至1999年7月党委委员7人：
张道铸、李泽耀、王光、王志刚、贺正才、陈代碧、周海妮；
1999年7月至2005年9月党委委员7人：
王志刚、彭隐平、刘继智、王光、周海妮、吴家廉、童玛琳；
2005年9月至2006年9月党委委员7人：
王大刚、彭隐平、刘继智、王光、周海妮、吴家廉、童玛琳；
2006年9月至2015年2月党委委员7人：
王大刚、彭隐平、刘继智、周洪伟、梅浙川、左国庆、余平；
2015年2月至2020年10月党委委员7人：
王大刚、刘继智、梅浙川、杨力、邓忠良、余平、艾玉萍；
2020年10月至2021年2月党委委员7人：
王大刚、赵晓东、梅浙川、杨力、邓忠良、胡鹏、余平。

表1-1-2　历任党委(党支部、党总支)书记、副书记名录

任职时间	组织称谓	书记	副书记
1951年7月—1953年9月	党支部	张希学	/
1953年12月—1954年4月	党支部	陈江	/
1954年4月—1956年3月	党支部	翟景龙	/
1956年4月—1957年2月	党支部	王庆文	/
1957年3月—1958年3月	党支部	孙乃	/
1958年5月—1959年8月	党支部	王领	/
1959年8月—1961年1月	党总支	王领	王福兰
1961年1月—1978年7月	党总支	刘华	/
1978年7月—1981年3月	党总支	陈刚峰	/
1981年3月—1983年12月	党委	陈刚峰	毋长喜
1983年12月—1991年7月	党委	杨永荷	毋长喜(1983年12月—1987年5月)、 贺正才(1987年5月—1991年7月)
1991年7月—1999年7月	党委	张道铸	陈代碧(1993年5月—1999年7月)
1999年7月—2005年9月	党委	王志刚	彭隐平
2005年9月—	党委	王大刚	彭隐平(2005年9月—2010年8月)、 赵晓东(2020年10月—　)

表1-1-3 历年获中共党内主要荣誉统计

年份	受表彰的单位或个人	获奖名称	授予单位
1993年	内科党支部	重庆市先进基层党组织	四川省重庆市委
2001年	第二临床学院党委	先进基层党组织	重庆市委教育工委
2003年	重医附二院党委	先进基层党组织	重庆市委教育工委
	邓忠良	优秀共产党员	重庆市委教育工委
2006年	曹大文	重庆高校优秀共产党员	重庆市委教育工委
2008年	离退休党支部	先进离退休干部党支部	中共重庆市委组织部 重庆市老干局
	张大志	重庆市抗震救灾优秀共产党员	中共重庆市委
	关心下一代工作委员会	先进集体	中共重庆市委教育工委 重庆市教育委员会
2011年	重医附二院党委	先进基层党组织	重庆市委教育工委
	重医附二院党委	先进基层党组织	重庆市卫生局
	王大刚	优秀党务工作者	重庆市卫生局
	刘继智	优秀共产党员	重庆市卫生局
	刘来有	重庆市“三好”老干部	中共重庆市委组织部 中共重庆市委老干局
2012年	冉海涛	优秀共产党员	重庆市委教育工委
	胡丽娜	优秀共产党员	重庆市委教育工委
	艾玉萍	优秀共产党员	重庆市委教育工委
2015年	陈代碧	全国老有所为先进典型人物	全国老龄工作委员会
2020年	重医附二院	全国文明单位	中央文明办
	重医附二院党委	全市党建工作标杆院系	重庆市委教育工委
	张荣贵	重庆市优秀共产党员	中共重庆市委
2021年	冉海涛	优秀党务工作者	重庆市委教育工委

第二节　党的纪律检查委员会

一、历次党员大会、党员代表大会

第一次党员大会(1981年5月)

1981年5月12日,医院召开第一次全体党员大会。根据中国共产党重庆医学院委员会院党(31)字第34号转发渝组干〔1981〕246号文件和对二院纪委的批复,同意选举产生的首届纪律检查委员会,毋长喜、黄惠、刘豫芳、张佑华、梁世华五位同志为中共重医二院纪律检查委员会委员,毋长喜兼任纪委书记。

第二次党员大会(1983年12月)

1983年12月23日,医院召开第二次全体党员大会。选举产生新一届纪委,毋长喜、张元贵、王文德、李厚芬、刘豫芳五位同志为纪律检查委员会委员,毋长喜兼任纪委书记。

第三次党员大会(1987年5月)

中国共产党重庆医科大学委员会校党组〔1987〕36号批复,同意医院选举产生的新一届纪律检查委员会,毋长喜、王文德、张元贵、刘宪、刘豫芳五位同志为纪律检查委员会委员,毋长喜任纪委书记。

第四次党员大会(1991年7月)

中共重庆医科大学委员会党发字〔1991〕第59号文批复,同意医院选举产生的新一届纪律检查委员会,李泽耀、张元贵、陈先达、刘宪、王文德、张定凤等同志为纪律检查委员会委员,李泽耀兼任纪委副书记。1996年增补陈景为院纪委委员。1996年被评为全国卫生系统“纪检监察先进单位”。李泽耀被评为“重庆市纪检监察系统先进个人”。

第五次党员大会(1999年7月)

中共重庆医科大学委员会党发字〔1999〕第60号文批复,同意医院选举产生的新一届纪律检查委员会,彭隐平、陈景、邓忠良、许增经、罗开良五位同志为纪律检查委员会委员,彭隐平兼任纪委书记。

第一次党员代表大会(2006年9月)

中共重庆市委组织部渝委组〔2006〕100号文批复同意医院选举产生的新一届纪律检查委员会,彭隐平、殷跃辉、艾玉萍、曹大文、陈景五位同志为纪律检查委员会委员,彭隐平兼任纪委书记。

第二次党员代表大会(2015年2月)

医院第二次党代会选举产生新一届纪律检查委员会,杨力、肖庆莲、王亚旭、周全生、蒋幼凡五位同志为纪律检查委员会委员，杨力兼任纪委书记。

第三次党员代表大会(2020年11月)

医院第三次党代会选举产生新一届纪律检查委员会，杨力、肖庆莲、王亚旭、周全生、胡怀东五位同志为纪律检查委员会委员，杨力兼任纪委书记。

表1-1-4 历任纪委书记、副书记名录

任职时间	书记	副书记	备注
1981—1991年	毋长喜	/	/
1991—1999年	/	李泽耀	/
1999—2010年	彭隐平	/	/
2010年8月—2012年5月	/	/	党委委员左国庆分管
2012年5月—	杨力	肖庆莲(2014年7月—)	/

二、纪检室

纪检室是纪委的办事机构，认真贯彻落实同级党委和上级纪委的指示与决议，主要承担以下工作职责：维护党的章程和其他党内法规，检查党的基层组织和党员干部执行党的路线、方针、政策、决议情况。协助党委贯彻落实有关党风廉政建设的决定。加强对党员干部及职工进行经常性党风廉政建设和遵纪守法的教育，及时做出维护党的纪律的有关决定。按照权限检查处理党委管理的党组织和党员干部违反党的章程及其他党内法规的案件，接待群众来信来访，并做好处置工作。受理党员的举报控告和申诉，保护党员的民主权利不受侵犯。加强调查研究，及时掌握反映党风廉政建设方面倾向性的问题，并提出工作意见和建议，为党委和上级纪委决策提供依据。

为了规范、健全纪检监察机构设置，2016年4月经市编办〔2016〕114号文批准，设立监察室，经重庆医科大学党委同意，纪委副书记肖庆莲同志于2016年12月兼任监察处副处长；随着纪检监察机构改革，经市编办〔2020〕15号文及市卫健委批准，监察室于2020年3月更名为纪检室。目前，纪检室下设纪委办公室。

纪委办公室

纪委办公室现隶属于纪检室，在医院纪检工作中发挥着重要的组织协调作用，工作内容与纪律检查委员会的中心工作息息相关。纪委办公室于2010年1月26日经重庆医科大学校长办公会(重医大人〔2010〕8号)批准设立。2010年，陈景负责医院纪委办公室具体工作。

表1-1-5 历任纪委办公室主任、副主任名录

任职时间	主任	副主任	备注
2010年1月—2013年1月	/	/	陈景(主持工作)
2013年1月—2016年7月	/	王长珍	/

续表

任职时间	主任	副主任	备注
2016年8月—2021年1月	王长珍	/	/
2021年4月—2021年12月	/	李娇	/

表1-1-6　第2党支部（纪委党支部）委员会名录

任职时间	书记
2019年3月—	肖庆莲

第三节　党委办事机构

一、党委办公室

党委办公室是党委的综合办事机构，认真贯彻落实各级党组织的指示与决议，主要承担组织、宣传、统战、离退休和机要秘书工作，代管团委，担负着综合协调、参谋助手和服务党委、服务部门及基层的重要职责。

解放初期，1951—1952年期间，张希学为支部书记兼办公室主任，负责医院党的工作。1952年9月，在四川省卫生厅领导下，医院更名为四川省川东人民医院，下设党支部。随着医院规模发展，1959年医院党组织由党支部设置为党总支。1970年4月，医院成立革委会，下设政工组3人组成（院务、党务合并）。魏松年为政工组组长，负责开展日常党务工作。1978年成立党总支办公室。1981年重庆市委组织部批准重医三个附属医院由党总支改为党委，设立党委办公室。2003年年底医院升级为副厅级单位，党委办公室也相应升级为处级机构，1990年设离退休科；2006年10月，增设宣教科；2019年党委办公室增设组织科、统战科，改宣教科为宣传科。截至2021年，党委办公室下设组织科、宣传科、统战科、离退休科，团委挂靠在党办。

表1-1-7　历任党委办公室主任、副主任名录

任职时间	主任（科级）	副主任（副科级）
1978—1981年	魏松年（党总支办公室主任）	/
1981—1984年	魏松年	/
1984—1986年	魏松年	黄英
1986—1989年	黄英	/
1989—1991年	/	王光（主持工作）
1991—2003年	王光	/

续表

任职时间	主任(正处级)	副主任(副处级)
2003年12月—2007年6月	/	余平
2007年6月—2017年12月	/	艾玉萍
2017年12月—2018年10月	艾玉萍	/
2019年1月—2021年9月	/	李春莉
2021年9月—	李春莉	陈欣(2021年10月—)

表1-1-8 第1党支部(党办工会党支部)委员会名录

任职时间	书记	副书记	委员
2019年3月—	李春莉	周青	程楠、李娇、王辉、蒋睿、刘秀洹

表1-1-9 历年获省部级及以上荣誉统计

年份	受表彰的单位或个人	获奖名称	授予单位
2006年	离退休科	重庆市机关事业单位先进集体	重庆市人事局
2008年	离退休党支部	先进离退休干部党支部	中共重庆市委组织部 重庆市老干局
	关心下一代工作委员会	先进集体	中共重庆市教工委
2012年	重医附二院	全国医院新闻宣传健康教育项目优秀合作单位	中国健康教育中心和卫生部新闻宣传中心
2015年	重医附二院	第二届重庆科普大赛优秀组织奖	市委宣传部 市科委 市文委
2017年	关心下一代工作委员会	“优秀创新案例”奖	教育部关工委
	宽仁报	优秀院报	重庆市卫生计生委
2018年	宽仁报	院报院刊类年度健康传播最佳案例	国家卫生健康委宣传司 《健康报》
2019年	开放式宽仁大讲堂	第三届全国卫生健康品牌传播年度品牌活动优秀案例	国家卫生健康委宣传司 《健康报》
2020年	重医附二院	2020年新时代健康科普作品征集大赛优秀组织奖	国家卫生健康委 中宣部
	重医附二院	2020年度医学科技与健康传播最佳宣传组织奖	《健康报》
	“宽仁健益”公益项目	2020年度品牌活动优秀案例	《健康报》
	“重医附二院”微信订阅号服务号	2020年度健康传播优秀案例	《健康报》

(一)组织科

组织科隶属党委办公室，主要负责党的组织建设和干部队伍建设，于2019年5月设立，2019年8月经医院党委决定任命程楠同志任党办组织科副科长。

在医院党委领导下，组织科坚持党管干部原则，严格执行党的路线、方针和政策，按照干部选拔任用工作程序和干部管理权限，加强对干部的选任、培养、管理、监督和考核；贯彻民主集中制，负责筹备召开党员大会或党员代表大会，督促指导各党支部按期进行换届选举；落实《党员教育管理制度》，搞好党员教育和管理；按照“坚持标准、保证质量、调整结构、慎重发展”的方针做好组织发展工作；指导各党支部做好规范化标准化建设，加强党建项目的管理及督导，合理使用党建经费；做好年度党内信息和数据的审核上报、党内表彰、党费收缴标准核算等党务工作。

(二)宣传科

宣传科隶属党委办公室，主要负责思想政治理论宣传、新闻宣传报道、意识形态管理、文化建设、科普宣传、标识管理等工作。

宣传科的前身为1993年6月成立的政教科，科长为范太模，医院宣传工作开始走上正轨。随着医院的发展，为进一步加强宣传力量，培养年轻干部，1999年8月，政教科增设副科长一职，任命潘光斌为副科长。2000年9月，潘光斌接任政教科科长，扈凤云为副科长。2002年9月后，按照医院要求，政教科被撤，并入院办，原科室人员调动工作岗位，潘光斌任办公室副主任，分管医院宣传工作。2006年10月，根据工作需要，经医院党政联席会研究决定，党委办公室下设宣教科，归口管理医院宣传方面的工作，由潘光斌担任宣教科科长。2018年8月李娇任宣教科副科长。2019年5月经党委会研究决定宣教科更名为宣传科，2019年8月周青任宣传科科长(兼)。

宣传工作实行党委总负责，各处(科)室、各党支部共同参与的领导体制和工作机制，党办宣传科(以下简称宣传科)作为职能部门具体负责全院宣传工作的组织管理。根据医院党委的统一部署，宣传科积极开展各项宣传工作：开通“重医二院党建”官方订阅号，根据年度要求开辟官网党建学习专栏，宣传政治理论、党建动态；管理官方网站、官方微信公众号、科普微信公众号等宣传阵地；新设官方抖音号、视频号等新媒体宣传阵地；打造全市首家专业级医疗科普直播场地——宽仁演播厅；打造以院史馆、文化长廊、文化广场为载体的历史风貌区，推动医院历史文化建设；开展各项公益活动彰显医院公益属性；管理医院标识导视，规范医院导视系统设计。

表1-1-10　宣传科历任科长、副科长名录

任职时间	科长	副科长
1993年6月—2000年9月(政教科)	范太模	潘光斌(1999年8月—2000年9月)
2000年9月—2002年9月(政教科)	潘光斌	扈凤云
2002年9月—2006年10月(院办)	/	潘光斌(院办副主任，分管宣传)
2006年10月—2019年5月(宣教科)	潘光斌	李娇(2018年8月—2019年5月)
2019年5月—2019年8月(宣传科)	潘光斌	李娇
2019年8月—	周青(兼)	李娇(2019年8月—2021年4月)

(三)统战科

统战科是在医院党委领导下主管统战工作的科级部门，成立于2019年5月，党委委员设有一名统战委员，统战科隶属党委办公室。2019年8月经医院党委决定任命蒋睿同志任党办统战科副科长。

医院党委坚持“长期共存、平等合作、肝胆相照、荣辱与共”的十六字统战方针，加强与各民主党派的沟通和联系，大力支持各民主党派、团体加强自身建设和开展各项有益的活动。建立党委委员联系党外代表人士制度、统战工作座谈会制度，定期听取他们对医院建设和发展的意见。

截至2021年年底，医院现有民主党派7个，共计146名成员，包括民革党员6人、民盟盟员19人、民建会员1人、民进会员2人、农工党党员44人、致公党党员31人、九三学社社员43人，其中民革、民盟、农工党、致公党、九三学社在医院设有支部。

表1-1-11 担任各级、各届人大代表及政协委员情况

		届数	人大代表	届数	政协委员
全国		六	凌萝达	十	张玲、王智彪
		七	凌萝达	十一	王智彪、屈谦
		十一	张玲	十三	任红
四川省		一	吕钟灵	六	宋亚卿、高根五
		/	/	七	吕钟灵、宋亚卿、罗宏瑜
		/	/	八	吕钟灵、罗宏瑜
重庆市	直辖前	八	徐葆元	七	罗宏瑜
		九	徐葆元	九	凌萝达(副主席)、李钦胜、蔡汉中
		十	徐葆元	十	蔡汉中(常委)、李钦胜
		十一	张定凤	/	/
		十二	张定凤	/	/
	直辖后	三	黄爱龙(常委)	一	张玲、任红、王智彪、屈谦
		/	/	二	张玲(常委)、任红(常委)、黄爱龙(常委)、吴小翎、王志刚、陈庆伟、骆文龙、屈谦
		/	/	三	刘建、任红、骆文龙、陈庆伟
		/	/	五	陈阳美、刘东方、骆文龙
区级		渝中区第九届	徐葆元	渝中区第五届	漆松儒
		渝中区第十一届	张定凤	渝中区第七届	张万中、陈复仁
		渝中区第十五届	任红	渝中区第八届	冉隆华、张万中
		渝中区第十六届	吴小翎、王大刚	渝中区第九届	冉隆华、张万中
		渝中区第十七届	王大刚	渝中区第十届	冉隆华
		渝中区第十八届	王大刚	渝中区第十一届	彭隐平、骆文龙
		渝中区第十九届	王大刚	渝中区第十二届	黄爱龙(副主席)、彭隐平、刘东方

续表

	届数	人大代表	届数	政协委员
区级	南岸区第十八届	张荣贵	渝中区第十三届	骆文龙（常委）、刘东方（常委）
	/	/	渝中区第十四届	骆文龙（常委）、刘东方（常委）、张婷、陈阳美
	/	/	渝中区第十五届	刘东方（副主席）、张婷、陈阳美、童瑾、于圣杰、骆文龙、罗银灯
	/	/	南岸区第十届	梅浙川
	/	/	南岸区第十一届	赵晓东、黄慧哲

（四）离退休科

离退休科是负责离退休职工管理及服务工作的职能部门。1989年以前离退休工作由工会兼管，离退休党支部由党办兼管，党办主任王光兼任离退休党支部书记。1989年6月成立离退休科，任命段友汉为离退休科科长。1992年3月，离退休科科长段友汉兼任离退休党支部书记。1997年，离退休科设立了老干部阅览室。2003年，医院升为副厅级单位，机构设置变动，离退休科归为党委办公室管理。2005年6月，医院党委成立关心下一代工作委员会，办公室设在离退休科。2006年，组织成立银松老年艺术团。2007年8月，离退休党支部增设副书记一职，选举陈欣担任党支部副书记。2010年8月，任命陈欣为离退休科副科长。2013年1月，任命陈欣为离退休科科长。2018年8月至2019年8月，程楠任离退休科副科长。2019年3月支部换届后，离退休党支部升为离退休党总支，经民主选举陈欣担任离退休党总支书记。2021年10月，任命陈欣为党委办公室副主任，兼任离退休科科长。

截至2021年年底，医院有离休干部6人，退休职工618人，其中离退休党员191人。离退休科下设离退休小组30个，离退休党总支下设10个党支部。医院党政领导一直高度重视老干部工作，坚决贯彻执行党和政府的相关政策。离退休科在党委领导下，认真履行岗位职责，落实好离退休职工政治、生活待遇，做好节日慰问、住院探视、座谈联欢及去世吊唁等各项工作。关心老同志的思想、身体、生活状况，了解、掌握并及时反映他们的合理要求、愿望和意见，协同有关部门帮助他们解决实际困难。离退休党总支积极推进支部标准化和规范化建设，抓好老干部教育引导和作用发挥，确保离退休工作的政治导向、政治效果，让老同志永葆政治青春。

表1-1-12　离退休科历任科长、副科长名录

任职时间	科长	副科长
1989年6月—2010年8月	段友汉	/
2010年8月—2013年1月	/	陈欣
2013年1月—	陈欣	程楠（2018年8月—2019年8月）

表1-1-13　离退休党总支委员会名录

任职时间	书记	委员
2019年3月—	陈欣	段友汉、李明英、于明霞、胡容珍

第二章

群团组织及统一战线

篇壹

第一节　工会(职代会)

1963年5月，医院工会成立筹备组，江孝达为主任委员，漆松儒为副主任委员，1963年5月17日正式成立中国教育工会重庆医学院第二医院工会。“文化大革命”时期，工会工作停滞，1979年恢复，有会员628人。1988年召开了第一届职工代表大会。2021年会员达到4155人，下设10个片区工会，51个工会小组，专职工会干部2人，形成了医院工会委员会、片区工会、工会小组三级组织形式。

第一届工会委员会(1979年11月—1982年1月)

1979年11月26日，医院正式恢复工会工作，12月召开第一届工会会员大会，参加会员628人，选举产生11名工会委员，成立第一届工会委员会，毋长喜同志当选为工会主席，刘来有、漆松儒担任副主席。毋长喜主席作大会工作报告。

第二届工会委员会(1982年1月—1987年10月)

1982年1月15日，召开第二届工会会员代表大会，选举产生11名工会委员，成立第二届工会委员会，毋长喜当选为工会主席，杨永荷、刘来有、漆松儒当选为副主席。本次大会建立每年向会员或会员代表报告工作和财务收支情况的制度。

1985年成立第一届女工委员会，共有委员5人，强毓华担任女工委员会主任。

第三届工会委员会(1987年10月—1988年12月)

1987年10月召开第三届工会会员代表大会，选举产生11名工会委员，成立第三届工会委员会，龙光文同志当选为工会主席，毋长喜、陈代碧、强毓华当选为副主席。选举产生第二届女工委员会，共有委员5人，强毓华当选为女工委员会主任。

第一届职工代表大会暨工会会员代表大会(1988年12月—1993年4月)

1988年12月9日，医院召开第一届职工代表大会暨工会会员代表大会，87名职工代表参加大会，张道铸向大会作医院工作报告，王文德同志作财务工作报告。会议通过《重庆医科大学附属第二医院院长工作条例（试行）》《重庆医科大学附属第二医院职工代表大会章程》《重庆医科大学附属第二医院职工代表公约》。

1989年3月17日，召开第一届职工代表大会二次会议，贺正才作《医院的现状和我们的任务》报告，王志刚作《关于1989年医院实行承包责任制的总体方案》报告，通过民主管理小组、生活福利小组、经费审查小组成员名单。

第二届职工代表暨工会会员代表大会（1993年4月—1999年11月）

1993年4月21日，召开第二届职工代表大会暨工会会员代表大会，96名职工代表参加大会，贺正才同志作医院工作报告，刘祥贵作工会委员会职代会工作报告。大会通过医院工作报告、财务工作报告、两委会工作报告，通过创三级甲等医院提案。选举产生第二届两委会，刘祥贵当选为工会主席。

1993年6月，根据医院第二届职代会章程规定，调整女工委员会委员，周海妮担任女工委员会主任，姚婉霞担任副主任，委员5人。

1995年12月26日，召开第二届二次职工代表大会，贺正才作医院工作报告，刘祥贵作两委会工作报告。

1998年3月27日，召开第一届女职工代表大会，代表68人，选举产生新一届女职工委员会，委员7人，周海妮担任女工委员会主任，童玛琳担任副主任。

第三届职工代表大会暨工会会员代表大会（1999年11月—2007年2月）

1999年11月8日，召开第三届职工代表大会暨工会会员代表大会，99名职工代表参加大会，任红作医院行政工作报告，刘祥贵作两委会工作报告。大会选举产生13名两委会委员，彭隐平当选为工会主席。

2001年4月召开第三届职工代表大会第二次会议。

第四届职工代表大会暨工会会员代表大会（2007年2月—2012年）

2007年2月，召开第四届职工代表大会暨工会会员代表大会，178名职工代表参加大会，任红作《艰苦拼搏，开拓创新，全力打造CBD标志性城市医院》工作报告，彭隐平作《立足新起点，实现新跨越，为全面实现医院“十一五”发展目标而努力奋斗》工作报告，大会选举产生新一届两委会、女工委员会、经审委员会。第四届两委会由13名委员组成，彭隐平当选为工会主席。女工委员会由9名委员组成，彭隐平担任女工委员会主任。

第五届职工代表大会暨工会会员代表大会（2012—2020年）

2012年10月6日，召开第五届职工代表大会暨工会会员代表大会，171名正式代表及10名特邀代表参加大会。任红作医院工作报告，彭隐平作工会工作报告，高志作工会经费使用情况报告，肖庆莲作2011年审计工作报告，周全生作财务相关事宜说明，余平作人事相关政策及相关事宜通报，毕恣作江南医院工程进展情况通报，黎雁作医院2011年7月—2012年6月大型设备效益分析情况通报。会议选举杨力担任院工会委员会主席、女职工委员会主任；张唯力担任院工会经费审查委员会主任。

第六届职工代表大会暨工会会员代表大会(2020年至今)

2020年6月1日，医院正式将全院分为10个工会片区，51个工会小组。民主选举产生了10名工会片区负责人、54名工会小组长，对医院工会组织架构进行了进一步的完善。

7月2日，召开第六届职工代表大会暨工会会员代表大会，正式代表、特邀代表等300余人到会。大会选举产生了第六届工会委员会委员15名、工会经费审查委员会委员5名、女职工委员会(妇女委员会)委员11名。全体参会代表一致通过了第六届“两代会”决议。胡鹏当选为第六届工会委员会主席，潘光斌当选为第六届工会委员会副主席，赵中莲当选为第六届工会经费审查委员会主任，李春莉当选为第四届女职工委员会(第二届妇女委员会)主任，里景渝当选为第四届女职工委员会(第二届妇女委员会)副主任。

表1-2-1 历届工会和职代会主席、副主席名录

任职时间	主席	副主席
1979年	毋长喜	刘来有、漆松儒
1982年	毋长喜	杨永荷、刘来有、漆松儒
1987年	龙光文	毋长喜、陈代碧、强毓华
1990年	张道铸	强毓华、周海妮
1993年	刘祥贵	周海妮
1999年	彭隐平	周海妮
2007年	彭隐平	/
2012年	杨力	/
2020年	胡鹏	潘光斌

表1-2-2 历年获得表彰统计

获得荣誉时间	获奖个人或单位	获奖名称	授予单位
1979年	凌萝达	全国三八红旗手	/
1984年	凌萝达	重庆市三八红旗手	/
2000年	女工委员会	重庆市三八红旗集体	重庆市卫计委
	郭树华	重庆市三八红旗手	重庆市妇女联合会
2000年、2006年、2008年	张玲	重庆市三八红旗手	重庆市卫计委
2001年	普外科护理组	重庆市巾帼文明示范岗	重庆市卫计委
2002年	王智彪	全国五一劳动奖章	中华全国总工会
2003年	妇产科病房护理组	重庆市巾帼文明示范岗	重庆市卫计委
2004年	工会	重庆市模范职工小家	重庆市总工会
2005年	妇产科病房护理组	全国巾帼文明示范岗	/
	王大刚	重庆市先进工作者	重庆市总工会

续表

获得荣誉时间	获奖个人或单位	获奖名称	授予单位
2007年	任红	全国五一劳动奖章	中华全国总工会
2008年	重庆医科大学附属第二医院	全国"抗震救灾,重建家园"工人先锋号	中华全国总工会
2009年	张玲	全国三八红旗手	全国妇女联合会
	甘秀妮	全国卫生系统护理专业 "巾帼建功标兵"	卫生部 总后勤部 全国妇女联合委员会
2010年	张玲	重庆市十佳女卫生工作者	/
2011年	康复理疗科	重庆市巾帼文明示范岗	重庆市卫计委
2013年	王志毅	重庆市五一巾帼奖 重庆五一劳动奖章	重庆市总工会
2015年	感染病科	先进职工小家	重庆市教科文卫体工会
	超声科	重庆市工人先锋号	重庆市总工会
	孙江川	重庆五一巾帼标兵	重庆市总工会
2016年	任红"传染性疾病防治研究工作室"	劳模创新工作室	重庆市总工会
	神经内科、心血管内科	重庆市巾帼文明岗	重庆市卫健委
2017年	甘秀妮	全国卫生计生系统先进工作者	人力资源和社会保障部 国家卫生和计划生育委员会 国家中医药管理局
	重医附二院工会	重庆市模范职工之家	重庆市总工会
	龚建平	重庆市先进工作者	重庆市总工会
	殷跃辉	最美医生、重庆市五一劳动奖章	重庆市总工会
	冉海涛	最美医技人员	重庆市委宣传部
2018年	胡丽娜工作室、陈庆伟工作室	劳模创新工作室	重庆市总工会
	重庆医科大学附属第二医院	重庆五一劳动奖状	重庆市总工会
	中西医结合科	重庆市巾帼文明岗	重庆市卫健委
2019年	耳鼻喉科	重庆市巾帼文明岗	重庆市卫健委
2020年	王导新	全国先进工作者	中国共产党中央委员会中华人民共和国国务院
	胡丽娜劳模创新工作室	重庆市劳模和工匠人才 创新示范工作室	重庆市总工会
	童瑾、陈美辰	全国三八红旗手	人力资源和社会保障部 全国妇女联合会
	石小枫一家	重庆市最美家庭	重庆市妇女联合会 重庆市卫健委
	张大志、江德鹏	重庆市五一劳动奖章	重庆市总工会

续表

获得荣誉时间	获奖个人或单位	获奖名称	授予单位
2020年	甘秀妮	重庆市三八红旗手	重庆市人力资源和社会保障局 重庆市妇女联合会
	童瑾、王燕	重庆市巾帼建功标兵	重庆市卫健委 重庆市妇女联合会
	甘秀妮、童瑾、曾维琼等43名女职工	最美巾帼奋斗者	渝中区卫健委
	门诊办、骨科	重庆市巾帼文明岗	重庆市卫健委
	肝胆外科	重庆市模范职工小家	重庆市总工会
2021年	冉海涛	重庆市劳动模范和先进工作者	重庆市总工会
	罗仕兰	重庆市三八红旗手	重庆市妇女联合会
	泌尿外科	重庆市模范职工小家	重庆市总工会
	感染病科	重庆市工人先锋号	重庆市总工会

第二节　团委

1958年医院时名重庆市第四人民医院，设团总支，杨永荷任团总支书记。1959年，院团总支成为四川省首批佩戴团徽的团组织。1984年5月，重医二院分团委正式成立，下设门诊、外科、妇产科、内科、后勤和机关6个团支部。黄英任第一届团委书记直至1990年。1984—1986年，周海妮、肖庆莲任团委副书记；1986—1990年，潘光斌任团委副书记。1991年3月，第三届团委会成立，张梅任团委书记，朱代华、兰先彬任副书记，下设门诊、妇产科、外科、内科、后勤等5个团支部。1992年2月，团支部改选；设妇儿、内科、外科、肝传、门诊、机关、特检、后勤、耳鼻喉团支部等9个团支部。次年增设卫校支部，团支部总数达10个。1996年4月，第四届团委会成立，黎雁任团委书记，罗凤莲任团委副书记。1999年12月，选举第五届团委会，黎雁任团委书记，程伟任团委副书记。2007年9月，第六次团员代表大会召开，选举产生第六届团委会，下设机关、后勤、内科、外科、门诊、肝传五官特检6个团支部，蒲雯任团委书记，于圣杰任团委副书记。2013年4月，第七次团员代表大会召开，选举产生第七届团委会，下设机关后勤特检、外科、内科、门诊、妇老肝传五官5个团支部。周青任团委书记，李金政任团委副书记。2018年8月至2019年8月，蒋睿任团委副书记（专职，副科级）。2020年3月开展团支部设置调整和换届选举工作，将支部建在科室，调整后，医院共有团支部97个，其中职工团支部37个，新增住培医师团总支、规培护士团总支、研究生团总支。

近年来，院团委以“建设党政放心、青年向心、病患安心的战斗集体”为目标，立足自身实际，团结凝聚全院青年医务工作者爱岗敬业、奋发有为，打造出“宽仁团建”品牌，取得显著成效，在全市、市卫生健康系统、重庆医科大学等形成了示范效应。

团委积极开展对外交流。2018年,聂茂、李钶当选为重庆市青年联合会第五届委员会委员,聂茂同时当选为常委。2019年6月,周青受共青团重庆市委指派随共青团中央出访俄罗斯。2019年至今,周青在共青团重庆市委青少年发展与权益维护部(后改为青年发展部)兼职,任部长助理。2019年孙阳当选为中国青年科技工作者协会第六届会员代表大会会员。2020年12月,李金政增补为重庆市青年联合会第五届委员会委员。2021年5月,周青当选为重庆市直属机关青年联合会第二届委员会副主席。

表1-2-3 历年获团市委及以上表彰统计

时间	获奖集体或个人	奖项	授予单位
1992年	任红、童玛琳	重庆市十大杰出科技青年	共青团重庆市委
1993年	吴小翎	四川省学雷锋、树新风先进个人 重庆市十大学雷锋先进个人	共青团四川省委 共青团重庆市委
	张梅	重庆市优秀团干部	共青团重庆市委
1998年	内一、外一病房	1997年度重庆市卫生系统青年文明号	中共重庆市卫生局党组 共青团重庆市委
1999年	秦波	1997—1998年度全国卫生系统青年岗位能手	卫生部 共青团中央
	院团委	重庆市卫生系统十杰活动伯乐奖	中共重庆市卫生局党组 共青团重庆市委
	任红、王智彪	首届重庆市十大杰出青年	重庆市卫生局 共青团重庆市委
2000年	感染病科	1999—2000年度重庆市卫生系统青年文明号单位	共青团重庆市委 共青团重庆市卫生局委员会
2001年	黄爱龙	重庆青年五四奖章	共青团重庆市委
	黎雁	2000年度重庆市优秀共青团干部	共青团重庆市委
2002年	陈伟庆	2002年度重庆市"暑期科技文化'三下乡'社会实践活动"先进个人	共青团重庆市委
2003年	院团委	重庆市五四红旗团委	共青团重庆市委
2004年	曾晓华	2002—2003年度重庆市青年岗位能手	共青团重庆市委
2005年	曾晓华	全国卫生系统2003—2004年度青年岗位能手	卫生部 共青团中央
	黎雁	"十年重庆市系统青年文明号活动优秀组织奖"个人奖	中共重庆市卫生局党组 共青团重庆市委
2008年	尹良军	抗震救灾先进青年	共青团重庆市委
	肝传特检五官团支部	重庆市五四红旗团支部	共青团重庆市委
2009年	肝传特检五官团支部	重庆市十佳红旗团支部 全国五四红旗团支部	共青团重庆市委 共青团中央
2011年	郑元义	2010年度全国青年岗位能手	卫生部 共青团中央
	周青	重庆市优秀共青团员	共青团重庆市委

续表

时间	获奖集体或个人	奖项	授予单位
2012年	郑元义	重庆五四青年红旗手	共青团重庆市委
2013年	外科团支部	2012年度重庆市五四红旗团支部	共青团重庆市委
	白求恩青年志愿者医疗服务队	2013年度重庆市大中专学生志愿者暑期文化科技卫生“三下乡”社会实践活动优秀团队	中共重庆市委宣传部 重庆市精神文明建设委员会办公室 中共重庆市委教育工委 重庆市教育委员会 共青团重庆市委员会 重庆市学生联合会
	李金政	2013年度重庆市大中专学生志愿者暑期文化科技卫生“三下乡”社会实践先进工作者	中共重庆市委宣传部 重庆市精神文明建设委员会办公室 中共重庆市委教育工委 重庆市教育委员会 共青团重庆市委员会 重庆市学生联合会
2014年	周青	2014年度重庆市大中专学生志愿者暑期文化科技卫生“三下乡”社会实践活动先进工作者	中共重庆市委宣传部 重庆市精神文明建设委员会办公室 中共重庆市委教育工委 重庆市教育委员会 共青团重庆市委员会 重庆市学生联合会
		第六届重庆市优秀青年志愿者	重庆市青年志愿者协会
2015年	“手护爱”志愿服务项目	第二届中国青年志愿者服务项目大赛重庆赛区“优秀志愿服务项目”	重庆市文明办 重庆市民政局 共青团重庆市委
	白求恩青年志愿者医疗服务队	2015年度重庆市大中专学生志愿者暑期文化科技卫生“三下乡”社会实践活动优秀团队	中共重庆市委宣传部 重庆市精神文明建设委员会办公室 中共重庆市委教育工委 重庆市教育委员会 共青团重庆市委员会 重庆市学生联合会
2016年	周青	2015年度重庆市优秀共青团干部	重庆市人力资源和社会保障局 共青团重庆市委
	白求恩青年志愿者爱心医疗服务队	2016年度重庆市大中专学生志愿者暑期文化科技卫生“三下乡”社会实践活动优秀团队	重庆市学生联合会
	骨科、康复医学科、消化内科	2014—2015年度重庆市卫生计生系统青年文明号(新创健)	重庆市卫生和计划生育委员会 共青团重庆市委员会
	胃肠肛肠外科、感染科	2014—2015年度重庆市卫生计生系统青年文明号(重新认定)	
2017年	感染病科	2015—2016年度全国青年文明号集体	共青团中央 国家卫生和计划生育委员会 等
	院团委	重庆市五四红旗团委	重庆市人力资源和社会保障局 共青团重庆市委

续表

时间	获奖集体或个人	奖项	授予单位
2017年	白求恩青年志愿者医疗服务队	2017年度重庆市大中专学生志愿者暑期文化科技卫生“三下乡”社会实践活动优秀团队	共青团重庆市委
	产科	2016年度青春倡廉示范岗	
	陈志美、孙阳	2016年度重庆市向上向善好青年	
2018年	朱懿	2017—2018年重庆市向上向善好青年标兵	共青团重庆市委
	唐心一	2017年度重庆市优秀共青团员	重庆市人力资源和社会保障局 共青团重庆市委
	程瑶	2017—2018年重庆市青年岗位能手	共青团重庆市委 重庆市人力资源和社会保障局
	周青	2016—2017学年重庆市高校团学工作优秀共青团干部	共青团重庆市委 重庆市学生联合会
		2018年重庆市大中专学生志愿者暑期文化科技卫生“三下乡”社会实践活动先进工作者	共青团重庆市委 重庆市学生联合会
2019年	周青	全国优秀共青团干部	共青团中央
	白求恩志愿者医疗服务队	2019年“健康扶贫青春行”全国大学生暑期社会实践专项活动优秀团队	共青团中央青年发展部
	刘昶	2018年度重庆市向上向善好青年	共青团重庆市委
	刘曦	2019年最美卫生健康志愿者	重庆市卫生健康委员会 中共重庆市委宣传部 重庆市精神文明建设委员会办公室 中共重庆市委网络安全和信息化委员会办公室
	彭倩、康娟	2019年最美卫生健康志愿者提名奖	
	神经内科	2018年度重庆市青年安全生产示范岗	共青团重庆市委 重庆市应急管理局
2020年	妇老肝传五官团支部	2019年度重庆市五四红旗团支部	重庆市人力资源和社会保障局 共青团重庆市委
	邓旺	2020年重庆青年五四奖章	中共重庆市委组织部 重庆市人力资源和社会保障局 共青团重庆市委
	段光友	2019—2020年度重庆市青年岗位能手标兵	共青团重庆市委 重庆市人力资源和社会保障局
	罗晓庆	2019年度重庆市向上向善好青年	共青团重庆市委
	宽仁青年志愿者服务队	第八届重庆青年志愿者优秀集体	共青团重庆市委 重庆市青年志愿者协会

续表

时间	获奖集体或个人	奖项	授予单位
2020年	宽仁志愿者服务队	重庆市2020年大中专学生志愿者暑期文化科技卫生“三下乡”社会实践活动优秀团队	中共重庆市委宣传部 重庆市精神文明建设委员会办公室 中共重庆市委教育工作委员会 重庆市教育委员会 共青团重庆市委员会 重庆市学生联合会
	体检中心、产科	2018—2019年度重庆市卫生健康系统青年文明号(新创建)	重庆市卫生健康委员会 共青团重庆市委
	康复医学科、骨科、胃肠肛肠外科、消化内科、感染病科	2018—2019年度重庆市卫生健康系统青年文明号(继续认定)	
2021年	院团委	全国五四红旗团委	共青团中央
	消化内科	第20届全国青年文明号	共青团中央 国家卫生健康委员会　等
	周青	第13届中国青年志愿者优秀个人	共青团中央 中国青年志愿者协会
	于圣杰	2021年重庆青年五四奖章	中共重庆市委组织部 重庆市人力资源和社会保障局 共青团重庆市委
	李智	2021年重庆市向上向善好青年	共青团重庆市委

第三节　统一战线

一、农工民主党

1982年前，重庆医科大学农工民主党只有一个支部，医院和儿童医院为一个小组，医院仅有4名农工民主党员。随着中国共产党的统一战线政策的进一步落实，医院农工民主党组织有了较大的发展，于1983年成立了农工民主党重医二院小组，至1985年初，发展党员近20人。1985年经农工民主党重庆市委员会批准，医院成立了农工民主党支部，罗宏瑜担任支部主委。农工重医二院支部现在党员43人，其中具有正高级职称16人，副高级职称14人，中级职称12人。

表1-2-4 历届农工支部正、副主委名录

任职时间	主委	副主委
1985—1992年	罗宏瑜	/
1992—1996年	蔡汉中	钟玲
1996—1999年	蔡汉中	刘建
1999—2003年	戴立里	罗文军
2003—2005年	罗文军	余聪
2005—2010年	余聪	张霞
2010—2012年	袁耿彪	余晓敏
2012—2020年	刘建	张婷
2020年—	张婷	黄曦

党内任职情况：

吴学熙、卓著，农工民主党四川省重庆市第四次代表大会代表。

罗宏瑜，1992年农工党四川省委常委；1988年农工重医党总支副主任兼组织委员。

蔡汉中，2001年农工重医党总支咨询服务委员。

刘建，2010年农工重医党总支副主委。

袁耿彪，2010年农工重医党总支委员。

张婷，2020年农工重医基层委员会副主委。

表1-2-5 1985—2021年获农工民主党内表彰统计

年份	受表彰的单位或个人	获奖名称	授予单位
2000年	刘建、余聪	中国农工民主党建党70周年先进个人	农工民主党重庆市委员会
2008年	甘秀妮	抗震救灾优秀党员	中国农工民主党中央委员会
2020年	甘秀妮	抗击新冠肺炎疫情先进个人	中国农工民主党中央委员会

二、九三学社

九三学社是一个由高中级知识分子组成的参政党。1993年2月，九三学社重庆医科大学附属二医院直属小组成立，组长为冉隆华；1994年10月，九三学社重庆医科大学附属二医院支社成立，首任主委是冉隆华，现任主委是童瑾。目前支社共有社员46人，其中正高级职称18人，副高级职称17人，中级职称8人。九三学社从中央到地方各级组织中均有支社成员任职。

医院支社一贯注重人才建设，吸引优秀人员加入九三学社。院支社全体社员兢兢业业、任劳任怨、认认真真做好本职工作，都是各科室的业务骨干，部分是学科带头人。如支社王智彪教授主持研制的全国首台具有完全自主知识产权的大型医疗设备——高强度聚焦超声治疗肿瘤系统荣获多项大奖，并出口国外，从而改写了国家大型医疗设备基本依赖进口的历史，九三学社中央发出号召，要求全体社员以王智彪同志为榜样，立足本职，建功立业。

表1-2-6　历届支社主委、支委一览表

任职时间	届次	主委	支委
1993年之前	与儿童医院联合小组	李鼎寰	李鼎寰、陈复仁、冉隆华
1993年2月—1994年10月	附二院直属小组	冉隆华	冉隆华、李鼎环、薛亚梅
1994—1996年	附二院支社(第一届)	冉隆华	冉隆华、薛亚梅、毛思中、但玲
1996—1998年	1996—2001年附二院支社(第二届)	冉隆华	冉隆华、薛亚梅、毛思中、但玲、谢昭鹏、屈谦(1997年增补)、朱代华(2001年增补)
1998—2001年		薛亚梅	
2002—2003年	2002—2005年附二院支社(第三届)	黄爱龙	黄爱龙、谢昭鹏、朱代华、何松、杨竹、陈阳美(2003年11月增补)
2004—2005年		谢昭鹏	
2005—2010年	附二院支社(第四届)	谢昭鹏	谢昭鹏、朱代华、何松、杨竹、陈阳美
2010—2012年	附二院支社(第五届)	谢昭鹏	谢昭鹏、朱代华、陈阳美、何松、冯晓霞、印国兵
2012—2020年	附二院支社(第六届)	陈阳美	冯晓霞、印国兵、孙建明
2020年—	附二院支社(第七届)	童瑾	任建丽、王胜国、彭希、彭旭、陆毅、杨露

表1-2-7　支社社员在九三学社各级组织任职统计

任职时间	姓名	九三学社组织	职位
2002年12月—	王智彪	社中央委员会(第十一至十四届)	委员
1997年4月—2002年4月		社重庆市委(第一届)	委员
2007年12月—	屈谦	社中央委员会(第十二至十四届)	委员
2000年6月—2002年4月		社重庆市委(第一届)	常委(增补)
2002年4月—2007年4月		社重庆市委(第二届)	常委
2007年4月—2017年4月		社重庆市委(第三至四届)	副主委
2017年4月—		社重庆市委(第五届)	主委
2001年11月—2006年11月		社渝中区委(第二届)	主委
2007年12月—	黄爱龙	社中央委员会(第十二至十四届)	委员
2002年4月—2007年4月		社重庆市委(第二届)	常委
2007年4月—		社重庆市委(第三至五届)	副主委
2001年11月—2006年11月		社渝中区委(第二届)	副主委
2006年11月—2011年8月		社渝中区委(第三届)	主委
1997年11月—2001年11月	冉隆华	社渝中区委(第一届)	副主委
2016年6月—	杨竹	社渝中区委(第五届)	主委
2006年11月—2011年8月	谢昭鹏	社渝中区委(第三届)	委员
1995年10月—2013年11月		社重医大委员会(第一至二届)	副主委
1995年10月—2020年10月	陈阳美	社重医大委员会(第一至五届)	委员
2020年10月—		社重医大委员会(第六届)	主委
2020年10月—	童瑾	社重医大委员会(第六届)	委员

表1-2-8　支社及社员受表彰统计

时间	支社或社员	表彰名称	授予单位
1990年	冉隆华	优秀社员	九三学社四川省委 九三学社重庆市委
1999年	九三学社重医附二院支社	先进基层组织	九三学社中央
2005年	九三学社重医附二院支社	先进基层组织	九三学社中央
2005年	王智彪	先进个人	九三学社中央
2007年、2008年、2009年	九三学社重医附二院支社社员	参政议政先进个人	社重庆市委
2005年	黄爱龙	先进个人	九三学社中央
2006年	屈谦	征文表彰二等奖	社重庆市委
2007年、2008年、2009年	黄爱龙	参政议政先进个人	社重庆市委
2010年	九三学社重医附二院支社员	优秀社员	社重庆市委
2020年	黄爱龙	全国抗击新冠疫情先进个人	中国共产党中央委员会 中华人民共和国国务院 中华人民共和国中央军事委员会
	王智彪	全国创新争先奖	中华人民共和国人力资源和社会保障部
	童瑾	新冠疫情防控重庆市巾帼建功标兵	中华全国妇女联合会 国家卫生健康委员会 中央军委政治工作部 九三学社中央委员会 中华人民共和国国务院 中华人民共和国中央军事委员会
	周智	重庆市抗击新冠肺炎疫情先进个人	中共重庆市委
	王胜国	第三批“重庆市学术技术带头人”后备人选	中共重庆市委组织部
2021年	杨竹	重庆英才·名家名师(医学领域)	中共重庆市委组织部 重庆市人力资源和社会保障局
	陈阳美	重庆英才·名家名师(医学领域)	中共重庆市委组织部 重庆市人力资源和社会保障局
	童瑾	中国抗疫医疗专家组组派工作中表现突出个人	国家卫生健康委

三、中国致公党

中国致公党是以归侨、侨眷中的中上层人士和其他有海外关系的代表性人士为主要成员的参政党。1996年,致公党重庆市委与中共重庆医科大学党委决定组建致公党重庆医科大学附二院支部,李钦胜、张玲、严钟德、程明德、周韵芬、宁冰、沈玫棣、乐秀秉、陈明雁、潘正清、李白玉11位的组织关系从1996年5月13日起转出致公党渝中区支部,成立致公党重庆医科大学附二院支部,李钦胜任主委。目前,致公党重医大二支部共有党员29人，其中正高级职称9人，副高级职称11人，中级职称7人。

党内外任职情况如下：

张玲：全国、重庆市政协委员，全国人大代表和致公党重庆市委主委。

刘东方：重庆市渝中区政协委员，重庆市政协委员，重庆市渝中区政协副主席。

表1-2-9 历届致公党支部正、副主委一览表

任职时间	主委	副主委
1996—1999年	李钦胜	/
1999—2003年	张玲	/
2003—2006年	刘东方	/
2006—2009年	刘东方	向鸣
2009—2016年	高建	秦燕
2016—2020年	陈莉芬	李升锦
2020年—	陈莉芬	李攀

四、中国民主同盟

1998年，医院正式成立民盟支部，最初盟员仅苏韵华、刘玉美、陈庆伟、高大中4人。经过二十余年的发展，目前已有盟员18人。陈庆伟、高大中先后当选重医大民盟总支委员及附二院民盟支部主委，陈庆伟当选为重庆市民盟渝中区委委员。陈林为第三任民盟附二院支部主委，民盟重医大总支副主委，民盟重庆市第三届委员会医药卫生委员会委员。柯大智为第四任民盟附二院支部主委，民盟重医大总支副主委，第7届民盟渝中区委委员。近年来，在院校党委及民盟总支的领导下，附二院民盟支部积极开展多项活动，积极参与学校、医院各项建设，参加民盟市委组织的多次调研，积极建言献策，多次获得民盟渝中区委“先进基层组织”称号，多人获得民盟市委、民盟区委“先进盟员”称号，为医院和重庆的建设做出积极的贡献。

五、中国国民党革命委员会

1952年，医院口腔科医生杨越普正式加入中国国民党革命委员会，为医院第一位民革党员。1996年重庆医科大学建立中国国民党革命委员会党支部，1997年升为重医党总支，医院归属重医二支部，刘衍妮任重医支委。2006年，刘衍妮、陈姝当选为民革渝中区第五届委员会委员。2008年民革换届选举，医院陈姝、朱鹏当选为重医支委，医院现有民革党员4人。刘衍妮被民革渝中区委评为“2008年度先进个人”、王敏建荣获民革中央抗疫先进个人表彰、陈镜宇荣获重庆医科大学儿科学院优秀教师称号、陈镜宇被民革渝中区委评为“2020年度先进个人”、李双琼被民革渝中区委评为“2020年度先进个人”。

朱鹏自2015年至今担任重医二支部主委，重医总支委员、副主委，担任第七届、第八届民革渝中区委委员，重庆市民革第五届、第六届代表大会代表，获得“民革渝中区先进个人”“民革渝中区四十周年先进党员”“重庆市民革优秀党员”等荣誉，获得“重庆市汶川地震灾后恢复重建先进个人”和三部委联合表彰“汶

川地震灾后恢复重建全国先进个人”，享受省部级劳模待遇。

六、中国民主促进会

2007年，医院眼科李立，肾内科钟玲加入民进，由于人员较少，未成立单独的支部，属于重医附一院支部，参与有关的组织活动。两位同志都坚决拥护中国共产党的领导，在医院的教学、科研与临床工作中均发挥了积极的作用。

七、中国民主建国会

截至2021年年底有会员1人，罗银灯获2020年“民建重庆市优秀会员”称号。

八、其他统战组织

（一）少数民族联谊会

1989年，重庆医科大学成立少数民族联谊会，同时成立重医二院分会，杨永荷任分会会长，冉海涛、里景瑜任分会副会长，杨永荷、冉海涛同时担任重庆医科大学少数民族联谊会副会长。目前里景瑜任会长。

（二）台胞台属联谊会

1987年，重庆医科大学成立台胞台属联谊会，简称台联，医院肺科张治教授任主席。医院设台联小组。有20多名成员，潘光斌任小组长。1996年4月，重医台联换届，潘光斌任重医第二届台联副主席，医院由潘光斌、杨锡蒂、周海妮负责。2005年重医第三届台联成立，潘光斌继任副主席，肖庆莲任委员。台联主要负责向成员传达党中央有关台湾问题的方针政策，联系台胞台属感情。医院台胞台属联谊会现有会员14人，潘光斌任会长，肖庆莲任副会长。

（三）归国华侨联谊会

1983年，重庆医科大学归侨侨眷联合会成立，游瑞章任主席，副主席为李钦胜、杜其美，蔡汉中等任委员。同时成立重医二院归侨侨眷联合小组，李钦胜任组长，蔡汉中为副组长。1997—1998年，张玲任重医侨联副主席、重医二院侨联分会会长。2004年，周希瑗任重医二院侨联分会会长。近年来在各项政治运动中侨联成员一直和党中央保持一致，积极参加各项公益活动，并在2008年雪灾中捐款捐物。

1996年，重庆市侨界知识分子联谊会成立，医院蔡汉中、王爱农、李钦胜为该会会员。目前侨联分会会长为周希瑗，秘书长为王志毅。

（四）党外知识分子联谊会

重庆党外知识分子联谊会前身为重庆知识分子联谊会，后于2007年3月23日召开成立大会，正式更名为重庆市党外知识分子联谊会，医院任红同志被推选为重庆市党外知识分子联谊会副会长，目前任红同志任重庆市党外知识分子联谊会会长。重庆医科大学党外知识分子联谊会附二院分会现有成员14人，张唯力为重庆医科大学党外知识分子联谊会副会长，兼附二院分会会长。

（五）欧美同学会

2016年，成立重庆医科大学欧美同学会，团结凝聚广大归国留学人员，围绕中心，服务大局，努力成为留学报国人才库、建言献策智囊团、民间外交生力军，为经济社会发展做出了积极贡献。截至2021年年底，欧美同学会有11人，邓忠良为会长，刘作金为秘书长。

第三章 行政机构

篇壹

医院建立之初属教会管理，1926年成立医院董事会，宽仁时期行政机构的设置为董事会下的院长负责制，设院务部、医务部、护理部、总务部。协办宽仁医院时期董事会有正副董事长各1人，董事7人；设院务委员会：正副院长各1人，委员5人，下设办公室、人事室、医务部、护理部、总务部。川东医院时期改部设股，设办公室：主任、秘书、医务干事、病案统计人员；人事股：股长、保卫、宣传、人事干事；总务股：股长、事务主任、审计、出纳、会计、事务员、收费挂号员、炊事员。第四人民医院时期又改股为科，设办公室、人事科、总务科。

1962年划归重医后，随着医院规模的扩大，行政人员逐步增加。1965年设立院务处、医教办公室，撤销护理部纳入医教办公室统一领导，设护理干事2人。“文化大革命”时期，医院行政机构被革委会、工宣队、军宣队取代。1978年，行政机构设院长办公室、二系办公室、人事科、保卫科、医务科、护理部、卫生科、总务科、房管科、学生队。1984年，增设财务科，卫生科改为保健科。1987年，增设设备科、膳食科、基建办公室。1990年，增设科技科、离退休科、改革办公室、病案统计科、营养科、公安科（与保卫科实行一套班子、两块牌子）。1991年，增设公费医疗管理科。1992年，增设学生工作办公室、收费科、监察审计科。1993年，增设政教科、信息科。1995年，增设医院感染管理科。1998年，增设物价办公室。1999年，将政教科更名为宣教科；病案统计科更名为信息、病案统计科；而系办公室更名为教务科；改革办公室更名为经济改革办公室；物价办公室更名为公医、物价办公室；膳食科更名为营养膳食科。2000年，公医、物价办公室更名为医保、物价办公室。2002年，宣教科合并到院长办公室。

2003年，医院升格为副厅级单位，设置了11个副处级职能部门：党委办公室、院长办公室、人事处、医务处、教务处、科研处、护理部、审计处、设备处、财务处、后勤处。2006年，又将医保、物价办公室更名为医保、对外医疗联系办公室和物价科，并再次设立宣教科。2010年1月，党委办公室内设宣教科、离退休科；院长办公室内设信息中心、综合档案科；医务处内设医保办、病案统计科、感染管理科和预防保健科、医疗质量管理科、门诊办公室；教务处内设教务科、学生工作办公室；科研处内设药物临床试验机构办公室、研究生工作办公室、图书馆；人事处内设劳资科；财务处内设经济管理科、物价收费科；后勤（保卫）处内设总务科、房管科、保卫科；党群工团组织内设纪委办公室、工会办公室、团委。2012年11月6日，根据教委及学校要求，成立研究生管理处。2016年6月，监察审计处分设为审计处、监察室。2017年5月，教务处下增设临床技能培训中心。调整后，内设机构个数由12个增至14个，内设机构处级领导职数为25名。

2019年5月，党委办公室增设组织科、统战科，宣教科更名为宣传科；院办公室增设秘书科；人事处增设专技科；医务处增设对外联系办公室，将物价收费科拆分为物价科和收费科，物价科设置在医务处；科研处增设药物临床试验机构办公室；护理部增设护理质量管理科；教务处增设重庆医科大学第二临床学院第一学生工作办公室，原学生工作办公室更名为重庆医科大学第二临床学院第二学生工作办公室；研究生处增设继续教育科；设备处物资办公室更名为医学装备科；财务处增设招投标办公室、会计科，原物价收费科拆分的收费科设置在财务处。2020年3月，医院内设机构由14个增至17个，即党委办公室、院办公室、医务处、教务处、科研处、护理部、医保办公室、人事处、财务处、设备物资处、后勤管理处（保卫处）、审计处、纪检室、研究生管理处、继续教育科、信息中心、江南院区管理办公室，处级领导职数由25名增加至35名。

表1-3-1 历任院长、副院长名录

任职时间	医院名称	院长（负责人）	副院长
1892—1916年	重庆综合医院（宽仁医院）	马加里	/
1916年		C.W.弗雷曼	/
1922—1924年	中国塞瑞叩斯综合医院（宽仁医院）	戈登.霍普	/
1924—1925年		沙顿	/
1925—1938年		马克思·金初锐	/
1927年，1931—1937年		李之郁	/
1939—1941年	重庆卫理公会联合医院（宽仁医院）	曾定夫	/
1941—1949年		锐璞	陈文贵（1945—1949年）
1949年		卓伟	/
1950年7月—1950年12月	川东协办宽仁医院	彭运煊（1951年6月正式下文）	刘淇
1951年1月—1951年6月	川东医院	刘淇、彭运煊（第二院长）	李志超（1951年6月）
1951年7月—1952年9月		彭运煊	/
1952年9月—1953年9月	四川省川东人民医院	彭运煊	/
1953年12月—1954年4月		彭运煊、陈江（第二院长）	/
1954年4月—1955年2月		彭运煊	翟景龙
1955年2月—1955年8月	重庆市第四人民医院	彭运煊、翟景龙（第二院长）	/
1955年9月—1956年3月		彭运煊、翟景龙（第二院长）	王庆文
1956年4月—1956年9月		彭运煊	王庆文
1956年9月—1957年2月		吕钟灵、彭运煊（第二院长）	王庆文

续表

任职时间	医院名称	院长(负责人)	副院长
1957年3月—1958年3月	重庆市第四人民医院	吕钟灵、彭运煊(第二院长)	孙乃
1958年5月		吕钟灵、彭运煊(第二院长)	王领(1959年8月—1962年)
1961年1月—1962年8月		吕钟灵、彭运煊(1961年1月—1961年4月)	刘华(1961年5月—1962年8月)
1962年9月	重庆医学院附属第二医院	吕钟灵	刘华
1963—1978年		刘华(无从考证)	王鸣歧(1963年9月—1972年)
1978年7月—1985年2月		徐葆元	高树仁(1978年7月—1983年)、卢克明(1978年7月—?)、吕钟灵(1978年7月—1982年)、韦学禹(1978年7月—1979年8月)、石良成(1978年7月—1983年)、戴钟英(1981年5月—1983年)、陶斯林(1981年5月—1983年)、龙光文(1983—1985年)、张道铸(1983年11月—?)
1985年2月—1986年7月	重庆医科大学附属第二医院	张定凤	张道铸、龙光文(1985年2月—1986年7月)、刘来有(1985年5月—1986年7月)、周言中(1985年4月—1986年7月)、贺正才(1985年5月—1986年7月)
1986年7月—1987年2月		/	张道铸(主持工作)、刘来有、龙光文、周言中、贺正才(1986年7月—1987年2月)
1987年2月—1988年12月		张道铸	贺正才、刘来有
1988年12月—1999年5月		贺正才	陈代碧(1989年1月—1993年5月)、刘来有(1988年12月—1993年2月)、龙光文(1989年1月—1993年5月)、王志刚(1989年1月—1999年5月)、周言中(?—1989年1月)、吴小翎(1993年5月—1999年3月)、张凯(1993年5月—1999年5月)、屈谦(1997年9月—1998年3月)
1999年5月—2020年10月		任红	吴家廉(1999年5月—2006年4月)、张玲(1999年5月—2012年9月)、刘继智(1999年5月—2018年12月)、梅浙川(2006年4月—2020年10月)、左国庆(2006年4月—2012年5月)、王大刚(2012年5月—2020年10月)、邓忠良(2012年5月—2020年10月)、胡鹏(2020年4月—2020年10月)
2020年10月—		赵晓东	王大刚、梅浙川、邓忠良、胡鹏

第一节　院办公室

院办公室作为医院的枢纽和核心，负责拟订医院的中长期发展规划和工作总结、计划，是行政机构的核心部门；负责接待和安排各类大型的检查、访问和考察的上级组织、团体和个人；负责组织召开院长办公会，院、处领导每周工作会，院周会以及各类专题会等核心重大会议，对决议进行追踪督办，履行上传下达的职能，对医院重大事务进行督办，提高决策实施能力，打造医院办公自动化系统，负责保障医疗、教学、科研等公务用车，承担120急救任务，负责每年年鉴的编撰，医院规章制度的修订，信访接待，电子信息简报的制作，文秘档案工作，各类总结撰写、文印、会议室管理等事务，负责管理医院行政用章。

宽仁医院时期，医院属教会董事会管理。1950年，教会与川东行署达成协议，医院改称川东协办宽仁医院。同年，医院成立川东协办宽仁医院院务办公室，为当时医院最高行政机构院务委员会的办事机构。院务办公室负责组织工作计划、规划、总结及收发文件、文书档案、管理和接待来访等事务管理。院务办公室主任为李志超，秘书为范培书，文书为余德玉，干事为赵宗光。1951年7月，党支部书记张希学兼任办公室主任，主要负责医疗和一般行政事务。1960年，陈立先任办公室副主任。1963年，江孝达任办公室主任，罗玉华和陈立先任副主任。1965年，更名为医教办公室，王鸣歧副院长兼任医教办公室主任，江孝达、刘来有、罗玉华任副主任。“文化大革命”期间，医院成立了革命委员会办公室，刘来有任办公室副主任。1976年，恢复院长办公室，办公室主任仍由刘来有担当，直到1985年，范太模任办公室主任。1993—1999年，刘继智任办公室主任，扈凤云任副主任。2000年，马萨、潘光斌、杨竹、王波、余平、曾燕等先后任办公室主任和副主任。2003年后，院长办公室仅设副主任，仍为副处级，兼管医院收发室、档案室、打印室、车队、信息、文秘、接待和总值班等工作。2010年，胡怀东任办公室副主任，2017年任办公室主任（正处级），2021年10月调任重庆市人民医院任副院长。2020年12月，廖于任院办副主任。2021年10月，经医院党委会同意，由设备处副处长黄毅主持代管院办工作。

表1-3-2　院办公室历任负责人名录

任职时间	主任（科级）	副主任（副科级）
1950年—1951年7月	李志超	/
1951年7月—1960年	张希学	/
1960—1963年	陈立先	/
1963—1965年	江孝达	陈立先、刘来有
1965—1966年	王鸣歧	江孝达、刘来有、罗玉华
1966—1978年	陈立先	刘来有
1978—1985年	刘来有	史珊（1982—1984年）、 范太模（1984—1985年）
1985—1993年	范太模	/
1993—1999年	刘继智	扈凤云

续表

任职时间	主任(科级)	副主任(副科级)
2000—2003年	马萨	扈风云(2000—2001年)、 潘光斌(2001—2003年)、 余平(2001—2003年)
任职时间	主任(处级)	副主任(副处级)
2003年12月—2006年1月	/	杨竹(主持工作)、王波
2006年1月—2007年5月	/	王波
2007年5月—2010年9月	/	余平、曾燕(2009年11月—2010年9月)
2010年9月—2015年5月	/	曾燕
2015年5月—2017年12月	/	胡怀东(主持工作)、 曾燕(2015年5月—2016年12月)
2017年12月—2021年10月	胡怀东	廖于(2020年12月—2021年10月)
2021年10月—	/	黄毅(设备处副处长代管院办工作)、廖于

表1-3-3　第7党支部(院办信息中心党支部)历届委员会名录

任职时间	书记	委员
2019年3月—2021年10月	胡怀东	范可、黄娟
2021年11月—	黄毅	范可、黄娟

一、综合档案室

综合档案室是院办公室的下属科室，全面贯彻落实国家档案工作政策和法规，以及重庆市相关档案工作要求，负责医院文书、财会、审计、基建、声像、设备仪器、荣誉及其他专项档案等的统一管理工作。

2010年1月26日，经重庆医科大学校长办公会研究同意，成立医院院办综合档案科，负责管理综合档案室及综合档案库房。档案库房2018年以前在蓝盾楼5楼，2018年12月搬迁到渝中院区综合楼15楼。2021年全面搬迁至江南院区科教楼四楼综合档案库房。

2019年，综合档案科全面启动档案电子化工作，2020年11月底，完成医院1935—2019年共84年的文书档案、照片档案、实物档案等的电子化工作。对档案查询管理系统进行提档升级，医院档案正式进入E时代。

表1-3-4　综合档案室历任负责人名录

任职时间	科长	副科长
2013年1月—2015年9月	/	李春莉
2015年9月—2019年2月	李春莉	/
2018年8月—	/	范可

二、秘书科

秘书科是院办公室下属科室，主要负责各类重要文件的草拟；起草或拟定领导的重要讲话稿或PPT等；组织拟定医院综合性规章制度；安排各种行政会议，形成会议纪要，并督办落实院长办公会等重要会议的各项决议；组织拟定医院全年的重点工作，并制定重点工作进度表，督促各部门按照年初制订的计划推进各项重点工作，定期向院领导汇报；组织分解重庆市卫生健康委、重庆医科大学下达的目标任务，并督促各部门完成上级部门下达的各项目标任务；收集、整理全院各项规章制度、工作流程，形成全院制度汇编；等等。

2019年5月10日，经中共重庆医科大学附属第二医院委员会批准，在院办公室下增设秘书科。

表1-3-5　秘书科历任负责人名录

任职时间	科长	副科长
2019年8月—10月	/	吴明珍
2019年10月—	吴明珍	/

三、信息中心

信息中心主要负责全院信息化建设、信息系统维护及信息资源管理工作；负责全院计算机网络建设及维护工作，制定和落实医院计算机网络与信息管理的有关规定和制度，保证医院信息系统的正常运行；根据医院建设和发展的需求，协助院领导具体制定医院信息化建设的中长期规划和年度工作计划，并具体实施；协助、监督和指导相关科室加强对医院重要数据的管理，保证医院信息资源的完整、准确和安全。

1998年医院组建计算机室，隶属院办公室，医院开始使用重庆方联公司的单机版收费系统及病案系统。1999年成立网络中心，收费系统扩展到门诊收费、出入院结账。2002年机房改造，医院收费系统与重庆市医保中心联网，并组建医院局域网。2007年，先后上线医院HIS、检验科LIS、血库管理以及病案管理系统，体检管理系统。2008年4月，网络中心更名为信息中心，同年8月，信息中心独立设科，隶属院办公室。2008—2010年，医院先后上线了OA、重庆城市一卡通、医保预警系统、全结构化电子病历系统、预约挂号系统等。

2011—2015年，医院RIS系统、护理病历、临床路径系统、手术麻醉临床信息系统、不良事件上报系统、医院感染管理监控系统、输血管理系统、远程心电系统、门诊电子病历、供应室追溯管理系统成功上线并稳定运行。

2016—2020年，完成医院微信平台建设，银医自助系统成功上线。按照三级等保要求和机房建设相关标准，建设中心机房。医院信息化建设一院两区改造，实现跨院区转区、检查、检验无缝对接。移动护理系统在江南院区上线；建设自动采血流水线+分拣系统+检验流水线，全面实现取号、绑管、输送、分拣的自动化；自主研发的输血系统上线。改造门诊医生工作站，全面实现了以电子病历为中心的门诊电子申请单。初步建成临床数据中心，实现患者360视图为临床医务人员提供病人历次门诊、住院、体检、医技检查检验信息。

2021年,全院检查预约系统、无线移动护理系统、互联网医院成功上线,全院住院医生站改造完成。

表1-3-6　信息中心历任负责人名录

任职时间	主任	副主任
2007年8月—2010年9月	余平	魏世荣(2007年8月—2008年12月)、屈健宁(2008年4月—2010年9月)
2010年9月—2013年1月	/	屈健宁(主持工作)
2013年1月—2017年1月	屈健宁	黄小明(2016年12月—2017年1月)
2017年1月—2019年10月	/	黄小明、王浩(2018年8月—2019年10月)
2019年10月—	黄小明	王浩

第二节　人事处

人事处在院党委和行政领导下,认真贯彻落实上级部门的方针政策和医院的发展规划,聚焦医教研主业,紧扣学科发展需要,承担全院人力资源的规划、配置、实施和调控等工作,通过不断健全人才“引育用留”机制,充分发挥岗位职称等杠杆作用,为推进医院全方位、高质量、可持续发展提供坚实的人力资源保障和人才队伍支撑。

宽仁医院时期的人事工作属教会董事会负责,工作人员由院长聘任。解放初,协办宽仁医院时期,人事工作归院务管理委员会负责,下设人事室,设主任1人(兼统计室主任)。1951年川东医院时期,设人事股,万长文任人事股长。20世纪60年代初期,人事股更名为人事科,主要负责劳资、人员调配、院内人员统计等工作。“文化大革命”期间一段时期,人事科与党务、保卫合并,称政工科,设置一名副科长专管人事工作。自改革开放特别是1979年全国卫生系统专业技术职称评审工作恢复以后,人事科各项工作逐步得到理顺和加强。1997年重庆直辖,人事科顺利完成医院隶属关系的划转和移交;2001年,完成医院编制床位扩增至805张的报批;2003年年底,医院升级为副厅级单位,人事处相应升级为处级机构。2010年1月,人事处下设劳资科;同年启动实施“新一轮人才工程”等项目,2017年该项目获评“重庆市市级精品人才项目”称号。2019年1月,医院申报成为全市首批编制备案制试点单位,为“一院两区”人才引进、培养奠定坚实基础。2019年5月,人事处增设专技科,相继启动实施“宽仁英才”、“宽仁临床重点学科”、“宽仁之翼”出国(境)留学支持项目、医院引进高层次人才实施办法(2021—2025)等多个人才培养引进项目,大力推进博士后倍增计划。2021年12月,为适应新的工作要求,增设人才科。截至2021年,人事处下设劳资科、专技科、人才科3个科室。

表1-3-7 人事处历任负责人名录

任职时间	股长	副股长
1950—1953年	万长文	/
1953—1954年	田树文	/
1954—1958年	吴静	/
1958年7月—1960年10月	戴正义	/
任职时间	科长	副科长
1960年11月—1978年6月	/	刘豫芳
1978年7月—1989年10月	刘豫芳	/
1989年10月—1993年6月	/	彭隐平
1993年6月—1999年4月	彭隐平	曹大文
1999年5月—2003年11月	曹大文	/
任职时间	处长	副处长
2003年12月—2009年11月	/	曹大文(主持工作)
2009年12月—2010年9月	/	曹大文(主持工作)、董其勇
2010年9月—2017年12月	/	余平(主持工作)、董其勇(2010年9月—2016年12月)
2017年12月—	余平	陈歆(2020年12月—)

表1-3-8 第8党支部(人事处党支部)委员会名录

任职时间	书记	副书记	委员
2019年3月—	/	李莉	颜明金、魏南田

一、劳资科

劳资科隶属于人事处,成立于2010年1月,2014年3月经医院党政联席会决定任命李莉同志为劳资科副科长,2016年8月李莉同志提任为科长。因工作需要,2018年3月,经医院党委会研究决定,任命颜明金同志为劳资科副科长。2019年8月,因轮岗需要,李莉同志调整到专技科,2021年5月颜明金同志提任为劳资科科长。

劳资科主要负责职工日常管理和考核。在人事处的领导下,秉着科学合理的人员进出原则、一丝不苟的薪酬福利发放原则,具体负责全院在职职工和离退休职工的薪酬福利待遇的核算与发放、在职职工五险一金的核算与管理、职工的招录和考察、职工的考勤和劳动纪律管理、工勤人员的考工定级、职工流动手续的办理(含离退休、病退、辞职、调动等)、职工的工伤申报及鉴定等工作。

二、专技科

专技科隶属于人事处,成立于2019年4月,经医院党委会研究决定,2019年8月李莉轮岗到专技科任职科长，因工作需要，2019年10月任命魏南田为副科长，2022年3月魏南田调整到人才科科长岗位。

专技科主要负责全院专业技术人员职务晋升和管理。在人事处的领导下，秉着全心全意为专业技术人员服务的原则，具体负责全院专业技术人才队伍建设的规划、配置和调整，以及专业技术人员的职称资格考试、职称晋升、考评以及岗位晋升、聘任等管理工作，努力挖掘出每名专业技术人员的特长，做到人岗相适、人尽其用。

截至2021年年底，全院共计专业技术人员4318名，其中正高级职称人员158名，副高级职称人员262名，中级人员714名，初级人员1446名。

三、人才科

人才科隶属于人事处，成立于2021年12月。2022年3月，经医院党委会研究，魏南田任命为科长。

人才科主要负责全院人才管理工作。在人事处的领导下，秉着人才强院的原则，具体负责全院高端人才引进、人才项目申报、专家服务等工作，制定医院人才队伍建设规划和配套政策，落实医院各类人才支持计划的实施，制定和宣传医院高端人才引进政策，建设完善人才和专家信息库，组织和参加海内外各类高端人才招聘活动，开展高层次人才和高水平团队的洽谈和引进，积极推荐各类人才申报各类层次的项目，做好各级各类高级专家的服务工作，制定医院人才队伍建设规划和配套政策。

截至2021年年底，医院拥有包含“百千万人才工程”国家级人才、国家“杰青”获得者、享受国务院政府特殊津贴专家、专业技术二级岗专家、教育部“长江学者创新团队与发展计划”团队带头人、教育部跨世纪优秀人才、国家人社局及卫健委有突出贡献中青年专家、全国卫生系统先进工作者、全国名中医等一批学术技术造诣高、临床经验丰富的知名专家，另有博士学位者共计550余人。

第三节　医务处

医务处负责全院的医疗管理和医务行政工作，对医务人员进行医疗行为、医疗技术、医疗过程等开展全方位的管理，优化医疗流程，落实国家政策、规章制度，维持正常医疗秩序，保障医疗质量和安全。

1950年，西南军政委员会批准成立医务部，管理全院医疗工作；1964年更名为医教办，1965年更名为医教处，1978年更名为医务科。2003年年底医院升级为副厅级单位，医务科也相应升级为医务处。2004年，医院进行管理机构调整，预防保健科、病案统计科、体检中心、医院感染管理科、医疗保险管理办公室由医务处管理。2010年，门诊办公室归医务处管理。2010年，设立医疗质量管理科，由医务处管理。2019年，物价科由财务处划归医务处管理。医院为进一步规范医院人体器官捐献和获取相关工作，成立人体器官捐献领导工作小组，并下设OPO办公室，OPO办公室挂靠在医务处。2021年4月6日，经党委会讨论通过，由里景瑜担任OPO办公室负责人。

截至2021年，医务处下设医疗质量管理科、医患关系办公室、病案统计科、物价科、医保办公室、对外联系办公室、门诊办公室、预防保健科、医院感染管理科，OPO办公室、体检中心挂靠在医务处。

表1-3-9 医务处历任负责人名录

任职时间	科长	副科长
1945年—1949年12月	陈文贵	/
1949年12月—1950年7月	彭运煊	/
1950年	俞恩梅	/
1978年7月—1982年	陈立先	/
1982—1984年	/	杜神贵
1984—1985年	张福海	刘长安
1985—1989年	王志刚	/
1989年—1997年12月	贺光国	/
1989年9月—2004年1月	/	吴曙安
1999年—2003年12月	左国庆	/
任职时间	**处长**	**副处长**
2003年12月—2006年	/	左国庆（主持工作）
2006年—2015年12月	/	刘苏（主持工作）、 曾晓华（2007年6月—2008年7月）、 张桂蓉（2013年1月—2015年12月）、 张荣贵（2015年7月—2015年12月）、
2016年1月—2021年1月	/	张荣贵（主持工作）、张桂蓉、 沈毅（2018年12月—2020年12月）
2021年2月—	张荣贵	张桂蓉、阳文琳

表1-3-10 第6党支部（医务处党支部）委员会名录

任职时间	书记	副书记	委员
2019年3月— （医务护理党支部）	张荣贵	甘秀妮	陈志美、沈毅、吴玲、里景瑜、周小兰

表1-3-11 历年获省部级及以上荣誉统计

年份	受表彰的单位或个人	获奖名称	授予单位
2017年	重庆医科大学附属第二医院	2016年度全国医疗服务价格和成本监测与研究网络先进机构	国家卫生计生委财务司
	石磊	2016年度全国医疗服务价格和成本监测与研究网络先进个人	国家卫生计生委财务司
2019年	重庆医科大学附属第二医院	医联体工作案例被推选为教育部第二届省属高校精准扶贫精准脱贫31个典型项目之一	教育部
2020年	重庆医科大学附属第二医院	医联体工作案例获评中国现代医院管理典型案例	国家卫生健康委能力建设和继续教育中心
		医联体工作案例获评2020年度改善医疗服务行动计划“全国医院擂台赛”西南赛区优秀案例	国家卫生健康委员会医政医管局、健康界

一、医疗质量管理科

医疗质量管理科负责组织医院的医疗质量管理工作，负责医疗质量管理体系的建立、实施、完善，制定医疗质量管理计划、目标、规定和措施，负责医疗质量的日常监控，深入临床医技科室进行检查和考核以及进行分析、评价和奖惩。

2010年，成立医疗质量管理科，不断完善和优化医疗质量安全质控指标体系，加强依法执业管理，促进医疗质量持续改进、专科建设、新技术不断发展，确保合理诊疗和医疗质量安全。

表1-3-12　医疗质量管理科历任负责人名录

任职时间	科长	副科长
2010年8月—2018年12月	沈毅	刘仪（2017年12月—2018年12月）
2018年12月—2021年6月	/	刘仪
2021年6月—	/	韩昕晶

二、医患关系办公室

医患关系办公室负责医院医疗投诉/纠纷事件的医患沟通、调查处理和医疗风险管理工作；组织相关部门做好医疗风险的识别、登记、评估、防范等工作；配合医学会等部门相关事宜；加强医疗不良事件管理；应急管理。

2004年，医院医务处医患关系办公室成立，与医院感染管理科合署办公。2012年10月，医患关系办公室与感染管理科分开。

表1-3-13　医患关系办公室历任负责人名录

任职时间	主任	副主任
2004年1月—2008年2月	吴曙安	/
2012年10月—	赖世平	唐廷金（2018年8月—　）

三、医院感染管理科

医院感染管理科负责医院感染预防与控制工作，根据国家和本地区卫生行政部门有关医院感染法律法规、政策、规章、规范，制定医院感染防控制度，指导、监督、评价各科室执行情况。主要涉及医院感染病例、多重耐药菌、手卫生、消毒隔离、环境卫生学、“三管”、手术部位、职业暴露、医疗废物督导、医院感染（疑似）暴发等监测和管理，防止医院感染流行或暴发，会同相关职能部门对医务人员进行感控知识培训和考核，与检验科和药学部联合发布细菌耐药情况，便于临床抗生素选用。新冠肺炎发生以来，还负责新冠疫情防控指导及培训工作。

医院感染管理科成立于1989年，与保健科合署办公、1995年8月独立成科，2003年12月因医院机构调整医院感染管理科未独立成科，其职责先后由预防保健科和医患关系办公室承担。2012年10月医院感染管理科重新独立成科，同年成立医院感染管理委员会。

在历任科长的开拓和管理下，健全了组织架构，完善了组织体系，医务人员感控意识和能力明显提升，截至2021年，未发生重大感染事件。近年来，医院感染管理发展迅速，由院长担任感控委员会主任委员，感染管理提至前所未有的高度，同时面临诸多挑战，加快推进感染管理和信息化建设，2019年10月创建了"宽仁感控"微信公众平台，2020年2月"宽仁感控"成为重庆市卫生健康委医院感控培训公众号，2021年环境卫生学监测信息化，成为国家感染管理监测哨点单位。多次参与国家疾控中心标准审核、国务院联防联控机制及市级新冠疫情防控指导、医疗机构等级评审等工作，医院感染防控水平再次迈上新台阶。

表1-3-14 医院感染管理科历任负责人名录

任职时间	科长	副科长
1989年—2000年8月	杜神贵	梁永霓
1995年8月—2001年8月	梁永霓	赖世平（1997年9月—2001年8月）
2001年9月—2003年12月	赖世平	/
2004年1月—2005年8月	张桂蓉	/
2005年8月—2007年8月	吴曙安	/
2007年8月—2010年8月	/	沈毅
2010年8月—2012年10月	赖世平	/
2012年4月—2015年9月	/	郭渊
2015年10月—2018年8月	郭渊	/
2018年8月—	/	陈志美

四、医保办公室

医保办公室是针对重庆市参保患者和异地就医患者来医院就诊进行医保管理的职能部门，全面承担了医保政策的宣传、落实和管理、费用结算、费用审核、门诊慢特病管理、基金监管、药品耗材集采、支付方式改革等，同时承担了卫健部门负责的干保所相关工作职责，以及人社部门负责的工伤保险相关工作职责。医保办是对外联系患者、对内联系各科室医务人员的重要平台，是医院与医保经办机构加强联系的纽带。

2000年9月，公医、物价办公室更名为医保、物价办公室。2006年8月，医院为开拓医疗市场成立对外联系办公室，挂靠在医保办，原医保、物价办公室更名为医保、对外医疗联系办公室，物价归属于财务处，主要负责医保、工伤、生育、离休、新农合、居民医保病人管理、社区医疗、对外医疗联系、宣传等工作。2015年9月，医院为加大对外医疗联系工作力度，增设一名医保办公室副主任专门负责对外合作工作。2019年4月，成立对外联系办公室，对外医疗联系职能从医保办公室剥离。

2008年，由于医保管理工作成绩突出，被重庆市医疗保险管理中心评为"先进单位"。2016—2017年度，被评为全国医院医疗保险服务规范先进单位。2020年，成为重庆市医保服务站建设示范单位。2021年，成为重庆市首批启动DRG实际付费的试点单位，成为全国医疗保障定点医疗机构示范点创建单位。

表1-3-15　医保办公室历任负责人名录

任职时间	主任	副主任
2006年8月—2019年1月	张冬玲	/
2015年9月—2019年8月	/	吴佳玲
2017年10月—2019年1月	/	吴玲
2019年1月—2021年4月	/	吴玲（主持工作）
2021年5月—	吴玲	/

五、对外联系办公室

对外联系办公室主要负责脱贫攻坚、乡村振兴、援藏、医联体建设、对口支援、分级诊疗、双向转诊、干部保健、对外医疗合作等工作，完成院领导交办的其他各项工作。2006年8月，医院成立对外联系办公室，挂靠在医保办，主要负责对外医疗联系、市场拓展等工作。2015年9月设专职副主任，负责对外合作工作，包括医联体建设、对口支援、分级诊疗、双向转诊、干部保健、对外医疗合作等工作。2019年4月成立医务处对外联系办公室。2019年8月，工作职能从医保办剥离。

表1-3-16　对外联系办公室历任负责人名录

任职时间	主任	副主任
2006年8月—2019年1月	张冬玲（挂靠在医保办公室）	/
2015年9月—2019年8月	/	吴佳玲（挂靠在医保办公室）
2019年8月—10月	/	吴佳玲（独立成科）
2019年10月—	吴佳玲	陈涛（2021年7月—　）

六、预防保健科

预防保健科承担着包括职工保健及健康体检、职工及离休干部医保管理、传染病与食源性疾病监测报告管理、慢性非传染性疾病监测报告管理、死因监测报告管理、辐射安全管理、健康教育、计划生育、爱国卫生与控烟等工作职责。

1976年4月，重庆医学院革委会发文成立重医附二院卫生科，负责职工医疗保健、健康体检、预防接种、计划生育、爱国卫生、公费医疗管理、传染病疫情报告等工作。1984年，更名为保健科。1989年3月，更名为预防保健科，增加围产保健、社区医疗保健、健康教育、死因监测等工作。2000年，增加儿童保健、职工基本医疗保险管理、辐射安全管理工作。2004年，预防保健科与保健体检中心合并为保健体检中心。2007年，保健体检中心划分为预防保健科与体检中心。2016年12月，根据国家推动公共卫生下沉社区的文件要求，预防保健科不再承担计划免疫接种和儿童保健工作。2019年年底，新冠肺炎疫情暴发，预防保健科负责新冠肺炎确诊、疑似病例监测，确保及时准确上报。2021年，为院内职工和社区群众接种新冠疫苗，高效、有序、安全完成任务。

预防保健科认真履行公卫职责，切实保障职工健康权益、维护医院安全洁净环境、加强突发公共卫生事件处置能力、提升医院公共卫生服务水平。连续多年荣获两辖区“传染病防治工作优秀单位”“性病艾滋病防治工作优秀单位”“结核病防治工作优秀单位”“健康教育与健康促进工作优秀单位”“慢性非传染性疾病防治工作优秀单位”。

表1-3-17 预防保健科历任负责人名录

任职时间	科长	副科长
1976年4月—1978年6月	杨永荷	/
1978年7月—1984年3月	张福海	/
1984年3月—1989年3月	杜神贵	/
1989年3月—2000年7月	杜神贵	梁泳霓
2000年8月—2003年12月	徐明祺	/
2004年1月—2007年7月	张桂蓉	杨富碧（分管体检）
2007年7月—2018年7月	徐惠	/
2017年11月—2021年5月	/	苏琼（主持工作）、 郭渊（2018年8月—2021年5月）
2021年5月—	苏琼	郭渊

七、门诊办公室

门诊办公室全面负责医院门诊工作，不断优化就医流程，严把门诊医疗质量与安全关，确保门诊工作有序开展。主要工作包括：预检分诊与咨询，号源管理，诊间管理，医生出诊管理，门诊质量考核，门诊投诉处理；以及门诊病历查询及打印、医院诊断证明核对及盖章、麻醉病例卡办理及管理、失物招领、门诊区域标识标牌更新等日常事务。

宽仁医院时期门诊工作归医务部管理。川东医院时期设立门诊部。1955年门诊部成员共19人。门诊部常规负责管理各临床科室的门诊诊疗、门诊注射室、留察室及协助管理收费科、门诊药房等工作。1987年起，急诊科独立管理，收费科、门诊药房分属财务科和药剂科管辖，门诊部更名为门诊办公室，仍负责管理门诊日常诊疗及门诊注射室的管理工作。1998年，门诊先后设立中心抽血室和导医组，归属门诊办公室管理。2007年3月，门诊注射室移交急诊科管理。2009年10月，门诊办公室归属医务处管理。2019年3月，按照院党委统一部署，成立第37党支部（门诊支部）。

表1-3-18　门诊办公室历任负责人名录

任职时间	主任	副主任
1955—1972年	熊学慧	/
1972—1978年	张佑华	江孝达(1974年)
1978—1982年	江孝达	/
1982—1984年	陈立先	陈先达
1984—1991年	陈先达	张元贵
1991—1997年	雷伟华	/
1997—1999年	庞国荣	/
1999—2000年	李泽跃	/
2000年—2007年8月	魏安宁	/
2007年8月—2008年12月	/	李小平
2008年12月—2014年3月	李小平	/
2014年3月—2016年8月	张桂蓉	阳文琳
2016年8月—2021年5月	阳文琳	/
2021年5月—	朱懿	/

表1-3-19　第37党支部(门诊党支部)委员会名录

任职时间	书记	委员
2019年3月—	阳文琳	李玉兰、李生陆

八、物价科

物价科职能是依据和遵照相关法律法规及政策，对医疗机构价格行为进行内部管理。根据政策价格变动及时调整医院内部价格标准，对医疗服务项目、药品及医用耗材价格进行公示；熟悉各价格项目内涵，参与相关部门对医疗服务项目成本测算，提出改进管理、降本增效的建议和措施；参与招标采购和价格谈判以及新技术、新疗法在进院前的收费论证审核；对医疗机构新增医疗服务价格项目进行成本测算和价格审核，提出价格建议，并按照规定程序报批；指导临床医技科室正确执行物价政策；定期对门(急)诊、住院患者费用执行情况进行抽查，并将结果反馈科室，对不规范收费行为及时纠正；定期调研并组织相关业务科室讨论医疗机构价格管理存在的实际问题，并提出建议；对兼职物价人员进行指导、培训；接待临床物价政策咨询，处理物价相关投诉，配合相关部门开展医疗服务价格检查。

1998年，医院设置物价办公室，负责对外公费医疗管理和物价管理工作，办公室由周卫负责。1999年8月，更名为公医、物价办公室。2000年9月，公医、物价办公室更名为医保、物价办公室。2006年7月，根据卫生部要求，将物价管理工作交财务处。2007年8月，医院成立财务处物价收费科。2019年8月，物价科划归医务处，更名为医务处物价科。

表1-3-20 物价科历任负责人名录

任职时间	科长	副科长
1998年9月—2000年9月	/	周卫(负责)
1999年8月—2006年9月	张冬玲	/
2007年8月—2015年9月	/	赵中莲(主持工作)、余戎
2015年9月—2019年8月	余戎(分管收费)	袁顺琼(分管物价)
2019年8月—2021年5月	/	袁顺琼(独立成科)
2021年5月—	袁顺琼	/

九、病案统计科

病案统计科负责执行国家有关法规标准,准确及时上报各类数据。负责病案及医疗数据收集、加工、服务等,进行各类数据分析,为医院管理决策提供依据。参与相关教研工作及信息化建设。

1949年设立病案室,隶属医务科;1990年独立成科,由业务院长管理;2004年下属医务处。1987年启用计算机;1990年采用病案管理软件;2009年实施电子病历;2015年对1980年以来住院纸质病历数字化,同年,率先对病案首页数据全质控,形成完善质控体系;2021年纸质病案由专业档案公司管理。

自1983年起承担教学工作,曾参编卫生部规划教材3本,主编重医教材1本,参编其他专业书籍多本。

表1-3-21 病案统计科历任负责人名录

任职时间	科长	副科长
1990—1999年	马萨	石磊
1999—2002年	刘运建	石磊
2002年—2017年10月	石磊	/
2017年10月—2021年4月	/	周小兰
2021年5月—	周小兰	/
2021年7月—	/	王玉廷

十、健康管理中心

健康管理中心负责开展健康体检及健康管理工作,组织实施各企事业团队及个人健康体检,省部级、厅局级干部健康体检,公务员及事业单位工作人员招录体检,其他入职招工体检,各类入学体检,资格准入体检等。与各临床医技科室沟通协调,全面负责健康体检的质量与安全,维护检后就诊绿色通道。针对超重、肥胖、高血脂、高血压、高血糖、脂肪肝等慢病高风险人群及慢病人群开展以饮食、运动干预、健康监测、健康宣教为主的健康管理。

1996年8月,医院在重庆率先尝试与投资商合办健康体检中心,医院杨富碧作为院方代表参与管理,工作人员有13人,主要负责单位和个人健康体检。2000年,收回由医院自己经营,杨富碧任主任。2004年,与保健科合并成立保健体检中心，张桂蓉任主任，杨富碧任副主任。2007年，保健与体检分开，分别成立保健科和体检中心，体检中心由张桂蓉教授任主任，杨富碧及吴曙安先后任副主任。2014年，再次与投资方合作经营体检中心，医院齐晓娅、许国琼作为院方代表参与管理，齐晓娅任医疗主任、许国琼任护士长。2016年3月，迁址于高盛创富中心B栋5~6楼。2016年6月，收回由医院自己经营，梅英任主任。2018年3月，更名为健康管理中心。2019年1月，江南院区健康管理中心开业，截至2021年仍由梅英任主任。

健康管理中心设有渝中和江南两个院区，面积达9000余m²。中心为独立场所，实现医检分离，内部装修温馨，区域设置合理，设备齐全，独立拥有高端进口低剂量64排螺旋CT、高端进口DR机、高端进口彩色超声仪、全身骨密度扫描仪、肺功能仪、全自动生化仪、经颅多普勒仪、人体成分分析仪、眼底照相仪、心电图机、五官口腔综合治疗台、体适能健康评估仪等全套专用体检设备，设有内科、外科、妇科、眼科、耳鼻咽喉科、口腔科、心电图、放射科、超声科等多个临床检查室。实现检前、检中、检后全流程信息化管理，为体检结果的科学准确提供了保障。

截至2021年，健康管理中心是重庆市省部级、厅局级干部，重庆市正高级职称专业技术人员，重庆市公务员体检定点医院之一，是医院重点发展对象。坚持以健康医学学科建设为发展方向，高度重视自身医疗人才队伍建设，拥有一大批医学博士后、博士、硕士等各专科领域专家，注重人才专业化培养，拥有国家级健康管理师、注册营养师、运动处方师、心理治疗师等，致力于健康体检、健康风险评估和健康管理、慢性病管理，可以满足各类人群的健康需求。截至2021年，科室有医生66名，护士72名，有重庆市医学会健康管理分会副主委1名，重庆市健康体检质控专家2名。

2018年获得中国健康促进基金会授予的“全国健康管理示范基地”“全国脑血管健康管理物联网基地医院”称号，2020年获共青团重庆市委员会授予的“重庆市青年文明号集体”称号。

表1-3-22　健康管理中心历任负责人名录

任职时间	主任	副主任
2000—2004年	杨富碧	/
2004—2007年	张桂蓉	杨富碧
2007—2014年	张桂蓉	吴曙安
2014年—2015年2月	/	齐晓娅(医务主任)
2015年2月—2016年3月	/	齐晓娅
2016年3月—	梅英	齐晓娅、杨洁(2017年3月—)、陈曜(2021年12月—)

表1-3-23　第9党支部(体检中心党支部)委员会名录

任职时间	书记	委员
2019年3月—	梅英	陈英、陈曜、程黎、廉乐

第四节 教务处

教务处是全面负责学院的本科教学和学生培养的职能部门。根据党和国家的教育方针政策，结合医院发展规划，制定和完善教学管理规章制度并组织实施，研究和提出学院教育事业发展规划、专业建设、人才培养方案、教学改革等方面的意见，负责组织教学运行与管理、教学质量监控、师资队伍建设、临床技能中心建设与开放使用、学生培养的管理与服务工作。

1978年重庆医学院医学二系成立，学院正式独立承担学校下达的教学任务，系办公室负责日常教学工作管理，贺正才为首任系办公室主任。1985年，更名为重庆医科大学附属第二医院，1996年，医院在医学二系基础上建立第二临床学院。2003年医院由正处级单位提升为副厅级单位，设教务处，负责第二临床学院的教学管理工作，杜之渝担任首任教务处副处长。同时下设教务科和学生管理办公室，教务科负责日常教学工作管理，曹霞为首任教务科科长。2017年5月，医院临床技能培训中心成立，由教务处归口管理。2019年5月，医院内设机构调整，教务处增设重庆医科大学第二临床学院第一学生工作办公室，目前，教务处下设教务科、第一学生工作办公室、第二学生工作办公室、临床技能培训中心。

表1-3-24 历任教务处负责人名录

任职时间	主任	副主任
1978—1984年	/	贺正才
1984—1989年	/	庞国荣
1989—1990年	李增高	翁瑞全、曹霞
1990—1993年	翁瑞全	曹霞
1993—2003年	曹霞	屈谦（1993—1999年）、 周卫（1999—2003年）
任职时间	处长	副处长
2003年12月—2014年7月	/	杜之渝
2014年7月—2019年5月	/	王羽
2019年7月—	/	刘东方（2019年7月— ）、 杨坤蓉（2019年10月— ）、 宋家虎（2021年10月— ）

表1-3-25 第4党支部（教务处党支部）委员会名录

任职时间	书记	委员
2019年3月—11月	王羽	宋家虎、李敏
2019年11月—	杨坤蓉	宋家虎、李敏

表1-3-26　历年获省部级及以上荣誉统计

年份	受表彰的单位或个人	获奖名称	授予单位
2017年	杨坤蓉	重庆市2017年度优秀辅导员	重庆市教育工委
2019年	第二临床学院	重庆市教育系统先进集体称号	重庆市人力资源社保局
2020年	教务处	重庆市科教文卫体系先进职工小家	重庆市科教文卫协会
	文霞、余畅、吴祖勤	重庆市高等学校“中华魂”《科技托起强国梦》主题教育读书活动优秀辅导员	重庆市教育委员会

一、教务科

教务科是负责学院教学管理相关工作的职能部门，主要负责日常教学工作的运行、教学质量监控、师资队伍建设，同时开展包括专业建设、课程建设、教学改革、教材建设、教学基地建设等专项工作及领导交办的其他教学相关工作。

教务科紧跟医学教育发展趋势，积极开展教育教学改革，提高教师教学能力和水平，建设高素质教师队伍，提高本科教育教学质量。通过分层次多维度开展活动促进教师教学能力的提升，截至2021年在课程建设、师资建设、教材建设等方面取得一定成绩。已建有2个国家级一流本科专业建设点（临床医学和医学影像学），1个市级一流专业（康复治疗学）；国家级品牌课程2门、市级品牌课程15门。2019年，学院获得重庆市教育系统先进集体称号。

表1-3-27　教务科历任负责人名录

任职时间	科长	副科长
2004年1月—2007年8月	曹霞	/
2007年8月—2008年12月	/	王羽
2008年12月—2013年1月	王羽	/
2014年3月—2016年8月	/	宋家虎
2016年8月—	宋家虎	/

二、学生工作办公室

学生工作办公室在学校、学院各级党政领导下，开展大学生思想政治教育、日常教育管理、安全稳定、评优与资助、心理健康教育、就业创业等各项工作，履行对学院学生的教育、管理、指导、服务职责。

学生工作办公室成立于1978年，成立之初名为学生队，1982年设立年级办公室，1983年因危房造成业务用房紧张，二系暂停招生，1991年恢复后成立学生工作办公室。2003年划归教务处，负责学生日常综合管理。2019年，根据学校学工系统改革要求，设重庆医科大学第二临床学院第一学生工作办公室和第二学生工作办公室。

第二临床学院学生坚持“以学生为中心、服务学生成长、促进学生发展”工作理念，以党建为引领，以育人为导向，深化思想政治引领，夯实日常管理与规范，突出医学育人特色，积极探索培养“可靠接班人、仁爱医学人、优秀社会人”三人合一育人模式。

表1-3-28 学生工作办公室历任负责人名录

任职时间	负责人	
1978年4月—1982年8月	史珊	
1982年9月—1983年5月	史珊	
1991年6月—1992年6月	梁咏霓	
1992年6月—1993年6月	李祥芳	
任职时间	主任	副主任
1993年6月—1999年8月	/	艾玉萍
1999年8月—2007年6月	艾玉萍	/
2007年8月—2010年8月	黎雁	/
2010年8月—2012年10月	刘湘	/
2012年10月—2015年9月	/	杨坤蓉
2015年9月—2019年10月	杨坤蓉	/
2019年7月—	杨志强(第一学生工作办公室)	张颖娣(第二学生工作办公室，2019年8月—)

表1-3-29 学生党总支委员会名录

任职时间	书记	副书记	委员
2019年3月—	杨坤蓉	杨志强	文霞、黄田泉、张颖娣、胡鹏杰、张晰

三、临床技能培训中心

临床技能培训中心成立于2017年5月，作为平台科室，以服务教育教学、服务临床医疗和服务社会公众的“三服务”为工作理念，助推医学人才岗位胜任力的培养。主要承担院校教育（本科生、研究生）、毕业后教育（住培、专培学员）、继续医学教育（院内外青年医护人员）的实践技能培训及考核任务，包括临床基础技能、专业技能、综合技能、新技术新项目等；不断加强实践技能课程、师资以及教学成果等内涵建设；积极响应国家关于提高全民卫生应急技能的号召，面向社会开展公众卫生应急技能培训。

截至2021年，中心已成为国家医师资格考试实践技能考试基地、重庆市公众卫生应急技能提升行动培训中心、重庆市住院医师规范化培训结业考核临床实践能力考核基地和重庆市“三基三严”大比武活动技能考试基地。

表1-3-30 临床技能培训中心历任负责人名录

任职时间	主任	副主任
2017年9月—2021年6月	/	李敏(主持工作)
2021年6月—	/	方艳(主持工作)、龙清艳

第五节 科研处

科研处是对医院科学研究、科技开发实施管理和服务的职能部门。主要负责对科研课题、科研经费、科研成果、学术会议、国家药物临床试验机构、医院附设科研机构(编辑部、研究所和实验室)、医学会、图书馆的管理工作。

1990年以前,医院的科研工作没有专门的管理机构和专人管理,由系办公室管理。为了加强管理,实施科教兴院战略,1990年2月,医院正式成立了科技科,黄小勇任副科长,1993年任科长;2004年,成立科研处,胡怀东担任副处长;2013年,李小平同志任科研处副处长;2015年,黄慧哲任副处长(主持工作)。在院党委的正确领导下,科研管理工作逐步走上正轨。

截至2021年年底,科研处下设药物临床试验机构办公室、图书馆、科研平台管理办公室。

表1-3-31 科研处历任负责人名录

任职时间	科长	副科长
1990年2月—1993年11月	/	黄小勇
1993年12月—2003年12月	黄小勇	/
任职时间	处长	副处长
2007年6月—2015年5月	/	胡怀东(主持工作)、 李小平(2013年1月—2015年5月)
2015年5月—	/	黄慧哲(主持工作)、李小平

表1-3-32 第5党支部(科研处党支部)委员会名录

任职时间	书记	委员
2019年3月—	黄慧哲	敖静、匡扶

一、药物临床试验机构办公室

药物临床试验机构的前身是1983年卫生部批准的全国首批国家药物临床药理研究基地之一。多年来经过国家卫生部会同国家食品药品监督管理总局的多次认定、复核检查，依托医院强大的医疗资源和临床研究能力，秉承“关怀、专注、创新”的精神，经过数十年建设与发展，目前机构已备案药物临床试验专业26个，备案号：药临床机构备字2019000016。医院高度重视临床试验工作，由任红教授担任机构主任，邓忠良教授和黄慧哲教授担任副主任。

同时设有机构办公室，全面负责临床试验的组织管理工作。机构办公室根据工作职责设有质量管理专员、药物管理专员、档案管理专员、信息化建设专员、财务合同管理专员、人遗管理专员等。根据GCP等法律法规，制定了涉及临床试验全过程的管理制度、标准操作规程、急救预案等文件体系。

另外，机构结合自身工作情况，开发与医院HIS、LIS实现对接的临床试验管理系统，逐步推进临床试验信息化建设。机构持续对全院数百余名研究人员进行各类别、层次的GCP培训，逐步建成了临床医学、临床药理学、检验诊断学、影像学等多学科交叉的高水平临床研究队伍。药物临床试验机构多年来致力于打造高水平、专业化的临床研究平台，为临床试验工作的顺利开展提供坚实保障。

表1-3-33　药物临床试验机构办公室历任负责人名录

任职时间	主任（科级）	副主任（副科级）
2004年1月—2015年8月	黄小勇	/
2015年9月—2021年6月	/	郭慧琳
2021年7月—	郭慧琳	/

二、图书馆

图书馆主要是为医院的医疗、教学、科研、管理等提供文献保障服务，包括为本院职工、研究生、规培学生、临床实习学生、退休人员、进修人员等提供馆藏书刊借阅、文献传递、学科数据、馆际互借、读者辅导、用户培训、在线咨询等服务。同时为医院学科建设提供数据支撑，努力成为医院高质量的知识服务中心与信息咨询中心。

图书馆是由原成立于1952年的医院图书室发展而来，现位于医院渝中院区都市方舟六楼。现有馆舍建筑面积350m²，由电子阅览室、图书库、期刊库、采编室等组成。医院现有馆藏医学类中外文图书1.2万册，中外文期刊合订本1.5万册，电子图书4万册。图书馆常年订阅国内医学类纸质期刊近70种，自购了中文期刊、外文期刊、博硕论文、会议论文、医学图书等数据库产品，同时依托重庆医科大学图书馆订阅资源，基本实现院内常见医学文献的无障碍访问。截至2021年，图书馆有专职馆员3名，设馆长1名。在医院江南院区全科医师楼1楼规划有500m²的图书馆新馆，预计2022年年底投入使用。

表1-3-34　图书馆历任负责人名录

任职时间	馆长（科级）	副馆长（副科级）
2013年1月—2015年7月	廖于	/
2015年8月—2019年7月	/	吴明珍
2019年8月—2021年4月	/	陆毅
2021年4月—	叶宁	陆毅

三、科研平台管理办公室

2021年5月，为更好地推动全院科研平台建设与管理工作，医院成立了科研平台管理办公室。功能职责为负责组织重点实验室、工程（技术）研究中心、公共科技服务平台等各级各类科研平台的申报、建设及管理协调工作；负责医院中心实验室建设与管理；负责医院大型科研仪器共享平台建设；负责医院实验动物中心建设与管理。

科教楼中心实验室是医院倾全院之力高起点、高标准打造的全新24小时公共开放实验平台，实验室面积约1500m^2，可同时容纳200人开展研究工作。中心实验室同时建设全院大型仪器共享平台，并引入实验室智能管理系统，实现了全院大型科研仪器开放共享、实时状态查询和预约使用管理。实验动物中心严格按照SPF级实验动物屏障系统要求建设，面积约400m^2，可同时饲养25000只小鼠和1600只大鼠，有力地支撑了医院科研事业发展。

表1-3-35　科研平台管理办公室负责人名录

任职时间	主任(科级)	副主任(副科级)
2021年5月—	殷文伟	/

第六节　护理部

护理部主要负责全院护理管理相关工作，包括护理学科建设、护理人力资源管理、护理质量管理、护理教育培训管理、护理信息化建设等。

1892年，医院成立，由于为教会医院，起初护理部工作由外籍人员管理。1924年，在美国人麦克宁与理查得荪女士的关怀下，建立宽仁高级护士学校。1937年，护理部成立。1937—1944年，王雅芳任护理部主任，1944—1948年，张韵斐任护理部主任。1948—1950年，孔繁荣任护理部主任，曾文萱任副主任，张国尧任护士长。协办宽仁医院时，王雅芳任护理部主任兼护校校长。1952—1965年，罗玉华先后担任护理部干事、护理部主任，负责医院的护理管理工作。护理管理体系采取护理部主任—护士长二级管理。“文化大革命”期间，正常的医疗秩序被打乱，护理部撤销，并入医教科。1978年，恢复护理部，护理管理体系采取护理部主任—科护士长—护士长三级管理，罗宏瑜先后任护理部副主任、主任。1984年姚婉霞任护理部副主任；1997年童玛玲任护理部主任；1999年靳克英任护理部副主任(2003年—2009年5月主持工作)；2007年6月甘秀妮任护理部副主任(2009年5月开始主持工作)，2017年12月甘秀妮任护理部主任。2021年2月，陈贵华、罗玲任护理部副主任。2021年6月，甘秀妮任重庆医科大学护理学院副院长(兼)。2021年7月，护理学院下设护理学二系，甘秀妮任护理学二系主任，罗玲任护理学二系副主任。

护理队伍近年不断壮大，护理工作模式不断转变，以“三全”护理品牌(全人护理、全程护理、全心护理)为亮点,护理学科建设与临床护理专科发展成效显著。医院是全国首批优质护理重点联系医院,有全国优质护理示范病房2个、全国优质护理服务表现突出病房1个,并连续4年获得重庆市优质护理服务先进单位。医院是重庆市护理学会副理事长单位,截至2021年12月,有中华护理学会急诊专委会副主任委员1名;中华护理学会各专委会委员12名、青委7名、专家库成员21名;重庆市护理学会副会长1名,各专委会主任委员15名,副主任委员16名;有博士生导师1名,硕士研究生导师17名。医院拥有重庆市专科护士培训基地18个,重庆市个案管理师培训基地1个,中华护理学会京外专科护士临床教学基地4个,中国康复医学会心肺康复护理专科培训基地1个,重庆市专项技术培训基地3个,专科护理门诊11个。

护理部在护理学科及护理管理上锐意进取,不断改善患者就医体验,拓展优质护理服务内涵,服务案例多次斩获全国大奖。此外,医院成立了"中国南丁格尔志愿护理服务总队重庆医科大学附属第二医院分队""重庆医科大学附属第二医院红十字会""重庆市老年慢病科普基地""美国心脏协会(AHA)基础生命支持(BLS)&高级心血管生命支持(ACLS)培训基地",每年完成上百次科普志愿服务活动,对助力健康中国目标实现发挥了积极作用。

表1-3-36 护理部历任负责人名录

任职时间	主任(科级)	副主任(副科级)
1939—1944年、 1948—1951年	王雅芳	/
1944—1948年	张韵斐	/
1948—1950年	孔繁荣	曾文萱
1952—1960年	罗玉华(护理部干事承担护理部主任职责)	/
1960—1965年	罗玉华	/
1965—1978年	罗玉华(护理部合并入医教科任干事主管护理工作)	/
1978—1998年	罗宏瑜	姚婉霞(1984—1985年,1981—1998年)
1998年—2003年12月	童玛玲	靳克英(1999年—2003年12月)
任职时间	主任(处级)	副主任(副处级)
2003年—2009年5月	/	靳克英(主持工作)、 甘秀妮(2007年6月—2009年5月)
2009年5月—2017年12月	/	甘秀妮(主持工作)
2017年12月—	甘秀妮	陈贵华、罗玲(2021年2月—)

表1-3-37 第51党支部(护理部和规培护士党支部)委员会名录

任职时间	书记	委员
2021年5月—	甘秀妮	罗学渊、罗玲、陈贵华、陈美辰

表1-3-38 历年获省部级及以上荣誉统计

年份	受表彰的单位或个人	获奖名称	授予单位
2010年	李玉兰	全国优质护理服务先进个人	中华人民共和国卫生部
	王小梅	全国优质护理服务先进个人	中华人民共和国卫生部

续表

年份	受表彰的单位或个人	获奖名称	授予单位
2011年	感染病科	全国优质护理示范病房	中华人民共和国卫生部
2015年	乳甲外科	全国优质护理服务表现突出病房	国家卫生和计划生育委员会
2016年	甘秀妮	全国优秀护理部主任	《中国护理管理》杂志社
2017年	甘秀妮	全国杰出护理工作者	中华护理学会
2021年	甘秀妮	全国优秀红十字志愿者	中国红十字总会
	陈贵华	全国杰出护理工作者	中华护理学会
	王俊莉	全国杰出护理工作者	中华护理学会
2022年	彭倩	全国优秀红十字志愿者	中国红十字总会
	张传来	全国杰出护理工作者	中华护理学会

护理质量管理科

护理质量管理科隶属护理部，主要负责全院护理质量与安全管理，于2019年8月设立，2019年10月任命彭倩任护理质量管理科副科长。

护理质量管理科在护理部主任及分管护理质量的护理部副主任直接领导下，采用护理部—科护士长—护士长三级护理质量管理体系，开展全院全面全过程护理质量管理。在结构方面，确立医院护理质量与安全管理方针、工作计划、管理目标；及时结合最新国家标准、行业标准、团体标准等，草拟、制定、修订和完善护理质量管理制度及质量控制标准。在过程方面，对全院护理工作进行全面质控，定期开展月质控查房、护士长夜查房、出院护理病历质量检查等14个类别的质控督查、考核与评价；科学运用PDCA、品管圈、RCA等质量管理工具开展院科两级护理质量持续改进项目，推动护理质量不断提升，并多次斩获全国大奖。在结果方面，定期对院内发生的护理不良事件组织讨论、通报、整改；紧扣等级医院评审最新要求，将护理专业质量指标纳入监管范畴，并参考重庆市及全国中位数水平，结合医院监测指标数据情况，设定目标值，全年进行指标监管并确保达标，有力保障医院护理质量与安全。

第七节　财务处

按照财经法规及内部控制规范，完成医院的绩效核算、收费结算、会计核算等工作；按照医院精细化管理要求，做好全面预算、成本等各项财务管理工作，定期分析各项经济数据，为领导决策提供依据。

1950年7月，财务工作隶属总务部管理，设会计主任一人，会计员五人，会计主任为胡庆有。1955年

2月，医院更名为重庆市第四人民医院，总务科变更为总务股，下设审计、出纳、会计、收费员、挂号室员等岗位。1985年7月医院后勤干部实行聘任制，王文德任财务科长。1988年3月16日，医院改革记账办法，改过去的“流水式记账”为“借贷式记账”。1992年，门诊收费纳入财务科管理，财务工资核算、住院记账结算实现计算机单机电算化管理。1993年5月21日，四川省卫生厅财务达标升级验收组来医院检查验收财务工作，经过一天的检查，医院顺利通过验收检查，并颁发了证书与升级证书。1995年4月21日，医院被评为省卫生系统财务核算一等奖（川卫计发〔95〕005号文）。1997年6月4日，医院门诊挂号室正式利用微机收费。1999年，财务会计核算系统上线使用。2004年1月，医院由正处级单位升为副厅级单位，财务科改为财务处，经济管理科归入财务处管理，物价管理工作也纳入财务处统一管理，并把物价和收费管理合并组成物价收费科。

财务处在坚持“统一领导，集中管理，分级负责，部门预算”的原则下，2007年在全院各职能处室范围内开展了预算管理，建立健全内部预算管理约束机制。2012年，根据国家政策法规要求，医院开始执行新《医院会计制度》。

2016年，荣获重庆市卫生计生系统2015年度全国卫生财务年报编制工作一等奖、渝中区基层统计工作先进单位。

2019年，财务处增设会计科，医院开始执行《政府会计制度》。2020年10月，物价职责划归医务处，物价收费科变更为收费科。2021年，与上海熙软公司合作，启动HRP系统建设，全系统共18个子系统，预计2年之内建设完毕，后期逐渐优化。2021年，医院启动绩效改革工作，于9月正式启动与北京保诚公司合作的绩效咨询项目。

医院财务队由原来最早的4名财务人员，发展到2021年的64名。至2021年12月，财务处职工取得研究生学历15人，本科9人。会计师10人，助理会计师4人。

表1-3-39　财务处历任负责人名录

<table>
<tr><th>任职时间</th><th>名称</th><th>主任</th><th>副主任</th></tr>
<tr><td>1950—1955年</td><td>会计室</td><td>胡庆有</td><td>/</td></tr>
<tr><th>任职时间</th><th>名称</th><th>组长</th><th>副组长</th></tr>
<tr><td>1971年—1985年</td><td>会计室</td><td>王文德</td><td>/</td></tr>
<tr><th>任职时间</th><th>名称</th><th>科长</th><th>副科长</th></tr>
<tr><td>1985年7月—1992年8月</td><td rowspan="2">财务科</td><td>王文德</td><td>陈景（1987年6月—1992年8月）</td></tr>
<tr><td>2001年9月—2003年12月</td><td>陈景</td><td>熊英、周全生</td></tr>
<tr><th>任职时间</th><th>名称</th><th>处长</th><th>副处长</th></tr>
<tr><td>2003年12月—2014年7月</td><td rowspan="4">财务处</td><td>/</td><td>周全生（主持工作）、
肖庆莲（2007年6月—2009年11月）</td></tr>
<tr><td>2014年7月—2018年12月</td><td>/</td><td>付亚兰（主持工作）、
赵中莲（2015年7月—2018年12月）</td></tr>
<tr><td>2018年12月—2021年9月</td><td>/</td><td>赵中莲、
程康（2021年2月—2021年9月）</td></tr>
<tr><td>2021年9月—</td><td>赵中莲</td><td>程康</td></tr>
</table>

表1-3-40 历年获省部级及以上荣誉统计

年份	受表彰的单位或个人	获奖名称	授予单位
1995年	重庆医科大学附属第二医院	四川省卫生系统财务核算一等奖	四川省卫生局
2007年		重庆市卫生系统长期会计基础工作规范化考核先进单位	重庆市卫生局 重庆市财政局
2016年		重庆市卫生计生系统2015年全国卫生财务年报编制工作一等奖	重庆市卫生局

一、收费科

收费科隶属财务处，主要负责收费管理工作。其严格遵守国家的财经纪律，持续改进收费管理和内控制度，牢固树立“以病人为中心”的服务思想，以《会计法》为准则，认真落实门诊收费、住院收费、出纳、票据稽核、收入报表复核、业务收入会计、凭证审核、欠费催收、票据管理等各项工作。协调解决各类纠纷，不断优化“病人至上、服务临床”，确保了年度目标管理任务的圆满完成。

1992年8月成立了收费科，先后任命刘衍妮担任副科长、熊英担任科长。2007年8月物价管理工作纳入财务处统一管理，合并成立了物价收费科，先后任命赵中莲、余戎担任科长，袁顺琼、向玮担任副科长。2020年10月，物价管理职能划归医务处，物价收费科变更为收费科，任命余戎担任科长、李佳俐担任副科长。截至2021年年底，收费科有职工46人，其中，研究生学历5人，本科39人，专科2人；中共党员23人，入党积极分子6人。

表1-3-41 收费科历任负责人名录

任职时间	科长	副科长
1992年8月—1997年	/	刘衍妮
2004年1月—2007年	熊英	/
2007年8月—2015年8月	/	余戎
2007年8月—2008年12月	/	赵中莲（主持工作）、余戎
2008年12月—2015年9月	赵中莲	余戎（2008年12月—2015年7月）
2015年9月—2019年8月	余戎	袁顺琼（2015年9月—2019年8月）、 向玮（2019年8月）
2019年8月—	余戎	向玮（2019年8月—10月）、 李佳俐（2019年10月— ）

二、成本核算办公室

成本核算办公室成立于2008年。2008年12月至2010年9月，魏世荣任成本核算办公室主任。

表1-3-42　成本核算办公室负责人名录

任职时间	主任	副主任
2008年12月—2010年9月	魏世荣	/

三、经济管理科

经济管理科隶属财务处，主要职责为拟定经济管理及绩效核算、分配改革方案，制定相关管理制度，组织医院的绩效核算及分配工作，协调好医院各科室及人员之间的利益分配关系，充分调动全院职工的工作积极性，为医院各项医疗业务的顺利开展创造有利条件。

经济管理科的前身为1990年2月成立的改革办公室，刘运建任副主任，负责组织医院的经济管理和绩效改革及核算工作。1993年6月，刘运建任主任。随着医院的发展，经济管理的重要性不断增强，1999年8月改革办公室更名为经济改革办公室，肖庆莲任副主任，2001年9月，肖庆莲任主任。2004年1月，医院由正处级单位升为副厅级单位，财务科改为财务处，经济改革办公室更名为经济管理科，归入财务处管理，肖庆莲任科长。2007年8月，夏菱任经济管理科副科长。2013年1月，程康接任经济管理科副科长；2015年9月，程康任经济管理科科长；2018年8月辛玉娟任经济管理科副科长；2019年10月，向玮接任经济管理科科长。

经济管理科为规范医院绩效管理流程，保证绩效奖励分配的公开、公平、公正，以及分配方法的制度化、规范化和科学性，在医院发展不同时期，制定了与其相适应的医院绩效奖励核算及分配方案。江南院区开业初期，为克服时艰，采取了激励政策，调整部分绩效考核分配政策，取得一定效果。业务发展起来后，逐步取消优惠政策，并结合国家对公立医院绩效考核的新要求，采用新的手术量激励绩效方案。同时保持对药品比例、平均住院日标准、实际占用床日数、成本率等关键指标的动态调整，促进全院不断优化医院收入结构，提高医疗资源使用效率，持续控制各类成本。经济管理科正在医院总体部署下，在财务处领导下，以DRG改革为导向，与第三方绩效管理公司深入合作，推动重点项目医护技绩效改革顺利进行。

表1-3-43　经济管理科历任负责人名录

任职时间	科长	副科长
1990年2月—1993年6月	/	刘运建
1993年6月—1999年8月	刘运建	/
1999年8月—2001年9月	/	肖庆莲
2001年9月—2007年6月	肖庆莲	/
2007年8月—2013年1月	/	夏菱
2013年1月—2015年9月	/	程康
2015年9月—2019年8月	程康	辛玉娟（2018年8月—2019年8月）
2019年10月—	向玮	辛玉娟（2019年10月—2021年4月）

四、会计科

会计科隶属于财务处，主要负责会计核算工作。其严格遵守党和国家的财经法规，认真贯彻执行《会计法》《会计基础工作规范》《预算法》《政府会计制度》等法律法规和医院各项财务管理制度；合理组织收入，严控支出；负责医院的会计核算管理工作，编制医院会计报表；做好财务预决算的编制工作，加强预算执行的分析；根据主管部门要求开展项目绩效自评，强化预算绩效管理；定期加强财务分析，为领导决策提供数据支撑；加强财产物资管理，做好账目核对，定期参与资产盘点；及时清理债权、债务；管理好医院货币资金、票据和财会档案等资料。

会计科于2019年5月设立，2019年8月经医院党委决定任命程康同志为会计科科长。2021年4月，任命辛玉娟为会计科副科长。

表1-3-44 会计科历任负责人名录

任职时间	科长	副科长
2019年8月—2021年4月	程康	/
2021年4月—	/	辛玉娟

表1-3-45 第11党支部(财务处党支部)委员会名录

任职时间	书记	委员
2019年3月—	赵中莲	袁顺琼、辛玉娟、程康、刘林

第八节 设备物资处

设备物资处主要负责医院医学装备发展规划和年度计划的组织、制订、实施等工作。具体包括建立健全及不断完善医院设备管理工作规定和制度；负责医院医学装备等购置计划和经费的审核工作；按管理流程、权限负责设备购置的审批工作以及设备购置管理工作；负责对仪器设备、医疗器械使用操作人员的工程技术培训；开展应用质量控制、质量保证工作，对医院设备固定资产纳入账务管理。此外，还负责设备物资库房的管理工作，计量工作管理，设备档案的整理归档，医学装备的调配及报废管理工作，进口科教设备免税工作等。

设备处成立于2004年，由1984年设立的设备科升格而成。宽仁医院时期的设备管理由董事会负责，1951年川东医院时期归总务部统一管理，改革开放后，为适应医院发展需要，于1973年设立材料科，雷迎春为首任科长，后来罗玉华、姚婉霞等先后任材料科科长。1984年改为设备科，下设医疗设备组、医用材料供应组、被服组、维修组。至1990年，雷迎春、姚婉霞、张佑华、陈伙钦先后担任科长。1990—2000年，由陈斌、陈太弟任科长，2000年黄小勇任科长、贾小平任副科长。2004年升格为设备处，梅浙川任副处长。2007年曾燕任副处长。2010年黎雁、陈歆任副处长。2014年8月陈歆任副处长。2019年8月下设医学设备科及招投标办公室。2020年12月沈毅任副处长，2021年2月黄毅任副处长。2021年9月沈毅任处长。2021年11月19日，设备处更名为设备物资处。

医院在20世纪60年代至70年代间，医疗、教学、科研等多项工作不断发展，医疗设备也逐年得到更新和改善，但由于医院规模和办院条件受限，大型医疗设备引进购置较少。1991年8月15日，新住院部大楼（现内科大楼）、肝炎研究所楼、教学楼（现肿瘤病房）先后建成并投入使用后，医院规模和办院条件得到进一步改善。当年医院自筹经费购置了第一台CT-GESEYTEX4000。1998年医院自筹资金400余万元，购置了第一台由日本岛津公司生产的血管造影系统，由此开启了造影等技术新纪元。1999—2010年这十余年间，病床规模进一步扩大，医院条件明显改善，两个效益显著提高，办院后勤大大增强，先进医疗设备的引进购置步入快车道。截至1999年12月31日，医疗设备总资产为0.7361亿元。其中单价在100万元以上的设备主要有岛津血管造影系统和彩色血流分析系统。

至2005年12月，医疗设备总资产达到1.1325亿元。其中新购单价在100万元以上的设备有：遥控式数字化胃肠机、岛津CR影像分析系统、射频消融三维电生理导航仪、流式细胞分析仪、血嵌分析仪、电子内窥镜EPM-3500。利用以色列政府贷款5000余万元购置CT、MRI、ECT、血管造影机等大型设备。至2010年12月，医疗设备总资产达到2.4728亿元。其中，2007年，医院自筹经费购置鹰视酷眼激光检测仪（PRK）、飞利浦IU22彩色超声诊断仪两项单价在百万元以上设备；2008年，医院自筹资金购置数字化全身X线系统（DR）、过氧化氢低温等离子灭菌系统、飞利浦单板DR、岛津双板DR四项单价在百万元以上设备；2009年，医院自筹经费购置飞利浦IE33彩色多普勒超声成像系统、数字化X线摄像系统两项单价在百万元以上的设备；2010年4月，医院自筹资金购置价值百万元左右的多波长激光机系统；2010年5月，医院采用借用设备，购置其试剂、耗材的方式引进了日立全自动生化仪1套，对医院检验科基础设备的改善起到了重要作用；2010年7月，医院自筹资金购置全数字化平板探测器血管造影系统1套，以满足各临床新技术、新业务开展的需求。在医院信息化建设中，至2010年医院已投入硬件设备资金5000余万元，搭建起信息化建设的硬件平台。

2011年，医院自筹经费4808万元购置飞利浦3.0TMR、东芝320排CT、东芝DSA、扶持外科发展设备以及三维电生理导航系统等八项单价百万元以上设备。2012年，医院自筹资金购置飞利浦DSA投入使用。2013年，医院自筹资金购置彩色多普勒超声诊断仪、移动式数字化X线摄影系统、蛋白质相互作用阵列检测系统、微滴式数字PCR系统、血管内超声波成像诊断系统以及激光检测仪等8项超百万元设备。2014年，医院自筹资金购置1.5T MR、GE全数字化大平板钼铑双靶乳腺机、全自动智能采血管理系统投入使用。2015年，医院自筹资金购置移动C臂、流式细胞仪、眼科显微镜、双能X线骨密度仪、数字化乳腺X射线机系统、多功能数字化X线成像系统、高档彩色多普勒超声诊断仪等15项单价百万元以上设备。2016年，医院自筹资金购置奥林巴斯胸腔镜系统、关节镜系统、肝功能剪切波量化超声诊断仪等3项百万元以上设备。2017年，医院自筹资金购置手术显微镜、电子胃镜、骨密度仪、彩色多普勒超声诊断仪等16项百万元以上设备。2018年，医院自筹资金购置DSA、数字化医用X射线摄影、强光与激光系统、射频消融系统、全自动生化流水线、3D腹腔内窥镜、低温过氧化氢灭菌器、多功能血管超声仪、全自动医用PCR分析系统、全自动染色体扫描分析系统等18项百万元以上设备，确保江南院区开业。2019年，医院购置医用直线加速器1台、1.5TMR1台、CT3台、DSA2台、肿瘤后装系统与质控和放疗辅助设备等大型设备以及心肺转流系统（ECMO）、人工心肺机、四维彩色多普勒诊断仪、超高清电子内窥镜系统、高清电子胃肠镜系统等46项百万元以上设备。2020年，医院自筹资金为江南院区购置Force双源CT、高端MR各1台，渝中体检中心置CT1台以及高清超声电子支气管镜、超高清电子胃肠镜系统、超声诊断系统、模块化电动手术床、全数字化超高端实时四维彩色多普勒超声诊断仪等20项百万元以上设备。

2021年，为保证渝中魁星楼门诊开业和科研平台建设，利用政府债购置3.0TMR、高端CT、DSA、SPECT/CT与直线加速器各1台；为提升江南院区业务服务与院感防控能力，利用自筹资金与财政资金购置1.5TMR、64排CT、院感CT和车载CT各1台；为促进医院高质量发展购置PET/CT、达芬奇机器人和飞秒激光角膜治疗仪各1台；全年共计购置百万元以上设备36项。截至2022年1月，医疗设备总资产达到11.5146亿元。

表1-3-46 设备物资处历任负责人名录

任职时间	科长	副科长
1973—1984年	雷迎春、罗玉华、姚婉霞	/
1984—1990年	雷迎春、姚婉霞、张佑华、陈伙钦	/
1990—2000年	陈斌、陈太弟	/
2000—2003年	黄小勇	贾小平
任职时间	处长	副处长
2003年12月—2007年	/	梅浙川
2007年6月—2009年11月	/	曾燕
2009年12月—2014年7月	/	黎雁、陈歆
2014年8月—2020年12月	/	陈歆
2020年12月—2021年9月	/	沈毅、黄毅(2021年2月—9月)
2021年9月—	沈毅	黄毅

表1-3-47 第10党支部(设备物资处党支部)委员会名录

任职时间	书记	委员
2019年3月—2021年1月	陈歆	黄毅、苏科
2021年1月—	沈毅	黄毅、苏科

一、医学装备科

医学装备科隶属设备物资处，是负责全院医学装备的论证、验收、维护维修、计量评价及报废工作的职能部门。其按照政策法规要求，完善医疗设备管理中各个环节制度与流程，建立从医疗设备全生命周期管理的风险管理措施；同时，设备工程师作为临床与工程的桥梁，主动学习行业相关法规政策、专业技能和管理知识，转变传统“修修补补”的思维，力争提高医疗设备技术管理能力，为医院高质量发展保驾护航。

医学装备科成立于2019年8月。2019年8月经医院党委决定任命苏科任医学装备科副科长，2021年7月任命郑飞为副科长。

二、招投标办公室

招投标办公室隶属于财务处，由设备物资处代管，负责全院医疗设备、医用耗材及相关软件与服务的招标采购工作。包括拟定编制年度医疗设备预算；按程序进行医疗设备、耗材等采购的公示、论证、挂网、采购、合同签订等工作；对政府采购项目进行市场调研、申报、论证，完成政府招标准备工作；严格按照医院开展阳光推介；完成采购档案的收集、整理、立卷、扫描、编目等工作，确保档案资料完整、规范、系统。

招投标办公室成立于2019年8月。2019年8月经医院党委决定任命黄毅任招投标办公室主任。2021年4月刘仪任招投标办公室副主任。

第九节　后勤管理处（保卫处）

后勤管理处（保卫处）主要负责医院后勤服务保障、安全保卫、工程建设管理。包括医院后勤相关设施设备的正常运行以及维护、维修工作；医院办公耗品的订制、采购、配送，办公家具的采购、管理工作；医院的房屋管理、基建维修、绿化、环境卫生、污水处理、生活垃圾管理，以及医疗废物的清运管理等物业管理工作；医院大型工程项目的前期论证、设计、招投标及工程建设管理、协调工作；医院的消防安全、内部安保工作；以及为职工、病患和家属提供营养膳食等。

宽仁医院时期，后勤保障工作由医院董事会负责，下设供应室、会计室、事务室。1950年，更名为川东协办宽仁医院，下设供应室主任许淑清、会计主任胡肖庆。同年7月，又改为院务管理委员会，设总务部主任李志超，下设事务主任1人、事务员4人、会计主任1人、会计员5人。1951年，川东协办宽仁医院更名为川东人民医院，后勤管理改部设股，下设总务股（有50人），股长1人、事务主任1人、审计、出纳、会计、事务员、收费员等。供应室单列出，有22人，副主任徐秀高、护士长1人、护士7人、助理员3人。1955年9月，川东人民医院更名为重庆市第四人民医院，后勤改股设科，总务科长王坚、副科长黄志江，下设会计室、事务室、食堂等。1962年9月，重庆市第四人民医院更名为重庆医学院第二医院，后勤管理又改科设处，总务处主任王坚，下设总务室、会计室、职工食堂、锅炉房、运输组、被服组、木工房、水电维修组、洗浆房。1965年到1981年期间，院务处又改处设科，下设总务科、财务科、材料科、膳食科。1991年6月，房屋管理工作从总务科分出，成立房管科。

2003年12月，医院升格为副地厅级单位，医院机构调整成立后勤（保卫）管理处，下设总务科、房管科、膳食科、保卫科，先后由冉海涛、赵春景、王波、毕忞任后勤（保卫）管理处副处长。财务科、设备科改制为财务处、设备处，但行政组织关系仍归后勤，业务工作由分管副院长负责。2010年11月，通过内部调整，优化组合，成立了一站式服务中心。2015年9月，设立基建科，罗明任科长，谭伟任副科长。

2019年9月28日，随着渝中院区保洁、施梯、修缮等后勤保障服务工作的整体外包，一站式服务中心职能移交外包服务公司；2021年10月，后勤（保卫）管理处更名为后勤管理处（保卫处）。

表1-3-48 后勤管理处（保卫处）历任负责人名录

任职时间	处长	副处长
2003年12月—2008年12月	/	冉海涛、赵春景（2007年6月—2008年12月）
2008年12月—2009年5月	/	赵春景
2009年5月—2014年7月	/	王波（主持工作）、 赵春景（2009年5月—2009年9月）、 毕恣（2009年12月—2014年7月）
2014年7月—2021年9月	/	黎雁（主持工作）、 毕恣（2014年7月—2019年7月）、 董其勇（2016年12月—2021年9月）、 屈健宁（2019年7月—2021年9月）
2021年9月—	黎雁	董其勇、屈健宁

表1-3-49 第12党支部（后勤处党支部）委员会名录

任职时间	书记	副书记	委员
2019年3月—	黎雁	李平	谢鑫、蒲雯、董其勇、尹书娅、谭伟

一、总务科

总务科主要负责医院办公耗品、家具、日杂等后勤常规物资的供应，及日常运转的能源保障工作。包括医院办公耗品、家具、日杂物资的采购、保管、配送工作；医院后勤基础设施、设备、家具采购的前期论证和采购安装工作；后勤固定资产的管理工作；后勤物资出、入库管理；等等。

总务科于20世纪60年代初由总务股变更而来。包括有挂号室、结账处、财物供应组、营养室、传达室、运输组、洗衣组、被服组、服务部、理发室等。2010年10月调整以后，下设氧气房、空调电梯组、电话总机室、配电房、锅炉房、污水处理站、物资采购中心，总编制34人，主要负责保障全院水、电、气、氧气、制冷、通信、电梯等正常运转和使用以及办公用品供应。2012年5月调整以后，取消锅炉房，2016年年底调整以后，取消电话总机室，下设氧气房、空调电梯组、配电房、污水处理站、气动轨道物流、低值易耗物资采购，总编制25人左右，主要负责保障全院水、电、气、氧气、污水、制冷制热、通信、电梯等正常运转和使用以及低值易耗用品供应。

表1-3-50 总务科历任负责人名录

任职时间	科长	副科长
1960年9月—1965年11月	王坚	黄志江(1960年10月—1965年11月)
1966年—1973年12月	黄志江	巫志胜(1973年12月)、 刘景顺(1973年12月)
1973年12月—1979年12月	张佑华	巫志胜、刘景顺
1979年12月—	/	巫志胜、刘景顺
1981年7月	/	兰宏德、段友汉(1983年2月)
1984年1月	张佑华	兰宏德、段友汉
1984年2月—1987年12月	张凯	/
1987年12月—1993年6月	张佑华	段友汉(1987年12月)、 曾善千(1991年7月—1993年6月)
1993年6月—2000年9月	曾善千	田维泉、黄遵庆
2004年1月	陈斌	/
2007年8月—2010年8月	潘隆贵	/
2010年8月—2019年	叶宁	/
2019年8月—	李平	苟博(2019年10月—)

二、房管科

房管科主要负责医院房屋管理和物业管理工作,包括对医院所有公有房屋行使管理权;医院各类公用房屋的进、落水管,强电电路末端和其他简单的基建,家具修缮工作;各类业务用房和给排水、强弱电线路的常规改造的论证和施工管理;院内物业服务公司的管理及协调工作等。

房管科成立于1991年6月,下设修缮组、电工房、物业管理、工程组,主要负责全院房屋分配、管理、房屋产权、户籍管理以及房屋、水电维修,研究生、进修生宿舍管理。2018年4月,江南院区开业前,医院将江南院区修缮组和电工房委托给外包服务公司。2019年9月,渝中院区将修缮组和电工房委托给外包服务公司。2022年1月,房管科正式设立江南院区和渝中院区两个项目部并独立运行管理,分别设置环境管理组、工程组和办公室三个组,负责医院房屋资产管理、环境管理、房屋零星维修改造、集体宿舍管理、医院部分职工集体住宅管理、外包服务公司专业指导等工作,保证医院正常运行。1991年以来,先后由张凯、许增经、曾善千、周龙国、刘安宁、潘隆贵、贾小平、李平、叶宁、谭伟任房管科科长。

表1-3-51 房管科历任负责人名录

任职时间	科长	副科长
1987年12月—1993年7月	张凯	曾善千(1988年6月—1991年7月)、 周龙国(1991年11月—1993年7月)
1993年7月——1997年5月	周龙国	/
1997年5月—1999年8月	许增经(兼)	刘安宁

续表

任职时间	科长	副科长
1999年8月—2004年1月	张凯	刘安宁、潘隆贵
2004年1月—2010年8月	贾小平	潘隆贵(2004年1月—2005年12月)
2010年8月—2019年8月	李平	/
2019年8月—2021年12月	叶宁	曾玉灵(2021年7月—　)

三、保卫科

保卫科主要负责医院消防管理、治安管理、应急救援、危化品管理和协助处理医疗纠纷等保卫工作，下设消防监控室、保安队和秩序维护部，包括消防知识的宣传，消防演练，职工的消防培训，制定治安防范措施和应急处理预案，以及院内重大接待任务的安全保卫工作，监督安保服务公司的工作情况等。

保卫科于1978年成立，1989年经公安机关批准成立公安科，实行一个机构两块牌子。2003年，因公安机关改革撤销公安科，更名为保卫科。2003年与渝中区公安局保安公司签订劳务用工合同，成立院卫队，队员60人，负责日常巡逻及守护工作。2007年，解散院卫队，和中渝保安公司签订合同，由中渝保安公司派驻保安队员负责维护医院秩序。2014年，医院和大阳沟派出所开展医警联动，在医院设立警务室，安排了民警常驻。2018年，江南院区开业，保卫科派遣部分人员到江南院区，保证两院区都有安保常驻人员负责日常工作，同时江南院区成立秩序部负责维护秩序。2020年，江南院区和长生桥派出所开展医警联动，成立江南院区警务室。2021年10月，保卫科牵头对医院危化品进行监管。

表1-3-52　保卫科历任负责人名录

任职时间	科长	副科长
1984年1月—1933年6月	张吉惠	/
1993年6月— 2007年8月	王效飞	幸福
2007年8月—2010年8月	幸福	/
2010年8月—	何七元	刘昶(2021年7月—　)

四、膳食科

膳食科主要是为职工及病员提供膳食服务，包括食品卫生和安全管理工作；住院患者的营养指导、营养宣教和营养保健咨询工作；职工食堂的日常运行管理、食品卫生安全工作等。

1987年，成立膳食科，此前是职工食堂，负责人是邓贵禄、魏良明。2003年，更名为营养膳食科，下设职工食堂、营养食堂、小卖部，主要负责全院教职工、病员、病人家属及学生的营养膳食工作。2018年6月，江南院区第一食堂开业。2021年4月，江南院区职工食堂开业。至此，膳食科管理渝中院区食堂、江南院区第一食堂、江南院区职工食堂共3个食堂。

表1-3-53 膳食科历任负责人名录

任职时间	科长	副科长
1987年12月—1989年2月	/	段友汉
1989年2月—1991年5月	/	潘光斌
1991年11月—1997年5月	肖金华	/
1997年5月—2004年1月	刘衍妮	谢林荣(1997年5月—2000年9月)
2004年1月—2017年3月	/	李绍明
2017年4月—2020年6月	谭惠	尹书娅(2018年8月—2020年6月)、王辉(2019年8月—2020年6月)
2020年6月—	王辉	尹书娅

五、基建科

基建科(前身为医院重大项目建设办公室),主要负责医院基本建设总体规划,各项基本建设任务,包括组织具体编制报批医院总体发展建设规划;办理新征用地手续;组织项目勘察、设计、施工、监理、设备采购等招标、比选工作,并负责初审相关经济合同;办理各类专业报建审批手续,并申领各项许可证等。

2004年,负责外科大楼改造装修、内科大楼改造装修、江南院区项目、肝病综合大楼项目建设及日常管理工作。2005年,江南院区开始选址定点。2010年,江南院区项目正式立项并开始初次场平工程。2012年,江南院区第二次场平工程完工。2013年,江南院区肝病楼土建工程开工。2014年,江南院区综合楼土建工程开工。2018年7月,江南院区正式投用。2021年2月,江南院区竣工验收备案。2020年3月,魁星楼A组团改建和装饰工程开工;2021年11月,该工程项目完成竣工验收备案;2021年12月,新门诊正式投用。

表1-3-54 基建科历任负责人名录

任职时间	科长	副科长
2014年3月—	罗明	谭伟(2016年—2021年12月)

六、一站式服务中心

2010年11月,通过职能调整、优化组合,成立了一站式服务中心,主要负责全院各临床科室水、电、气、房屋保洁等相关后勤服务项目的维修和投诉。自2019年9月28日起,根据医院发展需要,本着两院区同质化管理的原则,经过前期反复论证、调研,由政府统一招标,保洁、修缮、设施设备维保等后勤保障服务工作以及一站式服务中心全部交由第三方公司进行管理。

第十节 审计处

审计处是医院行政领导下独立设置的内审机构，工作业务受上级主管部门的指导，并接受国家审计机关对内部审计业务的质量检查和评估。医院审计工作由院长分管领导，负责医院的内审工作，包括财务收支审计、经济责任审计、基建维修审计、经济合同审计、专项审计及其他审计事项等。

医院审计工作始于20世纪50年代，当时与出纳、会计一样，都属于总务股管辖，后均属财务工作范畴。直到1992年，为了配合医院申报三级甲等医院，根据审计署关于拥有300张病床以上的医疗机构都要设置独立的内部审计机构，配备专职审计人员，医院决定成立监察审计科，肖庆莲任副科长，开始了独立于财务的单独的审计工作，同时开展监察工作。科室只有肖庆莲一人，主要从事医院的基本建设项目、财务收支审计工作。1996—1997年，荣获卫生部纪检监察先进集体。

1999年，武渝平任监察审计科副科长，2000年任科长。2004年，随医院升格为监察审计处，陈景任副处长。其间，由于国家对内部审计工作的要求逐步完善，医院规模也逐步加大，审计工作无论是范围还是内容都得到进一步的发展，涉及医院所有的经济活动。2009—2014年，肖庆莲任副处长。2014年，周全生任副处长。根据国家相关政策要求，监察与审计职能分离，监察审计处改名为审计处，不再行使监察职能。2015年，周全生任审计处副处长，胡建峰任办公室副主任。2018年，新增贺彩霞任办公室副主任。2019年，周全生提任处长。2021年，胡建峰提任办公室主任。

表1-3-55 历任审计处负责人名录

任职时间	科长(科级)	副科长(副科级)
1992年8月—1999年8月	/	肖庆莲
1999年8月—2001年9月	/	武渝平
2001年9月—2003年12月	武渝平	/
任职时间	处长(正处级)	副处长(副处级)
2003年12月—2009年11月	/	陈景
2009年11月—2014年7月	/	肖庆莲
2014年7月—2019年3月	/	周全生
2019年3月—2021年10月	周全生	/

表1-3-56 第3党支部(审计处党支部)委员会名录

任职时间	书记	副书记	委员
2019年3月—2021年10月	周全生	/	/

一、审计处办公室

审计处办公室隶属审计处，主要负责组织协助处长开展各项审计工作，于2015年5月设立，2019年5月经医院党委决定任命胡建峰同志任党审计处办公室副科长。在医院行政的领导下，审计处办公室扎实开展内部审计工作，坚持求真务实、客观公正的原则。充分发挥内审监督、服务职能，为维护医院积极秩序，促进党风廉政建设，加强财务管理起到了积极作用。

表1-3-57 审计处办公室历任负责人名录

任职时间	主任	副主任
2015年9月—2021年9月	/	胡建峰、贺彩霞(2018年9月—2021年9月)
2021年9月—	胡建峰	贺彩霞

第十一节 研究生管理处

研究生管理处是负责研究生教育、继续教育、毕业后教育工作的管理机构，认真贯彻落实各级党组织的指示与决议，执行国家、地方相关教育、培训政策，主要承担研究生教育管理工作、学科及学位点建设工作、住院医师等规范化培训管理工作、进修管理工作、继续教育培训管理工作等相关工作。

医院从1979年开始招收硕士研究生，从1990年开始招收博士研究生。历经四十几年的发展壮大，研究生培养规模不断扩大。2013年1月，根据教委及学校要求，成立研究生管理处，王羽任研究生管理处副处长，下设研究生管理办公室和继续教育管理办公室。研究生管理办公室负责全院研究生招生、培养、毕业、授位管理，研究生导师遴选，师资队伍建设，学位点建设，学科建设，研究生教学建设。继续教育管理办公室负责全院继续教育项目的管理，职工继续教育培训管理，住院医师规范化培训管理，进修管理。2014年7月起杜之渝任研究生管理处副处长，2015年7月—2020年12月，增设廖于任副处长。2014年，医院获批首批国家级住院医师规范化培训基地，2019年，研究生管理处成立继续教育科，加强建设继续教育、毕业后医学教育、进修工作的管理。2021年10月，增设罗强任副处长。现有研究生培养一级学科博士学位授权点3个，硕士学位授权点5个；二级学科博士学位授权点20个，硕士学位授权点22个；博士生导师58名，硕士生导师251名。现每年招收约500名硕士、博士研究生，招收住培医师180余人，每年开展继续教育项目100余项，每年来院进修人员300余人。开展医院研究生培养、住院医师培养、专科医师培养、进修医师培养、医学技术继续教育培训，为医学人才培养做出了贡献。

表1-3-58　研究生管理处历任负责人名录

任职时间	处长	副处长
2013年1月—2014年7月	/	王羽
2014年7月—	/	杜之渝（主持工作）、 廖于(2015年7月—2020年12月)、 罗强(2021年10月—)

表1-3-59　研究生党总支委员会名录

任职时间	书记	委员
2019年3月—	杜之渝	罗强、苏馨、鄢洁、蒋丹丹、陈敏、周文

表1-3-60　第50党支部(研究生管理和规培党支部)委员会名录

任职时间	书记	委员
2019年3月—	罗强	鄢洁、凌思英

表1-3-61　历年获省部级及以上荣誉统计

年份	受表彰的单位或个人	获奖名称	授予单位
2016年	陈庆伟	"全国优秀住培带教师资"荣誉称号	中国医师协会
2017年	胡丽娜	"全国优秀住培专业基地主任"荣誉称号	中国医师协会
	重医附二院参赛团队	全国首届研究生临床能力(医学影像)竞赛一等奖	全国医科院校研究生院联盟
		重庆市住培技能竞赛手术组和非手术组均荣获二等奖	重庆市卫生健康委员会
2018年	重医附二院参赛团队	重庆市住培技能竞赛手术组和非手术组均荣获二等奖	重庆市卫生健康委员会
	全科医学住培专业基地	全国十佳"优秀全科专业住院医师规范化培训基地"	中国医师协会
2019年	任红	"全国优秀住培基地负责人"荣誉称号	中国医师协会
	邓忠良、罗强、杜之渝、聂茂	重庆市研究生教育教学改革优秀成果奖	重庆市学位与研究生教育学会
2020年	印国兵	"全国优秀住培指导医师"荣誉称号	中国医师协会
	全科住院医师规范化培训专业	国家卫健委重点专业基地	国家卫生健康委员会
	重医附二院参赛团队	重庆市住培技能竞赛优秀组织奖	重庆市卫生健康委员会
		重庆市住培技能竞赛最佳风采奖	重庆市卫生健康委员会
2021年	急救、康复住院医师规范化培训专业基地	国家卫健委重点专业基地	国家卫生健康委员会
	重医附二院参赛团队	第四届重庆市住培技能竞赛三等奖	重庆市卫生健康委员会

继续教育科

继续教育科隶属于研究生管理处，于2019年5月成立，2019年8月经医院党委决定任命罗强同志任继续教育科副科长，负责全院继续教育项目的管理、职工继续教育培训管理、住院医师规范化培训管理、进修管理等工作，执行上级部门及医院相关工作的政策执行，做好政策制定、教学建设、培训项目申报实施管理等继续教育和毕业后教育工作。

表1-3-62　继续教育科负责人名录

任职时间	科长	副科长
2019年8月—2021年10月	/	罗强

第二篇

科室建设

第一章 临床科室

1892年医院成立时，只有院长马加里和一名英国医生，没有分科治疗，作为全科医生，内、外、妇、儿、牙科疾病都治。后来随着人员的增加，才逐渐分科治疗。到20世纪30~40年代，随着北京协和华西医学院的毕业生加入医院，医院在医务部的管理下，已根据功能分出了内科、外科、妇产科、小儿科、眼科、牙科，到1950年协办宽仁医院时，有医务主任（院长兼任）1人，内科（兼小儿科）主任1人；内科医生5人；外科主任1人，外科医生5人；妇产科主任1人，妇产科医生4人；牙科医生1人，助理1人；放射科医生1人，放射科护士和助理各1人。1955年川东医院时期，小儿科从内科分出，设内儿科，并增设有五官科，1962年划归重医后，医院学科建设得到了快速发展，一批上海专家充实到医院，引领学科向纵深发展，1963年医院和重庆医学院第一医院在收治病人的病种上做出调整，医院主要收治普通内科和普通外科病例，而内外专科和骨科病例转附一院收治。直到20世纪70年代中期，才从内科、外科分出众多专业组，1973年成立中医科，1977年成立了传染科，1981年6月五官科分为耳鼻喉科和眼科。1987年成立内分泌科。20世纪80年代又逐渐细分内外科，设大外科：分普外科、泌尿外科、骨科、胸外科、神经外科；内科分普内科、呼吸内科、神经内科。1990年又进行亚专业分科，普内科分出心血管内科、血液内科和消化内科；1993年设立急诊科、肿瘤科、介入放射科、康复科。

随着医院的不断发展，逐步形成分科精细，门类齐全，功能完善的临床科室。至2018年3月，医院共设置有45个临床医技科室（重医二院〔2018年〕72号）。2021年年底，医院临床医技科室获得23个国家级和市级医疗中心和技术培训基地，12个重庆市医疗质量控制中心，6个国家级重点专科和1个“十二五”重点专科，14个重庆市临床重点专科和精品项目。

一、内科

宽仁时期的内科没有细分，统称内科，1950年协办时主任为江孝达。川东医院时期，内科有30名工作人员，设主任1人，主任仍是江孝达，主治医师1人，住院医师7人，医士3人，护士长1人，副护士长2人，护士5人，助理护士6人，工人4人。第四人民医院时期直到重医时期的初期，1965—1972年，徐葆元任内科主任，黄惠任副主任。1973年成立中医科，20世纪70年代中期内科分出众多专业组，1973年组建，1977年批准正式成立了传染科，张定凤任副主任。20世纪80年代又逐渐细分为普内科、肺科、神经内科。20世纪90年代又进行亚专业分科，普内科分出心血管内科、血液内科、内分泌科，1993年设立急诊科，肿瘤科、介入放射科、康复科。逐步形成分科精细、门类齐全、功能完善的内科系统临床科室。2001年撤销大内科建制，仅保留内科教研室。

表2-1-1　内科历任主任、副主任名录

任职时间	主任	副主任
1950—1972年	江孝达	/
1972—1978年	徐葆元	黄惠、沈鼎明(1973年)
1978—1984年	/	李德旺(1980年)、张治(1982年)
1984—1988年	沈鼎明	李德旺、黄惠、李增高
1988—1993年	李增高	罗开良(1990年)
1993—1999年	李增高	罗开良
1999—2000年	罗开良	代立里、娄世锋
2000—2001年	罗开良	娄世锋、沈薇、张玲、王玉君

二、外科

宽仁时期的外科没有细分，统称外科，1950年协办时主任杨成勋，川东医院时期的主任仍是杨成勋。第四人民医院时期1956年增加马佐民为副主任。1963年郁解非来院任外科副主任，1974年任主任，1978年李世英任主任。改革开放后，医院采取大外科体制，1984年在大外科下成立了普外科及骨科、神经外科、胸心外科、泌尿外科。2003年取消大外科，普外科及外科各专科直属医院领导。2006年肝胆外科从普外科分出独立，龚建平教授来院担任肝胆外科主任。普外科只留有胃肠肛肠、血管、三腺等专业组。

宽仁及第四人民医院时期，外科医生有杨成勋主任及陆续来院的马佐民、张天保、罗方华、黄立露、罗哲、陈俊英、王鸿章、孙辉武、孙继成、阮显清、赖季良等医生。

1962年8月，医院划归重医后，医院从重庆医学院第一医院调来郁解非、何士元、高根五、沈维礼、叶达智、陶斯林、乔天愚，郁解非受伤调回重庆医学院第一医院后，又调来李世英任主任。

1977年后，为充实外科专科力量，又从重庆医学院第一医院陆续调来骨科陈秉礼、神经外科陈复仁、胸心外科程明德，何士元从普外科转入泌尿外科。

医院划归重医，一批上海医学院专家充实到医院，使外科学科建设快速发展，外科业务技术迅速得到提高。后来，从重医等院校陆续分配来院及其他途径来院的医生们大大充实了外科医生的力量。本时期，外妇党支部书记先后由陈俊英、杨永荷、李泽跃担任，大外科护士长先后由吴惠文、丁辛担任。

表2-1-2　外科历任主任、副主任名录

任职时间	主任	副主任
1950—1956年	杨成勋	/
1956—1963年	/	马佐民
1963—1972年	/	马佐民、郁解非
1972—1974年	/	郁解非、陶斯林
1974—1977年	郁解非	杨成勋、马佐民

续表

任职时间	主任	副主任
1977—1978年	/	陈秉礼
1978—1984年	李世英(大外科)	何士元(1980年)、高根五(1980年)、陈复仁(1982年)、程明德(1982年)
1984—1988年	/	常正
1988—1991年	何士元(大外科)	常正
1991—1999年	乔天愚(大外科)	朱仕钦、常正、潘正清
1999—2000年	/	刘长安、余永康、程远、黄朝良、张力平、张唯力、黄伟光
2000—2003年	刘长安	罗文军、程远、黄朝良、张力平、张唯力

1980年,普通外科成立前,普外范围内组建了五个专业组:高根五、潘正清、郑明组建肝胆外科专业组,叶达智、杜寿敏、余永康组建胃、乳腺外科专业组,李世英、朱仕钦、罗文军、孙建明组建血管外科专业组,张天保、黄伟光组建整形外科专业组,陶斯林、罗方华、常正、谭亚黔组建肛肠外科专业组。

1984年,医院成立普通外科,创建初期普通外科仅有30张病床,担负着重庆医学院二系本科普通外科的大课教学、见习和实习任务,还担负着主城区及周边区县的普外科疾病的救治任务,普通外科为适应医院外科学科的发展和教学的需要,成立胃肠、肛肠外科,乳腺、甲状腺、胰腺外科及血管腹壁外科血组,普外科包括高根五、李世英、龚建平等全国知名外科教授。开展了消化道肿瘤、肛门周围疾病、乳腺肿瘤、甲状腺肿瘤、急腹症、腹股沟疝、血管疾病等普通外科常见病、多发病的诊断、手术与治疗。1984年成立普外科教研室。高根五、陶斯林任普外科副主任和普外科教研室副主任。其主要工作是负责重庆医学院医疗二系及儿科系学生普通外科大课教学、见习和实习;承担日常临床工作,开展以消化道肿瘤、肛门周围疾病、乳腺肿瘤、甲状腺肿瘤、急腹症、腹股沟疝、血管疾病等疾病为主的急救、诊治和外科手术治疗。1996年被批准为四川省重点学科,1999年被批准为重庆市重点学科,2001年成立重庆市微创外科中心。2008年后,分为了三腺外科、血管外科、胃肠肛肠外科三个专科。共有病床102张,教授/主任医师5人,副教授/副主任医师5人,讲师/主治医师3人,住院医师6人。

表2-1-3 普外科历任主任、副主任名录

任职时间	主任	副主任
1984—1988年	高根五	陶斯林
1988—1991年	/	潘正清
1991—1993年	/	常正、潘正清
1993—1999年	朱仕钦	张兴明、郑明
1999—2001年	常正	黄伟光、李生伟、罗文军
2001—2003年	刘长安	罗文军、周洪伟
2003—2006年	刘长安	周洪伟、龚建平、王继见、李生伟(2004年)

续表

任职时间	主任	副主任
2006—2008年	周洪伟	王继见
2008—2011年	王继见	王亚旭、孙建明、孙治君

（以下科室按照内科、外科独立成科时间先后顺序排列）

第一节　消化内科

1976年，成立消化内科。在徐葆元、沈鼎明等老一辈消化界著名专家的带领下，1979年，建立胃镜室，1981年，建立消化内科硕士学位授权点。1993年，建立消化内科博士学位授权点。1997年，建立重庆市肝病治疗研究中心。1998年，建立消化内科博士后流动站，卫生部临床药理基地(消化病药物)。2001年，批准为重庆市重点学科。2002年，批准为重庆市胃肠动力障碍性疾病治疗研究中心。2012年，批准为重庆市消化内科医疗质量控制中心。2016年批准为重庆市临床重点专科。2017年，成为中华医学会中国食管胃静脉曲张诊治规范基地和中国医师协会消化内镜医师培训基地。2018年，批准为重庆市护理学会消化内镜专科护士培训基地和国家消化系统疾病临床医学研究中心。2018年，获批科技部重点研发计划数字诊疗装备研发重点项目。2019年，成为重庆市消化内镜医疗质量控制中心。2021年，获批全国青年文明号。

消化内科经过45年的发展，尤其是2011年以来，科室医、教、研三方面都有长足的进步，已发展成为一个集医疗、教学、科研为一体的综合性科室，队伍以中青年科技人员为主，专业结构合理，系国家博士、硕士学位授权学科。截至2021年，消化内科开设病床166张，其中渝中院区56张，江南院区110张。医生31名，其中主任医师5名，副主任医师7名，其中博士25人，其余均为硕士。博士生导师4人，硕士生导师12人。年出院病人5000余人次，年门诊病人近90000人次，年胃肠镜诊疗病人近50000人次。

表2-1-4　消化内科历届主任、副主任名录

任职时间	主任	副主任
1976—1999年	沈鼎明	吴显才(1996—2000年)、 左国庆(1996—1999年)
1999年—2015年7月	沈薇	梅浙川(2000年4月—2003年12月)、 陈伟庆(2006年4月—2015年7月)
2015年7月—2018年6月	/	何松(主持工作)、 陈伟庆(2015年7月—2016年4月)、 郭进军(2016年4月—2017年9月)

续表

任职时间	主任	副主任
2018年6月—	何松	高建(2018年6月—　)、 宁波(2018年6月—　)、 吕琳(2021年10月—　)

表2-1-5　第28党支部(消化内科党支部)委员会名录

任职时间	书记	副书记	委员
2019年3月—	宁波	/	王俊莉、高敏、俞慧宏、韩昕晶

一、医疗

1976年,医院成立消化内科,创建初期与内分泌科及血液科共同组成内二科,当时病床仅二十余张,在沈鼎明主任的带领下,克服重重困难,团结一致,努力工作。1979年,建立消化内科胃镜室,开展胃镜检查,20世纪80年代中期率先在重庆市开展食管曲张静脉硬化治疗,建立消化实验室,筛选肝纤维化和肝癌的血清标志物,以联合检测方式在全市推广应用,取得良好的社会及经济效益。20世纪90年代首先引进食道及下消化道的动力测定和食管24小时pH监测技术,对消化道动力障碍性疾病、胃食管反流病的诊断提供了新的诊断平台。

21世纪初,在主任沈薇的带领下,科室涌现出梅浙川、左国庆、高建、何松等一大批青年骨干,2001年率先在重庆市开展无痛苦胃肠镜检查,通过举办无痛胃镜检查培训班,截至2021年已在全市广泛推广应用。该项目获得重庆市卫生局科研资助,发表论文数篇。同年率先在重庆市及西南地区应用食管静脉曲张密集套扎方法治疗食管静脉曲张破裂出血。2005年在全市首先开展胶囊内镜检查小肠疾病,极大地提高了消化道出血、腹痛腹泻病因诊断的阳性率;常规开展息肉摘除、取异物、食道气囊扩张、食管支架植入、腹水浓缩回输、B超引导下肝穿活检及肝脓肿等的介入治疗。在肝硬化晚期各种并发症的治疗方面具有领先优势(食管胃底曲张静脉套扎治疗、腹水浓缩回输、肝癌介入及聚焦超声刀治疗、聚焦超声治疗脾功能亢进、自体骨髓干细胞移植治疗肝硬化)在西南地区享有一定盛誉。

2008年,"无痛苦胃镜技术的临床应用及安全性研究"获重庆市医学科技成果三等奖。科室现在无痛苦胃肠镜检查占95%以上,居本市前列。2013年开展了胃底静脉曲张组织胶注射治疗术(HI),在内镜下食道静脉曲张套扎术(EVL)和硬化治疗(EIS)的基础上进一步丰富和完善食管胃静脉曲张的治疗手段。仅2021年,就完成了食管曲张静脉套扎术及胃底曲张静脉组织胶注射术共计1600余台次,急诊手术成功率达100%。

在副院长梅浙川的领导下,科室牵头成立了重庆市肝硬化诊疗联盟,建立了多学科诊疗体系。经过多年的努力,肝硬化食管胃静脉曲张内镜下治疗在重庆地区手术量最大、操作最为规范、综合水平最高,达到国内一流水平。同时,一直致力于消化放射介入诊疗工作的开展,带领科室在重庆市率先开展经球囊导管阻塞下逆行闭塞静脉曲张术(BRTO),通过脾动脉栓塞术、经颈内静脉肝内门腔静脉支架置入分流术(TIPS)、经皮肝穿胃冠状静脉栓塞术等治疗静脉曲张止血。形成了以HVPG、增强CT和门脉血管成像为术前决策指导，内镜下规范化EVL、EIS、改良三明治组织胶注射技术和/或BRTO辅助为主要治疗方法，TIPS和外科手术为挽救措施的诊疗体系。

自2015年起，消化内科团队在重庆市各区县开展肝硬化食管胃静脉曲张出血内镜下规范化治疗的适宜技术推广，充分利用重庆市消化内镜质控中心、重庆市卫计委适宜卫生技术推广项目及重庆市科委民生项目为临床培训和学术交流搭建平台，通过学习班、学术讲座、巡回现场检查指导的方式进行技术推广。截至2021年已在梁平、潼南、璧山、垫江等30余个区县30余家医院开展技术应用示范，覆盖率达90%以上，帮助90%基层医院掌握了食管静脉曲张套扎术，30%基层医院掌握了胃静脉曲张组织胶注射治疗，均取得了良好的经济效益和社会效益。

近年来，消化道肿瘤在我国发病率和死亡率居高不下，为此，科室重点聚焦于消化道早癌诊断及治疗水平的提升工程，建立了消化道早癌筛查—精查—微创治疗—病理一体化技术体系，一方面大力提高自身诊疗水平，形成一支以邓超、卢俊宇、吕琳、易航、胥峰医生及病理科李佳医生为代表的早癌团队，2015—2021年科室消化道肿瘤早诊率由10.37%提升到了40.66%。另一方面作为重庆市消化内镜质量控制中心，自2019年起始终致力于在重庆市各大区县医院开展、推广消化道肿瘤的早诊早治工作，使重庆市的消化道肿瘤早诊率由6.16%提升到24.26%。

与此同时，由宁波教授带领的ERCP团队稳步发展，年手术量维持在160例左右，大幅提高了科室胆胰疾病的诊疗水平。

截至2021年，科室形成了门脉高压(EVL+EIS+HI)、消化道早癌(ESD)、胆胰疾病(EUS+ERCP)、超级微创(内镜下逆行阑尾炎治疗术+保胆取石)和血管介入(TACE+HAIC+BRTO+Tips)五大特色临床诊疗体系，综合实力享誉全国。此外，科室开展的内镜下逆行阑尾炎治疗术(ERAT)、经胃入路腹腔探查及腹膜活检、超声内镜引导下经胃胰腺囊肿脓肿穿刺引流术、透明帽辅助内镜下内痔硬化术、肠道支架置入术以及超声引导下肝肾囊肿穿刺引流和聚桂醇硬化治疗等多项内镜新技术，也赢得了社会广泛认可、同行充分肯定。

二、教学

消化内科教学始于1976年，经过45年的发展，消化内科不仅承担医疗二系、儿科系、影像系、康复、麻醉、药学等本科大课教学、小课见习和实习，同时还承担尼泊尔留学生的大课教学及见习、实习，承担8年制学生和博士、硕士研究生的教育与培养。每年为国家培养了大批有用人才。注重青年师资的培养，在教学改革和教学质量方面取得较好成绩，多名教师获得校优秀教师的称号，获得教改课题多项，发表教改文章10余篇。科室于1981年招收消化内科第一名硕士研究生，1994招收消化内科第一名博士研究生。迄今招收硕士研究生347名；毕业303名，招收博士研究生54名，招收毕业48名；招收博士后4名。多名毕业的研究生担任所在单位的科主任或者院领导，成为各医院的学术骨干。

三、科研

科室长期坚持科研与临床并重的道路，在科研方面硕果累累。建科以来，共承担各级各类科研项目

80余项，其中国家级项目24项，国家自然科学基金22项，累计研究经费6000余万元。2018年，梅浙川教授牵头的科技部重点研发计划数字诊疗装备研发重点专项“基于区域医联体模式的国产创新诊疗设备应用示范”，形成了适合于各地方各层级医疗机构的新型配置解决方案、新技术临床解决方案和新型医疗服务模式解决方案，覆盖重庆和贵州地区1000家以上基层医疗机构，为广大急危重症患者和肿瘤患者带来福音。

开展科学研究，发表论文500余篇，其中SCI论文160余篇。2021年，教授梅浙川作为通讯作者在国际顶刊杂志*Gut*(影响因子为19.819分)发表论文“Risk factors in patients with COVID-19 developing severe liver injury during hospitalisation”，率先发现了新型冠状病毒感染引起肝脏损害的关键因素。2022年，博士邓超作为第一作者、教授何松作为通讯作者连续在国际内镜领域顶级杂志*Endoscopy*(影响因子为10.093分)上发表的两篇论文“Double band ligation-assisted endoscopic submucosal resection for type 1 gastric neuroendocrine tumor with type A gastris”和“Use of a self-made additional working channel for underwater endoscopic mucosal resection of a rectal neuroendocrine tumor”，展示了内镜创新技术治疗神经内分泌肿瘤的良好应用效果。

表2-1-6 国家级项目清单

序号	年度	负责人	项目名称	项目来源	项目编号	经费/万元
1	1985	沈鼎明	γ-GT同工酶与肝癌组织免疫特异性研究	国家自然科学基金面上项目	/	4
2	1997	沈薇	用差异显示逆转PCR方法筛选编码肝癌的基因片段	国家自然科学基金面上项目	/	13
3	2005	郭进军	汉坦病毒包膜糖蛋白受体或受体辅助分子的分离鉴定研究	国家自然科学基金青年科学基金项目	/	20
4	2008	沈薇	肝X受体依赖的染色质重塑与非酒精性脂肪肝	国家自然科学基金面上项目	30871160	31
5	2008	何松	HBx依赖的HBV微染色体重塑与病毒复制	国家自然科学基金面上项目	30872249	33
6	2009	梅浙川	胰岛素依赖的AQP9染色质重塑与肝糖脂质代谢调控	国家自然科学基金面上项目	30971335	31
7	2009	郭进军	核苷类似物治疗中HBV准种动态学特征对病毒突破的预测	国家自然科学基金面上项目	30972583	30
8	2010	吴小翎	靶向载药微泡联合超声靶向微泡破裂技术对肝癌作用及其机制的实验研究	国家自然科学基金专项基金项目	81041064	10
9	2010	宁波	肝细胞内质网应激对Insig-SCAP-SREBPs脂质代谢途径的影响	国家自然科学基金青年科学基金项目	81000357	19

续表

序号	年度	负责人	项目名称	项目来源	项目编号	经费/万元
10	2011	张霞	Ang-(1-7)通过AMPK信号通路调控肝脏糖脂代谢及其分子机制	国家自然科学基金青年科学基金项目	81100275	24
11	2011	吕琳	miR205启动子甲基化与Barrett食管癌变的相关性研究	国家自然科学基金青年科学基金项目	81101827	22
12	2012	沈薇	SREBP—1c和ChREBP依赖的染色质重塑与非酒精性脂肪肝SREBP—1c和ChREBP依赖的染色质重塑与非酒精性脂肪肝	国家自然科学基金面上项目	81270494	65
13	2012	左国庆	相变型超声分子探针评估肝癌生物靶向治疗效果基础研究	国家自然科学基金面上项目	81271598	60
14	2015	高建	MiR-155靶向TP53INP1介导肝癌细胞EMT和肝癌干细胞对肝癌转移的调控作用及机制研究	国家自然科学基金面上项目	81572888	68.4
15	2015	俞慧宏	SCD1通过AMPK通路调节自噬在NAFLD中的作用及其机制研究	国家自然科学基金青年科学基金项目	81500443	18
16	2018	梅浙川	基于区域医联体模式的国产创新诊疗设备应用示范	科技部重点研发计划数字诊疗装备研发重点专项	2018YFC0114400	1932
17	2018	何松	国产创新诊疗设备在消化道早癌‘精查及微创治疗’中的应用示范	科技部重点研发计划数字诊疗装备研发重点专项子课题	2018YFC0114403	289
18	2018	赵红雲	CPPs介导HA靶向载10-HCPT/ICG多功能诊疗分子探针双模态显像于治疗肝癌	国家自然科学基金青年科学基金项目	81801714	21
19	2019	周智航	核因子NFIB通过上调circMAP7D1竞争性抑制EIF4A3蛋白而促进结直肠癌NAD合成代谢的机制研究	国家自然科学基金面上项目	81972285	55
20	2020	钟立	LXRβ通过抑制Shh分泌调控肝星状细胞活化的机制研究	国家自然科学基金青年科学基金项目	82000583	24
21	2021	梅浙川	AQP9抑制ROS-HIF1α依赖的缺氧微环境下肝癌干细胞干性维持及其机制研究	国家自然科学基金面上项目	82173360	55
22	2021	高建	去泛素化酶MINDY1维持ANXA2蛋白稳定性促进肝癌干细胞干性的机制研究	国家自然科学基金面上项目	82173359	55
23	2021	李传飞	FEN1通过SUMO1抑制Nrf2泛素化促进肝癌细胞抵抗铁死亡的机制研究	国家自然科学基金青年科学基金项目	82103206	24
24	2021	陈永昱	具核梭杆菌通过促进NAD+补救合成影响溃疡性结肠炎anti-TNF反应性的机制研究	国家自然科学基金青年科学基金项目	82100548	24

其他代表性成果：

1.徐葆元：血小板功能研究，四川省科技成果四等奖，1981年。

2.徐葆元：血小板功能研究，重庆市科技成果二等奖，1981年。

3.徐葆元：肝病血小板聚集功能和凝血Ⅷ因子亚单位研究，重庆市科技成果三等奖，1987年。

4.沈鼎明：肝癌酶学诊断，四川省科技进步三等奖，1990年。

5.梅浙川：三峡库区重庆段炭疽墓群卫生清理及其评价方法的研究，重庆市科技进步三等奖，2004年。

6.李孝生：川芎嗪、大黄酸及合用抗肝纤维化和门脉高压的作用机制及临床研究，重庆市科技进步三等奖，2005年。

7.梅浙川：无痛苦胃镜技术的临床应用及安全性研究，重庆市医学科技成果三等奖，2008年。

8.高建、杨朝霞、徐忠烨、吕琳、贾茜、胡文艳、陈学华：应用高效率shRNA蛋白激酶基因文库筛选抑制肝癌肿瘤干细胞生长的靶基因研究，重庆市卫计委医学科技成果奖二等奖，2016年。

9.沈薇、杨朝霞、宁波、俞慧宏：非酒精性脂肪性肝病发生发展机制及早期预警的研究，重庆市科技进步奖二等奖，2017年。

10.梅浙川：胃食管反流病数字诊断高端创新设备，重庆市科技进步奖三等奖，2018年。

四、人才培养

科室重视人才培养及梯队建设，鼓励本科医生多渠道学习提高，已选派多名医生到国内大型医院专科进修，先后有10名医生前往美国、加拿大、英国、德国、澳大利亚深造研修，截至2021年全科医生实现硕士化，80.64%具有博士学位，多名医生成为中华医学会、中国医师协会、中国中西医结合学会全国或市级分会的主委、副主委和委员等职务，在国内及西南地区具有一定知名度，形成了一支以中青年骨干为主的学术梯队。

代表性学术任职一览：

1.沈鼎明：重庆市医学会消化专委会副主委，重庆市医学会内镜化专委会副主委。

2.沈薇：中国医师协会消化医师分会委员，普通高等教育“十一五”国家级规划教材《内科学》编委，重庆市医学会消化专委会副主委，《重庆医学》常务编委，《中华肝脏病杂志》《世界华人消化杂志》编委，《重庆医科大学学报》编委，《临床肝胆病杂志》编委。

3.梅浙川：中华医学会消化内镜学分会委员，中国医师协会消化医师分会常委，中国医师协会内镜医师分会常委，中国医促会消化疾病专业委员会副主任委员，重庆市医师协会副会长，《中华消化内镜》杂志编委，《中华肝脏病杂志》编委，《重庆医学》杂志编委。

4.李孝生：重庆市中西医结合消化专委会主任委员。

5.左国庆：中华医学会内科全国委员，重庆市医学会内科专委会副主委。

6.何松：中国医师协会消化医师分会GERD专委会委员，重庆市医学会消化内镜分会主任委员，《中华肝脏病杂志》特邀编委。

7. 高建：重庆市中西医结合学会消化专委会主任委员，重庆市医学会消化病学分会副主任委员，《肝博士》杂志编委。

8. 宁波：中华医学会消化病分会青年委员会委员。

9. 吕琳：中华医学会消化内镜学分会青年委员会委员。

第二节　感染病科(传染科)

医院于1973年组建内科传染病专业组，1977年经重庆医学院(现重庆医科大学)批准正式成立传染科，由高树人任主任，教授张定凤任副主任，当时设有病床30张，医师12人，护士8人，卫生员2人。并于同期建立了病毒性肝炎实验室，实验室15m^2。传染科于1979年被批准为全国首批硕士学位授权点，1981年，被批准为全国首批博士学位授权点。1982年，开始承担原国家科学技术委员会"六五""七五"重型肝炎攻关任务，1983年，被批准为首批卫生部药品临床研究基地，并相继于1998年、2006年、2010年通过国家药品监督管理局的资格认证检查，成为全国重要的肝病临床药物试验机构。

1985年，建立重庆医科大学病毒性肝炎研究所，1989年，被批准为首批国家重点学科，并于2002年、2007年通过国家重点学科的评估。1987年年底医院建成"肝炎所楼"，传染病科床位增至40张，后于1996年进行改建和装修，病床数增加为56张，扩大了临床实验室。1992年创办《中华肝脏病杂志》，1995年成立博士后流动站，设立"长江学者奖励计划" 特聘教授岗位一个。1997年成立重庆市肝病治疗研究中心，病床数增至78张，扩大了临床药理基地。1999年获批省部共建"感染性疾病分子生物学实验室"。

2002年由"传染科"更名为"感染病科"，病房搬迁到原"儿科楼"。2003年获批"感染性疾病分子生物学教育部重点实验室"，同年获得"'十一五'艾滋病和病毒性肝炎等重大传染病防治"科技重大专项。2008年获教育部"长江学者与创新团队发展计划"创新团队，同年获得"'十二五'艾滋病和病毒性肝炎等重大传染病防治"科技重大专项。

2009年病房规模进一步增加，位于"儿科楼"的肝病治疗中心2~6层楼均调整为感染病科病房，并在内科住院部二楼增设VIP病房(30张床)，总床位数达128张。2009年获批"国家级精品课程"，2011年获批"重庆市高等学校教育团队"，2013年获批"国家临床重点专科(感染病科)"，创办JCTH，获批"国家级精品资源共享课"。2017年荣获重庆市教学成果三等奖，2018年成立"重庆市感染与肝病专科联盟""华夏肝脏病学联盟"。2018年7月，感染病科在全院范围内率先搬迁至茶园江南院区感染与肝病中心大楼，开放床位达207张。2019年加入首批全国人工肝"一市一中心"项目，成为"全国人工肝及血液净化技术示范中心"。2020年新冠病毒病期间成为重庆市定点救治医院(科室)，医疗救治专家组副组长单位(科室)，万州集中救治片区组长单位(科室)，2021年获高校课程思政示范建设。

表2-1-7 感染病科(原传染病科)历任主任、副主任名录

任职时间	主任	副主任
1977—1986年	张定凤	潘澄清
1987—1996年	张定凤	潘澄清、郭树华
1996—2000年	郭树华	赵有蓉
2000—2002年	赵有蓉	张大志(2001—2002年)
2002—2006年	/	张大志(主持工作)、周智(2002—2006年)
2006年10月—2015年9月	张大志	周智、胡鹏(2009年—2015年9月)
2015年9月—2020年6月	胡鹏	周智、蔡大川(2016年3月—2020年6月)
2020年6月—	/	蔡大川(主持工作)、周智、兰英华(2021年5月—)

表2-1-8 第42党支部(感染病科党支部)委员会名录

任职时间	书记	副书记	委员
2019年3月—	胡鹏	曾维琼、王娜(2021年4月—)	王娜、梁露文、袁春兰、彭明利、刘毅

一、医疗

1976年,教授张定凤结合当时国内外的研究进展,在国家“七五”“八五” “九五”科技攻关项目,国家自然科学基金项目,教育部及卫生部科学基金项目等100余项项目的资助下,研究发现肿瘤坏死因子与病毒性肝炎肝细胞坏死密切相关,肝细胞生长素抑制肿瘤坏死因子的释放为机体的自我防御机制之一,提出了重症肝炎发病过程中肝细胞坏死的二次打击理论,在此基础上提出的以新鲜血浆为主的救治重型肝炎的内科综合治疗方案,大幅度降低了重型肝炎患者的死亡率,研究成果获得了国家科技进步三等奖。

1998年,教授郭树华积极争取上级财政部门的支持,引进人工血浆交换仪,建立人工肝治疗室,经过不断的探索,截至2021年已建立起以血浆置换治疗、全血灌流、胆红素吸附、血浆置换联合CRRT(连续肾脏替代疗法)的人工替代治疗体系,为重型肝炎肝衰竭的抢救治疗提供了有效的手段。

2011年以来,围绕慢性病毒性肝炎抗病毒治疗领域,开展了系列临床研究,建立了规范化的治疗方案,提高了治疗效果,有效延缓了慢性病毒性肝炎的疾病进展。

2011年,针对肝硬化上消化道出血患者,开展了经颈内静脉肝内门体分流术,为预防门脉高压所致上消化道出血提供了新的治疗手段。同年,引进的肝脏瞬时弹性测定仪,可无创性检测肝纤维化程度。

2018年,NEW SWITCH研究作为全球第一个以HBSAg为治疗终点的多中心临床研究,为乙肝临床治愈的提出提供了循证医学证据,并写入2019年版《中国慢性乙肝防治指南》。

2019年,针对不适合外科手术的肝癌患者,开展了经肝动脉栓塞化疗术(TACE)、射频治疗,实现了对慢性肝病—肝硬化—肝癌患者的全程管理和治疗。

拥有肝炎病毒病原学、免疫学实验室和人工肝治疗、腹水浓缩回输的肝纤维化检测、肝贮备功能动态评估、生物信息治疗、B超、胃镜、放射介入、临床药理等有关临床治疗服务检查和治疗室。

二、教学

感染病科承担了重庆医科大学临床医疗二系从专科到博士后的各类教学工作，教学任务重，教学水平高，其中内科学(传染病学)获得教育部批准成为2009年度国家精品课程建设项目，2010年成为重庆市研究生精品课程建设项目，2011年教师团队成为重庆市优秀教学团队，2013年批获批国家级精品资源共享课课程建设，2016年获得“传染病学网络学习平台的建设”优秀教育技术科研成果一等奖，2017年获批重庆市高校精品在线开放课程建设项目，2017年“根据传染病学科需求建设有学科特色的师资培养模式的探索与实践”获得重庆市教学成果三等奖，2020年获得国家级一流本科课程(线下)，2021年获批重庆市高校课程思政示范课程建设项目，2022年获得重庆市高校黄大年式教师团队。截至2021年，共有博士生导师10名，硕士生导师28名，在《中华医学教育探索杂志》《中国继续医学教育》《现代医药卫生》等杂志发表教学文章23篇，获得市级教学课题2项。共同主编教材3部。研究生教育成果显著，在本专业权威杂志*Journal of Infectious Diseases*、*Vaccine*、*Gene Therapy*、*Nature Medicine*、*Gut*、*Hepatology*、*Journal of Hepatology*等发表SCI收录论文444篇。获重庆市优秀博士论文两篇。研究生一次性就业率100%，并逐渐成为所在单位的技术骨干，极大地提高了本校和本专业在各兄弟单位的影响力，有部分博士研究生毕业后到美国、德国、日本以及国内北京大学、中山大学等知名大学做博士后研究，进一步加强了本学科在国内外的学术交流。

科室接收规培学员人数为585人，参加住院规医师范化培训通过率为96%。2019年，教授任红获“全国优秀住培基地负责人”荣誉称号。2020年，教授石小枫获“优秀住培带教师资”称号。

三、科研

科室长期坚持科研与临床并重的道路，在科研方面硕果累累。1976年，教授张定凤结合当时国内外的研究进展，将乙型肝炎免疫功能研究确定为学科研究方向之一，开始对乙型肝炎相关的细胞免疫功能进行系列研究，认为乙型肝炎为免疫功能失调的疾病，中心环节为T细胞功能不全，由此导致抑制性T细胞功能不足，免疫调节功能减退，促使免疫损害加重。在上述研究的基础上，1985年成立重庆医科大学病毒性肝炎研究所，对乙型肝炎的发病机理及治疗进行了全方位的研究。

2006—2021年，实验室承担“十二五”“十三五”国家传染病重大专项，国家自然科学基金重大、重点项目、国际合作项目、地区合作项目、面上项目等共计54项(总经费1.48亿元)。研究方向集中，特色鲜明，既注重长期布局与优势积累，又兼顾国家近期迫切需求。以乙肝病毒及其相关疾病为长期研究重点，在慢性乙型肝炎发病机制与临床转归、乙肝病毒与宿主相互作用、抗乙肝病毒新策略开发、肝细胞癌的发生发展机制以及肝脏疾病与脂糖代谢紊乱5个优势方向取得了突出成果。充分响应国家应对新冠肺炎疫情的重大需求，在新冠肺炎诊断试剂开发以及临床与免疫学特征研究方面成效显著。科研成果显著，在*Nat. Med*(4篇)、*EMBO J*、*J Clin Invest*、*Nat. Commun*、*J Hepatol*、*Hepatology*等知名期刊发表SCI论文252篇，单篇论文最高引用2597次。代表研究成果影响巨大，被上千家国际媒体报道以及权威专业人士专题点评，入选2020年临床研究高被引论文。成功研发全球首款新冠抗体化学发光检测试剂盒，多个试剂盒获得SFDA批准和欧盟认证，捐赠和销售相关试剂盒超1亿人份，为全国新冠疫情控制做出应有贡献，社会和经济效益明显，充分体现了产学研紧密结合与良性发展。

先后获得重庆市科技进步一、二等奖，中华医学奖二等奖，教育部科技进步奖二等奖，国家科技进步奖三等奖等10余项。2012年2月，教授任红课题组“慢性乙型肝炎发生、发展的免疫学机制及治疗新策略研究”荣获2011年度教育部科技进步二等奖，同时荣获2011年度中华医学科技奖二等奖和重庆市科技进步奖一等奖。特别是自从新型冠状病毒感染肺炎疫情暴发以来，开展关于新型冠状病毒感染肺炎疫情的研究，获得重庆市技术创新与应用发展(新型冠状病毒感染肺炎疫情应急科技攻关专项)2项：2020年科室教授黄爱龙在国际顶级期刊*Nat.Med*上(IF=36.13)发表的“Antibody responses to SARS-CoV-2 in patients with COVID-19”；2020年科室教授黄爱龙在国际顶级期刊*Nat.Med*上(IF=36.13)发表的“Clinical and immunological assessment of asymptomatic SARS-CoV-2 infections.Nat Med”。

表2-1-9 国家级项目清单

序号	时间	负责人	项目名称	项目来源	项目编号	经费/万元
1	2021年1月—2024年12月	黄爱龙	代谢重塑介导的O-GlcNAc糖基化修饰调控乙肝病毒复制和致病性的机制研究	国家自然科学基金(区域联合)	U20A20392	260
2	2021年1月1日—2024年12月31日	唐霓	乙肝病毒感染介导SAMHD1 O-GlcNAcylation修饰调控病毒复制的机制研究	国家自然科学基金面上项目	82072286	55
3	2020年1月—2024年12月	汪凯	PCK1通过降低O-GlcNAc糖基化修饰抑制肝癌转移的机制研究	国家自然科学基金面上项目	82073251	55
4	2021年1月—2024年12月	廖勇	基于生物信息学分析的肝肿瘤新抗原(neoantigen)的筛选、鉴定与抗肿瘤作用及其机制初探	国家自然科学基金面上项目	8207110971	55
5	2021年1月—2023年12月	沈伟	细菌种水平基因组特异序列挖掘及数据库的建立	国家自然科学基金青年科学基金项目	32000474	24
6	2021年1月1日—2023年12月31日	林永	RAB1 GTP酶通过调控ULK1信号诱导的细胞自噬促进乙型肝炎病毒复制的作用机制研究	国家自然科学基金青年科学基金项目	82002131	24
7	2020年11月—2022年11月	程胜桃	中国博士后科学基金第68批面上资助	中国博士后科学基金项目	2020M683261	8
8	2020年1月—2021年12月	李丹阳	SCAP过表达诱发炎症在AS发生发展中的作用及机制研究	中国博士后科学基金面上项目	2019M663448	8
9	2019—2022年	陈压西	棕榈酰化修饰调节FAT/CD36介导的肝细胞线粒体脂肪酸氧化的分子机制与非酒精性脂肪性肝病	国家自然科学基金面上项目	81873569	53
10	2020年1月—2022年12月	赵蕾	脂肪酸转位酶FAT/CD36的N-糖基化修饰诱导溶酶体功能障碍：非酒精性脂肪性肝炎发病的新机制	国家自然科学基金面上项目	81970510	56
11	2019年8月—2022年12月	陈娟	乙肝病毒致病机制与防治研究	国家自然科学基金优秀青年科学基金项目	81922011	130

续表

序号	时间	负责人	项目名称	项目来源	项目编号	经费/万元
12	2020年1月—2022年12月	李丹阳	血管平滑肌细胞SCAP/SREBPs轴通过NLRP3炎性体促进动脉粥样硬化的作用机制研究	国家自然科学基金青年科学基金项目	81900406	21
13	2018年9月—2020年12月	阮雄中	基于高血压肾病和“器官不良对话”关键发病机制的综合干预研究	国家重点研发计划“重大慢性非传染性疾病防控研究”重点专项	2018YFC1312700	413
14	2019—2022年	陈娟	靶向乙肝病毒表面抗原(HBsAg)天然药物的筛选:九头狮子草核心单体成分抗乙肝病毒药效学研究	国家自然科学基金(中澳合作项目)	8181101099	130
15	2018年1月—2020年12月	陈敏	病毒变异及肝纤维化相关重症乙肝精准诊断标志物的扩大应用	“十三五”科技重大专项	2018ZX10302206-001-002	98.81
16	2018年1月—2020年12月	彭明利	重症乙肝精准诊断方案的优化与扩大应用	“十三五”科技重大专项	2018ZX10302206-003-002	82.09
17	2019年1月—2022年12月	孙航	miR-146b-5p通过NF-κB/GSDMD途径调控脓毒症免疫的实验研究	国家自然科学基金项目	81871608	57
18	2019—2022年	胡接力	靶向HBV核衣壳组装过程的药物筛选细胞模型	国家自然科学基金项目	81871635	57
19	2019—2022年	陈娟	NQO1调控HBx蛋白稳定性对乙肝病毒转录和复制的重要作用	国家自然科学基金项目	81871656	57
20	2019—2022年	陈压西	棕榈酰化修饰调节FAT/CD36介导的肝细胞线粒体脂肪酸氧化的分子机制与非酒精性脂肪性肝病	国家自然科学基金项目	81873569	53
21	2019—2022年	唐霓	GSTZ1缺失通过重编程细胞代谢激活Keap1/Nrf2通路促进肝癌发生的机制	国家自然科学基金项目	81872270	58
22	2019—2022年	李小松	HBx介导的内质网应激和细胞凋亡在环磷酰胺调控HBV复制和肝细胞损伤的分子机制研究	国家自然科学基金项目	81871653	57
23	2017—2020年	黄爱龙	乙型肝炎治愈的新策略新方法	“十三五”科技重大专项	2017ZX10202203	5805.56
24	2017—2020年	任红	同抗病毒治疗方案对预防肝硬化、肝癌的有效性评价*	国家重大科技专项	2017ZX10202203-007-001	560.33
25	2017—2020年	任红	儿童慢性乙肝治疗策略的研究*	国家重大科技专项	2017ZX10202203-007-008	123.62
26	2017—2020年	胡鹏	基于New Switch研究提高慢性乙型肝炎临床治愈率的研究*	国家重大科技专项	2017ZX10202203-008-001	522.47
27	2017—2020年	胡鹏	预测慢性乙肝临床治愈的生物标志物的筛选和验证*	国家重大科技专项	2017ZX10202203-008-008	128.06
28	2017—2020年	唐霓	靶向HBVcccDNA的抗病毒策略研究*	国家重大科技专项	2017ZX10202203-004	449.66
29	2017—2020年	胡接力	新型乙型肝炎检测指标临床意义验证*	“十三五”科技重大专项	2017ZX10302201-4-6	81.47

续表

序号	时间	负责人	项目名称	项目来源	项目编号	经费/万元
30	2017年1月—2019年12月	任红	重大感染性疾病防控关键技术集成与示范应用	中央引导地方科技发展专项	YDZX20175000004131	50
31	2018年1月—2021年12月	陈敏	STAT3在慢性乙型肝炎中活化调节IFNα抗HBV作用及其机制研究	国家自然科学基金面上项目	81772198	56
32	2018年1月—2021年12月	胡鹏	HBV特异性CXCR5+CD8+T淋巴细胞介导的免疫应答在慢性乙型肝炎病毒感染中的作用研究	国家自然科学基金面上项目	81772171	56
33	2018年1月—2021年12月	殷文伟	模式识别受体CD36对NKT细胞的调控及其在刀豆蛋白A诱导的免疫性肝损伤中的作用研究	国家自然科学基金面上项目	81770570	56
34	2018年1月—2020年12月	邓万燕	结核分枝杆菌PE_PGRS家族抗原PE_PGRS41调控宿主免疫应答的分子机制研究	国家自然科学基金青年科学基金项目	81701979	20

其他代表性成果：

课题组从1985—2021年，紧紧围绕乙型肝炎（HBV）免疫发病机理，系统研究慢性乙型肝炎疾病过程中细胞因子、免疫细胞以及肝组织等免疫学变化特点，从宿主、乙肝病毒与免疫应答的相互作用中探索HBV免疫发病和免疫耐受等机制，得出系列重大研究成果：

1.乙型肝炎肝细胞坏死机制研究：（1）重点研究了肿瘤坏死因子与病毒在肝细胞坏死中的作用及对策，发现TNF与病毒性肝炎肝细胞坏死密切相关，肝细胞生长素抑制肿瘤坏死因子的释放为机体的自我防御机制之一，在此基础上提出了重症肝炎发病过程中肝细胞坏死的二次打击理论。进一步研究发现TNF及其受体、FAS及FASL相互作用引起的肝细胞凋亡在乙型肝炎发生发展过程中具有重要作用。（2）对丙型肝炎病毒感染在肝炎重症化中的作用进行了系统研究。上述研究为进一步防治慢性肝炎重症化、提高重型肝炎的抢救成功率奠定了基础，研究结果获得了国家科技进步三等奖、四川省科技进步一等奖。

2.乙型肝炎免疫发病机制研究：率先在国内建立乙型肝炎病毒抗原特异性T细胞克隆病研究相关细胞因子及其免疫因素的作用，获得了卫生部科技进步二等奖。在多项国家自然科学基金及重点项目基金资助下，研究发现乙型肝炎病毒感染及其S基因、前C/C基因的变异引起机体免疫调节功能的紊乱是乙型肝炎慢性化的一个重要机制。

3.乙型病毒性肝炎治疗新方案研究：（1）建立了增强DNA疫苗免疫效果的技术方案，初步证实DC疫苗的临床治疗效果；（2）应用反义核酸、SIRNA等技术，开展了抑制病毒复制的治疗相关基础研究；（3）临床治疗新方案的研究，针对临床应用核苷类似物（NAs）和干扰素（IFN）规范化和个体化抗病毒治疗、肝衰竭的综合治疗进行了系统研究。

4.慢性病毒性肝炎临床转归及临床治愈新策略。全国现有慢性HBV感染者约9300万人，其中慢性乙型肝炎患者约2000万例。全国肝硬化和肝癌患者中，由HBV感染引起的，比例分别为60%和80%。

建立了全球最大的慢性乙型肝炎长期随访研究(慢性乙型肝炎临床长期转归前瞻性大样本4000例研究队列)队列数据之一。证实对慢性乙型肝炎进行有效的抗病毒治疗能够降低肝硬化、肝癌的发病率，从而最终降低其病死率。建立了一系列的慢性乙型肝炎临床转归的预警预测模型及综合评估体系。凝练了数个与临床转归相关的蛋白(G6PD、VWF、ENPP2、FASN 等)，截至2021年正在申报专利和转化，有望成为慢性乙型肝炎转归预警预测的新标志物。作为全球第一个以HBSAg为治疗终点的多中心临床研究，New Switch 研究将慢性乙肝患者的HBsAg清除率从1%~3%提高到16.2%(部分优势患者达33.1%)，取得了突破性的进展，对慢性乙型肝炎的治疗提出了临床治愈的全新概念，得到了全世界的高度关注，并写入了2019年最新版《中国慢性乙型肝炎防治指南》。

5.发现多个调控 HBV cccDNA 活性和数量的关键宿主因子：解析 cccDNA 的功能与数量调控机制，是发展乙肝治愈策略的必经之路。课题组在乙肝病毒 cccDNA 表观调控方向开展了系统深入研究，鉴定出多个调控cccDNA 数量和活性的关键因子，包括 SIRT3、LIG1/3 和 UBE2L3，并解析了其作用机制。

6.成功构建多种药物筛选新模型，发现系列抗乙肝病毒新分子：实现乙肝治愈目标，必须依赖抗乙肝新药物的发现。课题组首次构建了多种抗 HBV 药物高通量筛选新型细胞模型，分别用于筛选靶向 X 蛋白、表面抗原、核衣壳、核心启动子的化合物，发现了 3 种具有良好抗 HBV 活性的新分子，为深入开发新型抗乙肝药物奠定了坚实基础。

7.成功研制系列新冠抗体检测试剂盒，阐明新冠病毒抗体应答规律：为响应国家抗疫重大需求，自主研制了系列新冠病毒抗体检测试剂盒，4 项通过 CFDA 认证，8 项通过 CE 认证。试剂盒在全球推广应用，捐赠和销售上亿人份。以抗体检测试剂盒为基础，系统地揭示了 COVID-19 患者新冠病毒抗体的应答规律，解析了无症状感染者的临床与免疫特征，并从流行病学角度证实国家新冠防控措施的科学性和有效性。研究结果发表在 *Nat. Med*(4篇，2020)、*Nat. Commun* (2020)、*Clin Infect Dis*、*J Infect Dis*、*STTT*(2020)等期刊，被 *Nature*、*Science*、*Cell* 等期刊引用超过 3800 次。

8.发现肝癌的代谢重编程新机制：为了寻找新的肝癌治疗新靶点和策略，课题组以蛋白质翻译后修饰为切入点，系统解析了代谢重编程在肝癌发生发展中的作用机制。发现谷胱甘肽 S-转移酶 ζ1(GSTZ1)的缺失，促进致癌代谢物琥珀酰丙酮累积并烷基化修饰 KEAP1 蛋白，进而激活 NRF2/IGF1R 轴。该研究为肝癌发生发展机制研究打开了新局面。

9.发现代谢性炎症致肝脏慢性损伤的新机制：系统研究了 CD36 在脂肪肝发生发展中的作用和分子机制，为非酒精性脂肪肝的治疗提供了新靶点。

10.作为国家临床药理研究基地，主要从事新药临床前及临床的研究与评价，近20年来共开展新药临床前研究64项，临床研究项目26项。

四、人才培养

科室已形成一支学历、年龄、职称、学缘结构合理的人才梯队。截至2021年有教授6人，主任医师12人，副教授7人，副主任医师8人，主治医生9人，住院医生9人，均具有研究生学历，其中博士占70.2%。

另有博士生导师5名，硕士生导师18名。先后有9名医生赴美国、英国、加拿大、德国、澳大利亚、日本、新加坡等国研修学习。护理队伍拥有护士82名，主任护师2名，主管护师16名，护师41名，具有本科学历的64人，硕士学历1人，在读硕士研究生1名。

学科带头人和学术技术骨干均有出国留学或研修经历，有前中华医学会肝病学分会副主任委员1名，现任中华医学会肝病学分会常委1名；中华医学会微生物与免疫学会主任委员1人，中华医学会微生物学与免疫学分会副秘书长1人；国家杰出青年科学基金获得者1人，国家优秀青年基金获得者1人；拥有国家级海外高层次引进人才，首批国家“百千万人才工程”第一，二层次人员，首批“新世纪百千万人才工程”国家级人员，首批教育部“跨世纪优秀人才”人员，首批教育部“新世纪优秀人才支持计划”人员，重庆市“两江学者”特聘教授。学科团队被批准为教育部长江学者创新团队1个，重庆市高校创新团队2个，重庆市高校黄大年式教师团队1个。

五、对外交流及影响

科室承办有《中华肝脏病杂志》、JCTH、《基因与疾病》(*Genes and Diseases*)、《肝博士》4本杂志。其中，《中华肝脏病杂志》是中华医学会主办的国家级内科学类核心期刊，1993年6月创刊，是中国科技论文统计源期刊（中国科技核心期刊），CSCD核心库期刊，北京大学中文核心期刊，被Index Medicus、Medline、PubMed、Scopus等国际数据库收录；获中国新闻出版局“百强报刊”，中华医学会“优秀期刊”，“第五届中华优秀出版物奖出版科研论文奖”，连续5年获“中国科协精品科技期刊工程项目”，2018年获“中国科协中文科技期刊精品建设计划：学术创新引领项目”，2019年获期刊领域最权威的基金项目支持——中国科学技术协会“卓越期刊梯队期刊项目”。2021年入选中国科协高质量科技期刊分级目录T1级，与*Gastroenterology*、*Hepatology*等期刊实现同质等效。JCTH全英文杂志于2013年7月创刊，2015年7月被PubMed Central及PubMed收录，2020年11月10日，杂志正式被Science Citation Index Expanded (SCIE)收录。2021年6月30日，该杂志获首个影响因子(IF2020)为4.108，在全球92种SCI收录的胃肠及肝脏病学期刊中，排名第42位，Q2区。创办的《基因与疾病》被SCI数据库收录，2021年影响因子分别达到7.1。《肝博士》是由重庆市卫生健康委员会主管，重庆医科大学附属第二医院主办的面向普通读者和临床医生的肝脏类科普杂志，是全国唯一的一本公开发行的专业肝病类科普杂志。连续主办多届的“全国肝脏疾病临床学术大会”和“慢性病毒性肝炎抗病毒治疗难点和热点学术会议”更是全国感染病学和肝病学领域公认的品牌会议，已成为全国感染病学同行进行学术交流的重要平台。

代表性学术任职一览：

1.张定凤：1992—2006年连续担任中华医学会肝病学分会第一、二届副主任委员，中华肝脏病杂志第一、二届编委会总编辑，第三、四届编委会名誉总编辑。

2.任红：担任中华医学会肝病学分会第三届全国委员（2006—2009年）、第四、五、六、七届副主任委员（2009—2019年）；《中华肝脏病杂志》第三、四、五、六届编委会总编辑（2007—2022年）；重庆市医学会肝病学分会第一、二、三届主任委员，第四届名誉主任委员（2010—2022年）。

3.张大志：担任中华医学会感染病学分会第八、九届全国委员(2006—2022年)，中国医师协会感染科医师分会第一、二、三届全国委员（2008—2022年），重庆市医学会感染病专委会第二、三届副主任委员(2003—2010年)，肝病专委会第四届主任委员(2010—2016年)。

4.胡鹏：担任中华医学会肝病学分会常委(2015年10月—2022年)，中华医学会感染病学分会委员(2016年10月—2022年)，重庆市医学会肝病学专业委员会主任委员(2016年11月—2022年)，亚太医学生物免疫学肝脏病学分会副主任委员(2017—2022年)。

5.周智：担任重庆市医学会感染病学专业委员会第四届副主任委员(2010—2022年)。

第三节　呼吸内科(呼吸与危重症医学科)

20世纪50年代上海医学院西迁成立重庆医学院，20世纪70年代著名呼吸病专家、教授王鸣岐调到医院任副院长并筹建肺科，1983年为适应医院内科学科的发展和临床，教学及科研的需要，医院从附一院引进了著名的呼吸病专家、教授张治成立呼吸内科专业，于1986年正式成立呼吸内科(肺科)，教授张治担任科主任，副主任薛亚梅、张和生；医生李文娅、付晏林、梅同华、屈谦、蒋幼凡、王导新，病床25张。1986年呼吸内科获硕士学位授权点。2002年呼吸内科准成为原重庆市卫生局重点学科。2004年获博士学位授权点。2007年获重庆市呼吸与危重症医学研究中心，2012年获国家临床重点专科，2013年获中华医学会呼吸病学分会全国委员单位，2017年获国家呼吸与危重症医学(PCCM)专科医师培训基地，2018年获得省部级科技进步二等奖，2020年获市委共建国家呼吸区域医疗中心，2020年获重庆市新冠肺炎救治专家组组长单位，2021年获重庆市首席专家工作室领衔专家单位。

经过近40年的发展，科室医、教、研三方面都有长足的进步。已发展成为一个集医疗、教学、科研为一体的综合性科室，一个以中青年科技人员为主，专业结构合理，系国家博士，硕士学位授权学科。拥有病床200张，RICU20张，呼吸介入中心500m^2。医生38名，其中教授/主任医师10人，副教授/副主任医师14人；医生中获得博士学位占82%，硕士学位100%，博士后6名，博士生导师3人，硕士生导师15人。

表2-1-10　呼吸内科历任主任、副主任名录

任职时间	主任	副主任
1986年2月—1988年7月	张治	薛亚梅
1988年7月—1999年7月	薛亚梅	张和生、屈谦
1999年9月—2006年6月	梅同华	王导新(2001年9月—2006年6月)、 周向东(2001年9月—2006年6月)
2006年6月—2014年6月	周向东	王导新、杜先智

续表

任职时间	主任	副主任
2014年6月—	王导新	杜先智、李长毅(2015年7月—　)、 童瑾(2018年6月—　)、 江德鹏(2018年6月—　)

表2-1-11　第22党支部(呼吸内科党支部)委员会名录

任职时间	书记	副书记	委员
2019年3月—	王导新	蒋幼凡	陈贵华、冯望、李长毅

一、医疗

1986年医院成立呼吸内科，创建初期科室设置25张病床，尽管为新型科室，但在医院党政领导下，在主任张治的带领下，克服困难，团结一致，努力工作，积极创业，建立了完整的呼吸内科医、教、研体制，1985年建立了纤维支气管镜室(为当时西南地区呼吸内科较早的先进检查之一)，肺功能室，呼吸内科的体液病理细胞学检查室(肿瘤细胞学的形态学的诊断技术处于重庆市的领先水平)等呼吸内科核心技术。医疗上不仅开展了慢性支气管炎、肺气肿、肺心病、哮喘、结核病、肺癌等呼吸内科常规疾病的诊疗，而且在此基础上张治、张和生、薛亚梅教授根据呼吸疾病多发特点，形成了以结核病及肺癌两大呼吸疾病为重点的诊治方向，同时开展了胸水的酶学临床研究，并得到了四川省卫生厅的研究经费的支撑，为医院呼吸内科的建设、发展打下了坚实的基础。

20世纪80年代后期至90年代初，教授薛亚梅开展了支气管哮喘的研究，使支气管哮喘的防治走在重庆市的前列。90年代末，教授薛亚梅担任呼吸内科主任期间，为适应新形势下呼吸内科的发展，选派王导新、陈贵华、屈谦先后到北大三院、北京朝阳医院呼吸内科参观学习和进修，积极引进，吸收和推广新技术和新方法。相继开展了在重庆市率先开展无痛纤维支气管镜技术。教授周向东任主任期间开展了肺灌洗技术。

1998年，主任王导新在科室单独建立重症抢救室(RICU)，开展重症肺炎、ARDS、重症肺气肿、重症哮喘、脓毒症休克的治疗新技术，截至2021年，拥有RICU病床20张。

李长毅、李升锦、江德鹏等教授在超声气管镜技术居全国领先，年超声气管镜例数近800台，特别是电刀辅助下纵膈活检技术国内首创。在激光，冷冻，球囊扩张，硬镜，胸腔镜，支气管导航，视频消融术等治疗恶性、良性肺及支气管疾病居西南地区先进水平。

从2014年王导新任主任起，先后提拔李长毅、童瑾、江德鹏为副主任，组建了合理的班子。截至2021年，呼吸医生38人，专职科研人员2名，呼吸治疗师4人，技术员6人，护士86人。在呼吸危重症及呼吸介入多项新技术居全国先进水平。

科室为国家临床重点专科，是首批国家呼吸与危重症专科医师(PCCM)优秀培训基地，国家药物试验基地，中华医学会呼吸病学分会全国委员单位，中国医师协会呼吸分会全国委员单位，中华医学会呼吸分会危重症学组委员单位，重庆市呼吸与危重症医学中心，国家呼吸区域医疗中心(委市共建)牵头单位，重庆市新型冠状病毒肺炎诊治专家组组长单位，重庆市医学会结核专委会主委单位，重庆市中西医结合学会呼吸介入与重症专委会主委单位，中国肺康复培训基地，重庆市护理学会呼吸专委会主委单位。

拥有全国劳动模范及先进工作者、重庆市医学领军人才(呼吸)、重庆市学术技术带头人、重庆市首席专家工作室领衔专家(呼吸)、重庆市英才、名家名师、重庆英才、创新领军人才。拥有重庆市中青年医学高端人才4名，正高职称人员10名，副高职称人员13名，博士研究生导师3人，硕士生导师15人。在中国医院科技量值(STEM)呼吸专业排名居全国前50位，复旦声誉排名居西南区前五位。

学科在重症肺炎及呼吸衰竭临床及研究达国内先进水平，超声支气管镜(EBUS)诊治纵膈及肺门疾病达国内先进水平，中晚期肺癌的诊治水平达国内先进水平，慢性气道疾病的诊治水平居西南区领先水平，肺康复技术及效果达西南地区先进水平，是重庆市肺部小结节及肺癌专家工作室。

二、教学

1986年随着呼吸内科的建立，正式开始呼吸内科大课教学，见习和实习。经过40年的发展，呼吸内科不仅承担医疗二系、儿科系、预防医学系、影像系、生物工程系、留学生、食品与营养系等本科大课教学，小科见习和实习，还承担7年制学生和博士、硕士研究生的教育与培养，同时承担了国外留学生的纯外语理论大课及临床见习和实习工作。

学科为全国呼吸危重症专科医师培训基地，5个亚专科(呼吸与危重症、呼吸介入、呼吸康复、呼吸治疗、肺功能)的专修及单修基地。每年招生3批，招生人数居全国前列。接受了大量的重庆市下级医院呼吸内科医生前来进修、学习。每年为国家培养了大批有用人才。科室于1986年招收呼吸内科第一名硕士研究生，2004年招收呼吸内科第一名博士研究生。每年培养硕士20余名，博士2~3名，博士后1~2名。截至2021年已累计培养硕士研究200余名，博士研究生40名，博士后8名。2016—2021年博士及博士后培养人数居重庆呼吸专业第一。

三、科研

科室长期坚持科研与临床并重的道路，在科研方面硕果累累。从建科到2021年，共承担各级各类科研项目82项，其中国家级项目36项，国家自然科学基金项目30项，累计研究经费2100万元。

开展科学研究，发表论文450篇，其中SCI论文180篇，大于5分15篇，最高影响因子15.8。在ARDS慢性气道疾病及肺癌领域的基础与临床研究实力强，成果丰硕，在ARDS领域获得国家级课题10余项，在慢性气道疾病领域获得国家级课题10余项，获得中华医学会呼吸病学分会2019年“中华医学会高影响力科技论文奖”。2021年，全国医院科技量值(STEM)全国排第50位；2012—2021年，10年论文影响力居全国第54位，重庆市呼吸领域居第一。

2018年，科室研究成果“ARDS发生发展新机制与临床防治研究”获重庆市科技进步二等奖，该成果围绕急性呼吸窘迫综合征(ARDS)发病新机制开展系列研究，取得的系列成果，深化了对ARDS发病机制的认识。

表2-1-12　国家级项目清单

序号	时间	负责人	项目名称	项目来源	项目编号	经费/万元
1	2017年1月—2020年12月	王导新	Wnt/β-catenin通路基于CBP/p300调控ARDS时Th17细胞分化的机制研究	国家自然科学基金面上项目	81670071	60
2	2017年1月—2017年12月	江德鹏	CLCA1/TMEM16A介导的气道上皮细胞凋亡相关容积减少的机制研究	国家自然基金应急项目	81650003	10
3	2019年1月—2021年12月	戚迪	脂肪组织源循环外泌体通过miR221/ETS1调控肺微血管内皮细胞屏障稳态在ARDS肥胖悖论中的作用及机制研究	国家自然科学基金青年科学基金项目	81800083	21
4	2019年6月—2022年6月	戚迪	脂肪组织源外泌体调控ARDS肺微血管内皮屏障稳态研究	中国博士后科学基金第65批面上资助	2019M65 38 32XB	8
5	2017年1月—2019年12月	何婧	FOXO1胞核穿梭调控急性呼吸窘迫综合征肺泡ENaC的作用及机制	国家自然科学基金青年科学基金项目	81600060	17
6	2017年1月—2019年12月	邓旺	基于WNK4/SPAK信号通路探讨调节ENaC的分子机制及在急性肺损伤中的保护作用	国家自然科学基金青年科学基金项目	81600058	18
7	2019年1月—2021年12月	王勤	解偶联蛋白2介导代谢重编程调控巨噬细胞极化在ARDS中的作用及机制研究	国家自然科学基金青年科学基金项目	81800084	21
8	2020年1月—2022年12月	张瑞婕	CNTN-1介导的PINK1/Parkin途径线粒体自噬在顺铂促人肺腺癌向小细胞肺癌转化中的作用机制研究	国家自然科学基金青年科学基金项目	81902341	20
9	2022—2024年	赵燕	CD177作为代谢冗余元件调控ARDS时致病性Th17细胞分化的机制研究	国家自然科学基金青年科学基金项目	82100087	30
10	2021年	赵燕	代谢冗余信号CD177/IL-22基于Wnt/β-catenin途径调控ARDS炎性免疫的机制研究	第69批中国博士后面上项目二等资助	2021M69 3761	8
11	2010年1月1日—2012年12月31日	王导新	SGK-1在ALI肺泡上皮差异性表达及对ENaC表达调控研究	国家自然科学基金面上项目	30971303	31
12	2013年1月1日—2016年12月31日	王导新	mTORC2/SGK-1信号通路对急性肺损伤肺泡ENaC作用机制的研究	国家自然科学基金面上项目	81270141	70

其他代表性成果：

2018年，研究成果“ARDS发生发展新机制与临床防治研究”获重庆市科技进步二等奖。

四、人才培养

科室一直以来重视人才培养和人才梯度建设，截至2021年，科室在职人员研究生学历人员达100%，其中博士学位30人，硕士学位40人，博士后经历8人。

先后派副主任李长毅、江德鹏、童瑾、张婷到耶鲁大学、宾夕法尼亚大学，及法国、德国等国家进修，20余人次到北京、广州、上海学习新技术，努力提高全科医护人员医疗技术水平，从而使呼吸内科成为一个以中青年科技人员为主，专业结构合理，具有高学历的专业人才队伍。主任王导新任国家临床重点专科学科带头人，华医学会呼吸病学分会全国委员，中国医师协会呼吸分会委员，中华预防医学呼吸分会委员，中国科健学会气道专委会副主委，重庆市医学领军人才，重庆市学术技术带头人，重庆英才.名家名师，重庆市首席专家工作室领衔专家，重庆新冠肺炎医疗救治专家组组长。李长毅副主任、江德鹏副主任、李娜教授、邓旺副教授为重庆市中青年医学高端人才，江德鹏副主任为重庆英才·创新领军人才。

代表性学术任职一览：

1.王导新：中华医学会呼吸病学分会委员，中国医师协会呼吸分会委员，中国健科协会慢性气道专委会副主委，国家临床重点专科学科带头人，重庆市医学会呼吸专委会副主任委员，重庆市中西医结合学会呼吸介入与危重专委会主委，重庆市医学领军人才，重庆市学术技术带头人，重庆市新冠肺炎医疗救治市级专家组组长，多种杂志编委。

2.杜先智：全国内科学青年委员，全国结核病青年委员，重庆市医学会结核病专委会主委，重庆医科大学学报编委。

3.李长毅：中国医师学会呼吸青年委员。

第四节　内分泌与代谢病科

内分泌与代谢病科成立于1987年，经过30余年的建设，在老一辈的内分泌专家如教授徐葆元等的亲自领导和培育下，经过该学科几代医务工作者的艰苦努力，已发展成为具有重庆地区一流水平，并有重要影响的医学专科，具有雄厚的临床、科研和教学综合实力。内分泌科为重庆市重点学科，内科硕士、博士学位授权点，国家药品监督管理局卫生部重庆医科大学临床药理基地内分泌专业基地，是重庆市老年医学临床研究中心和重庆市糖脂代谢重点实验室的重要组成单位。

截至2021年，科室拥有住院床位100张及内分泌实验室，有医生25名，护士46名，技师8名，其中教授和主任医师4人，副教授或副主任医师5人，博士和硕士研究生导师共7人，博士15名，博士后经历2人，留学回国人员6人。所有医生具有硕士以上学位，65%以上的医生具有博士以上的学位，78%以上的护理人员已取得大学学历。

开设包括内分泌代谢病门诊、生殖生长发育内分泌专病门诊、甲状腺内分泌专病门诊、垂体肾上腺内分泌专病门诊、肥胖代谢门诊、骨质疏松症门诊、糖尿病足病门诊等多个专科门诊。开展糖尿病高糖毒性的解除和胰岛功能的保护，胰岛素钳夹技术进行胰岛素功能和胰岛素抵抗精确评估，甲状腺细针穿刺和分子病理检查，糖尿病足的全程管理，不孕不育内分泌病因筛查及妊娠相关内分泌疾病管理，痛风石溃疡治疗，血糖信息化管理，体重管理，内分泌腺体各种激素检测，内分泌高血压病因及定位诊断等特色诊疗技术服务；全面开展糖尿病的早期筛查工作，糖尿病慢性并发症的筛查，做到早发现早治疗，在糖尿病患者教育及并发症的综合防治方面也取得了较好的效果。

表2-1-13 内分泌与代谢病科历届主任、副主任名录

任职时间	主任	副主任
1987—1990年	徐葆元	/
1990—1999年	严钟德	/
2000年9月—2003年2月	王玉君	/
2003年2月—2008年3月	/	杨刚毅（主持工作）
2008年3月—2015年8月	杨刚毅	刘东方（2012年8月—2015年8月）
2015年8月—	刘东方	李钶（2018年6月— ）、 李生兵（2019年10月— ）

表2-1-14 第29党支部（内分泌科党支部）委员会名录

任职时间	书记	副书记	委员
2019年3月—	/	徐蔚蔚	王丹、李亚西、王波、李生兵

一、医疗

科室建立了完善的内分泌疾病诊疗流程，率先在重庆市开设了生殖内分泌的门诊，探索育龄期女性头号疾病“多囊卵巢综合征”的临床特征，代谢异常，发病机制；率先在重庆开展国家标准化代谢性疾病管理中心，规范管理糖尿病，肥胖相关代谢病，并指导了重庆10多家医院成功创建MMC县域中心；率先开展甲状腺细针穿刺及分子病理规范诊治甲状腺结节；开展超声清创术，负压引流术，血小板凝胶技术等综合管理糖尿病足，技术水平西部领先；开展胰岛素泵强化治疗糖尿病，及动态血糖监测等先进的糖尿病诊疗技术；率先开展糖尿病患者双下肢血管彩超，极大地提高了糖尿病血管病变的检出率。内分泌代谢病科可以进行完善的垂体、肾上腺、甲状腺、性腺等腺体功能和骨代谢、嘌呤代谢、糖脂代谢水平评估，并且在西南地区率先开展胰岛素正糖钳夹实验用于胰岛素抵抗的精确评估，筛选并广泛推广了一些胰岛素抵抗的评估指数和危险因子，获得国内外同行高度评价。

二、教学

内分泌科作为内分泌疾病系统课程组组长单位，并承担医疗系、儿科系、影像系、康复治疗系、留学生

专业等本科大课教学、小课见习和实习，还承担7年制学生和博士、硕士研究生的教育与培养。34年来科室教学科研发展迅速，1989年建立内分泌专业硕士点，2002年评为重庆市重点学科，2005年建立内分泌专业博士点。累计培养硕士、博士225人、博士后3人。2018—2021年接受进修临床医师20名，临床药师11名，进修护士6名；累计接受住院医师规范化培训人数130人。培养的多名研究生获得重庆市和重庆医科大学“优秀毕业生”“博士后创新人才”等称号。

科室积极参编各类教材：《内分泌系统疾病（供临床医学专业用）》（人民卫生出版社）；《内分泌与代谢疾病合理用药手册》（人民卫生出版社）；《内分泌科临床禁忌手册》（中国协和医科大学出版社）；《系统内分泌学》（中国科学技术出版社）。

三、科研

科室长期坚持科研与临床并重的道路，在科研方面硕果累累。共承担各级各类科研项目47项，其中国家自然科学基金项目23项，其他国家级项目3项，累计研究经费1000余万元。

2003—2021年，科室教授杨刚毅带领的科研团队在“脂肪细胞因子的中枢和外周代谢调控”方面的系列研究获得30项国家自然科学基金等课题支持，该项目从细胞因子，糖-脂代谢和胰岛素信号途径等方面入手，对其在胰岛素抵抗发生及其跨器官的代谢调节作用方面进行了深入系统的研究，并在基础研究和临床应用中进行了广泛推广。科室教授刘东方长期从事糖尿病发病机制以及多囊卵巢综合征的科学研究，探索氧化应激炎症因子在糖尿病和多囊卵巢综合征发病机制中的作用。2021年，教授刘东方获得重庆市“名家名师”称号，并主持了重庆市重点项目“恩格列净对肥胖超重多囊卵巢综合征患者代谢及激素改善的临床研究”。

科室2011—2021年发表科研论文200余篇，其中SCI论文70余篇。在教授杨刚毅、教授刘东方带领下，科室的副教授李钶、副教授张利莉、副教授李生兵、副研究员杨梦柳、博士贾彦军、博士段雅倩等年轻科研骨干在科研方面取得了引人注目的成果。2021年，科室共发表影响因子在10分以上的论文4篇，5分以上的有8篇。

2019年，教授杨刚毅于糖尿病研究领域的国际顶级期刊*Diabetes*（IF=8.6）上发表的“Hypothalamic Nesfatin-1/NUCB2 Knockdown Augments Hepatic Gluconeogenesis that is Correlated with Inhibition of mTOR-STAT3 Signaling Pathway in Rats”，证实下丘脑Nesfatin-1/NUCB2在糖代谢和肝脏胰岛素敏感性方面发挥重要作用。*Diabetes*为该项研究发表了专家述评。

2021年，教授杨刚毅于国际顶级期刊*Diabetologia*（IF=10.122）上发表“Genetic ablation of C-reactive protein gene confers resistance to obesity and insulin resistance in rats”，第一次阐明了CRP不仅是炎症和代谢综合征的替代血液标志物，而且能直接调节能量平衡、体重、胰岛素敏感性和葡萄糖稳态。

2013年，科室研究成果“脂肪细胞因子在2型糖尿病的发生发展中的预警及评估作用”获重庆市医学科学技术成果一等奖，该成果围绕脂肪细胞因子在2型糖尿病中的预警作用开展系列研究，取得的系列成果，深化了对2型糖尿病发病机制的认识。

2014年，科室研究成果“糖尿病慢性并发症的发病机制与临床”获四川省科技进步一等奖。为糖尿病慢性并发症的诊治提供了坚实的理论依据和临床指导。

表2-1-15 国家级项目清单

序号	年度	负责人	项目名称	项目来源	项目编号	经费/万元
1	2003	杨刚毅	抵抗素在脂质诱导的胰岛素抵抗中的作用机制研究	国家自然科学基金面上项目	30270631	21
2	2004	杨刚毅	小鼠脂联素基因剔除对抵抗素表达和代谢的影响	国家自然科学基金面上项目	30370671	23
3	2008	杨刚毅	小鼠FGF-21基因组织特异性表达抑制的体内代谢组学研究	国家自然科学基金面上项目	30771037	32
4	2010	杨刚毅	下丘脑nesfatin-1多肽激素作用的体内代谢组学研究	国家自然科学基金面上项目	30971388	35
5	2011	李钶	SERPINA12基因对胰岛素抵抗和代谢相关性血管病变中炎症应答的双向调节作用及机制	国家自然科学基金青年科学基金项目	81100567	23
6	2012	刘东方	TXNIP在小鼠胰岛细胞增殖能力的作用及机制探讨	中国糖尿病英才基金	医基发〔2012〕3号	10
7	2012	张利莉	Tip27抑制TAK1信号途径改善肝脏脂毒性的分子机制研究	教育部博士点基金	20125503120005	5
8	2013	杨刚毅	JAZF1在胰岛素抵抗的发生和发展中作用机制的研究	国家自然科学基金面上项目	81070640	80
9	2014	张利莉	Tip27抑制TAK1 /p38MAPK/JNK信号途径改善肝脏脂毒性的分子机制研究	国家自然科学基金青年科学基金项目	81300702	23
10	2014	刘东方	TXNIP在衰老导致的胰岛β细胞增殖和分泌功能下降中的作用及机制	国家自然科学基金面上项目	81370467	70
11	2015	杨刚毅	肠Ghrelin信号改变通过“肠-脑-肝”轴对糖-脂代谢的调节机制	国家自然科学基金面上项目	81470045	30
12	2015	王葱	内质网应激通过JAZF1/AKT/mTOR信号途径调控巨噬细胞自噬影响易损斑块的作用研究	国家自然科学基金青年科学基金项目	81501199	21.3
13	2015	贾彦军	BMP9对肝脏脂肪聚集的影响及机制研究	国家自然科学基金青年科学基金项目	81500666	21.6
14	2016	杨刚毅	肠肠nesfatin-1通过“肠-肝-脑”轴对机体脂-糖代谢的调节作用	国家自然科学基金面上项目	81670755	58
15	2016	李钶	CILP2在代谢相关性血管病变中的作用与机制	国家自然科学基金面上项目	81671381	57
16	2016	胡文静	JAZF1在脂肪肝形成与发展中的作用及相关机制研究	国家自然科学基金青年科学基金项目	81601214	17
17	2017	李生兵	DOCK5在肝脏脂肪代谢中的作用及信号转导机制研究	国家自然科学基金青年科学基金项目	81700758	20
18	2017	袁磊	多囊卵巢综合征中leptin抵抗与CRP之间的关系	国家自然科学基金青年科学基金项目	81700703	20

续表

序号	年度	负责人	项目名称	项目来源	项目编号	经费/万元
19	2018	杨刚毅	BMP-9改善胰岛素敏感性的机制研究	国家自然科学基金面上项目	81873658	57
20	2018	罗夔	mGLUR5调控白色脂肪细胞米色化的作用及机制研究	国家自然科学基金青年科学基金项目	81800771	21
21	2018	田茗源	Sitagliptin通过microbiota-gut-brain轴在2型糖尿病致阿尔茨海默样变中的脑保护作用机制	国家自然科学基金青年科学基金项目	81801389	21
22	2019	段雅倩	Peptidoglycan在肠-视网膜轴致糖尿病视网膜微血管损伤中的作用及机制	国家自然科学基金青年科学基金项目	81900758	22
23	2020	贾彦军	PIK3CD获功能突变对CD8+T细胞记忆的影响及其代谢调控机制	国家自然科学基金面上项目	82071745	55
24	2021	赖业瑞	Mst-1对肝脏胰岛素信号通路的调控作用	国家自然科学基金青年科学基金项目	82100852	24
25	2021	李杨	mGPDH通过调控下丘脑POMC神经元焦亡影响外周糖脂/能量代谢及其机制研究	国家自然科学基金青年科学基金项目	82100824	24
26	2021	李杨	mGPDH通过调控下丘脑POMC神经元焦亡影响外周糖脂/能量代谢及其机制研究	中国博士后科学基金面上项目	284113	8

其他代表性成果：

1.刘东方，糖尿病血管并发症的分子机制及干预研究，重庆市科技进步一等奖，2006年。

2.杨刚毅，脂肪细胞因子在2型糖尿病的发生发展中的预警及评估作用，重庆市医学科学技术成果一等奖，2013年。

3.杨刚毅，糖尿病慢性并发症的发病机制与临床，中华医学科技奖三等奖，2015年。

四、人才培养

内分泌科具备较完善的人才队伍，老中青协同发展，共同进步。截至2021年，科室拥有专业技术二级教授、享受国务院特殊津贴1人，中华医学会内分泌分会全国常委1人，重庆市医学会糖尿病分会主任委员及内分泌分会副主任委员各1人；重庆市英才名家名师，重庆市学术技术带头人后备人选2人，中国老年学和老年医学糖尿病分会副主任委员1人；多名中青年骨干担任了重要学术职务，中华医学会内分泌学分会全国青年委员1人，中华医学会糖尿病学分会青年委员1人，重庆市内分泌专委会青年委员会副主任委员1人，重庆市医学会糖尿病学专委会（糖尿病足病学组）副组长1人；重庆市医师协会内分泌医师分会（糖尿病学组）副组长1人；重庆内分泌糖尿病青委会副组长1人。多个青年人才获得重庆市和学校人才称号，科室有宽仁优秀青年人才4名，骨干人才2名，重庆市高端后备人才1人，重庆市博后创新人才1人。

科室定期选派青年医生到国内先进科室和国外知名院校进修学习，多名医生从美国梅奥医学中心、美国印第安纳大学、澳大利亚昆士兰大学、德国汉诺威医学院等访问学习和攻读学位，并在四川大学、中南大学、上海交大等多个知名院校进修，将先进技术服务临床和科研工作。

五、对外交流及影响

科室承办中华医学会内分泌分会全国年会1次，中华医学会糖尿病分会全国年会1次，重庆市医学会内分泌分会学术会议21次，区域学术会议50次。受邀在美国糖尿病协会（ADA）年会、欧洲糖尿病协会（EASD）年会、美国甲状腺学会（ATA）年会等国际会议发言10次，壁报40次；在全国性学术会议发言20次，壁报100次。

科室积极参编全国性指南：包括《肿瘤相关性高血糖管理指南》《免疫检查点抑制剂主要内分泌不良反应应急症处理中国专家共识》《免疫检查点抑制剂引起的内分泌系统免疫相关不良反应专家共识》《GLP-1受体激动剂临床应用专家指导意见》《中国成人糖尿病患者动脉粥样硬化性脑心血管疾病分级预防指南》《中国老年人甲状腺疾病诊疗专家共识（2021）》《胰岛素注射相关皮下脂肪增生防治中国专家共识》《糖尿病神经病变诊治专家共识（2021）》《肾上腺意外瘤多学科管理专家共识（2021）》。

代表性学术任职一览：

1.刘东方：现担任中国医师协会内分泌专委会全国委员，中国老年学和老年医学糖尿病分会副主任委员，重庆医师协会内分泌专委会副会长。

2.杨刚毅：任中华医学会内分泌常务委员，重庆市医学会糖尿病专委会主任委员。《中国糖尿病杂志》、《中华内分泌外科杂志》、《中华内科杂志》、*J Diabetes*、《重庆医科大学学报》等学术期刊编委。

3.李钶：担任中华医学会内分泌学分会全国青年委员。

4.张利莉：担任中华医学会糖尿病学分会全国青年委员。

第五节 心血管内科

心血管内科始建于20世纪80年代初，由我国老一辈著名心血管病学专家李德旺、黄慧、李增高和罗开良等组建心血管专业组而成。1985年被批准为硕士学位授权点。1991年，正式独立成为心血管内科，由李增高教授担任心血管内科主任，并于1992被国务院批准为西南地区第一个心血管内科博士学位授予点，2011年成为国家重点临床专科；是国家心血管疾病（冠心病/心律失常）介入诊疗培训基地、国家药物临床试验机构（心血管专业）、重庆市心律失常治疗中心、重庆市心律失常介入治疗质量控制中心、重庆医科大学附属第二医院心房颤动研究治疗中心，拥有重庆市心律失常重点研究室等学科发展平台。2018年成功认证为“中国房颤中心”“中国高血压诊疗中心”，2019年通过“中国心衰中心”认证。

表2-1-16 心内科历任主任、副主任名录

任职时间	主任	副主任
1991—1997年	李德旺	李增高、罗开良
1997—2000年	李增高	罗开良、殷跃辉(1997年3月—2000年)
2000年9月—2003年2月	罗开良	殷跃辉
2003年2月—2015年7月	/	殷跃辉(主持工作)、 余强(2003年3月—2015年7月)、 黄晶(2004年9月—2015年7月)
2015年7月—	殷跃辉	余强、黄晶、苏立(2018年6月—)、 凌智瑜(2018年6月—)

表2-1-17 第24党支部(心内科党支部)委员会名录

任职时间	书记	副书记	委员
2019年3月—	殷跃辉	余强	凌智瑜、朱懿、苏立、石娟、李然

一、医疗

心血管内科在“十三五”期间已经建设成为西南地区极具实力与影响力的心血管疾病诊治中心和西部地区具有鲜明特色、技术领先、国内知名的心脏电生理中心。截至2021年,科室有床位220张,设有独立CCU病房,其中CCU床位32张配备完整的监护系统和急救设备,在人工永久心脏起搏器治疗各种缓慢性心律失常、心房颤动导管消融、持续性房颤、器质性心脏病、室性心动过速的心内外膜联合消融治疗、复杂心律失常的介入治疗、选择性肾动脉去交感神经治疗心血管慢性病、心血管慢性病综合管理等方面在西南地区继续领跑,在全国范围保持优势。值得一提的,是该学科在选择性肾动脉去交感神经治疗心血管慢性病方面位居全球第一梯队。以上遵循了学科一贯坚持的“错位凸显优势,特色亚专业带动整体学科”的发展理念,大幅度提升了学科声誉,对区域产生了强劲的带动作用。

不断提升的医疗技术水平和医疗质量,使心血管内科在西部地区有了很高的知名度,树立了良好的品牌效应,科室门诊量、住院患者和手术人数持续攀升。截至2021年,门诊就诊患者平均超10万人次,住院患者年均8000人次,手术患者3500余人次,住院和手术量创造了新的纪录。尽管病人数量持续增加,但单病种平均住院费用住院天数却保持稳定或有所下降。

二、教学

心血管内科承担了重庆医科大学临床医疗二系、儿科系从本科到博士的专业教学工作,教学任务繁重,教师队伍整体实力较强,有教授6名、副教授5名,讲师18名。

1.本科生培养:临床医学5年制、临床医学“5+3”一体化、医学影像学5年制、康复治疗学4年制。

2.研究生培养:科室为博士学位授权点、硕士学位授权点,博士生导师4名、硕士生导师12名。2016—

2021年每年培养博士研究生5名、硕士研究生20名以上,同时也是博士后流动站。

3.住院医师规范化培训:每年在培学员50余人。

4.教学成果:教师团队作为主编或副主编参加编写高等教育规划教材1部,编写5部医疗专著,发表教学文章6篇。

研究生一次性就业率100%,并逐渐成为所在单位的技术骨干,极大地提高本校和本专业在各兄弟单位的影响力,有部分研究生毕业后到德国慕尼黑心脏中心、德国科隆大学心脏中心、美国约翰霍普金斯大学医学院、美国埃默里大学、美国梅奥诊所等知名大学做访问学者、博士和博士后研究,进一步加强了本学科在国内外的学术交流。

三、科研

科室长期坚持科研与临床并重的道路,在科研方面硕果累累。截至2021年,共承担各级各类科研项目117项,其中国家级项目33项、国家自然科学基金项目33项,累计研究经费2610.02万元。2021年,教授黄晶牵头的国家重大科研仪器研制项目"双频超声靶向高血压治疗仪",获得国家自然科学基金委员会716.02万元资助,项目的实施将大幅提升肾去交感神经术的有效性和安全性,使肾去交感神经术迈入无创化和精准化治疗时代,为广大高血压患者带来福音。

开展科学研究,发表论文500余篇,其中SCI论文247篇。如2006年,教授殷跃辉团队在国内率先开展肾素—血管紧张素系统(RAS)阻断剂联合胺碘酮治疗阵发性心房颤动的临床研究,其成果"Prospective randomized study comparing amiodarone vs. amiodarone plus losartan vs. amiodarone plus perindopril for the prevention of atrial fibrillation recurrence in patients with lone paroxysmal atrial fibrillation"发表在国际心血管领域的顶级刊物*European Heart Journal*(IF=23.239)上,并被2010年欧洲心脏病学会心房颤动防治指南引用,成为我国心律失常领域第一篇被国外权威指南引用的临床研究论文。截至2021年,在所有数据库被引频次107次,其中Web of Science核心合集中引用频次97次。由于这一研究结果的独创性,于2006年首次应邀登上国际心脏病学的最高讲台进行大会发言(AHA Scientific Session),使国际心血管界首次听到了来自中国重庆医科大学的声音。同年在第14届香港心脏病学会(HKCC)进行成果汇报,并获得最佳论文奖,成为大陆地区唯一的获奖者。

2013年,教授黄晶在心血管领域国际顶级刊物*J Am Coll Cardiol* (IF=15.343)上发表的"Noninvasive renal sympathetic denervation by extracorporeal high-intensity focused ultrasound in a pre-clinical canine model",首次以无创聚焦超声方式实现大动物肾交感神经消融;并进一步将该技术用于治疗顽固性高血压临床研究,开启了无创器械治疗高血压的新篇章,该临床试验成果"Noninvasive renal denervation for resistant hypertension using high-intensity focused ultrasound"发表于高血压领域国际顶级期刊*hypertension*。

2009年,教授余强在心衰领域国际顶级期刊*European Journal of Heart Failure*(IF=15.534)上发表的"Effect of allopurinol on cardiomyocyte apoptosis in rats after myocardial infarction",证实别嘌呤醇可减少心肌非梗死区活性氧的生成,抑制心肌细胞凋亡,减轻心室重构。

2021年，教授余强在干细胞领域国际一流期刊*Stem Cells International*(IF=5.443)上发表的"Inhibition of Notch Signaling Promotes the Differentiation of Epicardial Progenitor Cells into Adipocytes"，找到减少心外膜脂肪细胞形成的潜在干预靶点，为冠心病的治疗提供新思路。

心血管内科在科研方面取得的相关成果在国内国际上引起了业内的重要关注。2017年教授殷跃辉在以色列国际心血管创新大会上，做题为"Targeted renal denervation guided by high frequency stimulation"的主题演讲，就其团队在世界范围内率先提出的"高频电刺激引导靶向肾动脉消融技术"的神经解剖学基础研究、临床前研究等相关成果与世界范围内RDN专家进行了广泛而深入的交流与讨论，获得RDN治疗技术的发明人Esler教授、Felix教授和美国高血压协会前任主席Weber教授等专家们的高度认可。

表2-1-18 国家级项目清单

序号	年度	负责人	项目名称	项目来源	项目编号	经费/万元
1	1987	李德旺	微机对超声心动图信号处理的研究	国家自然科学基金项目	/	2
2	1998	黄晶	超声心肌损伤的细胞分子机理研究	国家自然科学基金项目	/	12
3	2000	黄晶	超声防治介入治疗后血管再狭窄的研究	国家自然科学基金项目	/	15
4	2005	黄晶	介入超声心肌硬度彩色成像	国家自然科学基金项目	/	80
5	2006	刘地川	介入声化学消融心肌的实验研究	国家自然科学基金项目	/	27
6	2006	袁侨英	心腔内超声调控基因表达的实验及分子机制研究	国家自然科学基金项目	/	31
7	2007	凌智瑜	超声辐照微泡诱导心肌微环境改变联合骨髓干细胞移植促心肌血管新生研究	国家自然科学基金项目	30700166	20
8	2008	殷跃辉	AngII和RAS抑制剂对肺静脉肌袖细胞及心房肌细胞电生理特性的影响	国家自然科学基金项目	30871075	30
9	2009	余强	HCN4基因修饰iPS细胞源性Tbx18+心外膜祖细胞定向诱导分化心脏起搏细胞的实验研究	国家自然科学基金项目	30971213	31
10	2010	陈运清	AngII经PDGF-RAC1-NFKB途径促进心房纤维化形成的作用以及RAS抑制剂和他汀类药物的干预作用	国家自然科学基金项目	81070140	32
11	2010	周骐	局部环境影响动静脉内皮基因型转换及COUP-TFII负调节粥样硬化发生的作用和机制	国家自然科学基金项目高分落选项目	NSFYY201018	2

续表

序号	年度	负责人	项目名称	项目来源	项目编号	经费/万元
12	2011	夏爽	心肌梗死后醛固酮诱导心室肌细胞HCN离子通道蛋白表达的机制	国家自然科学基金青年科学基金项目	81100088	23
13	2011	殷跃辉	双分子联合靶向改良心房基质的实验研究	国家自然科学基金面上项目	81170166	50
14	2012	余强	EMT信号在Tbx18+CPCs定向分化心脏起搏细胞中的调控作用	国家自然科学基金面上项目	81270211	72
15	2013	黄晶	介入超声肾去交感化安全性探索	国家自然科学基金面上项目	81370440	75
16	2013	周骐	COUP-TFII负调节动脉粥样硬化发生的作用和机制	国家自然科学基金面上项目	81370404	70
17	2015	凌智瑜	CNA35胶原靶向氟碳纳米粒检测心肌纤维化的超声分子显像研究	国家自然科学基金面上项目	81571692	58
18	2015	殷跃辉	Ang II和Ang-(1-7)对心房成纤维细胞钙平衡和钙处理相关蛋白的影响和相互作用机制研究	国家自然科学基金面上项目	81570302	57
19	2015	范晋奇	Ang-(1-7)拮抗Ang II所致的心房肌缝隙连接蛋白重构的分子机制研究	国家自然科学基金青年科学基金项目	81500250	18
20	2016	肖培林	Notch信号通路在骨髓间充质干细胞诱导分化为房室传导样细胞中的作用及机制研究	国家自然科学基金青年科学基金项目	81600215	17.5
21	2017	余强	低氧微环境中HIF-1α/Notch信号通路调控Tbx18+CPCs向CoSMCs分化的机制研究	国家自然科学基金面上项目	81770251	52
22	2018	景小东	Hippo/YAP信号调控心外膜祖细胞向冠脉平滑肌细胞分化的机制研究	国家自然科学基金青年科学基金项目	81800254	21
23	2018	谢祖龙	联合FD-OCT评估脂肪细胞外泌体调控巨噬细胞自噬促进动脉粥样硬化斑块进展机制的研究	国家自然科学基金青年科学基金项目	81801812	21
24	2019	熊波	LIFU介导载质粒超声微泡靶向调控颈动脉体P2X3受体表达治疗慢性心力衰竭	国家自然科学基金青年科学基金项目	81900361	20
25	2019	容顺康	无创肾交感神经消融即时效应监测	国家自然科学基金面上项目	81970352	55

续表

序号	年度	负责人	项目名称	项目来源	项目编号	经费/万元
26	2019	苏立	线粒体 mitosRNAs 调控心肌能量代谢在心衰进程中的作用及机制研究	国家自然科学基金面上项目	81974036	55
27	2020	殷跃辉	去肾迷走神经对机体神经内分泌及血压的影响	国家自然科学基金面上项目	32071110	58
28	2020	陈伟杰	“高频电刺激”VS“射频电流”引导经导管肾动脉消融去神经术治疗高血压的靶向性、有效性、安全性评价。	国家自然科学基金青年科学基金项目	82000471	24
29	2021	黄晶	双频超声靶向高血压治疗仪	国家自然科学基金国家重大科研仪器研制项目	32127802	716.02
30	2021	黄晶	无创超声调低犬颈动脉体活性治疗高血压	国家自然科学基金面上项目	82170445	55
31	2021	凌智瑜	具有心肌纤维化多模态分子成像检测和治疗双重作用的载ACE2激动剂胶原靶向纳米粒的构建及作用机制研究	国家自然科学基金面上项目	82170520	55
32	2021	梁星	基于EMMPRIN对巨噬细胞糖代谢重编程的调节作用研究动脉粥样硬化易损斑块形成的分子机制	国家自然科学基金青年科学基金项目	82100464	30

其他代表性成果：

1.黄晶，冠心病的复合超声心动图研究，重庆市科学技术发明奖(一等奖)，1997年。

2.黄晶，超声组织定征：视频法和射频法的基础与临床应用研究，重庆市科学技术发明奖(一等奖)，2001年。

3.黄晶，超声导管治疗仪，重庆市科学技术发明奖(三等奖)，2003年。

4.殷跃辉、刘增长、凌智瑜、吴近近、杜华安、苏立、肖培林、范晋奇、陈运清、杨晓渝、兰先斌、龙毅，中华人民共和国教育部科学技术进步奖(二等奖)，2013年。

5.殷跃辉、刘增长、凌智瑜、吴近近、杜华安、苏立、肖培林、范晋奇、陈运清、杨晓渝、兰先斌，重庆市卫生局医学科学技术成果奖(一等奖)，2013年。

四、人才培养

学科人才队伍强大，截至2021年现有医师61人，整体博士学位达60%，其中主任医师11名、副主任医师6名，博士研究生导师4名、硕士生导师12名，有国务院特殊津贴专家1名、二级教授3名、重庆市学术带头人1名、重庆市首批医学领军人才2名、重庆英才创新创业领军人才2名、重庆市五一劳动奖章获得者1名。学科十分重视人才培养和国际合作交流，科室长期与德国慕尼黑心脏病学中心、美国约翰霍普金斯大学、梅奥医学中心、埃默里大学、德国慕尼黑理工大学Landshut-Achdorf医院进行科研合作、人员互访、委托培养。科室青年医师分别赴中国医学科学院阜外医院、北京安贞医院、广东省人民医院、浙江省人民医院、四川华西医院、四川省人民医院等进修。科室在提升先进科研方法、学习先进技术的同时，也建立了国际及地区间的学术联系，看到了自身在该领域的差距，明确了今后努力的方向。

与国内同学科比较，该学科的最大优势是拥有一批比较优秀的中青年人才，已形成合理梯队（学科团队中，领军人才占5%，中年骨干6%，青年精英11%），其次是有针对心血管领域主要疾病的稳定的研究方向。今后科室将继续以精英导师和宽仁创新团队（心血管病学方向）为核心建设优秀人才队伍，聚焦力量发展优势亚专科，为学科发展奠定基础；以青年人才基金资助计划培养优秀青年人才，抓好学术梯队建设，以创新项目、创新技术为载体促进青年人才的迅速成长，积极促成青年骨干医师和脱颖而出；做好学科优化组合，整合优势资源，构筑一流的学术研究平台；提高管理水平，树立优势学科，占领心血管内科学科发展的制高点。每年招收博士3~5名、博士后1~2名，培养博士3~5名、硕士20~30名，继续将有培养前途、素质优良的年轻医生送到国内外的心脏中心强化培训，选送优秀的博士去国外的研究机构进行博士后工作。计划2022—2027年培养1~2名国内一流的学术技术带头人，培养青年学术技术带头人后备人选，培养一批医疗技术水平高、科研能力强、有潜力、后劲足的中青年医疗科研团队，力争与国际一流水平相同学科接轨，将学科办成国内先进水平的心血管病学研究中心和高层次人才培养基地。

五、对外交流及影响

科室承办多次业内重要学术会议：2008年经桡动脉介入治疗冠心病临床学术研讨会，150人参会；2008年心房颤动治疗进展国际研讨会，386人参会；2011年重庆市心血管病学术年会，350人参会；2016年首届两江心律学论坛暨两江介入心血管病学术年会，500人参会；2018年重庆市中西医结合学会高血压专委会2018年学术年会暨第二届两江高血压高峰论坛，700人参会；2018年第四届中国心血管转化医学论坛暨创新转化圆桌会，800人参会；2019年第二届两江心律学论坛，700人参会；2019年第四届中国心血管转化医学论坛暨重庆市医师协会心血管内科医师分会学术年会，700人参会；2019年重庆市中西医结合学会高血压专业委员会；2019年学术年会暨第三届两江高血压高峰论坛，800人参会；2021年第五届中国心血管转化医学论坛暨第十一届中国高血压大会，1000人参会。

代表性学术任职一览：

1.殷跃辉：中华医学会心电生理和起搏分会常务委员、中国医师协会心律学专业委员会委员，是中国心房颤动治疗的14位领军人物之一；重庆市心律失常治疗中心主任，重庆医师协会心律学专业委员会主任委员，重庆市医学会心血管病学分会副主委；担任《中华心律失常学杂志》《临床心血管病学进展》《中国心脏起搏与心电生理杂志》《重庆医科大学学报》和《重庆医学》编委。

2.黄晶：任中国医师协会心血管内科医师分会常务委员，中国医师协会高血压专业委员会常务委员，中国医师协会心血管转化医学专委会副主任委员，中华医学会心血管病学分会委员，重庆市医师协会心血管内科医师分会会长。担任 *The Journal of Clinical Hypertension* 杂志编委，《临床超声医学杂志》常务编委，《中华心力衰竭和心肌病杂志》编委。

3.佘强：任国际高血压联盟(ISH)会员，中国医师协会中西医结合医师分会心血管病学专委会委员，卫生部心血管疾病介入诊疗(冠心病和心律失常)培训基地导师，是第三批"重庆市学术技术带头人"，重庆市中西医结合学会高血压专委会主任委员，《中华高血压杂志》《临床心血管病杂志》及《重庆医科大学学报》编委。

4.苏立：重庆市医学会心血管专委会第一届青委会副主任委员。

5.凌智瑜：任中国医师协会心血管病分会青年委员会委员，中华医学会心电生理和起搏学分会青年委员会委员，中华医学会心血管病分会青年委员会委员，重庆市医学会心电生理和起搏分会副主任委员。第三批重庆市学科与学术带头人后备人选。

第六节　血液内科

血液内科起步于20世纪80年代，在内科主任徐葆元、沈鼎明领导下，老一辈血液医师方发玲、苏韵华及检验医师刘祥贵共同筹建血液实验室，归属内科管理，实验技术员为邹明贵、高杰、何生玉，他们为血液专业发展打下了基础。其间，对血小板功能的研究获市级研究课题和奖项，在重庆市处于领先地位。1987年内科成立血液病专业组，教授苏韵华任组长，李国群、郑文为专科医师。设病床12张。血液病专业组的成立进一步规范了血液病的诊断和处理。

20世纪90年代初，开展了对血液病急相蛋白的研究，其论文发表于《重庆医科大学学报》。1994年利用净化病床开展中大剂量化疗治疗难治性急性白血病，在重庆市处于领先地位。1995年成立三级学科，苏韵华任科主任，血液实验室归血液科管理。1997年娄世锋任内科副主任兼血液科副主任(主持工作)，李国群、陈林为血液专科医师，江婴任内科护士长兼血液内科护士长。设病床15张。血液内科积极推进骨髓活检、免疫组化等诊断技术，进一步提高诊治水平。1998—1999年，完成脐带血输注1000余例，取得较好的经济和社会效益。

2001年，原内科建制撤销，娄世锋任内科教研室主任兼血液内科主任，陈林，陈姝，邓建川，周慷，罗云为专科医师。科室搬迁至原"肝炎楼"，设病床23张。2002年，建层流病房(病床2张)，购置血细胞分离机、超低温冰箱等设备，成功开展重庆医科大学首例自体造血干细胞移植术，次年又成功开展重庆市首例无血缘关系异基因造血干细胞移植术，填补重庆市空白。2004年，利用血液实验室开展CIK细胞生物治疗技术及染色体检查技术，实验室技术员张萍做了开创性工作。2005年，获得原重庆市卫生局、中华造血干细胞资料库造血干细胞移植及采集资质认证。2007年，陈林增任血液内科副主任，江雪梅任副护士长(主持工作)。2008年，江雪梅任护士长。2009年病房搬迁至"综合楼"，扩大至40张病床，层流病房扩建至5张,成功开展单倍型造血干细胞及脐带血干细胞移植,血液内科实验室先后开展血栓弹力图检测、FISH等诊断技术,张萍任实验室组长。2010年,科室建立卫生部重庆市血友病信息登记管理中心,陈姝、罗凤莲主要负责相关工作。2016年,开展流式细胞分析技术,大大提高了血液病诊断准确率。同年,邓建川增任血液内科副主任。

2018年12月28日,血液内科整体搬迁至江南院区内科楼14楼,病床总数扩大到99张(含层流病房12张)。同年,马海霞任副护士长。2019年设立血液内科党支部,江雪梅任党支部书记,2021年曾瀚庆任党支部副书记。2022年,成功创立西南首个中国血友病联盟血友病综合管理中心,经院党委批复,陈姝任综合管理中心主任。搬迁至江南院区后,血液内科临床及实验室持续发展,共完成或启动临床研究8项,收治病例及造血干细胞移植病例数持续增长,辐射能力进一步增强;实验室新增红细胞寿命测定、血小板聚集功能检测、12项细胞因子检测、Th1/Th2亚群分析等检验技术。

学术方面,2016年成为重庆市医师协会血液分会会长单位,2018年成为重庆市中西医结合学会血液学专委会主任委员单位和重庆市医学会血液病专委会出凝血学组组长单位。2015年成为国家临床药物研究基地,2016年成为重庆市血友病联盟会长单位,2019年成为临床干细胞治疗研究基地,2021年成为中国血友病联盟血友病综合管理中心。在不断推进核心技术和创新管理带动下,经过30余年建设,血液内科已成为重庆市技术一流,在西南区域内有一定影响力的临床专科,是西南地区大型血液疾病诊疗中心。

截至2021年年底,科室有8名医务人员具有博士学位。科室成员包括医生21名,含主任医师/教授5人,副主任医师/副教授4人,主治医师10人,住院医师2人。护士43人,含副主任护师2人,主管护师9人。实验室技师9人,含副主任技师1人。人员结构形成合理梯队。科室有博士生导师1名,硕士生导师9人。科室开放床位87张,另设层流病房(12张)。实验室配有骨髓形态实验室、细胞培养实验室、免疫实验室、生物化学及分子实验室等,总面积近600m^2。

表2-1-19 血液内科历任主任、副主任名录

时间	主任	副主任
1995—1997年	苏韵华	/
1997年5月—2000年7月	/	娄世锋(内科副主任兼血液科副主任主持工作)
2000年7月—	娄世锋	陈林(2006年11月—)、 邓建川(2016年7月—)

表2-1-20 第27党支部(血液内科党支部)委员会名录

任职时间	书记	副书记	委员
2019年3月—	江雪梅	曾瀚庆(2021年4月—)	曾瀚庆、罗凤莲

一、医疗

科室历来把临床诊疗核心技术的发展视为学科建设的重要内容。血液疾病的诊断十分依赖医学前

沿的检验诊断技术。科室首先利用血液内科实验室，大力发展诊断技术以提高诊断水平。20世纪90年代中期开展骨髓活检、免疫组化等诊断技术，大大提高了白血病、再生障碍贫血的正确分型诊断率。21世纪初，开展了染色体检查技术、FISH分子诊断技术、血栓弹力图监测，开展流式细胞检测技术、PCR分子诊断技术、凝血因子筛查等重要诊断技术，结合基因诊断，使科室对血液病的诊断水平达到国内先进水平。流式细胞分析技术水平也极大提高，应用于血液肿瘤诊断，实现了精准诊断，准确率达95%以上。2020年以来，开展红细胞寿命测定、血小板聚集功能测定，进一步拓展了实验室诊断范围。

自建科到2021年年底，临床医疗技术得到大力发展。20世纪90年代在重庆市率先开展中大剂量化疗，为化疗并发症的防治积累了丰富的临床经验。同时，规范血液系统疾病的分层治疗，积极探索难治血液病的治疗方法。科室创立FAT方案治疗难治髓系白血病，以拓扑替康为基础的化疗方案治疗难治性淋巴瘤均获得较好疗效。2002年成功开展重庆医科大学首例自体造血干细胞移植术，截至2021年已完成数百例，成功率99%。2003年成功开展重庆市首例无血缘关系异基因造血干细胞移植术，共计开展30余例，疗效达国内先进水平。2004年开展CIK细胞免疫治疗技术，结合化疗及造血干细胞移植成功治疗60余例血液肿瘤患者，3年无病生存率达68%。该技术获医院新技术一等奖，是科室特色技术，在重庆乃至西南地区处于领先地位。

2009年，成功开展单倍型造血干细胞移植术，现已完成200多例。该技术是造血干细胞移植难度最高的技术，科室建立了单倍型造血干细胞移植综合体系，利用联合脐带血输注、间充质干细胞输注、骨髓腔干细胞注射等技术，在预处理、GVHD预防方面进行了创新探索，提高了移植成功率。2016—2021年移植成功率达93%；1年总体生存率达76.9%；3年总体生存率达57.1%，在国内处于先进行列。另外，创新性地将单倍型造血干细胞移植联合供者CIK细胞治疗难治复发血液肿瘤患者，亦取得较好疗效。同年，开展骨髓干细胞阴性分离技术，治疗肝硬化，脊髓损伤等数十余例，获医院新技术二等奖。科室已逐渐形成造血干细胞移植、白血病、淋巴瘤及多发性骨髓瘤、红细胞疾病及出凝血疾病研究发展方向。

2010年，血液科成为卫生部重庆市血友病信息管理登记中心；2021年，创立西部首家中国血友病联盟血友病综合管理中心，陈姝任中心主任，罗凤莲、吴霞、朱静做了大量工作。截至2021年，登记病例800余例，院内首创MTD团队，开展临床研究6项，其规范诊疗和管理获业内广泛认同。

二、教学

2018年以前，承担第二临床学院内科教研室血液病学教学任务。每年大课70余学时，见习课60余学时，涵盖临床医学7年制、临床医学5年制、留学生、检验系、儿科系、预防系、生物工程系、影像系等多个学科。2018—2021年，承担血液及免疫系统疾病课程组血液病学教学任务，每年理论大课70余学时，示教课40余学时，涵盖临床医学二系“5+3”、儿科学本科、临床医学五年制本科专业；同时也承担第二临床学院内科教研室血液病学教学任务，每年大课30余学时，示教课程20余学时，涵盖医学影像系、留学生、康复医学等多个专业。

2000年开始招收硕士学位研究生，迄今已招收硕士生近100名；2020年开始招生博士生，已招收5名。多次获得临床学院教学评比一、二等奖。迄今发表教学文章20余篇 。

娄世锋、邓建川、张颖分别多次获得临床学院教学比赛第一名。娄世锋分别获得1998年、2002年、

2004年重庆医科大学优秀教师奖,2006年优秀研究生导师奖。邓建川获2018年优秀兼职班主任奖,培养硕士生连续三年获国家奖学金。1998年娄世锋等主持的课题"学生成绩,教师档案计算机管理"获重庆医科大学教学成果奖,2003年娄世锋独编《白血病》获重庆市电教成果二等奖。2018年娄世锋主编人卫出版社整合教材《血液及免疫系统疾病》正式出版,科室多位人员为编委。2016—2018年完成校级血液疾病整合课程建设研究课题。2021年血液内科获批院级一流课程建设,同年完成《血液及免疫系统疾病》数字教材初步编写。

三、科研

科室长期坚持科研与临床并重的道路,取得一定科研成绩。截至2021年,共承担各级各类科研项目22项,其中教授娄世锋获省部级重点攻关项目1项,科室另外有省部级面上项目8项,厅局级重点项目1项,累计研究经费超过200万元。教授娄世锋获国家发明专利4项、实用新型专利1项,其中发明专利"急性髓性白血病的GM－CSF靶向药物脂质体及制备方法"获专利转让50万元。2005年,娄世锋教授获重庆市政府科技发明三等奖。

教授娄世锋团队从2001年起致力于白血病靶向治疗研究,其中"90Y-GM-CSF治疗急性髓性白血病"获市科委面上项目,研究论文发表于中华血液学杂志,并获国家发明专利(娄世锋、周慷,专利号:ZL200510057267.5)。2005年开展脂质体化疗药靶向治疗急性髓系白血病研究,获国家发明专利授权(娄世锋、张颖,专利号:ZL200510057266.0)。2009年,"急性髓系白血病靶向治疗新药IL3-PE38KDEL开发及应用研究"获得省部级科技攻关重点项目,并获国家发明专利(娄世锋、沈燕,专利号:ZL200710092579.9),研究论文发表于*Ann Hematol*。

教授邓建川团队致力于血液基础研究,2020年研究课题"IGF2BP3通过m6A修饰调控PI3K/AKT信号通路在急性髓系白血病中的作用及机制研究"获市科委面上项目资助,研究论文发表于*Experimental and Molecular Medicine*、*Therapeutic Advances in Medical Oncology*上,最高IF=11。2009年,教授沈燕获科卫联合技术创新与应用发展项目2项:"ALR在急性淋巴细胞白血病预后评估的价值研究""甲磺酸氟马替尼联合化疗序贯自体造血干细胞移植治疗Ph+急性淋巴细胞白血病的临床研究"。2017年,教授罗云、教授陈姝分别获市科委民生项目课题资助。

科室共发表论文100余篇,其中SCI论文20余篇。2020年在*Therapeutic Advances in Medical Oncology*上)发表"Overexpression of Annexin A5 Might Guide the Gemtuzumab Ozogamicin Treatment Choice in Patients With Pediatric Acute Myeloid Leukemia"(IF=8.1)。

四、人才培养

血液内科主要从进修学习、在职攻读学位、临床培训、短期培训等几个方面进行人才培养。经过积累,科室人才培养工作已取得一定效果,整体素质明显提高,为科室快速发展奠定了基础。2016—2021年,有3人海外留学,多人次赴国内先进医院进修学习。2021年招收在职博士后2人。

五、对外交流及影响

科室积极开展对外交流，每年举办重庆市医师协会血液科医师分会及中西医结合学会血液专委会年会，每年组织专家基层巡讲4~6次，采用讲课、查房等方式，同重庆市各区县以及外省同行专家开展学术交流，极大地提高了科室影响力。科室病人来源结构明显变化，2021年，主城九区外区县病人及外省病人来源占比达64%。

代表性学术任职一览：

娄世锋：重庆市学术技术带头人，历任中华医学会血液学分会青年委员，中国医师协会血液科医师分会委员，现任中国医师协会血液科医师分会常委，中国罕见病联盟血友病血组常委，重庆市医师协会血液科分会会长，重庆市中西医结合学会血液专委会主任委员，重庆市医学会血液分会副主任委员。《重庆医科大学学报》编委，《重庆医学》杂志编委，《医学参考报》血液频道编委。

第七节 肾内科

医院肾脏内科小组成立于1987年，由副教授王玛琳担任组长，医生有张玲、刘宪、饶仿雯、吴淑华，床位13张。1996年，教授张玲英国留学归国后成立肾脏内科专科担任主任，医生有文琍、李青、雷建蓉，床位19张，血液透析机2台；2001年免疫结缔组织病专业的风湿病科合并到肾内科。2004年教授钟玲美国留学归国后主持肾内科工作，2018年9月江南院区开业，此时江南院区和渝中院区同时拥有病房与血液净化治疗中心。截至2021年拥有住院床位100张，血液净化中心透析床位110张。2019年成立第26党支部，由教授廖晓辉担任党支部书记，截至2021年，党支部共有23名党员同志。

肾内科承担原发性肾脏疾病及继发性肾脏病，急慢性肾衰竭等专科疾病的临床诊治和研究工作，同时承担重庆医科大学本科生、研究生及留学生肾内科及诊断学的大课教学、见习和实习。1995年成为肾脏病学硕士学位授权点；2000年成为肾脏病学博士学位授权点，2006年成为国家药物临床试验基地（肾脏病学专业），2012年卫生部批准为国家临床重点专科，2013年成为重庆市肾脏病学专业质量控制中心。前任科主任、教授张玲为博士生导师，重庆市肾脏病学科学术带头人，曾担任中华医学会及中国医师协会肾脏病专业全国委员及中华医学会重庆肾脏病专委会主任委员及名誉主任委员。现任科主任、教授钟玲为硕士生导师，重庆市医院协会肾病管理专业委员会主任委员，重庆市肾脏病学专业质量控制中心副主任，重庆市医师协会肾脏病分会副主任委员。

经过全科老中青医护人员34年的共同努力，肾内科已建设成为具有一定规模，在全市处于较领先地位的学科。截至2021年，有医护人员有90人；25名医生中，教授、主任医师有3人，副教授、副主任医师有

4人，主治医师、讲师有12人，住院医师、助教有6人。其中留学回国人员3人，获博士学位10人，其余均为硕士毕业。博士生导师1人，硕士生导师2人，护理人员都具有大专及以上学历。肾内科在教学、临床、科研等方面均取得长足的进步。

表2-1-21 肾内科历任主任、副主任名录

任职时间	主任	副主任
1987年4月—1993年7月	王玛琳	/
1993年7月—2012年8月	张玲	钟玲（2004年9月—2012年8月）
2012年9月—	钟玲	廖晓辉（2015年7月— ）、余渊（2021年11月— ）

表2-1-22 第26党支部（肾内科党支部）委员会名录

任职时间	书记	委员
2019年3月—	廖晓辉	唐玮、谢树钦、刘玲、陈建伟、李欢、孙玉清

一、医疗

1987年肾脏内科小组成立时有床位13张，在老一辈专家、副教授王玛琳的领导下，开展对原发性及继发性肾脏疾病，急、慢性肾衰竭等专科疾病的临床诊治和研究工作，还担负重庆医学院二系本科生肾脏内科的大课教学、见习和实习任务，为医院肾内科的建设、发展打下了坚实的基础。

20世纪90年代中期到21世纪初，由教授张玲主持，率先在西部地区开展了经皮肾脏穿刺术，实现各种急慢性肾脏病的临床病理诊断，并根据不同的肾脏病理类型开展了个体化治疗方案，积累并总结了甲基强的松龙等激素，环磷酰胺等免疫抑制剂治疗肾脏病的经验。在西部地区较早开展对ANCA、自身抗体谱、多肽抗体谱等的检查，使医院在ANCA相关性小血管炎、狼疮性肾炎等结缔组织疾病引起的继发性肾脏病的诊断和治疗水平迈入新台阶，挽救了既往认为不可治疗的继发性肾病患者的肾脏及生命。针对肾脏疾病谱的改变，对高血压肾损害、糖尿病肾病、肾动脉狭窄、造影剂肾病、脂质肾损害等疾病开展早期检测及治疗，取得了较好临床治疗效果，并获得国家自然基金等资助，发表多篇相关论著。

自2004年以来，在教授钟玲的主持下，更注重糖尿病肾病的早期监测、早期诊断及规范化、个体化治疗，使医院糖尿病肾病患者的预后明显改善。较早在重庆市开展肾内科医生自建透析患者的血管通路手术，就长期透析患者的继发性甲状旁腺功能亢进率先在西南地区开展射频消融及局部药物治疗，获得了满意疗效。建立对患者严格随访制度及宣传教育制度，严控慢性肾脏病的高危及发展因素，明显延缓了慢性肾脏病的发展，提高患者的生活质量。叠加新院区的不断发展，截至2021年全年住院量已经达到2300人次/年，门诊量近80000人次/年，病员辐射四川、贵州、湖北等周边地区。

科室主要开展的技术有：中心静脉临时导管植入术、中心静脉长期导管植入术、动静脉内瘘成形术、动静脉内瘘失功再造术、DSA/超声引导下动静脉内瘘球囊扩张术、人工血管内瘘成形术、甲状旁腺射频消融术及局部药物治疗术。开展的血液净化技术包括低通量血液透析、高通量血液透析、在线血液透析滤过、

双腔在线血液透析滤过、血液灌流、单重及双重血浆置换、免疫吸附、CRRT等。同时开展腹膜透析技术，主要开展的腹膜透析技术包括：持续不卧床腹膜透析、间断腹膜透析、自动化腹膜透析、递增式腹膜透析、腹膜透析置管、腹腔镜下腹膜透析管复位、腹膜透析导管漂移后手法复位等。

在血液净化方面取得较大发展方面有：(1)开展的中心静脉临时导管植入术、中心静脉长期导管植入术、动静脉内瘘成形术、动静脉内瘘失功再造术、DSA/超声引导下动静脉内瘘狭窄球囊扩张术以及人工血管内瘘成形术，保障了透析患者的血管通路这一生命线的建立与维护，可以极大地减轻透析患者的痛苦，延长患者的生命周期。(2)通过派遣及鼓励血液净化中心医生及护士到北京医科大学、解放军总医院301进修学习，参加全国各种血液净化会议与交流，血液净化中心医护人员的治疗及管理更加规范化及人性化；开展了多种血液净化技术，如常规的血液透析、血液透析滤过、血液灌流、血液透析—灌流、连续性血液滤过、单重及双重血浆置换、免疫吸附等，尿毒症患者的透析充分性得到了保障，透析患者的生活质量得到提高、寿命得到延长。(3)购买德国贝朗与瑞典金宝的血液净化设备，目前两院区血液净化中心共有92台血液净化设备，其中包括68台血透机及20台在线血液透析—滤过机，4台连续血液透析滤过机，使血液净化中心更加规模化，血液净化患者数量也迅速增加，每年透析达到55000例次左右。(4)紧追血液净化前沿，将血液净化，特别是CRRT应用到重症患者中，成功抢救了重症胰腺炎、多器官功能衰竭、急性呼吸窘迫综合征、顽固性心衰、SIRS等危重病人，取得了良好的治疗效果。截至2021年，血液净化治疗在全院急危重症的抢救中所起的重要作用已经被广泛接受和采用，为提高医院急重症患者的生存率做出了贡献。2017年科室成功申请成为重庆市血液净化专科护士培训基地，学员来自云贵川渝，学习效果反映良好。

二、教学

肾内科教学始于1987年，主要授课对象是重庆医学院二系本科生，负责肾脏病学的大课教学、见习和实习。经过34年的发展，肾内科承担重庆医科大学第二临床学院临床二系、临床“5+3”、儿科系、影像系、留学生等本科内科学、诊断学、泌尿系统疾病的大课教学、小课见习和实习，还承担7年制学生和博士、硕士研究生教学，市级医院进修生的教育与培养。科室副主任教授廖晓辉担任第二临床学院泌尿系统疾病课程组组长以及中外合作办学泌尿系统课程组负责人。科室于1998年招收肾内科第一名硕士研究生，2004年招收肾内科第一名博士研究生，截至2021年，已累计培养硕士研究生80余名，博士研究生20余名。

三、科研

科室长期坚持科研与临床并重的道路，在科研方面硕果累累。截至2021年，共承担各级各类科研项目40余项，其中国家级项目5项，国家自然科学基金4项，累计获得研究经费200余万元。

同进，科室积极开展科学研究，发表论文150余篇，其中SCI论文40余篇。 2010年教授张玲、教授廖晓辉在肾脏病领域国际知名杂志*Nephrol Dial Transplant*(IF=5.992)发表论文“Augmenter of liver regeneration protects kidneys from ischaemia/reperfusion injury in rats”，首次发现了肝再生增强因子(ALR)在急性肾损伤中具有保护作用及机制，开辟了科室在急性肾损伤发病机制的研究；2011—2021年，教授张玲、教授廖晓辉带领团队在该研究方向上获得国家自然基金4项、其他基金10余项资助，发表学术论文80余篇，获重庆市自然科学奖二等奖1项及重庆市卫生局医学科技成果奖一等奖1项。2021年，教授钟玲带领团队在国际期刊*Theranostics*(IF=11.556)上发表论文“Visualized podocyte-targeting and focused ultrasound responsive glucocorticoid nano-delivery system against immune-associated nephropathy without glucocorticoid side effect”，通过自主创新设计开发了一种肾脏足细胞靶向干预策略，为足细胞疾病精准安全、可视化治疗提供了一种新的模式。

表2-1-23 国家级、省部级项目清单

序号	年度	负责人	项目名称	项目来源	项目编号	经费/万元
1	2010	张玲	肝再生增强因子对急性缺血性肾损伤的干预作用及机制研究	国家自然科学基金面上项目	30971364	31
2	2011	廖晓辉	ALR在肾间质纤维化中的作用及机制研究	国家自然科学基金青年科学基金	81000299	21
3	2013	钟玲	肿瘤干细胞在肾脏肿瘤发展中的调控机制研究	973计划子课题	2013CB967202	30
4	2019	廖晓辉	ALR通过STAT3/System Xc- 途径对急性肾损伤中铁死亡的干预作用及机制研究	国家自然科学基金面上项目	81873604	53
5	2020	袁欣	转录因子Tbx18在急性肾损伤后肾小管上皮细胞再生修复中的作用及机制研究	国家自然科学基金青年科学基金	81900631	20

其他代表性成果：

1.张玲、刘杞、廖晓辉、周飞、唐晓鹏、周娟、张臣丽，重庆市卫生局医学科技成果奖(一等奖)，2010年；
2.张玲、廖晓辉、刘杞、张臣丽、周娟，重庆市渝中区科技进步奖(三等奖)，2011年；
3.张玲、廖晓辉、刘杞、唐晓鹏、张臣丽，重庆市自然科学奖(二等奖)，2012年。

四、人才培养

肾内科建科初期，条件艰苦，设备落后，但王玛琳等老一辈教授也十分重视人才培养及自身培养与进修学习相结合，注重基础理论与临床实践相结合，为科室的发展打下了坚实的基础。教授张玲留学英国2年，教授钟玲在美国留学2年，教授廖晓辉在美国留学1年，他们不断学习国外先进的医学技术，重视人才培养和人才梯度建设，经过建设，截至2021年，科室已有博士10人，其余均为硕士，护理人员都具有大专及以上学历。同时，科室先后派多名医生到北京医科大学附属第一院、解放军总医院、上海医科大学附属华山医院肾脏内科参观、学习和进修，并定期举行科内知识讲座，从而使肾内科成为一个以中青年科技人员为主，专业结构合理的人才队伍。

代表性学术任职一览：

1.张玲：重庆市肾脏病专业委员会主任委员，重庆市肾脏病专业委员会名誉主任委员；《中华肾脏病》《中国血液净化》《临床肾脏病杂志》《重庆医学》等学术期刊编委。

2.钟玲：重庆市医师协会肾脏病分会副主任委员，重庆市医院协会肾病管理专业委员会主任委员。

3.廖晓辉：自2015年起担任中华医学会肾脏病分会青年委员，目前担任重庆市医学会血液净化专委会副主任委员，《重庆医学》《临床肾脏病杂志》编委。

第八节　神经内科

神经内科是国家重点学科、博士学位授权点、博士后科研流动站、国家卫生健康委高级卒中中心、中国卒中学会综合卒中中心、天坛医院神经介入联盟单位、国家帕金森病中心联盟单位、国家药品临床研究基地、重庆市老年神经疾病研究中心、重庆市脑电图及脑血流图诊断质量控制中心、神经肌电图诊断质量控制中心、重庆市护理学会脑卒中专科护士培训基地等。在20世纪60年代，来自上海医学院的教授汤云鹏组建了神经病学专业，设病床15张，成为内科学的一个重要组成部分，主要承担起神经病学的教学、临床工作；20世纪90年代，在主任魏运枝的领导下，加强人才的培养，为神经病学教研室的创建打下了坚实的基础。1999年，全国知名专家、博士生导师、国家特殊津贴获得者、教授胡长林创建了神经内科，并成为神经病学博士学位授权点；2001年批准为重庆市重点学科；2002年建立神经病学博士后流动站，2006年批准为药物临床试验专业组；2007年批准为国家级重点学科（与重庆医科大学附属第一医院一起）；2012为重庆市老年神经疾病研究中心；2012为重庆市卫生健康委脑电图与神经电生理质量控制中心；2017为中国卒中学会综合卒中中心；2018年为重庆市卫生健康委卒中中心；2021年为国家卫生健康委高级卒中中心、全国癫痫中心。

截至2021年，科室共有床位180张，配备有中心供氧系统、中心吸引器、轨道式输液架、床边呼叫系统等先进的医疗设备，其中重症监护室有床位19张，备有脑电监护系统、心电监护仪、呼吸机、创颅内压监测、床旁TCD、重症脑电监测、脑氧饱和度监测、床旁诱发电位检查等仪器。

神经内科现设有脑电图室、神经电生理室、前庭功能检查室、神经心理评估室等，拥有视频脑电图、脑电地形图仪、诱发电位仪、Keypoint标准型肌电图仪、经颅多谱勒诊断监护系统、经颅磁刺激、眩晕诊断仪等先进设备，能监测中风的病因、危险因素，进行癫痫、眩晕的鉴别诊断，周围神经病的预后分析等。

神经内科有雄厚的技术力量，截至2021年，共有医护人员92人，医师31人，其中高级职称者15人，博士学位者21人，海外经历者9人，硕士生导师12人，博士生导师3人；现有护士61人，其中高级职称者2人，中级职称者19人，本科及以上学历占比为83.6%。学科拥有海外高层次人才引进计划（千人计划）1人，国家特殊津贴获得者1人，重庆市学术技术带头人2人，重庆市巴渝学者1人等一批学术、科研人才。

住院量5000人次/年,门诊量近100000人次/年。学科点正着眼于国际前沿,以脑血管病、癫痫、神经变性疾病和痴呆三个研究方向为重点,继续发挥现有的优势,加强国内、国际交流与合作,充分发挥科室的"人才优势",力争把学科建设成国内领先或国内有相当影响的神经病学临床和基础及高级人才培养基地。

表2-1-24　神经内科历届主任、副主任名录

任职时间	主任	副主任
1985年4月—1993年1月	汤云鹏	魏运枝
1993年1月—1999年5月	魏运枝	陈阳美(1997年10月—1999年5月)
1999年5月—2006年10月	胡长林	陈阳美、李长清(2002年10月—2006年10月)
2006年10月—2010年10月	/	陈阳美(主持工作)、李长清
2010年10月—	陈阳美	李长清、陈莉芬(2018年6月—　)、李小凤(2018年6月—　)

表2-1-25　第23党支部(神经内科党支部)委员会名录

任职时间	书记	副书记	委员
2019年3月—	李长清	李小凤	廖春莲、罗静、胡盼

一、医疗

在20世纪60年代至90年代,神经内科仅有15张病床,为内科的一个专业组,先后在主任汤云鹏、魏运枝的带领下,克服困难,努力工作,不仅担负着重庆医学院二系本科神病学的大课教学、见习和实习任务,还担负着主城区渝中半岛的缺血性脑血管疾病、脑出血、癫痫、脑炎、脑膜炎、多发性硬化、肌肉疾病、帕金森病、周围神经病等疾病的救治任务,开展了脑电图和经颅多普勒超声检查,为医院神经内科的建设和发展打下了的基础。

1999年全国知名专家、博士生导师、国家特殊津贴获得者、教授胡长林到医院,把神经病学专业从内科学独立出来,创建了神经内科和神经病学教研室。建科伊始就确立以脑血管疾病为中心,开展一系列的临床和基础研究。这一年,由教授胡长林主持工作,副主任陈阳美具体实施,并率先在西部地区开展硬通道穿刺治疗高血压脑出血,使医院神经内科成为全国较早开展硬通道穿刺治疗高血压脑出血的医院之一,并在医院举办全国高血压脑出血治疗新技术学习班。2003年,教授胡长林主编,教授陈阳美参与编写了《颅内血肿微创清除术规范化治疗指南》,该书成为全国开展该技术的医院的神经科医师的基本读物,大大提高了医院神经内科在全市乃至全国的知名度,取得良好的社会效益。该书于2014年再版,改名为《颅内血肿微创穿刺清除技术规范》,教授胡长林为主编,教授陈阳美为副主编之一。

在2001年,为了提高神经系统疾病的诊断技术,科室购买了肌电诱发电位仪,医师陈阳美到北京医科大学北大医院进修学习后,顺利开展了肌电图、神经传导速度、SEP、BAEP、VEP检查,目前这些检查已经成为神经系统疾病诊断常规的、基本的技术之一,也取得了良好的经济效益。

在2003年，陈阳美、向鸣医师率先在科室开展DSA脑血管造影术、颈动脉支架置入术、脑保护装置下的颈动脉支架置入术等，使医院神经内科在缺血性脑血管疾病的治疗技术水平上了一个新的台阶，先后开展了颅内动脉血管成形术包括支架置入、球囊扩张术，在2016年开展了颅内外大血管急性闭塞的机械取栓术。截至2021年，脑血管内介入诊断和治疗技术已经成为科室的常规手术之一，能够开展该手术的医师有陈阳美、罗海彦、张杰、宋敏、李工博、张玉清等。该技术满足了临床中患者的需要，也取得良好的社会效益和经济效益，并先后拿到医院的新技术奖项。同时，科室对于缺血和出血性脑血管病，基于理论研究成果，同时结合功能性影像学检查fMRI、早期综合评价脑缺血半影区神经元存活情况，采取了药物、溶栓、早期康复治疗为一体的综合治疗措施，最大限度地减轻患者的神经功能缺损。科室于2015年开始卒中中心的建设，先后获重庆市卒中中心、中国卒中学会的综合卒中中心、国家卫健委的高级卒中中心，并于2022年获高级“五星高级卒中中心”的称号。

在教授陈阳美和教授李晋芳的带领下，建立了规范的癫痫与睡眠障碍亚专科，开展了各类癫痫及发作性疾病的诊治，难治性癫痫、癫痫持续状态的综合治疗和各类睡眠障碍的诊断治疗，先后参加全国多中心的抗癫痫药物的新药临床试验，对提高癫痫的诊治起到极大的作用，2022年获“全国癫痫中心”的称号。科室作为中国抗癫痫协会癫痫分中心，每年收治癫痫患者近千人，睡眠障碍患者近万人。

中心设有癫痫专科病房及独立脑电监测中心，含癫痫专病病床20张，带床旁脑电检测功能床位17张，配有移动式床旁多导长程视频脑电图仪。此外，癫痫中心相关辅助科室包括神经电生理、神经影像、康复医学科，均为重庆市医疗质量控制中心，在区域内具有技术引领地位。亚专科学术带头人教授陈阳美现任中华医学会神经病学分会脑电图与癫痫学组副组长、中国抗癫痫协会常务理事，聚焦于癫痫与神经系统发作性疾病的临床与基础研究；获癫痫专业相关国家科技进步二等奖，重庆市科技进步二等奖；担任《癫痫与临床神经电生理杂志》副主编，*Molecular & Cellular Epilepsy*副主编；以第一或通讯作者身份发表癫痫相关研究论文200余篇，主编《癫痫治疗学》，参编癫痫相关专著15部。

在教授陈莉芬的带领下，规范开展了帕金森和运动障碍疾病的诊断和治疗，科室成为国家帕金森病中心联盟单位。广泛开展帕金森病的综合评估、诊断治疗、脑网络损害评估、肉毒毒素治疗肌张力障碍等技术，并协同神经外科开展帕金森病DBS手术治疗。亚专科已建立完善的临床数据库和生物样本库，并开设帕金森专病门诊，对患者进行全程精细化、个体化管理。团队牵头建立了帕金森和运动障碍MDT团队，团队成员诊治经验丰富，人员配置合理，学术科研能力强。截至2021年，已常规开展帕金森病DBS手术，并完成300余例帕金森患者脑网络损害评估。帕金森病与运动障碍亚专业在重庆市占据领先地位，并逐渐在西部享有一定声望。科室是神经科学学会神经毒素分会全国委员单位，与北京协和医院、浙江大学邵逸夫医院及上海同济医院等国内一流名院建立了肉毒毒素相关研究的密切联系。通过该项技术已治愈了大量来自重庆、四川、贵州、云南、湖北及全国其他省市的相关病人，每年为约600人次病患解除痛苦。该技术水平在西部处于领先地位，教授余震团队负责这方面的工作。

在教授李小凤的带领下，设有独立的神经心理测量室，长期开展心理及认知功能的系统评估，特别是在认知障碍的筛查、功能评估以及各细分领域（远近记忆、语言应用、思维判断、视空间能力、执行能力、社会认知等方面）的详细评估，都能规范操作、电子化记录和定期随访，在区域内具有示范作用。科室已开设记忆专病门诊，是同期重庆市率先开展相关工作的科室之一。依托记忆门诊及神经心理测量室，科室已具备开展认知功能系统评估的能力，配合既有的神经电生理、脑影像学及神经生物标志物相关技术，以及已连续多年举办20余期的痴呆患者认知康复训练营，科室在痴呆和神经心理相关疾病的预防、诊疗及康复的全方位服务水平已具有明显的区域优势。此外，2011—2021年，科室已建立超过500例认知障碍患者临床队列，并先后承担了多项痴呆相关大型临床药物试验，包括国际多中心研究，在痴呆的新药研发及临床验证上积累了大量经验。

此外，在眩晕及相关疾病的诊治方面，科室也开展了系列工作，2017年在医院建立了眩晕MDT，2021年规范开展了前庭功能检查、变位试验及复位治疗；在神经感染和免疫、神经重症等亚专科方面做了一定的工作。教授陈阳美主编，全科医师参与编写的《神经病学疑难病病例剖析》由人民卫生出版社于2016年出版。

二、教学

神经内科在教学方面，科室承担重庆医科大学医学二系本科及研究生的神经病学教学、临床见实习的带教任务，以及进修医师（包括脑电图专业）、医院轮转医师的培训工作，其教学质量获得了广大学生的好评，每年为各级医疗单位培养了多名学以致用的实用型人才。教学对象有医疗二系、儿科系、预防医学系、影像系、生物工程系、食品与营养系等，还承担7年制和博士、硕士研究生的教育与培养，于2021年开始承担康复治疗学专业的神经病学教学。科室于1999年招收神经内科第一名硕士研究生和博士研究生，已累计培养硕士研究生200余名，博士研究生50余名。

陈莉芬、李小凤、宋敏、彭希、袁瑾闲、陈彦如和龚思引等先后获医院、学校中英文讲课比赛二等奖、三等奖，教授陈阳美于2019年获“宽仁好教师”称号；“神经病学”2012年获“重庆市精品视频公开课”，2021年“神经系统疾病与精神疾病”获医院和重庆市一流建设课程。教授胡长林参与全国高等医学院校7年制教材《神经病学》的编写；教授陈阳美为《神经病学》（人民卫生出版社）教材案例版、英文版、“5+3”版的副主编，参编教育部规划教材《内科学》双语版神经病学部分。

三、科研

科室长期坚持科研与临床并重的道路，在科研方面硕果累累。截至2021年，共承担各级各类科研项目48项，其中国家级项目14项，国家自然科学基金14项，累计获得研究经费747万元。其中 ，2018年科室谭新杰研究员获得国家第十五批“青年千人计划”项目资助，科研经费200万元，重点开展肝X受体和雌激素受体β在神经系统疾病，尤其是神经系统免疫相关疾病中作用机制的研究。

开展科学研究，发表论文526篇，其中SCI论文142篇。2021年，科室教授陈阳美团队在神经疾病领域的国际顶级期刊 *Cell Death&Disease*（IF=8.469）上发表的“Vezatin regulates seizures by controlling AMPAR-mediated synaptic activity”，结合科室长期在癫痫领域的研究成果，揭示了Vezatin在癫痫发生中的作用及其机制。2021年科室教授陈莉芬在神经代谢疾病领域的国际顶级期刊 *Metabolism*（IF=8.7）上发表的“Glucose transporter 3 in neuronal glucose metabolism: Health and diseases”，结合科室研究成果总结了神经元葡萄糖代谢的重要转运体GLUT3在神经元代谢和中枢神经系统疾病中的作用及其机制。

2008年，科室研究成果“脑出血后脑损伤机制的研究与临床治疗新策略的应用”获国家科技进步二等奖，该成果围绕脑出血的病理生理机制如血肿周围的水肿及缺血、早期血肿的扩大、神经元的损伤与保护等，进行了深入的研究，在临床上积极推广微创颅内血肿清除技术，并且由人民卫生出版社出版了《颅内血肿微创清除技术操作规范指南》。2015年创刊了《脑出血杂志》，极大地规范、发展了这一技术，造福了广大脑出血患者。作为主研之一的科室研究成果“癫痫发病机制及防治的系列研究”获国家科技进步二等奖，该成果围绕难治性癫痫的发病机制以及临床上癫痫的防治，如癫痫的一级预防、二级预防等提出了新的观点，并且主编《癫痫治疗学》《神经病学疑难病病例剖析》，参编了多部癫痫相关的专家共识或指南，如癫痫共病焦虑、抑郁的中国专家共识、迷走神经刺激术的中国专家共识等，对该领域的发展起到了积极的推动作用。

表2-1-26 国家级、省部级项目清单

序号	年度	负责人	项目名称	项目来源	项目编号	经费/万元
1	2015	谭新杰	ERβ选择性激动剂通过调控小胶质细胞MHC Ⅱ而改善多发性硬化模型炎症的研究	国家自然科学基金面上项目	81571167	57
2	2015	陈阳美	Limk1及其磷酸化形式调节细胞骨架稳定性致神经元突触重塑在难治性癫痫形成中的分子机制	国家自然科学基金面上项目	81571259	57
3	2017	陈阳美	CXCR7参与并调控海马齿状回成体神经发生在癫痫形成中的作用及分子机制	国家自然科学基金面上项目	81771390	54
4	2017	陈莉芬	锌-α2-糖蛋白(ZAG)通过促进神经元脂肪酸代谢和酮体生成改善癫痫形成及其分子机制的研究	国家自然科学基金面上项目	81771391	54
5	2017	李长清	胆碱能抗炎通路活动调节脑梗死后皮质脊髓束可塑性及其机制研究	国家自然科学基金面上项目	81771248	25
6	2018	谭新杰	第十五批国家“青年千人”计划项目	中组部	/	200
7	2019	袁靳闲	携miR-181a外泌体介导的神经元-星形胶质细胞间信息传递在癫痫病理进程中的作用机制研究	国家自然科学基金青年科学基金项目	81901330	20.5
8	2019	许韬	Vezatin参与调控癫痫中CP-AMPAR所介导的神经元突触效应的分子机制研究	国家自然科学基金青年科学基金项目	81901315	20.5

续表

序号	年度	负责人	项目名称	项目来源	项目编号	经费/万元
9	2020	陈阳美	USP47参与并调控AMPA受体内吞分选在癫痫形成中的作用及分子机制	国家自然科学基金面上项目	82071458	55
10	2020	刘熙	ZAG调节线粒体功能和GLUT3活性参与癫痫神经元能量代谢障碍形成的机制	国家自然科学基金青年科学基金项目	82001367	24
11	2020	张玉清	肌苷通过PI3K/AKT/mTOR信号通路缓解青幼期大鼠抑郁	国家自然科学基金青年科学基金项目	82001434	24

其他代表性成果：

1.胡长林：国家科技进步奖（三等奖），中华人民共和国国务院，1995年；
2.陈阳美：国家科技进步奖（三等奖），中华人民共和国国务院，1996年；
3.胡长林：重庆市科技进步奖（三等奖），重庆市人民政府，2002年；
4.陈阳美：教育部科技进步奖（二等奖），中华人民共和国教育部，2004年；
5.陈阳美：重庆市科技进步奖（二等奖），重庆市人民政府，2004年；
6.胡长林：国家科技进步奖（二等奖），中华人民共和国国务院，2007年；
7. 陈阳美：国家科技进步奖（二等奖），中华人民共和国国务院，2008年；
8.陈阳美：重庆市科技进步奖（二等奖），重庆市人民政府，2008年；
9.陈阳美：教育部科技进步奖（一等奖），中华人民共和国教育部，2008年；
10.李长清：重庆市科技进步奖（二等奖），重庆市人民政府，2010年；
11.陈阳美：贵州省科学技术进步奖（三等奖），贵州省人民政府，2017年。

四、人才培养

科室十分重视人才培养，先后选派医生在国内外进修和学习，截至2021年已经有7位医师（陈阳美、陈莉芬、李小凤、宋敏、彭希、袁瑾闲、李工博）从美国或法国进修学习1年或1年以上而回国。科室十分注重自身培养与进修学习相结合，注重基础理论与临床实践相结合，为神经内科的发展打下了坚实的基础。

2011—2021年，科室更加重视人才培养和人才梯度建设，经过建设，截至2021年，科室医师队伍高级职称者15人，博士学位者21人，博士生导师3人，硕士生导师12人。教授胡长林为国务院特殊津贴获得者；教授谭新杰为国家“青年千人计划”获得者；教授李长清于2002年当选为重庆市首届学术技术带头人后备人选，于2006年入选“重庆市322人才工程”第二层次，2008年当选重庆市第二届（神经病学）学术技术带头人；教授陈阳美为重庆市巴渝学者，2018年当选重庆市第三届（神经病学）学术技术带头人，2021年获得“重庆市英才·名师名家”称号。科室先后派多名医生到北京宣武、北大医院、湖北同济医院神经内科参观学习和进修，并经常性参加国内神经内科专业技术培训，努力提高全科医护人员医疗技术水平，从而使神经内科成为一个以中青年科技人员为主，专业结构合理的人才队伍。

代表性学术任职一览：

1.胡长林：《国际脑血管病杂志》（原刊名《国外医学脑血管病分册》编委，《重庆医学》编委，《脑与神经疾病杂志》编委。

2.陈阳美：中国医师协会神经内科分会第四届委员会委员，重庆市医学会神经内科学分会主任委员，重庆市医学会心身与行为专业委员会主任委员，重庆市医师协会神经内科医师分会副会长，重庆市抗癫痫学会副会长，重庆市老年痴呆防治协会副会长；担任《癫痫与临床神经电生理杂志》副主编，《脑出血杂志》副主编，《癫痫杂志》编委，*Acta epileptologica*编委。

第九节　老年医学科

1999年9月，陈庆伟副主任医师由心血管内科调往综合科任科室副主任，为组建老年医学科打下前期基础。当时徐明琪任综合科主任。2000年3月，医院正式下文，综合科更名为老年病科，由副主任医师陈庆伟任科室主任，徐明琪调往保健科。2012年9月，副主任医师李兴升任科室副主任；2015年7月，副主任李兴升医师开始主持科室工作，副主任医师柯大智任科室副主任；2020年1月至2021年年底，主任医师李兴升任科室主任；2021年3月至2021年年底，副教授黄荣忠、副主任医师董江川任科室副主任。

老年医学科2001年被评为重庆市教委重点学科，2005年10月经教育部正式批准获得老年医学博士授权点，2012年成为“重庆市全科医师规范化培训基地”，2015年被评为“重庆市卫生和计划生育委员会临床重点专科”，2016年3月建设为“重庆市老年医学临床研究中心”，2019年被评为“重庆市老年专科护士培训基地”。医院老年医学科是重庆市最大的诊治老年性疾病的综合性学科之一，是重庆市最早一批建立的独立老年医学学科之一。

2012年，科室获批“重庆市全科医师规范化”培训基地，2016年重庆医科大学同意医院设立全科医学科，科室同时挂老年医学科和全科医学科两块牌子。2021年12月，中共重庆医科大学附属第二医院委员会拟定老年医学科和全科医学科分科，按照“统分结合，以分为主”的原则，将老年医学科（挂全科医学科牌子）分为老年医学科和全科医学科两个科室。两个科室在人、财、物、科研、教学，临床等方面完全独立分开，独立经济核算。李兴升主任医师继续任老年医学科主任，柯大智副主任医师则任全科医学科副主任。

截至2021年，老年医学科共有医师17名，其中正高1名，副高5名，中级5名，初级6名；博士研究生7名，硕士研究生7名，本科生3名。有护士27名，其中正高1名，副高1名，中级3名，初级22名；硕士研究生2名，本科生18名，专科生7名。

表2-1-27 老年医学科历任主任、副主任名录

任职时间	主任	副主任
2000年3月—2015年7月	陈庆伟	李兴升(2012年9月—2015年7月)
2015年7月—2020年1月	/	李兴升(主持工作)、柯大智
2020年1月—	李兴升	柯大智(2020年1月—2020年12月)、 黄荣忠(2021年3月—)、 董江川(2021年3月—)

表2-1-28 第45党支部(老年医学科党支部)委员会名录

任职时间	书记	委员
2019年3月—	李兴升	罗仕兰、喻霜、苟琳、李桂琼

一、医疗

2000年建科时,在内科大楼二楼设有床位29张,设立老年心血管病及老年医学科门诊;2001年8月迁往综合病房楼第5、6楼,病床扩大为38张;2006年12月迁至外科大楼第28、29、30楼。2021年渝中院区魁星楼门诊开业,老年医学科门诊有3间诊室(701、702、703),科室住院部有3个病区,均设在渝中院区外科楼,床位共68张:一病区28楼30张床,二病区29楼共有张20床,三病区30楼共有18张床;江南院区开设一间诊室(220)。科室设有独立的VIP病房及干部保健病房,有独立的检查室,能为病人进行骨质疏松治疗、动脉硬化检测、TCD+转颈试验检查、动态血压及动态心电图监测、动态血糖监测、睡眠呼吸监测等。

科室于2002年开始在西部率先开展老年动脉粥样硬化性心血管疾病的介入诊疗技术,包括老年人经桡动脉冠脉造影及支架植入术,经皮外周动脉(颈动脉、肾动脉、下肢动脉)造影及介入治疗,永久性单、双腔和三腔心脏起搏器(VVI,DDD、CRT、ICD)植入术等。2003年进行冠状动脉内球囊扩张及支架置入(PCI)术、永久性人工心脏起搏器置入术,开展动态心电图和动态血压诊断老年心血管疾病治疗;2005年开展老年人颈、肾动脉粥样硬化的介入检查及治疗;2007年开展经颅多普勒超声(TCD)诊断脑血管疾病;2008年在西部地区率先开展老年冠心病经桡动脉介入诊断与治疗新技术;2010年开展肢体动脉粥样硬化检测(ABI)。

2010年3月获得国家卫生部心血管疾病介入诊疗技术资格认证(冠心病和心律失常);2015年新开展冠状动脉血流储备分数(FFR)检测技术,指导老年冠心病"功能性血运重建"策略,以客观结果为依据,使支架植入更科学。

2018年率先在西南地区开展超滤治疗老年心力衰竭并提出"介入无植入"理念,同时开展科室第一例肥厚性心肌病室间隔消融术;2020年开展卵圆孔未闭介入封堵术。截至2021年,能够独立完成老年心血管介入诊疗技术,包括:冠状动脉造影术,经皮冠状动脉介入治疗(PCI),临时起搏器安置术及永久性单腔、双腔和三腔起搏器植入术,外周血管介入治疗术,卵圆孔未闭介入封堵术以及超滤治疗顽固性心衰等技术,年均进行介入诊疗手术近1000台。

科室主要医疗特色为老年心血管疾病，包括高血压病、冠心病、风心病、肺心病、心律失常、心力衰竭和瓣膜病等的临床诊断与治疗，以及对老年人多系统并存疾病和多器官衰竭的诊治及老年急重症的抢救。

二、教学工作

2001年老年医学被评为重庆市教委重点学科；2003年开始承担7年制临床医学专业硕士的《老年医学》课程的教学任务，承担5年制和7年制临床医学专业部分《诊断学》课程的教学工作；2005年10月经教育部正式批准获得老年医学博士授权点，教授陈庆伟成为重庆医科大学老年医学第一个博士生导师。2006年开始在西部地区首次面向全国招收临床医学(老年医学方向)本科生。截至2021年，科室硕士研究生导师有：副教授李兴升、副教授袁忠明、教授王丽副、副教授董江川、副研究员黄荣忠、教授罗仕兰；博士研究生导师为副教授黄荣忠。

2004年教授陈庆伟获得重庆医科大学文化素质教育研究课题“在老年心血管病课程教学中渗透人文精神的思路与实践”；2006年教授陈庆伟获得重庆医科大学教学改革研究课题“在临床医学专业中增设老年医学方向的研究与实践”；2017年副教授邓玮获重庆市教委高校人文社科课题“深化医学教育布局，发展现代卫生职业教育的探索”(项目批准号：17SKG022，起止年月2016年12月—2019年6月，经费共2万元)；2018年副教授邓玮获重庆市教委重大课题社区教育科研课题“社区教育与老年教育融合发展战略研究”(项目批准号：SJ2018-001，起止年月2018年10月—2020年9月，经费共3万元)；2020年副教授邓玮获重庆市教委高校人文社科课题“医药高校服务‘一带一路’的创新型、复合型医学人才培养研究”(项目批准号：20SKGH029，起止年月 2019年12月—2022年6月，经费共2万元)。

2001年教授陈庆伟主编科学出版社出版的《妊娠心脏病学》，参编《医学影像学》；2012年教授陈庆伟主编四川科学技术出版社出版的《老年心脑血管疾病诊断与治疗》，科室其他参编人员包括：邓玮、柯大智、李兴升、罗仕兰、李桂琼、李春、李方胜、王丽、袁忠明、吴庆、吴志勤。2020年副教授邓玮参编国家卫生健康委员会“十三五”规划教材、全国高等学校临床医学专业应用型创新规划教材《全科医学概论》。近年来，全科共发表教改论文10余篇。

截至2021年，已招收和培养博士研究生20余名，硕士研究生100余名。该学科已建成硕士—博士—博士后完整的培养体系，成为集医疗、科研和高层次人才培养为一体的大型老年疾病诊治综合性学科，学科综合实力位居重庆市前列，尤其在老年心脑血管病介入治疗领域居西南地区领先地位，并正在成长为具备较强学科竞争力的学术型临床特色学科。

三、科研

科研上，科室先后发表SCI论文70余篇、申请专利10余项、承担各级各类等科研课题20余项，其中国家自然科学基金8项；出版《老年心血管疾病诊断与治疗》等专著3部；主编《老年病学》等教材2部；作为第一完成人，《动态三维超声心动图的临床应用研究》获1999年重庆市医学科技成果奖三等奖，《经胸多平面三维超声心动图对心血管疾病的临床研究》获2011年重庆市科技进步成果三等奖,《人口老龄化与心血管病危险因素相关性及防治策略研究与应用》获2013年重庆市科技进步成果一等奖。

表2-1-29 国家级项目清单

序号	年度	负责人	项目名称	项目来源	项目编号	经费/万元
1	2009	陈庆伟	免疫双特异抗体联合超声微泡介导内皮祖细胞移植促进血管新生	国家自然科学基金项目	30970826	33
2	2009	李兴升	超声微泡联合腺病毒介导HIF-1α促进血管生成及评价冠脉血流储备实验研究	国家自然科学基金青年科学基金项目	30800271	20
3	2013	陈庆伟	Ghrelin对糖尿病大鼠缺血诱导的心肌血管新生障碍的影响及相关机制的研究	国家自然科学基金项目	31271262	79
4	2013	邓玮	新型双功能超声微泡增效CD47高表达的骨髓间充质干细胞干预心肌纤维化的研究	国家自然科学基金青年科学基金项目	81201101	23
5	2013	黄荣忠	PFK-1关键位点磷酸化改变干扰葡萄糖代谢在博尔纳病毒引起5-HT紊乱和学习记忆障碍中的机制研究	国家自然科学基金面上项目	31300137	23
6	2016	王丽	Ghrelin对动脉粥样硬化易损斑块内血管新生和斑块稳定性的影响及机制研究(2016—2018)	国家自然科学基金青年科学基金项目	31600957	20
7	2019	陈庆伟	Ghrelin对动脉粥样硬化易损斑块内皮细胞/周细胞稳定性的影响及机制研究(2019—2022)	国家自然科学基金项目	31871182	60
8	2020	黄荣忠	miR-532-3p/CSF2RA轴在动脉粥样硬化发展中的作用机制研究	国家自然科学基金面上项目	81960095	34

其他代表性成果:

陈庆伟、郭豫涛、李兴升、柯大智、郑敏明、邓玮、李桂琼、王丽、袁忠明、罗仕兰、王小琳,《人口老龄化与心血管病危险因素相关性及防治策略研究与应用》,重庆市科学技术奖科技进步奖(一等奖),2014年8月。

四、人才培养

科室先后派出多名医生赴美国休斯敦卫理公会医院、美国斯坦福大学、加拿大Waterloo大学、北京阜外心血管医院、北京安贞医院、北京协和医科大学医院、上海复旦大学中山医院、川大华西医院等国内外知名医院进行研修,学习新理论、新技术。学成归来后,他们已将新技术运用于临床,为广大病员提供高水平的医疗技术和优质服务,切实解决了患者的病痛。

五、对外交流及影响

2012—2016年，科室与加拿大Waterloo大学老年医学与卫生学系和汉密尔顿圣玛丽医院心脏中心合作，开展老年心衰患者药物治疗和生活质量评估的研究(inter-RAI)。

科室教授陈庆伟主持2014年、2015年和2016年苏州中国老年医学大会《心脑血管急救介入论坛》；科室主办2015年国家级继续教育项目《老年人外周动脉粥样硬化性疾病诊断与治疗新技术学习班》暨重庆市老年ASCVD诊治高峰论坛，2016年国家级继续教育项目《老年冠心病治疗的策略与进展学习班》暨第三届西部老年心血管病诊治高峰论坛，2016年国家级继续教育项目《全科医学规范化教育培训班》暨重庆市首届全科医师高峰论坛。

2018年11月3日，科室作为联合承办单位举办由重庆市医师协会主办，重庆市医师协会老年医学分会承办《重庆市医师协会2018年老年医学科医师分会年会重庆市动脉粥样硬化性心血管疾病(ASCVD)诊治进展学习班暨西部地区心脏康复医学培训班》。

2018年11月4日，科室作为承办单位举办2018年重庆市第二届全科医师高峰论坛暨2018年国家级继续教育项目“全科医学人才培养的研究与实践论坛”和2018年重庆市继续教育项目“全科医学人才培养研讨学习班”；2019年10月—12月，科室作为承办单位举办由重庆市医师协会主办的第一届“全科医师临床诊疗能力培训班”；2020年8月3日—7日，科室作为承办单位举办由重庆市卫生健康委员会、重庆市住院医师规范化培训事务管理办公室主办的“2020年重庆市住院医师规范化培训全科师资培训班”；2020年10月30日—11月1日，科室作为承办单位由重庆市医师协会主办的“重庆市第三届全科医师学术论坛暨国家级继教项目—社区动脉粥样硬化性心血管疾病防治进展培训班”；2021年7月16日—17日，科室作为承办单位举办由重庆市医学会主办、重庆市医学会老年医学分会承办的“2021年重庆市医学会老年医学学术年会”，大会同期召开了国家级继续医学教育项目“老年呼吸危重症的临床救治进展”[2021-03-10-067(国)]和“青年医师病例演讲比赛”。

代表性学术任职一览：

李兴升：重庆市医学会老年医学分会副主任委员，《临床超声医学杂志》编委。

第十节　全科医学科

2012年全科医学科创建，挂靠老年病科，并经重庆市卫计委批准成为“重庆市全科住院医师规范化培训基地”。2014年获批“首批国家级全科住培基地”。2020年12月，按照国家卫生健康委对住培基地的要求，医院将老年病科分为老年病科和全科医学科两个科室，全科医学科自此独立成科。截至2021年，科室在医院江南院区门诊二楼A2区221室、222室及渝中院区魁星楼7楼B区722室设置全科医学科门诊，江南院区内科住院部11楼B区开放床位57张。年门诊量20000余人次，住院病人2000余人次。截至2021年，科室有11名医生，其中正高2名，副高2名，中级3名；博士生导师1名，硕士生导师4名，博士6名。护士17名。科室6名医师获得国家及重庆市全科医学师资培训合格证书，4名医生已加注全科执业范围。

经过不断发展壮大，科室已成为集培养全科住培医师、本科生、硕士研究生和博士研究生全科医学人才并紧密联系基层社区，独立开设门诊及病房的全科医学完整体系，学科综合实力位居重庆市前列，系重庆市乃至西部地区较有影响力的全科医学临床、科研、教学中心之一。2018年获得中国医师协会全国十佳"优秀全科专业住院医师规范化培训基地"荣誉称号；2020年获批国家级全科重点专业基地，系重庆市全科专业基地唯一入选单位。2020年牵头成立重庆市全科医学联盟，获批重庆市全科医学专科护士培训基地。2021年获批重庆市全科医师转岗培训基地、重庆市全科医学研究生联合培养基地。

表2-1-30　全科医学科主任、副主任名录

任职时间	主任	副主任
2020年12月—	/	柯大智（主持工作）、 李桂琼（2021年3月—　）、 邓玮（2021年3月—　）

表2-1-31　第47党支部（全科医学科党支部）委员会名录

任职时间	书记	委员
2021年5月—	李桂琼	邓玮、王俊莉

一、医疗

心血管系统疾病的诊治是科室技术特色。在冠心病、高血压、心律失常、急慢性心力衰竭和瓣膜病等疾病的诊断和治疗上达到国内先进水平。能进行24小时动态心电图监测、动态血压监测、经颅彩色多普勒超声（TCD）检查、肢体动脉粥样硬化检测（ABI）、睡眠呼吸检测等。拥有人工辅助呼吸机、临时心脏起搏器、双相除颤仪、中心监护系统等抢救设备。独立开展冠心病和心律失常介入诊疗技术，包括：冠状动脉造影术、经皮冠状动脉介入治疗（PCI）、临时及永久性单腔和双腔起搏器植入术、肾上腺静脉采血及其他动脉粥样硬化性心血管疾病的介入诊疗技术等，平均每年进行介入诊疗手术500余台。

内分泌代谢疾病：对糖尿病及其并发症、甲状腺功能紊乱、痛风等疾病进行全面系统的临床诊治工作，开展动态血糖监测，尤其擅长糖尿病的全科医学处理策略。

骨质疏松和骨代谢疾病：对老年骨质疏松和骨质疏松骨折的防治有丰富经验，科室设有专门的老年骨质疏松治疗室，并与医院骨科合作开展PVP、PKP微创诊疗技术，达到国内领先水平。

呼吸系统疾病：对重症肺炎、慢性阻塞性肺疾病、哮喘急慢性呼吸衰竭、睡眠呼吸障碍等疾病进行系统防治。科室拥有多台呼吸机，能独立实施人工呼吸机辅助支持技术，为呼吸系统疾病患者的诊治提供了充分的保障。

多器官功能衰竭:对老年人多系统并存疾病和多器官衰竭的诊治及老年急重症的抢救有丰富的临床经验。可进行老年综合评估(CGA)、老年人简易营养评估(MNA)、老年人术前评估、智能量表(MMSE)、老年人抑郁量表(GDS)检测等。

老年性痴呆、前列腺良性增生症等疾病:通过各种精神量表及影像学等手段,筛查与治疗老年性痴呆。应用前列腺量表及前列腺形态学、体液等综合检测为老年前列腺良性增生症患者提供最佳诊疗方案和长期临床指导。

综合内科保健与特需诊治:综合诊疗技术是全科医学科的优势和强项,擅长多系统内科疾病的综合诊治,能提供优质、全面的健康保健、疾病预防和生活方式干预指导。为医院江南院区各级领导干部和离退休干部的指定临床救治科室。

二、教学

2015年开始在重庆医科大学临床医学5年制和“5+3”学生中开展“全科医学概论”必修大课教学。同时承担“诊断学”大课及临床实践教学。团队完成多项教学改革课题。2021年获重庆市全科医学研究生联合培养基地。

与基层实践基地签署新型的医教研住培框架协议,构建新型“紧密型”医联体,提升教学师资带教及基层医疗服务能力,促进医疗卫生工作重心下移和资源下沉。全科骨干医师加入社区的家庭医生团队,共同对签约家庭提供医疗卫生等服务。指导建设2家全科住培基层实践基地,分别为渝中区大溪沟街道社区卫生服务中心和解放碑街道社区卫生服务中心。2021年在大溪沟社区开设全科—专科特色门诊;联合开展“互动式”教学。大溪沟街道社区卫生服务中心被评为全国和重庆市示范社区卫生服务中心。

全科住培学员结业后对基地培训条件、培训质量、带教师资等有较高评价和高度认可,并有强烈的归属感。订单定向学员回到工作单位得到重视,担当骨干力量;社会人学员结业后受到用人单位积极邀请加入。学员大多长期和培训基地保持联系,并积极参加培训基地组织的学术交流活动等,有部分学员再次选择回到基地进修学习。

在国家重点住培基地建设基础上,全科医学科申报“新医科背景下的全科医学学科建设”临床医学一流学科建设项目获得重庆医科大学校级研究生教育教学改革研究项目资助。开展了“全科医学概论”课程思政的探索与实践,研究了全科医学概论开展课程思政教学改革的实现途径,形成了厚理论、硬技术、善关怀、强胜任的专业与人文相兼容的全科医学思政课程体系,将爱国主义教育、职业素养教育和生命观教育等融入课程教学中,实现复合型全科医学人才培养与新医科教育。“全科医学概论课程思政的探索与实践”“新医科背景下全科医学学科体系的构建”分别获得重庆市教委,重庆医科大学教改项目资助。

全科医学科牵头制订了《重庆医科大学全科医学博士研究生和全科医学硕士研究生培养方案》。牵头制订临床医学本科最新《全科医学概论》教学大纲,首次将全科社区临床见习引入到临床医学本科生的全科教学内容中。

三、科研

截至2021年，获得国家自然科学基金4项，省部级重大项目1项，省部级课题10余项。2019—2021年，共发表论文20余篇，SCI论文10余篇。

表2-1-32 国家级项目清单

序号	时间	负责人	项目名称	项目来源	项目编号	经费/万元
1	2010年1月—2012年12月	陈庆伟	免疫双特异性抗体联合超声微泡介导内皮祖细胞移植促进血管新生	国家自然科学基金面上项目	30970826	33
2	2013年1月—2015年12月	邓玮	新型双功能超声微泡增效CD47高表达的骨髓间充质干细胞干预心肌纤维化的研究	国家自然科学基金青年科学基金项目	81201101	23
3	2013年1月—2016年12月	陈庆伟	Ghrelin对糖尿病大鼠缺血诱导的心肌血管新生障碍的影响及相关机制研究	国家自然科学基金面上项目	31271262	79
4	2019年1月—2022年12月	陈庆伟	Ghrelin对动脉粥样硬化易损斑块内皮细胞/周细胞稳定性的影响及机制研究	国家自然科学基金面上项目	31871182	60

其他代表性成果：

学科“人口老龄化与心血管病危险因素相关性及防治策略研究与应用”获2013年重庆市科技进步一等奖。主编《老年心血管疾病的诊断与治疗》专著1部，参编人民卫生出版社《全科医学概论》等专著2部。

四、人才培养

每年招收全科医学全日制硕士研究生和“反接轨”专业型硕士研究生10余名，全日制博士研究生1～2名。全科专业住培基地2015—2021年接受全科专业住培学员共130人。2021年，共有在培医师57人，已毕业住培医师73人（含2017年1位博士住培医师）。全科专业住院医师首次参加结业考试通过率≥90%，首次执业医师资格考试通过率≥90%。

五、对外交流及影响

2016年主办重庆市首届全科医师高峰论坛暨国家继续教育项目“全科医学规范化教育培训班”。共培训学员1000余人，辐射主城区二、三级医疗中心和基层社区卫生院、县人民医院及所辖乡镇卫生院70余所。

2018年主办重庆市第二届全科医师高峰论坛暨国家继续教育项目“西部地区心脏康复医学培训班”及重庆市继教项目“全科医学人才培养研讨学习班”。参会人员约600余人。

2020年10月，主办重庆市第三届全科医师学术论坛暨国家级继教项目“社区动脉粥样硬化性心血管疾病防治进展培训班”。来自重庆市内30余家综合性医院及30余家基层医疗卫生机构的近200名代表及60名全科医学研究生和全科住培生参加了此次会议。

2020年8月和12月，全科医学科承办了2届“2020年重庆市住院医师规范化培训全科师资培训班”。为重庆市培训全科医学师资400余名。

2021年10月，主办国家继教项目“心血管急危重症的全科诊疗策略培训班”。

2021年12月，主办重庆市级继教项目“重庆市全科医生临床思维培训班”。

2021年9月11日至9月16日，由中国医师协会、中国医师协会全科医师分会主办，重庆医科大学附属第二医院协办2021年第三期全科专业住院医师培训师资培训班。全国28个省市和新疆生产建设兵团，30余个专业的师资，总计680余人参会。全科医学科团队作全科教学查房示范展示。全科医学科指导的基层实践基地大溪沟街道社区卫生服务中心在会场进行了基层全科病例讨论展示。

代表性学术任职一览：

1.陈庆伟：中国医师协会老年医学科分会常委，中国医师协会心血管分会委员，中国医师协会老年高血压委员会委员，中国医师协会重庆老年医学分会会长，重庆市中西医结合学会老年医学专委会主任委员，中华医学会重庆市老年医学分会副主任委员，中华医学会重庆市全科医学分会委员，中国医师协会重庆市全科医学分会委员；《重庆医科大学学报》编委，《重庆医学》杂志编委，《临床超声医学杂志》常务编委。

2.柯大智：中国医师协会全科医学分会委员，重庆市医学会全科医学分会副主任委员，中国医师协会老年医学分会青年委员。

第十一节　风湿免疫科

20世纪80年代，在教授李增高带领下，创立了重庆市最早的风湿免疫病专业，开启了重庆市风湿免疫专业的临床工作。2001年在教授张玲的支持和带领下，风湿免疫病专业和肾内科融合在一起，命名为“肾病风湿科”。

2016年1月，正式成立风湿免疫科，开启了医院风湿免疫病专业的临床、教学、科研工作。此时，风湿免疫科病房设于渝中院区，编制床位数36张，医护人员7人。经过发展，2020年4月，风湿免疫科病房搬迁扩建至综合病房3~6层楼，编制床位数76张。

截至2021年12月，全科人员从最初的7人发展至45人，其中医师17人，护士27人，科室秘书1人；正高职称1人，硕士生导师1人，主治医师7人，住院医师9人；主管护师1人，护师7人，护士19人。

风湿免疫科整合多科室技术力量，集医疗、科研、教学于一体，是中国风湿免疫病医联体联盟成员单位、国家重点研发计划罕见病临床队列研究项目成员、国家药物临床试验风湿免疫专业、国家级住院医师规范化培训专业基地、博士和硕士学位授权点。

表2-1-33　风湿免疫科历届主任、副主任名录

任职时间	主任	副主任
2016年4月—2020年1月	/	唐琳
2020年1月—	唐琳	/

表2-1-34　第25党支部(风湿免疫和临床营养科党支部)委员会名录

任职时间	书记	委员
2019年3月—	唐琳	王嘉佳、颜如玉、张雪梅、童师雯

一、医疗

20世纪80年代，在重庆市相继率先开展了类风湿因子、狼疮细胞、ANA、抗核抗体谱、抗dsDNA、抗ssDNA、抗CCP抗体、AKA、ANCA免疫荧光法等检测。

2007年，在重庆率先开展了ANCA的免疫荧光法结合ELISA法检测。2013年，超声科郑元义教授和风湿免疫科合作在重庆市率先开展了“肌肉骨骼超声对风湿性疾病进行诊断，并对风湿性疾病的活动度及治疗疗效进行评估”的检查项目。2015年，首次将“肌炎抗体谱”引入重庆，使炎性肌病及免疫病肺间质病变得到更好的诊断及评估，并在重庆首次诊断“抗MDA5抗体相关皮肌炎肺间质病变”；首次将抗磷脂抗体综合征相关抗体引入重庆，减少了抗磷脂综合征患者的漏诊、误诊；首次将抗SSA阳性妊娠患者重视胎心监测的理念以及治疗方案引入重庆。2016年，开始使用关节穿刺术治疗风湿免疫疾病导致的关节损伤；开始鞘内注射治疗狼疮脑病，提高了狼疮脑病患者的存活率。2020年8月，开始开展血浆置换术治疗危重症风湿免疫病患者。2021年11月，开始唇腺活检技术。

科室主要针对自身免疫性疾病以及自身炎症性疾病进行治疗，包括类风湿关节炎、强直性脊柱炎、银屑病关节炎、反应性关节炎、炎症肠病性关节炎、骨关节炎、痛风性关节炎、系统性红斑狼疮、干燥综合征、炎性肌病(皮肌炎、多发性肌炎、免疫介导性坏死性肌病等)、混合性结缔组织病、系统性硬化症、血管炎(多发性大动脉炎、白塞病、IgA血管炎、ANCA相关性血管炎等)、IgG4相关疾病、未分化结缔组织病、抗磷脂综合征、复发性多软骨炎、免疫病相关肺间质病变、结缔组织疾病与不孕不育及病态妊娠、自身炎症性疾病(如成人斯蒂尔病)等风湿免疫性疾病。

二、教学

2016年建科之初，先后承担了第二临床学院及儿科系的教学工作，包括内科学(留学生教学、康复治疗学)、血液及免疫系统疾病课程组、中外合作办学项目“早临床”课程组、中外合作办学项目“免疫系统”课程组本科教学。承担了各科硕士及博士研究生、规培医生、规培护士、实习生临床教学工作。

截至2021年年底，科室教授唐琳作为重庆市唯一的西医成人风湿免疫专业的硕士研究生导师，已经培养硕士研究生18名；培养基层进修医生14名，护士3名。2021年5月，唐琳新担任内科教研室主任。王嘉佳医师在全国高校(医学类)微课教学比赛中荣获一等奖。教授唐琳作为副主编参编人民卫生出版社《血液及免疫系统疾病》教材，供临床医学专业的学生使用。

三、科研

截至2021年，共承担国家自然科学基金1项，累计研究经费55万元。开展科学研究，发表论文50余篇，其中SCI论文20余篇。其中，2020年12月主治医师黄文瀚、主任医师唐琳于发表风湿免疫病学SCI一区期刊*Rheumatology*(IF=7.58)上的文章“The characteristics of lymphocytes in patients positive for anti-MDA5 antibodies in interstitial lung disease”，探讨了淋巴细胞与抗MDA5抗体阳性皮肌炎患者肺间质病变的关系，丰富了对这一疾病的认识，并为临床工作及后续研究提供了可靠依据。科室取得国家实用新型专利5项，开展药物临床试验(GCP)项目在研中3项。

表2-1-35　国家级项目清单

年度	负责人	项目名称	项目来源	项目编号	经费/万元
2018	唐琳	ACE2/Ang-(1-7)/Mas轴对关节炎及其心血管并发症的影响及机制研究	国家自然科学基金项目	81771738	55

四、人才培养

截至2021年，全科45人，医师17人，护士27人，科室秘书1人；其中正高职称1人，硕士生导师1人，主治医师7人，住院医师9人；主管护师1人，护师7人，护士19人。

科室先后选派3名医生，3名护士前往北京协和医院风湿免疫科完成进修学习。2019年唐琳荣获“重庆市风湿与临床免疫学学术技术带头人”称号；2021年唐琳荣获“重庆英才·创新创业领军人才”称号。

五、对外交流及影响

多次举办国家级继续教育项目，其中2021年举办国家级继续教育项目“风湿免疫病的规范诊断与治疗”，并于每年开展重庆市继续教育项目。

代表性学术任职一览：

1.李增高：四川省风湿病专委会副主任委员，重庆市医学会风湿病组组长，重庆市医学会风湿免疫专委会主任委员。

2.唐琳：中国医师协会风湿免疫科医师分会委员，重庆市医学会风湿病分会副主任委员，重庆市医师协会风湿病专业委员会副会长，重庆市医学会骨质疏松与骨矿盐疾病专委会副主任委员，重庆市医师协会女医师分会副会长，重庆市医学会罕见病分会副主任委员，重庆市中西医结合学会风湿疾病专业委员会副主任委员，重庆市医学会过敏反应分会副主任委员。

3.任飞凤：重庆市医学会风湿病学分会青年委员会副主任委员。

第十二节　骨科

1892年宽仁医院建立后不久，医院即开展外伤救治。20世纪50年代初，医师马佐民到天津医院学成后，回医院建立了骨科病房，开启了用手术治疗骨科伤病。1973年，上海医学院西迁专家医师陈秉礼组建了重庆医学院第二医院骨科。2020年12月，骨科分为骨科一脊柱外科中心、骨科一关节外科中心，两个科室在党建工作、教学科研等方面实行统一管理，在人、财、物上分开管理。骨科共有床位188张，脊柱外科中心、关节外科中心各94张床位。骨科共102人，其中医生32名，有博士学位者达90%；正高职称4人，副高职称8人；博士生导师1人，硕士生导师8人；全职博士后3人。科室有国家卫生部突出贡献中青年专家1人，重庆市外科学骨科学术技术带头人1人，国务院政府特殊津贴获得者1人。年门诊患者50000余人次，收治病人6000余人，开展手术5000余台。

经过近50多年的发展，骨科已成为重庆市集医教研为一体的重点学科、博士学位授权点、国家药物临床试验基地，也是全国骨质疏松诊疗基地、骨科微创全国培训基地、中国中西医结合医学会骨科微创专业委员会全国理事单位、重庆市老年骨科疾病防治研究中心、重庆市骨质疏松与骨矿盐学会主任委员单位、重庆市老年学会骨质疏松专委会主任委员单位、重庆市青年文明号、职工之家、巾帼文明岗、骨科微创技术专科联盟主办单位。

表2-1-36　骨科历任主任、副主任名录

任职时间	主任	副主任
1973—1992年	陈秉礼	周言忠
1992—1998年	周言忠	/
1998—2002年	黄朝梁	/
2002—2014年	邓忠良	陈世荣（2009年6月—2014年）
2014年—2021年3月	尹良军	陈世荣、陈亮（2014年8月—2020年11月）、 柯珍勇（2021年2月—3月）、 聂茂（2021年2月—3月）
2021年3月—	/	柯珍勇（主持工作）、聂茂、陈世荣

表2-1-37　2020年12月骨科分科后

骨科—脊柱外科中心历任主任、副主任名录		
任职时间	主任	副主任
2021年2月—	柯珍勇	楚磊、晏铮剑、汪洋
骨科—关节外科中心历任主任、副主任名录		
任职时间	主任	副主任
2020年11月—2021年3月	尹良军	聂茂(2021年2月—3月)、陈世荣
2021年3月—	/	聂茂(主持工作)、陈世荣

骨科党支部有党员30人(脊柱外科19人、关节外科11人)。

表2-1-38　第19党支部(骨科党支部)委员会名录

任职时间	书记	副书记	委员
2019年3月—2021年7月	尹良军(2019年3月—2021年2月)	刘小琴	汪洋、刘英、胡亚丽、柯珍勇、李锐冬
2021年7月—	柯珍勇	聂茂、刘小琴	汪洋、刘英、胡亚丽、李锐冬

一、医疗

20世纪50年代初，医师马佐民筹建了骨科病房，通过手术治疗骨科伤病。1973年，骨科正式设立。20世纪80年代，主任陈秉礼在西南地区率先开展了游离移植背阔肌肌皮瓣术，显微外科断指再植手术处于西南地区领先水平。20世纪90年代初，在时任主任陈秉礼、周言忠的带领下，开展了当时重庆第一台全膝关节置换手术。

2009年，初步建立了微创脊柱外科技术体系，先后开展髋关节、膝关节、肩关节、肘关节和踝关节等置换术。2001年，率先在重庆市开展的经皮穿刺椎体成形术获得成功，并成立重庆市微创外科治疗中心。2008年，获批骨质疏松症诊断和质量控制标准试验基地。2009年，挂牌老年科疾病防治研究中心和重庆市老年骨科疾病防治研究中心骨质疏松学校。2010年，重庆市首家骨质疏松症专科门诊顺利开诊，邓忠良教授成功行国内首例颈椎病经皮内窥镜微创治疗手术。2011年，获批骨科微创全国培训基地和微创脊柱中心。2013年，获批中国中西医结合骨科微创委员会脊柱内镜学组主任委员单位。

2000年后，在主任邓忠良教授的带领下，在西南地区率先开展了椎体成形术。2019年，主任尹良军教授首次发明、创立并在国际上命名PRBT理论及技术体系。2020年12月，骨科实行改革，骨科—脊柱外科中心、骨科—关节外科中心正式单独成科，由此开启精准化治疗。

骨科—脊柱外科中心常规开展脊柱畸形矫正、脊柱肿瘤、切除、脊柱复杂创伤的救治、脊柱感染性疾病的治疗，以及颈椎脊柱内镜手术、胸腰椎脊柱内镜等手术。在西南地区领先开展通道下腰椎微创融合手术(Mis-Tlif)、侧方入路腰椎微创融合手术(Olif)、椎间孔镜辅助下腰椎微创融合手术(PE-Tlif)、椎体成形及椎体后凸成形术，其中颈椎内镜手术国际领先，胸腰椎微创手术全国领先，脊柱肿瘤、畸形矫正处于西部先进水平，现成为具有较大影响的脊柱疾病诊疗中心。

骨科—关节外科中心以“专、精、尖”为目标，开展系列特色手术，包括人工关节置换及翻修术、单髁置换手术、保膝截骨术等等；全面开展膝、肩、髋、肘、腕关节镜手术，如膝关节镜下前交叉韧带重建、半月板修复、关节软骨移植术、肩袖修补、上关节囊重建、肩盂植骨术、Bankart修复等；开展复杂骨折、慢性骨感染的综合治疗，同时开展显微外科、手外科、慢性创面修复及各种足踝外科手术。

二、教学

科室负责重庆医科大学第二临床学院、儿科系、影像系、生物医学工程系和临床7年制、运动系统疾病课程组理论及实习、见习教学。1989年招收硕士研究生，2006年招收骨外科博士研究生，已累计培养硕士研究生100余名，博士研究生50余名。2018年，教授邓忠良主编《运动系统疾病》，课程建设基本完成，多位医师参与的运动系统整合教材微课录制完成，并分别荣获全国高校比赛二等奖及优秀奖；2019年正式承担运动系统疾病课程的教学任务。2021年，运动系统疾病课程组入选重庆市一流课程项目。多次荣获全国医学（医药）院校青年教师教学基本功比赛、微课比赛及讲课比赛一等奖、二等奖、优秀奖、教学设计奖、最受学生欢迎奖、最佳PPT奖等；承担住院医师规范化培训工作，柯珍勇任骨科住院医师规范化基地主任，聂茂任骨科住院医师规范化基地教学主任。

三、科研

截至2021年，科室共承担各级各类科研项目51项，其中国家级项目13项，国家自然科学基金12项，累计研究经费405万元。发表论文数百篇，其中SCI论文100余篇。2014年，教授邓忠良在脊柱外科顶级杂志*spine*上发表了“Anterior or Posterior Approach of Full-Endoscopic Cervical Discectomy for Cervical Intervertebral Disc Herniation?”，在全国率先对内镜技术在颈椎疾患的应用做出了总结，为科室颈椎微创技术的发展奠定了基石。2021年教授邓忠良在干细胞研究领域杂志*Stem cell research & therapy*（IF=6.832）上发表了“The Role Of Serpina3n In The Reversal Effect Of Atra On Dexamethasone-Inhibited Osteogenic Differentiation In Mesenchymal Stem Cells”，为糖皮质激素性骨质疏松症的治疗提供了新的研究思路。

表2-1-39 国家级、省部级项目清单

序号	年度	负责人	项目名称	项目来源	项目编号	经费/万元
1	2002	邓忠良	脊柱骨质疏松骨折微创复位强化治疗装置的研制与应用	中央保健委员会	/	2
2	2008	邓忠良	microRNA-1和microRNA-133对骨骼肌卫星细胞增殖分化的调控及机制研究	国家自然科学基金项目	30772211	27
3	2011	陈亮	胰岛素样生长因子2增强BMP9介导间充质干细胞成骨作用及机制的研究	国家自然科学基金青年科学基金项目	31000434	10

续表

序号	年度	负责人	项目名称	项目来源	项目编号	经费/万元
4	2013	邓忠良	胰岛素样生长因子1对BMP9介导肌源性间充质干细胞成骨作用的影响及机制研究	国家自然科学基金面上项目	81272005	70
5	2014	梁凯路	rhBMP-2增强吻合血管腓骨-钛网复合结构重建长节段骨缺损的可行性研究	国家自然科学基金青年科学基金项目	81301573	23
6	2016	聂茂	H0605 miRNA-155对骨骼肌再生的影响及机制研究	国家自然科学基金青年科学基金项目	81501867	18
7	2016	汪洋	BMPR-IA/MAPK信号轴在UHMWPE诱导破骨细胞分化成熟中的作用及机制	国家自然科学基金青年科学基金项目	81501878	18
8	2017	邓忠良	IGF1对地塞米松抑制干细胞成骨分化的影响及机制研究	国家自然科学基金面上项目	81672230	60
9	2017	高彦飞	甲基化对雄激素转录活性调控的研究	国家自然科学基金青年科学基金项目	31600627	21
10	2017	李锐冬	BMP9联合TGF-β1及其下游靶分子HSP47诱导成骨的调控方案研究	国家自然科学基金青年科学基金项目	81601895	17
11	2019	高彦飞	Dot1L调控有丝分裂期纺锤体检查点及骨肉瘤发生发展的机制研究	国家自然科学基金面上项目	31870768	59
12	2021	高彦飞	LSD1调控非组蛋白底物CDK4稳定性的分子机制以及联合应用抑制剂对骨肉瘤增殖影响的机制研究	国家自然科学基金面上项目	32071295	58
13	2021	杜宇	OGT-AMPK通路调控成骨分化成熟的机制研究	国家自然科学基金青年科学基金项目	82000836	24

其他代表性成果：

1.邓忠良、陈富、柯珍勇、陈世荣、程昀、冉金伟，重庆市卫生局医学科学技术成果二等奖，2004年；

2.邓忠良、柯珍勇、尹良军、陈富、程昀、陈亮、李玉兰、梁凯路、汪洋，重庆市科技进步二等奖(2013-J-2-47-D01)，2013年；

3.主编邓忠良，参编尹良军、陈亮、梁凯路、聂茂、石磊等，《运动系统疾病》教材出版，2017年；

4.邓忠良，入选“全球学者库”的最新“全国骨科专家学术影响力排名”榜单，位列全国第53位，2020年；

5.孙先定，重庆英才·青年拔尖人才，2021年；

6.运动系统疾病课程组，主要负责人邓忠良，重庆市一流课程项目，2021年。

四、人才培养

截至2021年，脊柱外科中心80%的医生具有博士学位，关节外科中心医生均为博士。2018年，陈亮荣获"重庆市医学高端后备人才"称号；2019年，尹良军荣获"重庆市运动医学学术技术带头人"称号；2021年，孙先定荣获"重庆英才·青年拔尖人才"称号；2021年，楚磊、晏铮剑成功申报重庆医科大学创新团队。

五、对外交流及影响

科室多次邀请国内知名专家和美国、法国、澳大利亚等国际专家教授进行学术讲座、会诊和手术示教，2015年召开第二届中国重庆·老年骨科论坛暨第三届经皮脊柱内镜技术高峰论坛；2019年召开重庆市中西医结合学会骨科微创专委会学术年会；2021年召开华西—宽仁论坛、骨科微创技术专科联盟的成立大会。邓忠良、尹良军、柯珍勇、聂茂、陈世荣等10余名医师分别赴美国、德国、法国、日本、澳大利亚等国家和地区的著名医院或医疗科研机构进修学习。

代表性学术任职一览：

1.邓忠良：中华医学会骨质疏松及钙盐疾病分会委员，中国医师协会骨科分会委员，中华医学会骨科分会微创学组委员，北美脊柱外科学会委员，国际脊柱微创外科和技术委员。重庆市"322"人才工程第二梯队人选，重庆市外科学（骨科）学术技术带头人。《中国骨质疏松》杂志、《中国微创外科》杂志、《重庆医学》杂志编委。

2.柯珍勇：重庆市中西医结合骨科专委会副主任委员。

3.聂茂：重庆市医学会运动医疗分会委员及青委会副主任委员。

第十三节 麻醉科

宽仁时期，医院没有独立的麻醉科室，但麻醉工作与外科手术在1892年医院成立时同时开展，麻醉工作由外科医生承担。其中手术室成立于宽仁时期，归属外科，到1955年手术室共有6名工作人员。1960年，医院设置专门的麻醉医师。1963年麻醉组成立，隶属于大外科，陶永秋是第一个专业麻醉医师，宋建云是首位麻醉组长（任期1963—1976年）。1976年，宋建云调离后，李昌群为继任组长。1980年，麻醉科正式成立。

麻醉科成立之初，麻醉设备简陋，麻醉药物简单，麻醉方式以腰麻和硬膜外麻醉为主，仅有少量的全身麻醉。经过40余年的建设，成为实力雄厚、设备先进，集临床麻醉、疼痛诊疗、教学科研为一体的一流临床科室；是博士学位授予学科、博士后工作站，重庆市重点临床专科，中华医学会麻醉学分会委员单位，重庆医院协会麻醉管理委员会主任委员单位，重庆医学会麻醉学分会，重庆市中西医结合学会麻醉学分会，重庆市医师协会麻醉师分会副主任委员单位。

表2-1-40 麻醉科历任主任、副主任名录

任职时间	主任	副主任
1980年—2000年9月	李昌群	魏安宁(1997年—2000年9月)、徐昆(1998年—2000年9月)
2000年10月—2006年10月	陈玉培	徐昆
2006年11月—2016年5月	徐昆	陈玉培(2006年11月—2010年6月)、李炜(2014年9月—2016年5月)、杜权(2014年9月—2016年5月)
2016年6月—2017年5月	/	李炜、杜权
2017年6月—	黄河	李炜(2017年6月—2018年6月)、杜权(2017年6月—2021年8月)、段光友(2021年9月—)

表2-1-41 第16党支部(麻醉科党支部)委员会名录

任职时间	支部书记	支部委员
2019年3月—	黄河	李冬雪、陈楠、唐佳、杜权、李智、张亚梅

一、医疗

20世纪70年代后期，麻醉学科工作逐渐恢复正常，改革开放后，逐步参与国际学术交流，汲取了发达国家的先进理论和技术，扩大了业务范畴，促进了学科间的发展。麻醉科已由当初的“小”科室发展壮大为为外科(包括普外、神经、骨科、胸心、血管、泌尿等)、妇产科、耳鼻喉科、眼科等手术病人提供无痛、安全、良好的手术条件的“大”科室。除外科常规手术麻醉外，可以顺利完成心脏及体外循环手术，肝、肾移植及肝肾联合移植和重症病人的麻醉。2007年，麻醉科搬迁至新外科大楼，手术室增至3层，共拥有15间现代化的洁净层流手术间，其中，百级2间，万级5间，30万级8间，硬件设施得到极大的改善。新手术间均配备现代化的手术设备和进口麻醉机、监护仪、微量注射泵，并添置血液回收机、困难气道插管喉镜等先进的仪器设备。麻醉手术室现拥有包括德国Drager、美国Datex-Ohmeda等世界著名品牌的麻醉工作站及GE多功能监护仪、血气电解质分析仪、麻醉深度监护仪等，为各外科手术的发展提供了强有力的后盾。2009年增设了拥有3张床位的麻醉复苏室，年工作量由1960年的300余例上升到2009年的28000余例(包括住院部手术、无痛胃肠镜、无痛人流、无痛纤支镜、无痛宫腹腔镜等麻醉)，自2007年开始，全面实现了麻醉科和手术室的现代化信息管理。

2018年7月，麻醉科江南院区开业后，科室共有40间手术室(江南院区25间，渝中院区15间)，其中数字化手术室11间，DSA杂交手术室和机器人手术室各1间；16张麻醉准备床位，15张麻醉复苏床位。配置了德国索林体外循环机、GE logic E9超声机、GE vivid E95超声机、Mindray TE7声控超声机、Masimo Se心律失常e脑功能监测仪、无创心排量检测仪、血栓弹力图仪、全自动自体血回输机、进口血气分析仪、纤维支气管镜、德尔格麻醉工作站等大型高端医疗设备。人才队伍不断强大，现有麻醉医护人员245名，其中党员27名；正高级职称6名，副高级职称18名。团队成员来自哈佛大学、耶鲁大学、霍普金

斯大学、新加坡总院等世界知名学府和医院。平均每年培养博士后3名，博士研究生3名，硕士研究生14名。构建外科手术快速康复麻醉，高龄危重患者、高危产妇、婴幼儿手术麻醉，肝、肾移植手术麻醉，体外循环下心脏直视手术麻醉，超声引导下的精准神经阻滞麻醉，术中唤醒麻醉，超声引导下的神经阻滞、TEE、术中重症超声，EIT，麻醉深度监测，术中脑电监测分析等，以及术后镇痛、无痛分娩、无痛胃肠镜、无痛宫腔镜、无痛人流、无痛纤支镜等舒适化诊疗，与肿瘤中心开展癌性镇痛诊疗等多种特色诊疗模式，2021年麻醉量达到84085人次；首创基因预测联合时间处方干预镇痛、双机制肿瘤介入栓塞镇痛、胰腺癌超声神经干预镇痛等技术，建立肺栓塞、严重心律失常等危重症救治体系，研发老年围术期智能风险分层评估系统AI-GRAS，在疑难危重患者、老年患者、心脏疾病患者非心脏手术的麻醉达到国内先进水平。2021年8月16日，麻醉门诊正式开诊，提高了麻醉科门诊服务保障能力，简化服务流程，提高患者就医满意度的现实需要，体现以患者为中心的服务理念和宗旨，同时也加强诊疗前的麻醉评估，提高患者诊疗安全的客观要求。

二、教学

麻醉科承担了重庆医科大学第二临床学院5年制本科（临床医学、儿科学、麻醉学），7年制硕士和外国留学生的中英文教学，同时还承担了进修医生和规培医生的临床培训任务。1999年获准为麻醉学硕士学位授权点，首位硕士生导师为魏安宁，之后徐昆、陈玉培、但伶被相继批准为硕士生导师；2020年获准为麻醉学博士学位授权点，首位博士生导师为黄河，截至2021年年底有博士后指导教授1人、博士生导师1人。硕士生导师11人。培育硕士研究生108名。副主编人民卫生出版社《野战内科学培训教程》，参编人民卫生出版社高等学校教材《影像护理学》。科室开展了基于大数据的结构化与个性化教学体系的构建与应用，强化基础知识与临床技术的融会贯通，培养了大量高素质且具有丰富临床经验的麻醉学人才。

三、科研

2016—2021年，以疼痛机制与诊疗、生物节律机制与临床应用、危重症器官保护与线粒体机制为3个主要研究方向，科室共承担各级各类科研项目30余项，其中国家级项目11项，国际专利发明1项（鞠大鹏），累计研究经费超过1000万元。科室大力开展科学研究，每年科室以青年医生为主力的IIT研究立项超过20项。近年发表论文100余篇，其中SCI论文49篇，单篇最高影响因子为32.976分。

四、人才培养

截至2021年，科室已经形成了以35岁左右青年优秀人才为主力的科研团队和稳定的研究方向，并着力于三大方向的交叉融合与相互支撑。黄河获得“重庆英才·创新领军人才”称号，段晨阳获得“博士后创新人才支持计划”。

第十四节 胸心外科

早在1976年，重医附二院即开展了胸部手术，包括肺叶切除、食管癌手术、先天性心脏病动脉导管结扎手术、心包剥离手术等。截至2021年，胸心外科现有专科医生11名，其中主任医师2名，主治医师2名，住院医师7名；其中博士研究生4名，硕士研究生6名。科室设置固定病床达70余张，年门诊量逐年上升，2020年达7000余人次。医院配有先进的专科疾病诊治仪器设备及重症监护病房，具有厚实的发展基础及较强的发展后劲。

表2-1-42 胸心外科历任主任、副主任名录

任职时间	主任	副主任
1983—1990年	程明德	/
1990—1999年	陈国才	/
1999—2001年	张力平	/
2001—2003年	程波	/
2003—2009年	江跃全	/
2009年6月—	申林	江跃全(2009年6月—2014年9月)、 朱冰(2014年9月—)

表2-1-43 第18党支部(胸心外科党支部)委员会名录

任职时间	书记	副书记	委员
2019年3月—	/	曹林英	/

一、医疗

1983年正式成立，程明德任主任时仅有床位10张，医师4名，主要业务以肺癌、食管癌及胸外伤手术为主。1990年，床位扩大到15张，添置了医院第一台人工呼吸机及体外循环机。1993年开展了体外循环心脏手术，包括先天性心脏病房、室间隔缺损修补术、法乐氏四联症矫治术、心脏瓣膜替换手术。胸科手术中开展了支气管袖式成型手术。以上手术的开展，为医院创三甲达标做出了重要贡献。1996年添置了重庆市第一台胸腔镜设备，在重庆市最先开展了胸腔镜技术。1999—2001年，建立了医院第一个重症监护病房。2001—2003年，床位增加至20张。2003年，医院为胸外科投入300万元，添置了德国进口体外循环机、美国进口的IABP主动脉球囊反搏器等先进的监护设备，独立开展了心脏不停跳心脏手术、非体外循环下冠状动脉搭桥手术、气管肿瘤切除手术等新手术。2004年，成立了胸外科硕士点，江跃全任导师，招收了胸外科第一位硕士研究生。2004—2005年获得了国家自然科学基金，并成立了重庆市第一个胸外科博士学位授权点，由付新平教授任博士生导师。2006年主任江跃全开展手多汗症治疗、体外循环下肺癌根治手术、三切口食管癌根治手术及上腔静脉替换手术等。2008年，科室免费为汶川复杂先天性心脏

病(7种先天性心脏畸形)患者实施手术,取得良好的社会效应。2009年,科室为一名部分心内膜垫缺损患者实施了修补手术,该手术体现了科室在先天性心脏手术方面达到了西南地区先进水平。2010年,实施巨大心脏瓣膜置换手术,标志医院在高危心脏瓣膜置换手术方面处于国内领先水平。2011年成功实施高难度多次换瓣膜心脏手术,手术难度达到重庆地区最高水平,西南地区先进水平。

截至2021年,科室开展各种先天性心脏病手术,如房间隔缺损修补术、室间隔缺损修补术、经肺动脉未闭动脉导管缝扎术、弗氏窦瘤切除术、法洛四联症等。同期主动脉置换术+冠状动脉搭桥手术、冠心病合并乳头肌断裂患者实施二尖瓣置换术+冠状动脉搭桥手术、冠心病并发室壁瘤患者实施室壁瘤切除术+冠状动脉搭桥手术等均为特色技术,提升了医院心脏外科的地位。大血管外科方面,科室开展大血管疾病手术,如主动脉夹层瘤修补术、Bentall手术、人工血管置换术、人工血管支架植入术等。普胸外科方面,科室创立肺肿瘤治疗中心。胸心外科拥有各种新型肺科治疗设备(人工呼吸机、无创人工呼吸机、胸腔镜、体外循环机、射频消融机等),并组合了多种高技术治疗手段,对肺部各种良性及恶性肿瘤开展从微创手术到扩大(联合)根治等各型手术治疗。科室还与介入放射科、肿瘤内科、放疗科及核医学科合作,开展各期肺部肿瘤的介入治疗、新辅助化疗及放疗。开展胸腔镜手术,包括胸腔镜下肺大疱切除术、肺减容术(治疗肺气肿)、胸交感神经链切断术(治疗手汗症)、纵隔肿瘤切除术、肺肿瘤局部切除术、胸腔及纵隔病灶活检术、胸腔镜辅助小切口肺叶切除术等。开展食管癌及贲门癌手术,2011—2021年间,在手术中采用管状胃技术,患者生活质量明显提高。 截至2021年年底,科室开展的经皮卵圆孔未闭封堵术、经导管主动脉瓣植入术等新技术,能明显提高外科手术高危患者的生活质量。

二、教学

教学科室承担重庆医科大学本科生及“5+3”专硕学生的教学任务,包括理论教学、临床见习和实习。近年来,随着器官系统整合课程的开展,科室承担呼吸系统、循环系统及消化系统课程的撰写及教学工作。其中参与的循环系统教研室获得重庆市级一流课程的荣誉。作为硕士培养点及住院医师规范化培训基地,科室已培养硕士研究生10余人次,住院医师规范化培训10余人次。毕业人员分布在重庆市内外各基层单位。教学成果丰富,其中张沛带队参与的重庆市住院医师规范化培训技能竞赛荣获前三名。

三、科研

截至2021年,科室共承担各级各类科研项目6项,其中国家自然科学基金1项,省部级课题1项,厅局级课题4项,累计获得研究经费数十万元。科室在肺癌、食管癌和心脏外科学深入研究,发表论文30余篇,其中SCI论文20余篇。科室教授朱冰参与了国家自然科学基金项目“GALV致融性糖蛋白抗肿瘤的实验研究”,2021年,科室朱冰教授在国际顶级期刊*Front Oncol*(IF=6.2)上发表了“Circular RNA CHST15 Sponges miR-155-5p and miR-194-5p to Promote the Immune Escape of Lung Cancer Cells Mediated by PD-L1”。

表2-1-44 国家级项目清单

年度	负责人	项目名称	项目来源	项目编号	经费/万元
2004	付新平	GALV致融性糖蛋白抗肿瘤的实验研究	国家自然科学基金	30471984	21

其他代表性成果：

国家新型专利（共计2项）

1.朱冰，一种用于胸外科临床的胸片观察装置：中国，2354650.7[P]2020-07-10；

2.朱冰，一种用于胸外科临床手术冲洗装置：中国，2355412.8[P]2020-09-15。

四、人才培养

截至2021年，已具备结构合理的人才梯队和技术实力，老专家经验丰富、德才兼备，一批中青年医护人员务实进取，为科室的持续发展提供了坚实的基础。科室有博士研究生4名，硕士研究生6名，申林主任获得“重庆市十大杰出中青年优秀医务工作者”称号。

代表性学术任职一览：

申林：重庆市医学会胸心外科专业委员会委员，重庆市医学会儿童外科专业委员会委员，重庆市渝中区医疗事故鉴定委员会专家组成员，《中华现代外科学》杂志常务编委。

第十五节　泌尿外科

重庆医科大学附属第二医院泌尿外科是西南地区最早由外科学分离出的，作为三级学科的泌尿外科专业之一。1979年，何士元、乔天愚等老一辈专家教授开始筹建科室，最初只有10张病床，经过5年的准备，于1984年正式独立成科。1985年获批成为硕士学位培养点；2004年成为博士学位培养点，为西部地区培养了大批优秀的医学人才；2006年获批成为国家药物临床试验基地。40年来，经过几代人的努力，科室逐步发展壮大。2012年，科室开始发展结石、肿瘤、男科泌尿外科亚专业后，泌尿外科在医疗规范、新技术新业务开展等方面得到了长足进步；2018年随着江南院区的建成使用，科室在医、教、研及人才培养等方面取得飞速发展，截至2021年年底，一院两区共有床位96张，医、护、技等人员共61人，其中医生20名，高级职称9人，博士学位17人，形成了以微创为特色的泌尿生殖系肿瘤、结石、男科学、前列腺疾病、盆底疾病等亚专业方向，年门诊量4万多人次，收治病人4000余人次，多种疾病的基础研究与临床诊治方面处于国内领先水平，是本市学科中名列前茅的大型临床科室。

表2-1-45 泌尿外科历任主任、副主任名录

任职时间	主任	副主任
1984年2月—1989年3月	何士元	/
1989年3月—1999年11月	乔天愚	郑光天(1997年3月—1999年11月)
1999年12月—2009年6月	张唯力	姜庆(2006年12月—2009年6月)
2009年6月—	姜庆	刘川(2018年6月—)

表2-1-46 第20党支部(泌尿外科党支部)委员会名录

任职时间	书记	副书记	委员
2019年3月—	姜庆	于圣杰	黄晓琴、石一岑、张俊勇

一、医疗

1979年,根据医院医疗工作的需要,教授何士元负责筹建了泌尿外科专科病床,参与人员有乔天愚、郑光天、贺正才、杨光永等医生,初期设置病床10张。1984年,正式独立成科,病床增加到17张。2004年,实施了医院首例肾脏移植手术。2005年,实施了第一例TVT、TVT-O、TOT等多项压力性尿失禁微创手术。2008年实施了医院第一例膀胱癌根治手术、回肠正位膀胱手术、前列腺癌根治手术、经皮肾镜碎石手术。2012年主任姜庆领导科室加强结石、肿瘤、男科亚专业建设后,科室医疗水平得到明显提升。2016年,开展了精索静脉曲张显微结扎、输精管附睾吻合等男科显微手术,精囊镜手术及各类阴茎整形等各类男科手术。2018年开展女性盆底功能障碍、泌尿生殖道瘘规范化诊疗及手术。2021年,率先开展了多例阴茎假体植入手术。肿瘤亚专业也开展了巨大嗜铬细胞瘤、肾上腺、肾脏、输尿管、膀胱、前列腺等肿瘤手术,所有肿瘤领域微创手术。2021年,医院引进了达芬奇机器人手术机器人后,率先开展了机器人前列腺癌根治术、膀胱癌根治、肾部分切除、腹膜后巨大肿瘤切除手术等高难度手术。尿脓毒症是泌尿外科最严重的危重症,为了提高医院尿脓毒症的诊疗水平,2016年科室组织成立医院尿脓毒血症MTD团队,从而使医院尿脓毒症诊疗水平处于国内一流水平。2017年成立了重庆市泌尿外科结石联盟。2019年科室成立前列腺癌诊疗一体化中心、男科疾病诊疗中心、尿失禁诊疗中心、肿瘤个案管理MDT团队。

泌尿外科建立后的40年中,几代人薪火相传,不断创新,技术水平进入了重庆市的前列。截至2021年年底,科室已发展为拥有第四代达芬奇机器人、激光工作系统、腹腔镜、电子输尿管镜、电子膀胱镜、精囊镜、显微镜等离子电切镜、超声气压弹道碎石系统、尿动力学检查仪、Rigiscan阴茎勃起功能检测设备、体外冲击波碎石机等先进仪器设备的大型泌尿外科疾病临床诊疗平台,以微创为特色的泌尿外科亚专业得到快速发展,能顺利开展机器人、腹腔镜、输尿管镜、精囊镜、显微镜等各类腔道微创手术。

二、教学

泌尿外科建立之初即承担了重庆医科大学临床医学二系、儿科系、影像系、生物医学工程系的教学

任务。1985年获批成为硕士学位培养点，2004年成为博士学位培养点，截至2021年年底，有博士生导师1名，硕士生导师7名。每年培养博士研究生2人，硕士研究生10余人，规培、进修生300余名，为全国，尤其是西南地区培养了大量医学人才。科室教师勇于创新，注重教学方法的调整改变，以适应新形势下的教学要求，并在临床、科研和常规教学工作之余，主编及参编教材多部，辅导学生参加全国大学生临床技能大赛获得特等奖，近年来承担教学课题多项，发表教学文章多篇。

三、科研

建科以来，共承担国家和重庆市各类科研项目30项，其中国家自然科学基金3项，累计获得研究经费达400万元。此外，还获得重庆市高端医学后备人才等各类人才项目4项。发表论文200篇，其中SCI论文60篇，部分论文的数据和研究结果成为本专业的基础数据和结论，不断被引用。

表2-1-47 国家级项目清单

序号	年度	负责人	项目名称	项目来源	项目编号	经费/万元
1	2018	夏洋	肾癌源性Exosome通过TGF-β/Smad通路靶向调控Eomes诱导肿瘤浸润NK细胞向ILC1样细胞转化的机制研究	国家自然科学基金青年科学基金项目	81802545	21
2	2018	张俊勇	tRFGln通过调控CEBPα/MAGL轴抑制HIFU消融后残余HCC细胞增殖和侵袭	国家自然科学基金青年科学基金项目	81803057	21
3	2018	张元峰	基于ERK/p38 MAPK信号通路探讨Foxb1基因调控早产儿脑室周围白质软化后髓鞘修复的机制	国家自然科学基金青年科学基金项目	81801507	21

四、人才培养

科室历任行政领导均注重科室人才培养，注重自身培养的同时，坚持要求每一位医生在院外进修和学习，注重基础理论与临床实践相结合。经过十余年的积累，截至2021年，科室医疗系列有博士学位17人。科室每年积极参加国内外泌尿外科权威性会议及技术培训，努力提高全科医护人员技术水平，先后派人赴国内外泌尿外科中心学习，为科室的进一步发展奠定了坚实的人才基础。

五、对外交流及影响

泌尿外科始终注重各层面的对外交流合作。每年在基层医疗卫生机构举办3~5次继续医学教育学习班、适宜技术培训活动，不定期派出医生与基层医院进行交流合作，指导开展新技术项目。每年派出多人多次参加全国泌尿外科年会、男科年会、性学会大会等全国性的学术会议，多次受邀进行大会发言。科室近年承办1~2次国家级或重庆市的专业学术会议，提升了学科影响力。先后有两人在世界排名30名以内的国外大学进行长期的合作研究工作，1人参加援外医疗队，多人参加国际性的学术会议。

代表性学术任职一览:

1.姜庆:中华医学会泌尿外科专委会结石学组委员,中国健科会结石防治专委会委员,世界华人泌尿外科医师协会常委,重庆市泌尿外科专委会副主任委员兼结石学组组长,重庆市医院管理协会泌尿外科专委会会长,重庆市医师协会泌尿外科专委会副会长。

2.刘川:重庆市医学会微创外科学专业委员会委员、常委。

3.梁培禾:中国性学会科普分会副主任委员,性医学分会常务委员,中国医师协会男科分会委员,中国中西医结合学会男科分会委员,重庆市医师协会男科分会副会长,重庆市中西医结合学会男科分会副会长,重庆市性学会副秘书长,重庆市科学传播专家团健康普及首席专家。

4.张唯力:中华医学会男科学会委员,重庆市医学会泌尿外科专业委员会副主任委员,重庆市中西医结合学会泌尿外科专业委员会主任委员。

第十六节　神经外科

1983年,为适应医院外科学的发展,由陈复仁教授负责筹建神经外科。经过两年的筹备工作,于1985年4月正式成立神经外科。陈复仁教授担任科主任,医生有张清忠、张新民、凌平和程远4人,病床10张。1990年获神经外科学硕士学位授权点。1999年神经外科经重庆市卫生局批准成为重庆市卫生局重点学科。2003年获神经外科学博士学位授权点。2012年,获批国家药物临床试验基地。2018年,获批长江上游神经外科专科联盟副理事单位。2018年,挂牌中国神经调控联盟理事单位。2019年,挂牌脑缺血外科治疗西部协作组成员单位。

经过37年的发展和不懈努力,在著名神经外科专家、学科带头人程远教授的带领下,神经外科在医、教、研三方面均取得长足的进步,实现了跨越式的发展。神经外科是国家博士、硕士学位授权点,集医疗、教学、科研为一体的综合性科室,作为中华医学会、中国医师协会双委员单位,已发展为装备现代化、技术精良的现代微侵袭神经外科中心。具备显微神经外科、神经内镜、神经介入、立体定向功能神经外科等先进设备与技术,在脑血管疾病、颅内肿瘤和功能神经疾病方面积累了丰富的经验,年手术量超过1500台。学科技术力量雄厚,医疗、教学、科研总体实力处于国内先进水平,为西南地区重要神经外科医师培养基地。2021年8月,中国医学科学院发布的2020年中国医院科技量值(STEM)排名中,神经外科位居专科排行榜第38名。

科室人才梯队和专业结构合理,截至2021年,有医护人员66名。其中,正高级职称6人,副高级职称4人;博士生导师1人,硕士生导师8人;获得博士学位14人,硕士学位4人。拥有国务院政府特殊津贴获得者1人、重庆市首批有突出贡献的中青年科学技术专家1人、重庆市中青年医学高端人才3人,重庆市高级职称评审专家1人。科室分为渝中院区和江南院区，编制床位81张，实行“一院两区”同质化管理，以确保病人在任何一个院区都能得到相同的治疗和护理。

表2-1-48　神经外科历任主任、副主任名录

任职时间	主任	副主任
1985年4月—1995年7月	陈复仁	/
1995年8月—1998年2月	张清忠	程远
1998年3月—2019年4月	程远	陈晋(2012年8月—2014年9月)、谢宗义(2014年9月—2019年4月)
2019年5月—2020年6月	/	谢宗义
2020年7月—	谢宗义	陈晋(2021年9月—　)、刘国栋(2021年9月—　)

表2-1-49　第21党支部(神经外科党支部)委员会名录

任职时间	书记	委员
2019年3月—	谢宗义	唐锡飞、刘国栋、严小芳、汤俊

一、医疗

1985年成立神经外科，创建初期仅有10张病床，在主任陈复仁的带领下，克服重重困难。科室不仅担负着重庆医学院二系本科神经外科的大课教学、见习和实习任务，还担负着主城区渝中半岛的颅脑外伤、高血压脑出血、颅内感染性疾病等疾病的救治任务，开展了脑胶质瘤、凸面脑膜瘤，以及脊髓肿瘤、周围神经疾病等神经外科常见病、多发病的诊断、手术与治疗，开展了经股动脉插管全脑血管造影技术，为神经外科的建设、发展打下了坚实的基础。

20世纪80年代，率先在四川省开展“小骨窗治疗高血压脑出血”的微创手术，在社会上引起了较大反响，科研项目“一种新方法治疗高血压脑出血”获得四川省卫生厅科研项目资助，并逐步在重庆市周边区县得到推广和应用。

20世纪90年代中，率先在西部地区开展硬通道穿刺治疗高血压脑出血，使医院神经外科成为我国最早的高血压脑出血治疗培训中心，成为西部地区开展病例数最多、最好的医院，并在医院举办全国高血压脑出血治疗新技术学习班，取得较大社会效益。

20世纪末及21世纪初，积极引进新技术，相继开展了显微神经外科手术、血管内介入手术、脑立体定向手术、X线定位下射频疼痛治疗手术、脑动静畸形显微手术和血管内介入手术，颅底、鞍区、脑室内、脑干周围、枕骨大孔区和脊髓等复杂部位肿瘤的手术，以及颅底畸形、三叉神经痛、面肌抽搐等手术。此外，科室长期致力于出血性脑血管疾病的外科规范化治疗技术的应用与推广，先后参加国家“十五”攻关项目“脑卒中规范化外科治疗技术推广应用研究”，“十一五”重大支撑项目“脑卒中外科综合治疗技术体系研究”，

并在重庆地区进行了广泛的推广及应用，对提高出血性脑卒中诊治起到极大的作用。

从21世纪初开始，神经外科开始常规开展三叉神经痛和面肌抽搐的微血管减压手术治疗，并相继开展了三叉神经半月结甘油和射频热凝术治疗原发性三叉神经痛，是重庆市最早、持续时间最长开展原发性三叉神经痛微创治疗的单位之一。

2010—2021年，随着神经外科医生队伍逐步壮大，科室进入了快速发展阶段。科室分成脑血管疾病、颅内肿瘤、颅脑创伤、椎管肿瘤和功能神经外科多个亚专业。积极开展神经内镜、功能神经外科及神经介入等手术。2015年，率先在西部地区开展颅内外血管搭桥术治疗烟雾病；2017年，率先在西部地区开展微球囊压迫术治疗原发性三叉神经痛，填补了重庆市在原发性三叉神经痛治疗技术上的空白；2017年，成功开展脑起搏器手术(DBS)治疗中晚期帕金森病，该技术的成功开展打破了中晚期帕金森病药物治疗效果不佳的困境，同时为痉挛性斜颈、特发性震颤、梅杰综合征等肌张力障碍提供了全新的治疗方案；2018年，在西部地区率先开展锁孔入路动脉瘤夹闭术，以最小的创伤获得了开颅手术同等疗效；2019年，开展术中电生理监测下面肌痉挛的微创手术，采用术中电生理监测仪，提高手术疗效；2020年，正式组建神经电生理团队；2020年，开展首例健侧颈7神经转位术治疗中枢性上肢瘫，截至2021年，医院成为除华山医院以外开展该手术数量最多的医院，手术量位居全国第二。

截至2021年年底，科室分脑血管疾病、颅内肿瘤、神经重症、脊髓脊柱疾病与功能神经疾病5个亚专业，配有神经外科专用手术室2间、配套DSA杂交手术室1间；拥有各种先进的诊疗设施，包括神经外科专用手术显微镜5台，其中德国徕卡高清手术显微镜2台、蔡司高清手术显微镜1台；配备Storz高清神经内镜系统、mayfield手术头架固定系统、蛇牌和美敦力手术动力系统、全数字术中电生理监测系统、高精度脑立体定向仪、脑自动牵开系统、射频消融治疗仪、多种多型颅内压监护仪、神经外科专用显微器械、经蝶窦手术器械等高端设备。ICU病房全部床位配有呼吸机、纤维支气管镜、血液净化系统、血气分析仪等重症监护所需全部高端设备。

二、教学

神经外科教学始于1982年，但仅限于大课教学，没有神经外科专业见习和实习。1985年随着神经外科的建立，正式开始神经外科大课教学、见习和实习。经过37年的发展，神经外科不仅承担重庆医科大学第二临床学院、儿科系、预防医学系、影像系、生物工程系、康复医学系等本科大课教学、小课见习和实习，还承担7年制(8年制)和博士、硕士研究生的教育与培养，每年为国家培养了大批有用人才。科室于1988年招收第1名硕士研究生，2004年招收第1名博士研究生，截至2021年年底，已累计培养硕士研究生100余人、博士研究生30多人，多名研究生获得国家奖学金，重庆市优秀毕业生、重庆市优秀毕业论文等荣誉称号。科室每年招收规范化培训住培学员5~6人。

三、科研

截至2021年，科室共承担各级各类科研项目33项，其中国家级项目9项，国家自然科学基金7项，累计获得研究经费514万元。开展科学研究，发表论文150篇，其中SCI论文76篇。

表2-1-50 国家级、省部级项目清单

序号	年度	负责人	项目名称	项目来源	项目编号	经费/万元
1	2008	程远	低功率聚焦超声联合微泡靶向增强脑组织药物浓度的机制	国家自然科学基金面上项目	30870723	31
2	2012	汪峰	超声联合新型脑靶向免疫脂质体-微泡载药体系提高跨BBB给药效率的实验研究	国家自然科学基金青年科学基金项目	81201066	23
3	2013	程远	基于声控脑靶向相变纳米粒跨BBB机制及对胶质瘤的靶向化疗	国家自然科学基金面上项目	81371674	70
4	2014	徐忠烨	超声破坏载基因靶向微泡协同声动力治疗恶性胶质瘤的实验研究	国家自然科学基金面上项目	81471676	73
5	2014	刘国栋	基于纳米氧化石墨烯载体共载替莫唑胺及化疗增敏剂O6BG协同靶向治疗胶质瘤的研究	国家自然科学基金	81401500	23
6	2014	黄琴	超声介导新型脑靶向载基因纳米粒跨血脑屏障治疗中枢神经系统疾病的可行性研究	NSFC青年科学基金	81401505	23
7	2017	程远	基于CRISPR/Cas9基因编辑技术的声控脑靶向相变纳米载体的构建及治疗胶质瘤的研究	国家自然科学基金面上项目	81771961	55
8	2018	程远	无创脑水肿动态监护仪临床规范治疗研究与应用 课题一	科技部2017年国家重点研发计划	2017YFC0111900	40
9	2018	谢宗义	无创脑水肿动态监护仪临床规范治疗研究与应用 课题二	科技部2017年国家重点研发计划	2017YFC0111900	35

四、人才培养

神经外科建科初期，条件十分简陋，设备极其落后，但陈复仁教授十分重视人才培养，先后选派每一位医生在国内进修和学习，并十分注重自身培养与进修学习相结合，注重基础理论与临床实践相结合，为科室的发展打下了坚实的基础。近年来，科室更加重视人才培养和学科建设。截至2021年，科室拥有研究生学历人员占90%，其中博士学位14人、硕士学位4人。先后派多名医生到哈佛大学、牛津大学、纽约大学、罗马琳达大学、北京天坛医院、宣武医院、三博脑科医院、上海华山医院、四川大学华西医院参观、学习和进修，并经常性参加国内外神经外科专业技术培训，努力提高全科医护人员医疗技术水平，从而使神经外科成为一个以中青年科技人员为主、专业结构合理的人才队伍。

代表性学术任职一览：

1.程远：中国医师协会神经外科医师分会委员，中华医学会神经外科学分会委员，重庆市医学会神经外科学分会副主任委员,《重庆医科大学学报》《中国临床神经外科杂志》《重庆医学》等学术期刊编委。

2.谢宗义:中国医师协会神经外科医师分会全国委员,中国医师协会周围神经专业委员会常务委员,重庆市医学会神经外科学分会副主任委员,重庆市医师协会神经外科医师分会副会长。

第十七节 肝胆外科

肝胆外科前身是成立于1970年的肝胆外科专业组,以前统归普外科或外科。医院肝胆外科是由西南地区著名肝胆外科专家高根五创建,成立之初只有20张病床。主要人员有高根五、潘正清、郑明、刘长安、谭忠宜等5名医师。1970—1980年,主要是在大外科模式下开展肝胆外科专业组工作。1981年床位增至30张,科室发展不断壮大。1991年床位增至50张,医师增至18人。2002年获批重庆市微创外科中心。2006年,正式成立单独的肝胆外科,床位75张,是西南地区领先并在全国有影响力的重庆市级重点学科。2014年建立重庆市唯一的肝胆外科首席专家工作室,2017年获批重庆市临床重点专科。2018年7月江南院区病房A区开业,同年11月病房B区开业,至此,科室编制床位184张(渝中区70张,江南院区114张),是重庆市属医院规模最大的肝胆外科。2019年科室单独成立第14党支部。同年,为响应国家号召,实现专病专治,在江南院区尝试肝脾与胆胰亚专业分区。2021年国家卫生健康委员会批准其成为肝移植中心。截至2021年,科室有医生34人,博士学位占85.3%。年门诊患者20000余人次,收治病人7000余人,开展手术5000余台。

表2-1-51 肝胆外科历任主任、副主任名录

任职时间	主任	副主任
2006年10月—	龚建平	李生伟(2006年10月—)、 刘作金(2014年9月—)、 丁雄(2019年4月—)

表2-1-52 第14党支部(肝胆外科党支部)委员会名录

任职时间	书记	副书记	委员
2019年3月—	刘作金	李金政(2021年4月—)	王小梅、成名翔、李金政、程瑶、徐杰、母丽萍

一、医疗

1973年,肝胆外科成功实施建院以来第一例胰十二指肠切除术。1976年,高根五教授等开展的自体颈内静脉及人造血管作肠系膜上静脉与下腔静脉间“H”搭桥分流术治疗门静脉高压症手术获得成功,为国内首创。

1978—2018年，开展经胸、经腹门奇静脉断流术，并开展肝胆管结石肝左叶切除，空肠胆总管—左肝管吻合+空肠皮下盲袢术，左半肝切除、肝胆管损伤修复术，右半肝切除、肝癌肝动脉插管皮下置泵化疗术，胰头癌胰十二指肠上动脉置管皮下置泵化疗术，胆道镜临床术中、术后应用，腹腔镜胆囊切除术，“三镜联合”治疗胆囊结石、胆管结石，非全肝血流阻断下的无血切肝术，扩大根治的胰十二指肠切除术，右半肝+全尾状叶切除术，经后入路胰十二指肠切除，右三肝极限切除术，骨髓干细胞移植术治疗肝脏疾病患者，CIK生物治疗肝胆胰恶性肿瘤，PTCSL术治疗肝内胆管结石，桡动脉入路肝癌介入术。2004年2月，开展医院第一例肝移植术，之后又成功开展重庆市第一例联合肝肾移植术。2017年在全科推行快速康复外科，缩短了住院时间，节约了住院费用。2019年，3D成像技术应用在科室腹腔镜肝切除术中，同时常规开展腹腔镜下各类中大型手术，以微创为特色及亚专业发展方向；同年，常规开展全腔镜下肝、脾、胰切除，ERCP+EST技术、TACE技术等微创技术；同年，在西部地区创新开展了新型经皮经肝胆管碎石取石术治疗复杂的肝胆管结石病的技术，这是治疗肝内胆管结石的有效方法，科室实现肝胆外科手术“微创化”全覆盖。2020年，开展胆道肿瘤消融术、腹腔镜微创手术、肝胆外科相关介入手术等新技术，当年各类手术完成5例以上。2021年9月开展江南院区第一例肝移植手术。2021年，开展经腹腔镜保留十二指肠胰头切除术；经口电子胆道镜检查，直视下激光碎石取石、钳取活检术以及细径(9F)胆道镜经皮经肝胆管检查、活检及结石碎石取石术，进一步精准诊疗胆管胰管疾病。

肝胆外科已形成以肝、胆、脾脏、胰腺外科，及肝移植临床、病理生理相关问题研究为特色的西南地区大型肝胆胰脾外科治疗研究中心。以对门脉高压症的外科治疗，胆道疾病、肝脏肿瘤及胰腺疾病、肝移植的研究和治疗为特色，科室尤以解决肝胆胰脾方面的疑难重症能力强而著称，尤其是肝胆微创外科治疗技术处于西南地区领先地位。创建了程序化隧道法腹腔镜脾切除术；年开展包括TIPS、TACE及肝、脾破裂出血，术后出血等肝、胆疾病的血管介入治疗约800例；年开展ERCP术500例左右。2015—2021年，科室同时主动承担了多项重庆市卫生健康委员会卫生适宜技术推广项目，已前往重庆市、贵州省、四川省等24个区(县、自治县)开展推广工作，为基层医院微创技术推广与质量提升做出重要贡献。

二、教学

肝胆外科教学始于1976年，承担重庆医科大学第二临床学院、儿科系、预防医学系、影像系、生物工程系、食品与营养系等本科大课教学、小课见习和实习。同时，还承担留学生和7年制的大课双语教学及见习、实习，承担7年制和博士、硕士研究生及国外留学研究生的教育与培养，每年为国家培养了大批有用人才。截至2021年，科室有教授8名、副教授5名；博士生导师4名，博士后指导教授3名，硕士生导师16名。科室于1981年招收第一名硕士研究生，2001年招收第一名博士研究生，2001年成为肝胆外科临床医学博士后流动站。迄今为止，科室共培养博士后11名，博士研究生75名，硕士研究生351名。截至2021年，在读博士研究生26名，硕士研究生89名，每年新招收研究生(硕士+博士)30余名。

三、科研

截至2021年，共承担各级各类科研项目103项，其中国家级项目33项，国家自然科学基金33项，累计获得研究经费超过千万元。开展科学研究，发表论文600篇，其中SCI论文250篇。研究成果获省部级科技进步特等奖1项，二等奖3项；重庆市卫生局科技进步一等奖2项，国家专利5项。

表2-1-53　国家级项目清单

序号	年度	负责人	项目名称	项目来源	项目编号	经费/万元
1	2001	龚建平	Kupffer细胞Toll样受体在内毒素信号跨膜传导中的作用	国家自然科学基金面上项目	30170919	17
2	2004	龚建平	IRAK-M负性调节Kupffer细胞内毒素信号传导与内毒素耐受研究	国家自然科学基金面上项目	30471696	21
3	2007	龚建平	Kupffer细胞中LXRα通过GRIP1抑制IRF-3活性负性调控炎症反应的分子机制	国家自然科学基金面上项目	30772098	30
4	2010	梁绍勇	抑制Kupffer细胞miR-155活性诱导肝移植免疫耐受	国家自然科学基金面上项目	81070374	32
5	2011	刘作金	联合携PGE2基因骨髓间充质干细胞移植重塑Kuppfer细胞表型诱导大鼠肝移植术后免疫耐受	国家自然科学基金面上项目	81170442	60
6	2012	刘长安	靶向载HSV-TK基因的纳米超声分子探针治疗HIFU消融后残留肝癌的实验研究	国家自然科学基金面上项目	81272570	65
7	2012	李金政	阻断Kupffer细胞中IRE1-XBP1通路诱导肝移植免疫耐受形成	国家自然科学基金青年科学基金项目	81200329	23
8	2013	龚建平	TXNIP调控Kupffer细胞中ROS-NLRP3炎症小体通路激活的分子机制研究	国家自然科学基金面上项目	31370753	70
9	2013	李敏	Tim-4在调节Kupffer细胞免疫功能及诱导肝移植免疫耐受中的机制研究	国家自然科学基金面上项目	81370580	70
10	2013	魏思东	Kupffer细胞上GITRL在大鼠肝移植免疫耐受重建中的作用研究	国家自然科学基金面上项目	81370577	65
11	2013	朱荣涛	Kupffer细胞通过TLR4调控组织因子参与急性胰腺炎凝血系统变化的研究	国家自然科学基金青年科学基金项目	81301618	23
12	2013	刘一鸣	Kupffer细胞中Galectin-1调控Th免疫平衡偏移诱导大鼠肝移植免疫耐受形成	国家自然科学基金青年科学基金项目	81300364	23
13	2013	廖锐	Kupffer细胞中TRAF3调控MAPK及TRIF信号通路诱导内毒素耐受的机制研究	国家自然科学基金青年科学基金项目	81301656	23
14	2013	周世骥	HIF-2α-VEGF-Notch信号通路在HIFU残留肝癌血管新生中的作用机制研究	国家自然科学基金青年科学基金项目	81301975	23
15	2014	刘作金	抑制Kupffer细胞RIP140表达诱导内毒素耐受减轻肝移植缺血再灌注损伤的实验研究	国家自然科学基金面上项目	81470899	75
16	2014	李培志	组织蛋白酶B调控Kupffer细胞中caspase-11非经典NLRP3炎症小体激活的机制研究	国家自然科学基金青年科学基金项目	81401622	23
17	2014	何堃	Kupffer细胞中氧化mtDNA介导FFA激活NLRP3炎症小体的分子机制研究	国家自然科学基金青年科学基金项目	81400614	23
18	2015	赖星	调控Kupffer细胞中Notch1-Jagged1通路诱导大鼠肝移植免疫耐受形成	国家自然科学基金青年科学基金项目	81500497	18

续表

序号	年度	负责人	项目名称	项目来源	项目编号	经费/万元
19	2016	李金政	ERRα在调控Kupffer细胞表型重塑及诱导肝移植免疫耐受中的作用及机制研究	国家自然科学基金面上项目	81671580	57
20	2016	龚建平	SCARF1在Kupffer细胞介导的凋亡细胞清除及肝移植免疫耐受中的机制研究	国家自然科学基金面上项目	81670599	50
21	2016	吴涯昆	JMJD3通过表观遗传调控诱导Kupffer细胞表型重塑在大鼠肝移植后免疫耐受形成中的作用	国家自然科学基金青年科学基金项目	81600504	17
22	2016	朱稀雯	去泛素化酶USP25特异性抑制TRAF3蛋白降解在Kupffer细胞内毒素耐受中的作用	国家自然科学基金青年科学基金项目	81601715	17
23	2017	程瑶	Foxo3a-p53/MDM2负反馈弧通过PI3Kγ/AKT通路调控Kupffer细胞内毒素耐受的机制研究	国家自然科学基金青年科学基金项目	81701950	20
24	2017	苗春木	丙酮酸激酶PKM2通过代谢重编程激活PGC-1β诱导Kupffer细胞M2极化的分子机制研究	国家自然科学基金青年科学基金项目	81701957	20
25	2017	游渝	携miRNA-210外泌体介导的缺氧-常氧肝癌细胞间信息传递调控细胞自噬并诱导索拉非尼耐药的机制研究	国家自然科学基金青年科学基金项目	81702357	20
26	2017	曹丁	调控Kupffer细胞中SCIMP通路诱导大鼠肝移植免疫耐受	国家自然科学基金青年科学基金项目	81700573	20
27	2018	张文锋	FOXO3A抑制Kupffer细胞中STAT1/c-FLIP轴介导的坏死性凋亡途径调控机体内毒素耐受	国家自然科学基金青年科学基金项目	81801963	21
28	2018	杨小李	LncRNA NBR2/AMPK正反馈弧在抑制肝硬化-肝癌恶性转化中的作用及机制研究	国家自然科学基金青年科学基金项目	81802778	20.5
29	2019	龚建平	p38α/c-Myb-TBK1负反馈弧通过调控谷氨酰胺代谢途径诱导Kupffer细胞内毒素耐受的机制研究	国家自然科学基金面上项目	81971880	55
30	2020	刘作金	HIF-2α经SOCS1 m6A甲基化修饰调控Kupffer细胞向M2型极化减轻肝移植缺血/再灌注损伤的机制研究	国家自然科学基金面上项目	82070678	55
31	2021	程瑶	Kupffer细胞中RNA甲基化读码器YTHDF3负性调控TGFβ1通路参与内毒素耐受	国家自然科学基金面上项目	82172135	55
32	2021	刘富瑶	结肠癌中ALOX15调控亚油酸的代谢产物谱从促癌向抑癌转换的分子机制研究	国家自然科学基金面上项目	82173117	54.7
33	2021	刘彦	IP3R3抑制溶酶体逆向转运促进非酒精性脂肪性肝炎的机制研究	国家自然科学基金青年科学基金项目	82100604	24

其他代表性成果：

1.龚建平，国家科技进步奖一等奖，2001年；

2.龚建平，中华医学科技奖二等奖，2009年；

3.龚建平，四川省科技进步奖一等奖，2016年；

4.龚建平，重庆市科技进步奖二等奖，2017年。

四、人才培养

科室重视人才培养及梯队建设，教授龚建平是国务院政府特殊津贴获得者，入选国家人事部“新世纪百千万人才工程国家级人选”，获得“重庆市高校优秀中青年骨干教师”“重庆市322重点人才工程一层次人才”“重庆市第五届先进工作者”“重庆市首席专家工作室领衔专家”“重庆市优秀专业技术人才”“重庆市首批医学人才”“重庆市学术技术带头人”“重庆市优秀医师”等称号；教授李生伟获“重庆市学术技术带头人后备人选”称号；教授刘作金获“第七届医者仁心奖”；主任护师王小梅被评为“重庆市优秀医务工作者”；副教授李金政获“重庆市学术技术带头人后备人选”称号，入选“重庆市中青年医学高端人才”。同时，科室激励本科医护人员多渠道学习、提高，已轮流派出副教授以上的工作人员到英国伦敦大学皇家自由医学院、英国牛津大学丘吉尔医院、美国芝加哥大学及上海东方肝胆外科医院、四川大学华西医院、浙江大学附属第二医院、华中科技大学附属医院、中山医科大学附属医院、第二军医大学长海医院、浙江大学邵逸夫医院、成都军区总医院等国内外著名医院进修、交流学习。2019年，李金政副教授前往巫山担任派驻副院长。

五、对外交流及影响

肝胆外科持续加强与周边医院的交流与合作，不断提升影响力。2017年12月，牵头成立重庆市肝胆外科专科联盟成立大会暨重庆市适宜卫生技术推广会，吸引全市75家单位自愿申请加入。同月成立“重庆市肝胆外科联盟”，附二院任理事长单位。2020年，举办“肝胆外科&波士顿科学‘精介’肝癌介入学习班”“2020年重庆医师协会肝胆外科医师分会介入学组：胆道介入沙龙”“重庆市护理学会第二期加速康复外科护理专科护士培训班”等一系列培训班。2021年，适宜技术推广项目前往巫山、垫江、奉节、城口、云阳、开县、万州、九龙坡等区县推广“腹腔镜下胆囊切除术胆管损伤的预防和治疗”“加速康复外科在腹腔镜下当囊切除术中的运用”“腹腔镜肝左外叶切除”项目，现场参会超过400人次。2021年，召开重庆市医师协会肝胆外科分会热灌注治疗与光动力治疗研讨会；2021年7月，成功举办了首届全国肝癌介入规范化诊疗研修班。

代表性学术任职一览：

科室多名医生担任中华医学会、中西医结合学会、中华医学会微创外科学会、中华肝脏病学会、中国超声医学工程学会等全国或市级分会的主委、副主委等职务，在国内及西南地区具有一定知名度，形成了一支以中青年骨干为主的专业技术梯队。

1. 龚建平：中华医学会第五届创伤学分会创伤感染学组委员会委员，重庆市中西医学会普通外科专委会主任委员，重庆市抗癌协会肝癌专委会主任委员，重庆市医学会肿瘤MDT分会第一届委员会副主任委员。

2. 李生伟：中华医学会重庆微创外科专业委员会副主任委员，重庆医师协会肝胆外科分会副主任委员。

3.刘作金：中国医师协会器官移植专委会委员，中华医学会器官移植专委会青年委员，重庆市医师协会加速康复外科专委会主任委员，重庆市健促会肝胆外科专委会主任委员。

4.丁雄：重庆市医学会肝胆外科专委会副主任委员。

5.吴传新：重庆市医学会外科学分会副主任委员。

第十八节　乳腺甲状腺外科

2008年以前，乳腺甲状腺专业一直以普通外科乳腺甲状腺专业组存在，2008—2011年成立三腺外科亚专科，仍归于普外科统一管理。2011年三腺外科从普外科分离独立建科，2019年科室更名为乳腺甲状腺外科。创科初期，科室有8名医生、16名护士、30张病床。经过十余年的潜心发展，现已发展成集医疗、教学、科研和高层次人才培养于一体的诊疗中心。2015年获批国家级乳腺癌精准治疗中心，2016年获批国家级乳腺癌筛查基地，2017年获批重庆市临床重点专科，2018年医院江南院区开业，2019年成立第17党支部，2020年获批国家乳腺癌规范化诊疗质量控制试点中心。截至2021年，乳腺甲状腺外科渝中院区和江南院区合计编制床位108张（渝中院区51张、江南院区57张），有医护人员56名，其中医生18名。年门诊量6万人次，年收治病人5000余例，年全麻手术3000余台。

表2-1-54　乳腺甲状腺外科历任主任、副主任名录

任职时间	主任	副主任
2008年—2011年	/	孙治君
2011年—2017年5月	孙治君	印国兵(2014年9月—2017年5月)、明佳(2014年9月—2017年5月)
2017年5月—2021年12月	/	印国兵(主持工作)、明佳
2021年12月—	印国兵	明佳

表2-1-55　第17党支部(乳甲外科党支部)委员会名录

任职时间	书记	委员
2019年3月—	明佳	黄国会、邓琴、林子晶、陈文均

一、医疗

自成立伊始，乳腺甲状腺外科便常规开展甲状腺系列手术、乳腺癌改良根治术、乳腺癌保乳术、自体及假体乳房再造术。科室以强有力的硬件、软件条件为支撑，持续深耕乳腺癌、甲状腺癌规范化诊疗和乳腺甲状腺疾病的微创治疗，并陆续派出人员到国内外知名院所进修学习。

21世纪，科室在主任孙治君、主任印国兵、副主任明佳的带领下，大力开展新技术。2010年，开展真空辅助乳腺病损微创旋切技术，相对于传统手术，具有组织损伤小、恢复快等显著优点。2013年，开展甲状腺腔镜辅助手术以及经腋乳入路腔镜下甲状腺肿瘤切除术，后逐渐成为常规开展项目，逐步建立和完善了甲状腺腔镜治疗体系，居西南地区领先地位。2016年，开展甲状腺良性结节的微波消融治疗。同年，科室成立乳腺癌、甲状腺癌多学科综合诊治团队。2017年，完成西南地区首例3D腔镜微创颈部无瘢痕甲状腺切除手术。2018年，明佳率先在重庆市开展腋窝入路非溶脂性单孔腔镜下乳腺癌改良根治术，并率先在重庆市开展乳腺癌个案管理工作。2019年，积极开展甲状腺术中喉返神经监测和喉返神经修复术等新技术，提高了甲状腺患者术后生活质量；同年，开展经颈部小切口腔镜辅助下甲状腺癌根治术，该手术不仅具有传统甲状腺手术的根治效果，而且具有全腔镜甲状腺手术的美观效果，同时还将传统手术及全腔镜手术均无法解决的纵膈淋巴结清扫技术推动了20年。2020年，科室获批国家乳腺癌规范化诊疗质量控制试点中心。2021年，开展院内首例游离腹壁下动脉穿支皮瓣(DIEP)自体组织移植乳房再造术，解决了广大乳腺癌根治术后的患者二期乳房重建的问题。同年，开展胸腔镜下内乳淋巴链清扫术，最大程度实现乳腺癌的根治性切除，促进了乳腺外科亚专业发展。乳房重建技术的成熟应用解决了乳腺肿瘤切除后的巨大复杂缺损的修复和功能重建难题，极大地推动了医院乳腺外科的发展。"十三五"收官之际，科室医疗业务迅速增长，全年门诊量较2020年增长40%，手术人次较2020年增长21%，核心病种乳腺癌、甲状腺癌收治病例均显著增加，大力提升了科室危重疑难疾病诊治水平。

截至2021年，科室已全面开展针对甲状腺良恶性肿瘤的全腔镜甲状腺手术(包括胸乳入路、经口腔前庭入路及腋乳入路等)、腔镜辅助甲状腺手术(Micolli术式)，甲状腺腔镜手术比例远高于其他同级别医院。甲状腺腔镜手术的大力发展，极大地提升了科室的诊疗能力和学术地位。科室已建立起成熟且完善的乳腺癌、甲状腺癌多学科规范化诊疗体系和乳腺甲状腺腔镜手术体系，在提高科室医疗技术水平的同时满足了患者日益增加的美容需求，打造了乳腺甲状腺治疗的新高地，促进了乳腺甲状腺专科高质量发展。

二、教学

乳腺甲状腺外科系重庆市重点学科、硕士学位授权点，截至2021年，有硕士研究生导师5人。科室高度重视教学工作，不仅承担重庆医科大学第二临床学院、儿科系、预防医学系、影像系等本科大课教学、临床见习、实习，以及住培医师、进修医生的带教培训工作，还承担留学生、7年制和硕士研究生的教育与培养，为国家培养了大批人才。截至2021年，科室共培养硕士研究生48名，在读硕士研究生26名。科室积极参与教学研究工作，历年来主持重庆市教委教改课题1项，副主编教材4部，参编教材4部。科室积极参与临床技能培训和竞赛指导工作，主任印国兵带队参加全国大学生临床技能竞赛，获得西南西北赛区特等奖及全国一等奖，以及国家住院医师规范化培训"优秀指导医师"、重庆市"最美教师"等多项荣誉。

三、科研

截至2021年，共承担各级各类科研项目20余项，其中国家级项目6项，国家自然科学基金6项，累计获得研究经费204万元。发表论文124篇，其中SCI论文40篇，获批国家发明专利3项。

表2-1-56　国家级项目清单

序号	年度	负责人	项目名称	项目来源	项目编号	经费/万元
1	2011	明佳	microRNA-206对Cx43的转录后调控机制及其在乳腺癌转移中的作用研究	国家自然科学基金面上项目	81172539	55
2	2014	罗浩军	GPER在三阴性乳腺癌细胞中的转录调节作用及其对侵袭转移行为的影响	国家自然科学基金青年科学基金项目	81402184	21
3	2017	杨露	光声/超声双模态多功能相变纳米粒定位、评估乳腺癌前哨淋巴结及载药治疗转移淋巴结的研究	国家自然科学基金青年科学基金项目	81701709	20
4	2019	印国兵	载放射性碘化氟维司群的相变型液态氟碳纳米粒双重靶向治疗乳腺癌的研究	国家自然科学基金面上项目	81972460	55
5	2020	罗浩军	GPER调控三阴性乳腺癌细胞黏附促进循环肿瘤细胞簇形成及转移的机制	国家自然科学基金面上项目	82072938	55
6	2020	李治	缺氧诱导的携miRNA-210外泌体调控肿瘤相关中性粒细胞N2极化促进肝癌发生发展的机制研究	国家自然科学基金青年科学基金项目	82002615	24

四、人才培养

科室始终重视人才队伍建设，坚持引进和培养并重，形成了一支以中青年骨干为主的专业技术梯队。截至2021年，科室有医师18人，均具有硕士及以上学历，其中博士12人，多人具有海外留学或进修经历。有主任医师3人，副主任医师/护师3人，硕士生导师5人。科室多次派出人员赴美国约翰斯·霍普金斯大学、美国芝加哥大学、复旦大学附属肿瘤医院等国内外知名院所留学或进修学习，集成了先进的理念和技术，形成了合理的人才梯队，为科室开展新技术和学科建设打下了坚实基础。

五、对外交流及影响

2012年，科室成功主持召开中美前哨淋巴结活检研究学术论坛等学术大会，此后多次主办重庆地区乳腺癌、甲状腺癌以及个案管理继续教育学习班，加强了对外宣传和交流，扩大了科室学术影响力。科室人员受聘为《中华乳腺病杂志》《临床医学研究与实践杂志》等杂志编委，并在多个学术团体担任重要职位，学术影响力不断提升，在重庆市乳腺、甲状腺相关学术会议中，乳腺甲状腺外科已由旁观者变成了重要的参与者。

代表性学术任职一览：

印国兵：重庆市医师协会乳腺外科专委会副主任委员，重庆市医学会乳腺病分会副主任委员，重庆市医师协会甲状腺外科专委会副主任委员。

第十九节 血管疝腹壁外科

2009年，血管疝腹壁外科成立后，编制床位20张。自2018年7月江南院区运营以来，血管疝腹壁外科总开放床位87张（渝中院区32张，江南院区55张）。截至2021年，科室有医生15名，护士30名，其中博士8人，高级职称5人，硕士研究生导师3人，大多都有海外留学经历。科室率先在西南地区开展动、静脉疾病的外科治疗，进行各种复杂的血管外科开放和介入手术、腹腔镜腹股沟疝和腹壁疝修补术。2018年，科室加入中国疝病专科联盟，成为中国疝病治疗和研究中心、重庆市医学会血管外科以及疝和腹壁外科副主委单位、重庆医师协会血管外科副主委单位。科室年门诊量近10000人次，年住院量近3000人次，年手术量3800余台，年介入、腔镜手术量1000余台。

表2-1-57 血管疝腹壁外科历任主任、副主任名录

任职时间	主任	副主任
2009年—	孙建明	陈以宽（2014年8月— ）、 唐博（2019年4月— ）

表2-1-58 第15党支部（血管外科党支部）委员会名录

任职时间	书记	委员
2019年3月—2021年12月	唐博	刘洪芬、付健

一、医疗

1978年，李世英主任牵头成立了血管外科专业组，并相继建立血管外科血流图检查室及生化检测室，至20世纪90年代，在朱仕钦教授的带领下，于1997年4月举办第四届全国血管外科大会暨国际血管外科大会，承办《中国血管外科学》杂志，并率先在西南地区开展动、静脉疾病的外科治疗，进行各种复杂的血管外科开放和介入手术、腹腔镜疝修补术，是国内较早开展大血管疾病的中心之一。

为适应新形势下血管外科的发展，陈以宽、唐博、祁小桐等医生先后去英国伦敦国王大学、新加坡国立大学附属医院、复旦大学北京中山医院、北京301医院等参观学习和进修，积极引进、吸收和推广新技术和新方法，使医院普通外科手术范围扩大、诊疗技术明显提高，相继开展了腹腔镜外科手术、血管腔内介入手术，能完成主动脉疾病微创治疗（主动脉夹层、腹主动脉瘤腔内修复等）、内脏动脉疾病介入（肠系膜上动脉夹层、肠系膜上动脉栓塞、腹腔干动脉闭塞、肾动脉瘤等）、肢体缺血疾病介入（动脉硬化闭塞症、动脉栓塞、动脉血栓形成、糖尿病足等）、深静脉血栓介入、腹壁疝微创治疗（如切口疝、腹股沟疝、白线疝等）等。

二、教学

医院血管疝腹壁外科教学始于2009年，包括理论教学、示教和实习。经过10余年的发展，血管疝腹

壁外科不仅承担重庆医科大学第二临床学院、儿科系、影像系、康复系等本科理论教学、示教和实习，还承担7年制、硕士研究生的教育与培养。1981年作为外科第一个硕士点，开始招收血管外科专业研究生，每年为国家培养了大批有用人才。血管疝腹壁外科独立成科后，于2011年招收第一名硕士研究生，已累计培养硕士研究生30余名。

三、科研

科室长期坚持科研与临床并重的道路，在科研方面硕果累累。截至2021年，共承担各级各类科研项目27项，其中国家自然科学基金3项，累计获得研究经费237万元。开展科学研究，发表论文73篇，其中SCI论文56篇，包括国际顶级SCI期刊*Lancet*杂志。

表2-1-59 国家级项目清单

序号	年度	负责人	项目名称	项目来源	项目编号	经费/万元
1	2013	陈以宽	静脉壁Sca-1干细胞通过血管新生溶解静脉血栓的机制研究	国家自然科学基金项目	81270398	16
2	2015	陈以宽	MMP9介导静脉壁Sca-1干细胞在静脉血栓内募集的机制研究	国家自然科学基金面上项目	81470583	73
3	2015	唐博	血小板衍生生长因子D诱导内皮祖细胞促血管新生及机制研究	国家自然科学基金青年科学基金项目	81400348	23

四、人才培养

科室在建科初期，即非常重视人才培养，先后选派医生在国内进修和学习，经过10余年的建设，截至2021年，科室医师全部拥有研究生以上学历，其中博士学位8人、硕士学位6人。同时先后派多名医生到英国伦敦国王学院、新加坡国立大学附属医院、复旦大学附属中山医院、北京301医院等参观学习和进修，并经常性参加国内外血管外科专业技术培训，努力提高全科医护人员医疗技术水平，从而使血管疝腹壁外科成为一个以中青年科技人员为主、专业结构合理的人才队伍。

五、对外交流及影响

科室长期与江北区中医院、巴南区人民医院、合川区医院、长寿区医院、垫江县中医院、黔江区人民医院、巫山县医院、奉节县医院、彭水县人民医院、南川区人民医院、云阳县人民医院等建立医疗帮扶关系，定期派出医护人员开展教学查房与专业讲座，接收进修学习人员5~10人，指导开展各种微创、介入治疗技术，促进了上述医院在血管、疝、腹壁外科疾病诊疗技术的提高和相关专业技术人员的培养。

代表性学术任职一览：

1.孙建明：重庆医师协会血管外科分会副主任委员，重庆医学会创伤分会副主任委员。

2.陈以宽：中国医师协会整合医学血管及腔内血管外科委员，《中华血管外科杂志》（电子版）编委，《中华血管外科杂志》通讯编委。

3.唐博：中国医师协会外科分会疝和腹壁外科委员会青年委员，《中华疝和腹壁外科杂志》通讯编委。

第二十节　胃肠肛肠外科

科室前身是1980年由陶斯林、罗方华、常正、谭亚黔组建的外科肛肠外科组，1985年建立外科肠镜室，工作重点为结直肠癌的诊治和结直肠癌根治性手术。胃肠肛肠外科独立成科于2011年，由王继见任主任、外科教研室副主任，王亚旭任副主任兼外科党支部书记。2017年科室获批重庆市临床重点专科。2018年江南院区开业，新增胃肠肛肠外科45个床位，增设李洋和朱鹏为科室副主任，年门诊量突破2万人次。2019年江南院区开放床位增加至114张，并增设杜清清和辛丽为副护士长。

2021年8月，经院党委统一安排，党支部和科室主要负责人讨论研究，将科室分为3个病区进行管理，并实行不同亚专业差异化发展。王继见主任负责各病区综合协调管理，3位副主任分管3个病区。李洋副主任分管渝中院区，该病区暂不指定亚专业；朱鹏副主任管理江南院区Ａ区，亚专业包括胃、小肠、肛门方向；王亚旭副主任管理江南院区Ｂ区，亚专业为大肠方向。截至2021年，科室医护人员共81人，其中医师25名，护士56名，两院区开放床位166张。年门诊量40000余人次，年出院人数7000余人，年手术量4000余台。

表2-1-60　胃肠肛肠外科历任主任、副主任名录

任职时间	主任	副主任
2008年3月—2011年3月	/	王继见（普外科副主任，负责胃肠消化外科工作）
2011年3月—	王继见	王亚旭（2014年9月—　）、 李洋（2018年6月—　）、 朱鹏（2018年6月—　）

表2-1-61　第13党支部（胃肠肛肠外科和日间病房党支部）历届委员会名录

任职时间	书记	副书记	委员
2019年3月—	王继见	王亚旭	周世骥、杜清清、顾海涛

一、医疗

20世纪80年代，高根五教授探索出了经胸部切口贲门癌根治术及门奇断流手术治疗门脉高压症的手术方式，并发表文章数篇，在社会上引起较大的反响。20世纪90年代，在常正主任的带领下，开展肠道

内镜检查及治疗，成为西南地区最早开展消化道肿瘤内镜下治疗的医院之一，使大量结直肠良性肿瘤病人避免了开腹手术。20世纪末及21世纪初，周洪伟教授担任普通外科主任，为适应新形势下普通外科的发展，朱代华、印国兵、郭丹等医生先后赴法国斯特拉斯堡大学Hautepierre医院、中日友好医院、四川华西医院参观学习和进修，积极引进、吸收和推广新技术和新方法，使医院普通外科手术范围扩大、诊疗技术明显提高，相继开展了腹腔镜外科手术、血管腔内介入手术、乳腺Mammotome微创旋切活检术，能完成胃癌、结直肠癌、腹股沟疝腹腔镜手术和血管腔内介入手术。

2011—2021年，科室在王继见主任的带领下各方面医疗技术飞速发展。2010年，王继见副主任率先开展无气腹腹腔镜技术，在西南地区甚至全国处于领先水平，科内腹腔镜手术治疗胃肠道肿瘤成为常规。2014年科室开展新技术全腹腔镜远端胃癌根治三角吻合术、电子结肠镜下治疗急性阑尾炎。2016年开展新技术完全经肛腔镜下全直肠系膜切除术。2017年开展新技术无气腹单孔腹腔镜手术在直肠癌根治术中的应用。

二、教学

普通外科教学始于1982年，包括大课教学、小课见习和实习。经过30余年的发展，胃肠肛肠外科承担包括医疗二系、儿科系、影像系等本科大课教学、小科见实习和专业住培基地的培养工作，还承担硕士研究生的教育与培养工作。自2011年科室独立成科以来，科室共培养硕士研究生66名，在读硕士研究生24名，每年新招收研究生近10名。王亚旭、朱鹏和周世骥为第二临床学院首批核心师资；王亚旭、朱鹏、周世骥、张剑波、顾海涛、李潼、刘畅等先后担任了临床医学5年制、“5+3”以及影像学系兼职班主任。

三、科研

科室长期坚持科研与临床并重的道路，在科研方面硕果累累。截至2021年，共承担各级各类科研项目31项，国家自然科学基金青年科学基金项目3项，累计获得研究经费近200万元。撰写相关文章，分别在*Am J surg*、*Journal of experimental and Clinical Cancer Research*、*Journal of International Medical Research*、《中国普通外科杂志》、《中华消化外科杂志》、《第三军医大学学报》、《空军军医大学学报》、《解放军医学杂志》等国内外知名杂志发表。开展科学研究，发表SCI论文30余篇。科室率先开展“无气腹单孔腹腔镜直肠癌根治术”，是西南片区最早开展此手术的科室。申请实用型专利3项。

表2-1-62 国家级项目清单

序号	年度	负责人	项目名称	项目来源	项目编号	经费/万元
1	2013	周世骥	HIF-2α-VEGF-Notch信号通路在HIFU残留肝癌血管新生中的作用机制研究	国家自然科学基金青年科学基金项目	81301975	23
2	2020	李潼	促炎症消退介质Maresin1通过RORa/Higd1a/线粒体通路减少肝细胞焦亡在肝脏缺血/再灌注损伤中的作用	国家自然科学基金青年科学基金项目	82000596	24

续表

序号	年度	负责人	项目名称	项目来源	项目编号	经费/万元
3	2021	邓世江	乳酸诱导的LncRNA MTOR-AS1通过PCBP1/HIF-1α信号轴调控胰腺癌EMT的机制研究	国家自然科学基金青年科学基金项目	82103407	30

其他代表性成果：

1. 王亚旭，《肛肠测压和肛肠肌电图在肛门功能评价中的作用》获军队总后勤部科技进步三等奖；
2. 王亚旭，《上排式造口袋的研制》获军队总后勤部医疗成果三等奖；
3. 朱鹏，《纱布卷代替软木塞痔环切术》获湖北省科技进步二等奖。
4. 朱鹏，《胃癌综合性治疗》获湖北省科技进步三等奖。

四、人才培养

科室一直以来重视人才培养，先后选派医生在国内外进修和学习，注重基础理论与临床实践相结合，进修单位包括法国斯特拉斯堡大学Hautepierre医院、中日友好医院、四川华西医院、中山大学附属第六医院等，并经常性参加国内外胃肠肛肠外科专业技术培训，着力打造以中青年科技人员为主、专业结构合理的人才队伍。经过20余年的建设，截至2021年，科室医师全部拥有研究生以上学历，其中博士学位18人、硕士学位7人。

五、对外交流及影响

科室长期与江北区中医院、合川区医院、长寿区医院等10余个区县医院建立医疗帮扶关系，定期派出医护人员开展教学查房与专业讲座。每年接收上述单位派来进修学习胃肠道肿瘤微创治疗—腹腔镜技术及胃肠、肛肠外科疾病的规范化治疗进修人员，并指导上述医院开展各种微创治疗技术，促进上述医院在胃肠、肛肠外科疾病诊疗技术的提高和相关专业技术人员的培养。从2019年5月开始，李洋教授负责的关于腹腔镜直肠癌根治术的适宜技术推广正式拉开序幕，先后于万州区、巫溪县、九龙坡区、长寿区进行技术推广。2020年，朱鹏教授负责的规范化腹腔镜胃癌根治术在秀山、黔江、璧山、赤水进行技术推广。科室连续多年开展“走基层、传技术、建友谊、谋双赢”系列活动，截至2021年，已完成巫山等7个区县医院的巡讲。

科室每年申报重庆市市级继续医学教育项目，开展学术交流活动。2017年科室开展“腹腔镜热灌注化疗在胃肠道肿瘤中的应用”和“微创技术在消化系统肿瘤中的应用”市级继续教育项目；自2019年以来，科室连续4年开展造口护理学术交流会议；2019年科室参与承办了重庆抗癌协会大肠癌专委会学术年会暨重庆市健促会普外科/护理专委会成立大会；2021年科室举办了“肛门周围疾病的手术疾病”培训班，主办2021年重庆市健康委员会与促进委员会普外科护理专委会学术年会。

代表性学术任职一览：

1.王继见：中国医师协会肛肠医师分会科普专业委员会副主任委员，中国医师协会无气腹腔镜专委会委员，重庆医学会普外专委会副主任委员，重庆医学会肝胆胰外科专委会副主任委员。

2.王亚旭：重庆市健促会普外专委会主任委员，重庆市医学会肠内外营养专委会副主任委员。

3.李洋：中国中药协会黏膜修复药物研究专委会副主任委员，重庆抗癌协会大肠癌专委会主任委员，重庆市医学会胃肠肿瘤MDT专业委员会副主任委员，重庆市医学会围术期快速康复医学分会副主任委员。

第二十一节　妇产科

从1892年宽仁医院试营业期间收治了第一个产妇开始，医院的产科历史就开启了篇章。宽仁医院初期，主要是外国医生负责接生，后期中国医生逐渐加入。重庆陪都时期，许多仁人志士的小孩都选择在宽仁医院出生，如巴金和肖珊的女儿李小林就出生在宽仁医院，沈钧儒把在宽仁医院出生的孙子取名为沈宽。

20世纪40年代，俞恩梅任妇产科主任，妇产科有1名主任、4名医师。川东医院时期，由邬淳于担任副主任，1955年妇产科有31人，其中副主任1人，住院医师4人，医士6人。1961年邬淳于任妇产科主任，1978年成立妇产科教研室，凌萝达任主任，宋亚卿任副主任。

妇产科致力于做精专科、做强综合，布局“妇科、产科、生殖医学”三大专业方向，扎实稳步推进学科建设，建立起了涵盖普通妇科、妇科肿瘤、生殖妇科、妇科泌尿、普通产科、高危产科、母胎医学、生殖医学中心、产前诊断中心、宫颈疾病诊治中心、盆底康复中心、妇产科超声、妇产科实验室等完备的学科结构。科室有297人，其中医师85人、护士161人、研究人员7人、技术人员19人；在职正高级职称10人、副高级21人；博士生导师5人、硕士生导师14人。

表2-1-63　妇产科历任主任、副主任名录

任职时间	主任	副主任
1950—1955年	俞恩梅	/
1955—1961年	/	邬淳于
1961—1972年	邬淳于	凌萝达(1962年)、宋亚卿(1965年)
1972—1984年	凌萝达	宋亚卿、蔡汉钟(1983年)
1984—1988年	顾美礼	陈代碧、蔡汉钟
1989—1997年	蔡汉钟	李小木、杨锡蒂
1997—1999年	李小木	杨锡蒂、刘维超、刘建(1997年9月—1999年)

续表

任职时间	主任	副主任
1999—2000年	刘维超	杨锡蒂、胡丽娜、刘建
2000—2004年	胡丽娜	刘建、钟玲
2004—2005年	/	熊正爱、钟玲、刘建
2005年10月—2011年3月	熊正爱	钟玲、刘建、孙江川(2009年10月—2011年3月)
2011年3月—2020年7月	胡丽娜	熊正爱、孙江川、董晓静、张觊宇(2018年6月—2020年7月)、蒋兴伟(2018年6月—2020年7月)
2020年7月—	董晓静	熊正爱(2020年7月—2021年7月)、孙江川(2020年7月—2021年7月)、张觊宇、蒋兴伟、常淑芳(2020年7月—)

表2-1-64　第44党支部(妇产科党支部)委员会名录

任职时间	书记	副书记	委员
2019年3月—	董晓静	蔡均	吴小青、张潇元、蒋兴伟、张觊宇、陈梦捷

一、医疗

1902年中国西部地区第一例母子均存活的剖宫产在这里诞生。1962年医院划归重庆医学院，当时妇产科床位数约50张，在没有麻醉科的条件下，手术医生需兼行麻醉。20世纪60年代，医院转为重庆医学院教学医院，全国著名的妇产科学专家、教授凌萝达担任第一届妇产科教研室主任。当时孕妇生产主要还是通过阴道自然分娩，阴道分娩率达到78%。在没有任何设备的情况下，难产处理是当时较为棘手的难题。在艰苦的条件下，教授凌萝达、顾美礼与围产研究室的同志们一起，潜心研究头位难产这一课题。20世纪70年代初，教授凌萝达从美国带回来重庆市第一台超声仪，教授蔡汉钟率先在重庆市开展了超声用于妇产科领域的诊断。1978年，“头位分娩评分法”“女性骨盆评分”“伴行产程图”的正式发表，标志着凌萝达“头位难产学”的创立，为中国产科界的里程碑。

20世纪80年代，教授宋亚卿、顾美礼建立了妇产科内分泌实验室，为妇科内分泌和不孕症的诊治奠定了基础。同时在教授顾美礼的带领下，在重庆市率先开展外周血染色体核型分析，绒毛活检、羊水穿刺和羊水细胞培养诊断胎儿染色体疾病以及遗传性疾病的染色体诊断等新技术，奠定了产前诊断的基础。这一时期还开展了腹部小横切口、腹膜外剖宫产手术及筋膜内子宫切除术。

1998年教授胡丽娜创立了妇产科临床药物试验专业组，并带动重庆市妇产科药物、器械临床试验的开展，进行新药Ⅱ、Ⅲ期药物试验及国际多中心临床药物试验。2002年妇产科被定为重庆市重点实验室及重庆市宫颈疾病诊治中心。同年，在教授胡丽娜的带领下，开展辅助生殖技术(ART)，包括人工授精、体外授精—胚胎移植、不孕症的内分泌治疗等技术，取得了良好的效果。教授钟玲在重庆市较早开展腹腔镜下妇科肿瘤手术、宫腔镜下各类复杂手术。

2012年妇产科被评为重庆市临床重点专科，教授胡丽娜带领团队成功申报生殖医学中心并获批正式运行，弥补了妇产科在生殖领域的空白。2012年批准开展夫精人工授精，2013年批准开展体外受精—胚胎移植技术、卵胞浆内单精子显微注射、卵泡穿刺取精－卵胞浆内单精子显微注射技术。至此妇产科完成生殖医学亚学科的建立。2014年，产科被定为重庆市危重孕产妇救治中心，在教授胡丽娜的带领下，教授董晓静牵头制定了《重庆市危重孕产妇预警管理、救治和转诊工作方案》和重庆市产科质量评价体系（重庆市各级综合医疗机构及重庆市妇幼保健机构产科质量评审标准）。2015年，产科被授牌为重庆市助产技术培训基地。2016年教授董晓静率领团队建设的产前诊断中心通过重庆市卫计委评审，开始正式运行。同年，教授常淑芳带领科室获批为宫颈疾病即查即治式冷冻疗法培训基地。2017年产科获批为重庆市产科专科护士培训基地，并由教授胡丽娜牵头重庆市及四川省周边地区共54家医院成立"宽仁妇产专科联盟"。2019年，教授熊正爱带领科室获批为第一批国家更年期保健特色专科建设单位（重庆市首家建设单位）。同年，妇产科还被评为盆底健康医学专项技术教学培训基地和聚焦超声培训基地。2021年妇产科获批为国家妇女保健专科能力建设区域培训基地、宫颈病变与宫颈癌防治培训基地、重庆市导乐实训基地，获得重庆市临床重点专科精品项目（妇产科学）。同年4月，生殖医学中心江南院区门诊正式开诊，10月完成生殖医学中心主要诊疗场所的搬迁，截至2021年，是西南地区最大的生殖医学中心之一，新场地采用国内外先进设计理念，拥有国际化标准胚胎实验室。

科室围绕"妇科、产科、生殖医学"三大专业方向，逐步建立起完善的、具有较强竞争实力的学科体系。妇科广泛开展各类妇科疾病的微无创治疗、腔镜诊疗、盆底疾病诊疗、宫颈疾病诊治、肿瘤的综合治疗以及妇科疑难杂症的诊治。尤其在女性内分泌疾病、不孕症、围绝经期疾病、聚焦超声治疗、宫颈疾病、妇科肿瘤及计划生育的诊治上达到国内先进水平。产科在高危妊娠管理、妊娠合并症及并发症、危急重症救治等方面具有独到的诊治经验。开展了危重孕产妇MDT门诊、复发性流产保胎、妊娠合并免疫性疾病、凶险性前置胎盘保留子宫手术、臀位外倒转术、紧急宫颈环扎术、整体助产等特色技术和项目，作为重庆市危重孕产妇救治中心，接收周边地区和基层医院的危重产妇转诊、实施紧急救治。生殖医学中心开展体外受精－胚胎移植（"试管婴儿"）、供精体外受精—胚胎移植（供精"试管婴儿"）、胚胎冷冻及复苏、精子冷冻及复苏等辅助生殖技术，已获得开展胚胎植入前基因诊断（PGT）的资质，"试管婴儿"成功率居市内领先水平。产前诊断中心主要承担产前筛查、产前诊断、遗传咨询等相关工作，是重庆市具有资质的五大产前诊断中心之一，可提供无创基因检测、羊水穿刺、脐静脉穿刺、基因芯片检测、单基因病检测等多种先进的检测方法及数据分析能力，对疑难复杂遗传病的产前诊断及胎儿结构异常具有丰富的临床经验。宫颈疾病诊治中心在西南片区率先开展保留宫颈机能的宫颈病变冷冻治疗，被宫颈癌预防与治疗国际组织授予宫颈即查即治冷冻疗法培训基地，是重庆市卫生健康委员会指定的重庆市"两癌"筛查项目阴道镜培训基地。女性盆底康复中心为产后女性、围绝经期妇女及有盆底功能康复治疗需求的广大女性提供全方位的诊治。妇产科超声除开展常规的妇科及产前系统超声、产科超声检查外，还承担重庆市内产前超声疑难会诊。

二、教学

妇产科一直承担重庆医科大学的教学工作，教学对象包括本科生、研究生、留学生、规培生。1979年，妇产科学被教育部授予硕士点；1986年，妇产科学被授予博士点，是西南地区最早具有博士学位授予权的单位。截至2021年，共培养博士后6名，博士研究生106名，硕士研究生351名；培养的研究生中，2人荣获重庆市优秀博士学位论文奖，2人荣获重庆市优秀硕士学位论文奖。王智彪、阮祥燕、杨竹、胡丽娜、漆洪波、于廷和等国内知名学者,均是科室培养的人才。

1992年妇产科学被定为四川省重点学科和重点课程;2001年被定为重庆市教委重点学科、市级优秀示范课程;2006年获批为重庆市高等学校市级精品课程;2010年获批为重庆高等学校双语教学示范课程。2012年妇产科被评为重庆市高等学校教学团队、重庆市教科文卫体系统“五一巾帼标兵岗”。2014年,教授胡丽娜、董晓静作为全国妇幼健康技能竞赛专家组主要负责人,带领重庆市代表队取得全国竞赛团体总成绩第一,个人一等奖和二等奖,以及优秀组织奖的全国最佳名次。2015年,国家卫计委妇幼司委托国家医学考试中心邀请教授董晓静、潘鑫医生参加“建立我国助产技术考核标准的初步研究”,负责起草《助产技术考核标准》。同年妇产科学获批为重庆市研究生教育优质课程。2017年,教授董晓静带领团队获得重庆市来华留学生英语授课品牌课程;教授胡丽娜获评为全国住院医师规范化培训“优秀专业基地主任”。2018年,教授胡丽娜带领团队获得重庆市专业学位研究生教学案例库建设项目、重庆市研究生导师团队建设项目。2020年,教授胡丽娜、熊正爱分别受聘为国家卫生健康委员会能力建设和继续教育中心培训统筹项目专家组妇产科学专业学科组组长、成员,配合国家卫生健康委员会能力建设和继续教育中心开展的“三区三州”乡村医生远程培训能力建设项目,承担并高质量完成课件评审工作。2021年,由教授董晓静、常淑芳带领团队获得重庆市高校一流本科线下课程、线上线下混合课程;产科学获批为重庆市医学重点学科。

三、科研

妇产科长期坚持科研与临床并重的道路,在科研方面硕果累累。截至2021年,科室共承担各级各类科研项目200余项,累计获得研究经费3000余万元,其中国家级项目29项,国家自然科学基金26项。

截至2021年,科室生殖医学团队深入开展“母胎免疫耐受的分子机制研究”,为临床反复胚胎植入失败及复发性流产等母胎免疫调节紊乱性疾病的预防和诊治策略提供理论基础。产科团队在“胎源性疾病发生的分子机制以及早期干预”进行深入研究,从胎盘代谢、自噬机制出发,结合离体胎盘灌注模型,研究妊娠相关并发症,如ICP、FGR、子痫前期的发病机理,从而为临床治疗提供新靶点。妇科组织再生与修复科研团队围绕卵巢早衰、生殖道黏膜萎缩、盆底损伤等热点问题,利用人源化胶原蛋白新型材料及羊膜间充质干细胞进行了系列研究,并获得发明专利1项,部分成果实现临床转化,在众多国际学术会议上进行主题发言,受到国内外专家学者的关注。妇科肿瘤新范式研究团队从自噬角度探讨妇科肿瘤发生发展机制,发现新的药物靶点,采用多模态分子影像及靶向治疗实现妇科肿瘤诊疗一体化。

开展妇产科领域科学研究,发表论文410篇,其中SCI论文110篇。2017年教授胡丽娜、副教授胡建国团队在自噬领域国际顶尖杂志 *Autophagy*(IF=11.100)发表“MARCH5 RNA promotes autophagy, migration, and invasion of ovarian cancer cells”,首次发现MARCH5在卵巢癌中表达增加,并且促进卵巢癌恶性生物学行为,为自噬抑制剂在肿瘤中的运用提供理论基础。2020年,胡建国和副教授甘晓玲、博士朱宏涛在 *Molecular Cancer*(IF=15.302)发表的“CircMUC16 promotes autophagy of epithelial ovarian cancer via interaction with ATG13 and miR-199a”,发现环状RNA分子circMUC16通过调控Beclin1和RUNX1蛋白的表达介导细胞自噬,从而促进卵巢癌的侵袭和转移。2021年,教授常淑芳、孙江川团队在 *Journal of Controlled Release* 期刊(IF=9.776)发表的“Oxygen and oxaliplatin-loaded nanoparticles combined with photo-sonodynamic inducing enhanced im-munogenic cell death in syngeneic mouse models of ovarian cancer”，证实携氧和奥沙利铂纳米粒联合光声动力疗法显著增强卵巢癌模型小鼠的抗肿瘤免疫，并能同时实现卵巢癌的诊断和治疗。

表2-1-65 国家级、省部级项目清单

序号	年度	负责人	项目名称	项目来源	项目编号	经费/万元
1	1993	王智彪	超声波终止早孕的实验研究	国家自然科学基金项目	/	6
2	1996	王智彪	高强度聚焦超声终止早孕和肿瘤治疗系统的研究	九五攻关	/	230
3	1996	王智彪	聚焦声束超声波终止猴早孕及其机理研究	国家自然科学基金项目	/	80
4	1996	王智彪	聚焦超声波终止早孕临床样机的开发	科技部	/	80
5	1996	王智彪	超声波终止早孕技术的母体安全性及遗传毒理评价	国家自然科学基金项目	/	12.3
6	1997	王智彪	高强度聚焦超声断层布陈式扫描治疗肝肿瘤的实验研究	国家自然科学基金项目	/	13
7	2000	胡丽娜	能量可控陡脉冲对恶性肿瘤细胞不可逆电击穿的机理研究	国家自然科学基金项目	50075027	20
8	2002	于廷和	低强度超声逆转卵巢癌顺铂耐药的实验研究	国家自然科学基金项目	30200060	21
9	2002	胡丽娜	能量可控陡脉冲对恶性肿瘤电化学治疗的机理研究	国家自然科学基金项目	30271484	8
10	2003	胡丽娜	能量可控陡脉冲致在体瘤细胞电穿孔的定量实验研究	国家自然科学基金项目	30371619	19
11	2008	常淑芳	超声破坏LHRH—紫杉醇脂质微泡靶向治疗卵巢癌及机制研究	国家自然科学基金面上项目	30801228	20
12	2009	杨竹	超声破坏携OSP1-TK病毒载体的微泡对卵巢癌的靶向治疗作用及其机制研究	国家自然科学基金项目	30973169	8
13	2011	熊正爱	皮秒脉冲电场靶向聚焦治疗宫颈癌的实验研究	国家自然科学基金面上项目	81172123	55
14	2012	于廷和	“Sonochemotherapy”中超声对环孢素的致敏效应研究	国家自然科学基金面上项目	A040503	70
15	2012	周玮	不可逆性电穿孔消融宫颈癌后残留肿瘤生物学行为的实验研究	国家自然科学基金青年科学基金项目	81201745	23
16	2012	李桑琳	预植入因子在胚胎着床中作用机制的研究	国家自然科学基金青年科学基金项目	31201114	23
17	2013	于廷和	纳秒电脉冲跨膜损伤铂耐药肿瘤细胞核质效应研究	国家自然科学基金面上项目	31470822	85
18	2013	常淑芳	超声激发叶酸靶向携氧载药微泡对卵巢癌的化疗增敏作用及机制研究	国家自然科学基金面上项目	81372799	70

续表

序号	年度	负责人	项目名称	项目来源	项目编号	经费/万元
19	2013	华媛媛	皮秒脉冲电场抗宫颈癌血管生成效应及机制的实验研究	国家自然科学基金青年科学基金项目	81301928	23
20	2013	王美姣	泛素连接酶MARCH7调控人精子形态结构和功能的机制研究	国家自然科学基金青年科学基金项目	81300535	23
21	2015	常淑芳	携氧载药微泡协同声动力治疗卵巢癌的实验研究	国家自然科学基金面上项目	81572558	45
22	2015	罗小东	Chemerin诱导炎症反应致卵巢颗粒细胞自身胰岛素抵抗的机制研究	国家自然科学基金青年科学基金项目	81501220	17
23	2016	熊正爱	人羊膜间充质干细胞移植联合低强度脉冲超声干预化疗性卵巢早衰的研究	国家自然科学基金项目	81671415	55
24	2017	胡建国	MARCH7调控自噬参与卵巢癌EMT的分子机制研究	国家自然科学基金青年科学基金项目	81702557	20
25	2019	常淑芳	光声影像导航免疫原性纳米粒改善腹腔免疫微环境抑制卵巢癌复发与转移的研究	国家自然科学基金项目	81972439	55
26	2020	何帆	基于胆固醇代谢重编程探索NR5A1在子宫内膜基质细胞蜕膜化中的作用及机制	国家自然科学基金青年科学基金项目	82001554	24
27	2020	常瑞琪	PLGF/FLT-1低表达诱导蜕膜巨噬细胞分化异常致自然流产的机制研究	国家自然科学基金青年科学基金项目	82001639	24
28	2021	张燊	PCOS颗粒细胞IGF2BP2 m6A甲基化修饰异常下调对其mRNA稳定性及IGF2介导的增殖作用的调控机制	国家自然科学基金青年科学基金项目	82101710	24
29	2021	朱宏涛	环状RNA-RAB11FIP1通过竞争性抑制miR-129影响上皮性卵巢癌自噬及铁死亡的机制研究	国家自然科学基金青年科学基金项目	82103250	24
30	2021	董晓静	母婴界面免疫网络调节失衡对早期妊娠丢失的研究	科技部国家外专局高端外国专家引进计划	G2010350041	15

其他代表性成果：

1978年，教授凌萝达首次在《中华妇产科杂志》提出“头位难产”概念及“头位分娩评分法”，强调头位难产易被忽略及研究头位难产的重要性，用“头位分娩评分法”将分娩三大因素结合起来用于综合评估头位难产。

1980—1989年，教授凌萝达团队对异常胎位、产程图和骨盆进行深入研究，共发表头位难产临床研究论文43篇。

20世纪80年代末，教授凌萝达、顾美礼、王智彪开展“超声聚焦对胚胎作用的机制研究”，这是高强聚焦超声治疗技术的雏形。20世纪90年代末期，开始探索超声治疗在妇科领域的应用。教授王智彪将高强度聚焦超声（HIFU）技术的生物医学工程理论与临床相结合，提出“生物学焦域”概念并应用于临床。研制出我国具有自主知识产权的大型医疗设备“海扶刀®聚焦超声肿瘤治疗系统”(海扶超声聚焦刀)。

1993年,“超声波抗早孕的动物实验研究”获四川省计生委科学技术进步一等奖。

1994年,“超声波抗早孕的动物实验研究”获四川省科学技术进步二等奖。

1994年,“护骨胶囊治疗骨质疏松症的治疗研究”获重庆市中医管理局科技成果一等奖。

1995年,“头位难产”获国家教委科学技术进步二等奖。

1996年,“高强度聚焦超声终止早孕的动物实验”获四川省计生委科技进步一等奖。

2004年,“瘦素与胎儿生长发育的关系研究”获重庆市卫生局科学技术进步二等奖。

2005年,“陡脉冲治疗肿瘤的实验研究”获重庆市卫生局医学科学技术成果二等奖。

2009年,“聚焦超声治疗妇科疾病的临床适宜研究及应用”获重庆市科学技术进步一等奖。

2010年,“陡脉冲电场对在体肿瘤最佳治疗剂量的试验与仿真研究”获得重庆市卫生局医学科技成果二等奖;“低强度超声预防产后子宫出面及信号转导机制”获得重庆市卫生局科学技术成果二等奖。

2011年,“重庆市农村卫生适宜技术推广示范模式研究”获得重庆市卫生局医学科技成果一等奖。

2012年,妇产科团队参加欧盟第七框架“将人工流产后计划生育服务与中国现有的医院内人工流产医疗服务相结合”(简称INPAC)项目工作,主要负责WP7政策转化部分,也是该项目最核心内容及研究结果转化应用的关键部分。INPAC项目历时4年半(2012—2017),该项目的实施成功转化为“中国流产后计划生育优质服务”,为降低重复人工流产,减少人工流产并发症及政策转化提供了科学依据。

2012年,“农村卫生适宜技术推广示范模式和长效机制”获得重庆市人民政府科技进步一等奖。

2015年“LHRH—鸦胆子油脂质体靶向治疗卵巢癌及机制研究”获重庆市卫计委中医药科技成果三等奖。

2016年,“超声破坏耦联pshRNA-survivin脂质体的LHRH—脂质微泡靶向治疗卵巢癌及分子机制”获重庆市卫生健康委员会医学科技成果一等奖。

2013年,教授胡丽娜团队开始人源化胶原蛋白相关研究,与复旦大学、四川大学、山西锦波生物科技有限公司形成产学研共同研发体系,在材料学高分杂志发表论文、有专利和产品,并在国际妇产科大会进行交流。2020年,成为人源化胶原新材料临床研究基地,重点进行人源化胶原蛋白在妇产科领域的基础及临床应用研究。

2017年,重庆医科大学获批为教育部“生殖与发育国际合作联合实验室”,科室胡丽娜教授任其下设的生殖医当临床实验室主任。

四、人才培养

科室建科初期,在艰难的环境下,教授凌萝达仍十分重视人才培养,先后选派多位医生在国内外进修和学习,并十分注重自身培养与进修学习相结合,注重基础理论与临床实践相结合,为妇产科的发展打下了坚实的人才基础。

1995年,刘建赴日本神户大学,进行访问学者深造。2007年董晓静赴澳大利亚昆士兰大学,进行博士后研究工作。2011年,常淑芳赴美国俄亥俄州立大学,进行访问学者深造。2012年华媛媛赴美国哈佛医学院,进行访问学者深造。2012年,甘晓玲赴比利时布鲁塞尔自由大学,进行博士后研究工作。

2012年，董晓静赴美国俄勒冈大学进修学习。2016年，朱轶赴比利时根特大学，进行访问学者深造。2019年，孟莹赴美国密歇根大学，进行博士后研究工作。2019年，董晓静、潘鑫赴德国耶拿大学，进行访问学者深造。

截至2021年，科室拥有全国卫生系统先进工作者1人，全国妇幼健康服务优秀个人1人，国务院特殊津贴专家2人，"新世纪百千万人才工程"国家级人选1人，"新世纪优秀人才支持计划"获得者1人，重庆市学术技术带头人2人，重庆市"322重点人才工程"二层次人选1人，重庆市巴渝学者特聘教授2人，重庆市巴渝学者青年学者1人，重庆英才计划名家名师1人，重庆市三八红旗手1人，重庆市五一巾帼标兵1人，重庆市妇幼健康技能竞赛特殊贡献奖获得者2人，重庆市首批渝中英才1人。教授凌萝达、顾美礼、胡丽娜分别获得中华医学会"妇产科好医生·林巧稚杯"荣誉。

五、对外交流及影响

1984年起，妇产科受卫生部委托，连续举办了5期全国难产学习班。教授凌萝达被邀请到十余个省市进行了头位难产学术报告。同时，教授凌萝达专著的"头位难产"（中文版及中英文对照版）、"难产与围产"的部分内容，写入大学妇产科教材，在产科界有极大影响。

科室年均举办学术交流活动十余次，其中2018年主办国家级继教项目"妇产科学住院医师规范化培训管理"，2021年主办国家级继教项目"产前筛查与诊断：技术、应用及挑战"，承办中华医学会第十六次全国计划生育学学术会议、2021医学前沿论坛暨第十二届中国妇儿健康发展促进高峰论坛等国家级学术活动。

科室还邀请了国际国内妇产科领域知名专家教授来科室进行学术交流、指导，加强科室与国际国内高等院校的切磋交流，共同研讨妇产科领域最新成果。其中有宫颈癌疫苗发明者、澳大利亚癌症学会主席、院士伊恩·弗雷泽（Ian Frazer），美国及欧洲生殖免疫协会主任、德国耶拿大学、教授Udo R. Markert，加拿大麦吉尔大学首席妇科专家教授Seang Lin Tan和教授Grace Tai Han，比利时布鲁塞尔自由大学公共卫生学院及根特大学教授张维宏，美国加州大学洛杉矶分院教授MEREDITH BROWER，丹麦奥胡斯大学教授Peter Humaidan，俄罗斯教授Gamirova，美国俄亥俄州立大学教授徐晓嵘，中国科学院妇产科专家、院士马丁、院士陈子江，中国生物材料科学泰斗、院士张兴栋，中国科学院化学研究所教授杨飞，中国台湾林口长庚妇产科部长、教授张廷彰。

科室聘请院士Ian Frazer为重庆医科大学荣誉教授，教授Udo R. Markert、教授Seang Lin Tan、教授张维宏、复旦大学抗感染防治策略研究专家陆路研究员和澳大利亚资深药物临床试验高级管理及新药研发负责人、博士庞建宏为客座教授。

2015年教授胡丽娜带领妇产科团队赴加拿大温哥华举办的第21届国际妇产科联盟大会（FIGO），董晓静、刘帅斌均进行大会专题发言。2017年教授常淑芳赴美国参加2017年IFCPC世界大会，2篇论文被大会录用，进行壁报交流。2018年教授胡丽娜带领妇产科团队赴巴西里约热内卢举办的第22届国际妇产科联盟（FIGO）世界大会，2篇论文被会议录用，董晓静及孟莹进行了大会发言。

科室人才在学术团体兼任重要职位，75人次在国家级学术团体任职，110人次在市级学术团体任职。

代表性学术任职一览：

1.胡丽娜：中华医学会妇产科学分会第九届常委、第十、十一、十二届委员，中国医师协会妇产科医师分会第三届常委，中国医师协会生殖医学专业委员会第一、二届委员会常委，中国医师协会微无创医学专业委员会第一、二届委员会常委，重庆市医学会第五、六届主任委员，重庆市医师协会妇产科医师分会生殖医学及生殖、保护专业委员会主任委员。

2.熊正爱：中华医学会妇科肿瘤学分会委员、中国医师协会微无创医学分会委员。

3.董晓静：中华医学会计划生育学分会委员、重庆市医学会计划生育学与优生优育分会主任委员。

4.姚宏：海峡两岸医药卫生交流协会遗传与生殖专业委员会主任委员、重庆市妇幼卫生学会生育健康专业委员会主任委员。

第二十二节　儿科

宽仁医院时期就设有儿科，协办宽仁医院时由内科主任江孝达兼儿科主任，川东医院时期改称内儿科，有12人，包括住院医师1人，副护士长1人，护士5人，助理护士2人，工友3人。第四人民医院时期，1956年1月李蕴文任内儿科副主任，并在1956年10月发表《小儿惊厥在临床上的观察分析》等研究论文。

1962年划归重医，李蕴文任儿科主任。因重医刚接管，为了提高儿科业务水平及医生的基础理论知识，曾从儿科医院派主治医生来院指导和加强工作，每半年一人，有蔡方成、石鲁德、徐成泰医生等，其中徐成泰一直留在二院担任儿科副主任。1965年7月肖建奎任儿科副主任；1972年肖建奎任主任，张道铸任副主任。有床位20多张，门诊量150~200人/天，1972年开始承担解放军学员的儿科小课教学及临床实习工作，当时有医生10~14名，护士6~10名，进修医生2名。1974—1978年间，因修建门诊大楼，医院决定暂时撤销儿科，护士分到各科，年轻的医生到儿科医院各科轮转。

1984年，张宝莉、杨淑型任儿科副主任，床位28张，门诊量200~300人/天，建立了免疫实验室和儿童保健门诊，承担1977—1982级的部分大课、示教课及临床实习，此间的教学是在儿科系的指导下配合完成，与他们一起备课、试讲、参加各种教学活动，为科室后来独立承担二系教学打下了坚实的基础。当时有医生12~17人。还常年保持2~3名进修医生，护士8~12人。

1988年，张宝莉任儿科主任，杨淑型任儿科副主任。其间因医院业务用房紧张，整个医院又处于发展阶段，医院决定重建住院部大楼，所以儿科又先后暂停两次，门诊量逐渐萎缩，直接影响住床率。从1993年起，空床数越来越多，开始收治其他病人，改称综合科，但仍然保留儿科床位。在如此困难的情况下，主任张宝莉带领全体儿科医生还年年出色地完成儿科教学任务及其他各项工作，曾多次获二系儿科教学二等奖、三等奖。

1993年增加徐明棋任儿科副主任。床位28~34张(1992年搬至现内科大楼增加到34张)，其中新生儿病床8张，门诊量100~200人/天。儿童保健门诊逐渐规范并与渝中院区联网，独立承担了医疗二系1983—1995级的儿科大小课教学，还有2年的计生系大课教学、预防医学系的大小课教学，以及各地的基地教学、西昌大专班大课教学等，这时医生有15~20人，其中教授3人，副教授4人，硕士生2人。注重人才梯队建设，医生中涵盖了从1959—1986级(1960、1966、1967、1968、1971、1972级除外)的各年级毕业生护士10~12人。

1999年，医院从战略上认为儿科业务和兄弟医院重医儿童医院重复，不利于学科发展，应向综合疾病诊治，特别是老年疾病的诊治方向发展。在儿科原班人员的基础上设立综合科，徐明棋任儿科主任兼综合科主任，陈庆伟任综合科副主任。床位34张，开始还保留大约5张儿科床，从1999年起，儿科病房彻底转为老年科，但儿科门诊及儿童保健门诊仍然保留，直到2000年年底儿科门诊停诊，儿童保健门诊并入保健科，此间儿科教学逐渐由儿科医院承担，儿科医生除少数转到其他科室外，其余均留用做老年科医生。科室业务由儿科向综合疾病诊治转变，标志着儿科疾病在医院诊治的终结。

在医疗科研方面，儿科病人多、病情重、死亡率高，特别是20世纪60~70年代各种传染病猖獗，如爆发性菌痢、流脑、乙脑及新生儿等的抢救工作几乎每天都有；科室坚持定期举行疑难、死亡病例讨论；总结经验教训，积极参加院内外学术活动及外出进修，开各种学术会议以提高全科业务水平。20世纪80年代到90年代初，儿科医疗师资队伍健全，各级医生及护士的专业技术水平及临床工作能力有了极大的提高，在传染、新生儿、血液及免疫性疾病方面是有一定特色的，并且撰写各种论文20余篇。

第二十三节　口腔科

口腔科创建于1892年，宽仁医院时期为牙科，开展口腔常规治疗。1952年，重庆市牙病防治所部分加盟后，建立起西南地区最早的综合医院口腔专科。20世纪70年代，为加强口腔科的技术力量，医院选派了毛庆芝、彭樑正两位同志到重庆市口腔医院、第三军医大西南医院系统进修学习。1976年毕业于华西医科大学口腔系的陈孝惠医生也来到口腔科，开始开展牙体牙列的缺损、缺失修复，活动矫治器治疗牙颌畸形，颞颌关节功能紊乱的治疗等项目。20世纪80年代初，从重庆市口腔医院调来老主治医生李光福任科主任，又从华西医科大学口腔系分配来吕丽华、闫晓丽两位新同志，开始开展各种复杂牙拔除、活体牙再植术、牙槽骨断裂修整术、舌系带唇系带修整术等手术。

2004年，从重庆医科大学附属口腔医院引进了口腔颌面外科博士高志任口腔科主任，同期调入毕业于华西医科大学口腔医学院的副教授刘国庆，引进了种植机、曲面断层颌面部全景机及口腔数字成像系统、根管治疗系以及冷光美白仪等先进的设备器械，进一步壮大了口腔科的技术力量。科室2005年获批为重庆市口腔医学会副主任委员单位，同年开始建立口腔科病房，业务量成倍地增长，年门诊总人次从1000多增长为4000多。2015年获批国家级口腔全科规范化培训基地。

科室在主任高志的带领下坚持选优配强人才队伍，着力引进先进设备，积极开展新业务、新技术，科室业务水平稳步提升。截至2021年室占地面积约1000m²，拥有31台口腔综合治疗椅，年门诊总量超过5万人次。

表2-1-66　口腔科历任主任、副主任名录

任职时间	主任	副主任
1950年—60年代初	陈锡章	/
60年代初—1983年	卓著	/
1983—2000年	李光福	/
2000—2004年	陈孝惠	/
2004年8月—	高志	王胜国(2018年6月—　)

表2-1-67　第39党支部(口腔科党支部)委员会名录

任职时间	书记	委员
2019年3月—	高志	李倩、向永娟、蒲高成、胡程晨

一、医疗

科室于1952年由重庆市牙病防治所部分加盟，建立起西南地区最早的综合医院口腔专科，初期有牙科治疗椅3台，能诊治口腔常见病，进行一般的补牙和简单的拔牙。1976年开展了牙体牙列的缺损、缺失修复，活动矫治器治疗牙颌畸形，颞颌关节功能紊乱的治疗等项目。20世纪80年代初，外科方面开始开展各种复杂牙拔除、活体牙再植术、牙槽骨断裂修整术、舌系带唇系带修整术等手术。内科方面开始进行根管治疗。正畸方面，从活动矫正到固定矫正畸形牙列及各类功能型矫治器使用。李光福医生用中西医治疗复发性口疮、扁平苔藓也有其独到之处，病人辐射周边很多区县。2004年后口腔科拥有近20台牙科综合治疗椅，并引进了种植机、曲面断层颌面部全景机及口腔数字成像系统、根管治疗系统以及冷光美白仪等先进的设备器械等。门诊新开展了种植牙修复、复杂牙拔除术、精密附着体修复、固定正畸及无托槽隐形矫治等新技术。2005年首次成立口腔科病房，开展了一系列口腔颌面部恶性肿瘤的联合根治术、复杂颌面骨骨折复位内固定术以及腮腺肿瘤切除加面神经解剖术。2012年以后，新增了口腔锥形束CBCT影像机、牙科数字化口内扫描仪、热牙胶根管充填仪等先进设备，医疗技术水平与规模在西南地区三级甲等综合医院口腔科中名列前茅。2018年医院江南院区开业，口腔科配置了9台牙科综合治疗椅，两院区的年门诊总量逐渐增加至5万次。2022年初医院渝中院区门诊部统一搬迁至魁星楼新门诊，口腔科又引进了2名从四川大学华西口腔医学院毕业的博士。

2004年，以高志主任为核心的团队在重庆地区较早开展种植牙修复及种植覆盖义齿修复，即通过杆卡结构或者独立的机械固位装置将义齿固定在种植体上来获得固位的一种修复方式。后来成为无牙颌的标准修复方式，尤其在下颌无牙颌修复中得到越来越多的应用。2005年，以主任高志、副教授刘国庆为核

心的团队在西南地区较早开展BioHPP义齿修复术。2007年，以副主任王胜国、副教授刘国庆为核心的团队开始开展无托槽隐形矫治技术，将现代计算机辅助设计、快速成形技术和新材料有机结合，更加美观、舒适、方便、清洁。2008年，以郑华、王莉为核心的团队开始开展牙周综合序列治疗，通过基础治疗、牙周手术、修复治疗、牙周支持治疗4个治疗阶段，帮助患者建立正确的口腔健康意识及清洁习惯，在一定程度上恢复口腔咀嚼功能，保护牙周组织。2018年，以副教授赵运流为核心的团队开始开展超声骨刀微创拔牙术，将拔牙手术风险降到最低，确保拔牙手术过程中最大的精确性与安全性，并为术中操作提供最佳视野。

二、教学

口腔科的教学始于1983年，成立了口腔科学教研室，常年承担着医学系、儿科系、影像系等本科的理论课教学，“口腔科学”已经是临床医学、儿科本科专业的必修课程，同时还承担着口腔专业毕业实习、见习、医生进修、硕士研究生、规范化培训生的培养等教学工作。2004年，科室获批口腔医学硕士学位授权点；2005年，高志主任首次招收了毕业于第四军医大学的赵运流为硕士研究生；2008年，科室首位硕士研究生顺利毕业，到目前共培养毕业硕士研究生15名；2015年获批国家级口腔全科住院医师规范化培训基地。截至2021年，科室在读研究生共8名，规培生共15名。

三、科研

截至2021年，科室共承担各级各类科研项目27项，其中市级项目9项，累计获得研究经费125万余元。

熊均、高志参与的中华口腔医学会口腔健康促进与口腔医学发展西部临床科研基金项目“牙周基础治疗对II型糖尿病/冠心病合并牙周炎老年患者的疾病控制和口腔微生物群落结构的影响”横向研究，获得经费5万元。

陈刚、高志参与的中华口腔医学会西部口腔医学临床科研基金项目“基于增强现实技术构建口腔种植三维可视化头戴式设备导航系统的应用研究”，获得经费5万元。

高志的重庆市教委科学技术研究项目“竹红菌素光敏剂介导apoptin基因转染诱导人舌癌细胞凋亡及机制研究”，获得经费3万元。

高志的重庆市科委自然科学基金项目“卟啉衍生物TMPyP 4介导光动力联合高温治疗口腔鳞状细胞癌的研究”，获得经费2万元。

高志的重庆市教委科学技术研究项目“趋化因子受体(CXCR4/CCR7)与口腔鳞状细胞癌淋巴道转移关系研究”，获得经费1.5万元。

王胜国的重庆市教委自然科学类科研项目“重度牙周炎患牙拔除后再植效果的动物实验研究”，获得经费2万元。

王胜国的重庆市科学技术委员自然科学基金计划项目“静磁场机械力复合加载对成骨细胞功能活性

的影响及其机制的研究”，获得经费3万元。

高志的重庆市卫生局科技计划项目“成纤维细胞活化蛋白在预测口腔黏膜癌变中的作用研究”，获得经费1万元。

王胜国的重庆市卫生局医学科研计划项目“静磁场机械力符合加载加速正畸牙移动的动物实验研究”，获得经费2万元。

主任高志、教授刘国庆参与的重庆市卫生局科研项目：糖尿病大鼠牙周组织中TGF－β的实验研究，获得经费1.5万元。

另外，主任高志任PI的两项临床试验研究“Anyone种植系统临床试验”获得课题经费49万；“以色列Noris种植系统临床试验”，组长单位获得经费50万。

开展科学研究的同时，发表论文百余篇，其中SCI论文13篇，如熊均、高志在*International Journal of Pharmaceutics*发表论文“SDF-1-loaded PLGA nanoparticles for the targeted photoacoustic imaging and photothermal therapy of metastatic lymph nodes in tongue squamous cell carci－noma”；王岚、符智慧、高志在*European Journal Of Oral Sciences*上发表“Biomechanical behaviour of implant prostheses and adjacent teeth according to bone quality：A finite element analysis”；卢静、王胜国在*The American Journal of Orthodontics and Dentofacial Orthopedics*上发表“Per－ceptions and analysis of lip-line canting by different populations”等。

其他代表性成果：

1.2005年，首次获得重庆市卫生局课题资助；
2.2006年，首次获得重庆市科委、教委课题资助；
3.2010年，获得国家专利1项，使口腔科的科研水平与其他教学医院相当；
4.2012年，王胜国博士获得国家发明专利：摩擦力可控式托槽；
5.2013年，王胜国博士获得重庆市科委技术发明奖三等奖，实现口腔科科技奖0的突破；
6.2016年，王胜国博士获得国家发明专利：一种可调式正畸开口器；
7.2016年，王胜国博士获得国家发明专利：一种可调式口腔正畸开口器；
8.2021年，王胜国博士获得国际发明专利：Metal orthodontic mouth gag；
9.2022年，王胜国博士获得国家发明专利：一种多角度隐形牙套牵引装置及其制作方法；
10.其他获得国家实用新型专利近50项。

四、人才培养

截至2021年，科室现有医护人员近50人，其中博士4人，硕士17人，主任医师2人，副主任医师3人。科室注重人才培训，1992年吕丽华医生赴日本，成为“笹川奖学金”访问学者；2007年高志主任获得“国家西部人才留学基金项目”并赴美做访问学者培训；2011年赵运流医生参与重庆市外专局组织的“化医优秀中青年人才赴美培训团”，于美国进行了为期6个月的培训。

代表性学术任职一览：

1.高志：中华口腔医学会重庆口腔医学会常务理事，重庆口腔医学会种植专委会副主任委员，中国口腔医师协会重庆口腔医师分会常委，中国西部口腔协作会理事。

2.王胜国：重庆口腔医学会正畸专委会常委。

第二十四节　耳鼻咽喉科

耳鼻咽喉科的前身是五官科，宽仁医院时期称眼耳鼻喉科，在吕钟灵、袁宗周等老一辈专家的带领下建立起来。1971年，开办耳鼻咽喉科军训班课程。1972—1984年，教授里佐相担任科主任，期间带领科室医护人员开展一系列新技术和复杂手术。1981年五官科分科，自此耳鼻咽喉科独立成科。1984—1993年，教授刘永彸担任科主任，其间，曾参加医用级有机硅胶GNY514、515材料研究，该项目获1984年四川省人民政府重大科技成果二等奖。1993—1996年，教授吴乐群任科主任期间由于新建医院病房大楼，科室取消病房2年，仅开设门诊。1997年秋，留美博士、教授骆文龙学成回国担任副主任，主持开展了一系列新的、复杂的中大型手术。2006年2月，获批成为博士学位授位点。2006年12月，获批建立超声分子影像学重庆市医学重点实验室下设研究室。2017年，获批重庆市重点学科。2019年，教授骆文龙当选重庆市第三批学术技术带头人。

耳鼻咽喉科经过66年的发展，科室医、教、研三方面都有长足的进步，已发展成为一个集医疗、教学、科研为一体的综合性科室。现由全国著名耳鼻咽喉头颈外科学专家、留美博士、博士后骆文龙教授（二级教授，主任医师，硕士生导师，博士生导师，博士后导师）主持全科工作；有医生21人，其中主任医师1人、副主任医师5人、博士7人，其余均为硕士；有博士生导师1人、硕士生导师1人。开放床位72张，其中渝中院区44张，江南院区28张，年门诊量在5万人次以上，年住院量在3000人次以上。

表2-1-68　耳鼻咽喉科历任主任、副主任名录

任职时间	主任	副主任
1956—1961年	吕钟灵	袁宗周
1961—1972年	袁宗周	/
1972—1984年	里佐相	刘永彸
1984—1993年	刘永彸	吴乐群
1993—1996年	吴乐群	钟文金
1996—1997年	钟文金	李康泰、骆文龙（1997年9月—12月）
1999年8月—	骆文龙	周翠英（2017年1月—　）

表2-1-69 第43党支部(眼耳鼻喉科党支部)委员会名录

任职时间	书记	副书记	委员
2019年3月—	/	刘丹宁	王德平、许燕、刘学勤、邓丹

一、医疗

1956年，教授吕钟灵由重庆市第一人民医院调入重庆医科大学附属第二医院（当时的第四人民医院）担任副院长，兼任五官科主任，科室开始开展系列咽喉部手术，并发明创造声带良性肿瘤改进的高频电刀等系列手术器械。五官科包括耳鼻咽喉科和眼科，约有70张床，开展最多的手术为食道异物取出术、中耳乳突根治术、扁桃体摘除术等。

20世纪60年代，耳鼻咽喉科由当时的里佐相住院医师担任负责人，到1972年时，里佐相正式担任科主任，开展了食道异物取出术、鼓膜修补术、耳道闭锁成形术、鼻息肉、鼻咽纤维血管瘤摘除术、鼻孔闭锁成形术等，其中治疗额窦胆脂瘤和慢性中耳炎乙状窦血栓性静脉炎最为复杂，在全国发表相关文章。

20世纪90年代初，吴乐群教授担任主任，钟文金教授任副主任。在这期间，由于新建医院病房大楼，科室取消病房2年，只看门诊，科室发展受到一定影响。病房恢复后，约有病床20张，和眼科共用，仅开展了一些常规手术。

1997年骆文龙从美国学成归国后，先后主持开展一系列新的、难度复杂的大中型手术。率先开展Karl's喉显微手术治疗声带疾病，ESE手术治疗梅尼埃病，人造镫骨手术及人工耳蜗植入术治疗SND，广泛开展耳鼻咽喉微创手术及FN损伤与修复、头颈部各种大手术等；在全国率先使用三磷酸胞苷治疗突发性耳聋获得成功；引进了美国低温等离子射频微创治疗系统和呼吸睡眠监测系统等，科室在各种耳鼻咽喉疾病的诊治水平上有了很大提升。

科室现拥有纯音测听及声阻抗检查室、耳声发射检查室、耳诱发电位检查室、助听器验配室等国内一流的耳科检查室，配备丹麦的声阻抗仪、眼球震颤描记仪等先进设备，能完成各种耳科检查，明确各种耳病的诊断，能验配各种型号的助听器。科室还拥有多导睡眠检查室、内镜检查室，可全方位评估阻塞性睡眠呼吸暂停低通气综合征患者睡眠呼吸结构的紊乱，完成鼻咽喉检查、肿块活检，YAG激光能完成鼻出血、良性肿瘤的激光切除。科室配备德国stoz带数码显像系统的鼻内窥镜、动力系统等，能开展各种难度的鼻窦手术；有德国手术显微镜及CO_2激光，能完成早期喉癌、声带小结或息肉激光手术及各种鼓室成形术；有ENDOSTROBD多功能电子动态频闪喉镜，可以开展嗓音分析；还拥有美国锥束CT诊断成像系统、德国鼻阻力仪、扁桃体理疗仪、电离子综合治疗仪、嗓音矫治系统、眩晕诊疗系统等，能够为患者提供多样化的治疗。

二、教学

耳鼻咽喉科自成立以来，一直积极进行教师队伍的建设和培养，20世纪70年代开始，耳鼻咽喉科在教学中担任重医66级临床实习指导，1971年开办耳鼻咽喉科军训班全部课程，担任重医71级到85级临床医学系耳鼻咽喉科大课。截至2021年，科室教研室有教师15人，二级教授1人、副教授3人、讲师2人、助教9人；其中高级职称人员4人，中级职称人员2人，硕、博研究生毕业15人。每年承担临床医学、影像学、口腔学、儿科学5年制和8年制理论及实习教学工作，并承担印度、尼泊尔留学生实习教学工作。完成耳鼻咽喉科学、整合课程感官系统疾病等教学任务50学时，包括研究生、留学生、本科生、规培生教学，完成省继续教育项目。

三、科研

科室长期坚持科研与临床并重的道路，在科研方面硕果累累。截至2021年，共承担各级各类科研项目10余项，其中国家级项目1项，累计研究经费百余万元。比如，2018年科室骆文龙教授牵头的省部级重点项目“一种新型、精准、实时、无创检测术区血管的光学技术研发与应用”获实用新型专利：一种双光源血管显像装置。

开展科学研究，发表论文200余篇，其中SCI论文10余篇。

表2-1-70 国家级及其他项目清单

序号	年度	负责人	项目名称	项目来源	项目编号	经费/万元
1	1997	骆文龙	教育部留学归国人员启动资金	国家级	/	20
2	2010	骆文龙	低频超声辐照携HGF基因微泡转染对面神经损伤修复的实验研究	地方	2010-2-165	5
3	2011	骆文龙	小干扰RNA抑制人鼻咽癌细胞HIF-1α表达后对其侵袭转移能力的影响	地方	2011-2-163	6
4	2012	骆文龙	超声微泡介导GDNF基因治疗大鼠面神经损伤的实验研究	厅局级重点	2012-1-041	20
5	2016	骆文龙	超声微泡介导rhEPO基因治疗大鼠面神经损伤的实验研究	地方	KJ1600219	5
6	2018	骆文龙	一种新型、精准、实时、无创检测术区血管的光学技术研发与应用	省部级重点	cstc2018jscx-mszdX0040	50
7	2018	骆文龙	咽鼓管球囊扩张临床应用推广	省部级面上	cstc2018jscx-msybX0361	10

代表性学术任职一览：

骆文龙：重庆市学术技术带头人（耳鼻咽喉学科），全国中西医结合耳鼻咽喉科专委会副主任委员，中国中药协会耳鼻咽喉药物研究专委会副主任委员，全国耳鼻咽喉科眩晕疾病专委会副主任委员，中西医结合重庆市耳鼻咽喉科专委会主任委员，中华医学会重庆市耳鼻咽喉科专委会副主任委员，担任《中国中西医结合耳鼻咽喉头颈外科》《听力学及言语疾病》《重庆医学》《检验医学与临床》等杂志编委。

第二十五节　皮肤科

皮肤科始建于20世纪60年代，在原川东医院及重庆市第四人民医院皮肤科的基础上逐渐发展而来。最初仅有黄文川医师1人，先后引进段辉泉、黄正瑶、翁瑞全3名医师，主要开展皮肤科门诊工作。1984年1月成立重庆医科大学附属第二医院皮肤科及皮肤病学教研室，主任冉隆华医师由重医附一院皮肤科调至医院皮肤科工作，并担任第一届皮肤科主任及教研室主任。1990年主任胡敢副医师来皮肤科工作，于2000年接替主任冉隆华医师担任皮肤科副主任，主持科室临床和教学工作。2003年皮肤科获硕士学位授权点。2006年科室引进第三军医大学博士郝进，并于同年10月任命为皮肤科副主任及教研室主任，接替副主任胡敢医师主持科室临床和教学工作。2010年年中，由邓娅医师主持科室工作。

截至2021年，科室有渝中院区与江南院区两个门诊部，常年开设专家门诊、普通门诊和专病门诊。日门诊量达200余人次，年门诊量超70000人次。建立了门诊手术室、实验室、普通治疗室、性病治疗室、毛发与头皮疾病检测与治疗室、激光美容室等，开设了损容性皮肤病、炎症性皮肤病、毛发与头皮疾病三个专病门诊。科室自2008年年底开设皮肤科专科病房，截至2021年常年开设床位16张、年住院量600余人次。

表2-1-71　皮肤科历任主任、副主任名录

任职时间	主任	副主任
1965年10月—1983年12月	黄文川（主持工作）	/
1984年1月—2000年7月	冉隆华	翁瑞全
2000年7月—2006年6月	胡敢	/
2006年6月—2010年5月	郝进	/
2010年5月—	邓娅（主持工作）	/

一、医疗

20世纪60年代建科之初，日门诊量仅20人次左右，主要针对皮肤科常见疾病诊断和药物治疗为主。自1984年成立皮肤科二级学科以来，科室开始开展真菌检查、液氮冷冻、激光治疗等特殊检查治疗项目。2000—2006年期间，诊疗手段更加丰富，治疗病种也扩展到色素性疾病、结缔组织病和遗传性皮肤病。2006—2010年间，科室发展进一步加速，先后引进一批先进的检查及治疗仪器，包括进口全自动酶标仪、洗板机、CO_2激光机、微波治疗仪、多功能高频电离子手术治疗机、液氮低温治疗机、窄谱紫外光治疗仪等，除对常见疾病进行诊治外，还逐步开展了光子嫩肤、激光美容、皮肤外科、皮肤病理、过敏原检查等多种检测与治疗项目，门诊量逐渐增至80~100人/日，并于2008年建成专科住院部，设立标准床位16张。

随着江南院区门诊部的开设和渝中院区门诊部的搬迁，科室得到快速发展，日门诊量增至近300人次，并在保持原有诊疗特色的同时，积极开展医疗新技术和新项目，逐渐形成以损美性皮肤病、毛发与头皮疾病、皮肤肿瘤与皮肤外科手术、炎症性疾病与银屑病为主体的四大特色医疗体系。开设有损美性皮肤病

专病门诊、毛发专病门诊、炎症性皮肤病专病门诊等，毛发与头皮疾病的诊治综合实力居全国前列，并在国内较早采用生物制剂等治疗特应性皮炎、寻常型银屑病等炎症性皮肤病。

科室截至2021年拥有Q开关Nd-YAG激光、可调脉冲光m22、黄金微针、热拉提、无针水光治疗仪、VISIA无创皮肤检测仪、无创皮肤镜、毛发镜、超脉冲CO_2激光、红蓝光治疗仪、光动力治疗仪、低能量激光生发仪等一批先进设备。

二、教学

1984年，皮肤病学教研室成立；1986年，开始承担五年制临床医学本科及四年制医学影像学、医学检验学本科的皮肤性病学理论及临床示教工作。2004年，开始承担临床医学专业七年制皮肤性病学理论及示教工作；同年开始承担重庆医科大学留学生皮肤性病学理论及临床指导工作。截至2021年，每年承担第二临床学院的留学生、硕士研究生、七年制及五年制临床医学专业的皮肤性病课理论教学及实习指导工作。

截至2021年，科室为皮肤病与性病学专业硕士学位点，有硕士生导师2名。自2003年设立硕士学位授权点以来，已为社会培养和输送了数十名皮肤病与性病学专业硕士学位研究生。

三、科研

截至2021年，科室共承担各级各类科研项目10项，其中国家级项目5项，国家自然科学基金4项，累计研究经费118万元。开展科学研究，发表论文120余篇，其中SCI论文30余篇，累计影响因子超过80分。赵恒光副主任医师关于“DDIT4-ROS闭环应激控制在毛囊细胞线粒体应激保护中的作用及机制”等毛发相关课题的研究，为脱发性疾病患者带来了福音，可有效治疗雄激素性脱发、脂溢性脱发、斑秃、休止期脱发、生长期脱发等疾病，为患者的头皮健康管理、头皮与毛发生活养护提供了指导性意义。

表2-1-72 国家级项目清单

序号	年度	负责人	项目名称	项目来源	项目编号	经费/万元
1	2003	郝进	重组核小体通用性Th细胞表位诱导SLE口服耐受的研究	国家自然科学基金青年基金项目	30200258	20
2	2015	刘倩	转录因子E4BP4调控狼疮T细胞CD40L基因表达的组蛋白修饰机制研究	国家自然科学基金青年基金项目	81402604	23
3	2017	赵恒光	VDR-DBD介导的毛囊细胞过度自噬及周期功能障碍在休止期脱发中的致病机制及靶向治疗研究	国家自然科学基金项目	81673075	25
4	2022	赵恒光	DDIT4-ROS闭环应激控制在毛囊细胞线粒体应激保护中的作用及机制	国家自然科学基金面上项目	82173440	55

四、人才培养

截至2021年，皮肤科有副教授2名，主治医师9名，住院医师7名。医师队伍全部拥有本科及以上学历，其中博士5名，硕士10名，人才专业涉及皮肤美容、皮肤外科、毛发疾病、皮肤病理等新兴领域。

科室积极鼓励人才培养和深造，每年均有多名医师积极参与进修和下乡等多种学习。副主任医师郝进曾先后在北京大学、中国医学科学院皮肤病研究所深造和学习。邓娅医师多次参加全国真菌病培训、性传播疾病培训和皮肤美容培训学习，先后在华山医院、中国医学科学院皮肤病研究所、四川大学华西医院学习。副主任医师赵恒光为美国哈佛大学、加拿大英属哥伦比亚大学访问学者，曾在中国医学美学与美容全国临床培训中心进修学习。

五、对外交流

截至2021年，皮肤科为重庆市临床重点专科、皮肤病与性病学硕士学位授权点、皮肤与性病住院医师培训基地、重庆市中西医结合学会皮肤美容专业委员会黄褐斑单病种联盟副主委单位、重庆市中西医结合学会皮肤美容专业委员会脱发单病种联盟副主委单位、重庆市中西医结合学会皮肤美容专业委员会瘢痕单病种联盟副主委单位、国家皮肤与免疫疾病临床医学研究中心银屑病规范化诊疗中心、中南大学湘雅医院全国玫瑰痤疮与面部过敏专病联盟单位。

代表性学术任职一览：

1.胡敢：《中华医学研究杂志》常务编委、《中华医学实践杂志》编委、《中国实用医药杂志》特约编委。

2.邓娅：中华医学会中西医结合分会皮肤病专委会青年委员，中华医学会中国中药协会皮肤病药物研究专业委员，重庆市医学会皮肤健康管理分会副主任委员。

3.赵恒光：重庆市医学会皮肤病学青年委员会主任委员，《中国皮肤性病学杂志》《中国美容医学》编委。

第二十六节　中西医结合科

中西医结合科最早是20世纪50年代中期，在原川东医院的基础上逐渐发展而来的。最初仅有刘叔平医师1人应诊，主要开展中医内科临床工作。1960年王步希经“西学中”培训后由口腔科调至中医科工作，1965年李家振由天津中医学院毕业生分配至中医科，并开设中药房，中医科业务范围逐渐扩展。1971年先后有王辉武、宋代义、吴行明由成都中医学院毕业后分配至中医科，“西学中”医师张元贵、戴蓉珍于同年调人，1973年10月中医科正式成立，由李家振任科主任。1993年，张元贵担任中医科主任，此后余素清、胡银贵、孙庆涪、陶红等中医院校毕业生及庞国荣“西学中”医师、蓝泽琛等针灸师加入，科室逐渐发展壮大，开展了针灸、推拿等多种诊疗项目。2001年王辉武担任中医科主任，为中医科的发展奠定了坚实的基础。

自2000年，科室发展逐步加快，年轻一代在老一辈的培养下，成长起来，陶红被评为重庆市首届优秀青年中医。从2003年起，陶红担任中医科副主任，先后从成都中医药大学、北京中医药大学、广州中医药大学引进了田生望等6名研究生，专业涉及消化、肿瘤、风湿、妇科、针灸推拿等主要中西医结合临床专业，专业技术结构得到进一步优化。2008年11月组建了中西医结合科住院部，开设床位18张，主要从事高血压、冠心病、糖尿病、急慢性支气管炎、阻塞性肺病、脑血管意外等内科常见疾病的中西医结合治疗；2009年在此基础上，科室成功申报了失眠特色专科；同年教授陶红作为项目负责人的全国名中医工作室——王辉武名医工作室挂牌，并被评为全国优秀名中医工作室，获得国家中医药管理局奖励。

2009年在内科大楼装修完成以后，科室开放床位数达到20张，开展了中药熏蒸、TDP穴位贴敷、中频联合中药热敷等传统特色优势项目的临床应用。2012年在医院有关职能部门的组织协调下，联合康复科成功申报国家中医药管理局中医康复重点专科建设项目。2017年科室教授王辉武被评为首届全国名中医。截至2021年全科年门诊量逾2万人次，年住院人数300余人。

表2-1-73 中西医结合科历任主任、副主任名录

任职时间	主任	副主任
1973—1993年	李家振	/
1993—2001年	张元贵	王辉武
2001—2003年	王辉武	/
2003年2月—2012年9月	/	陶红
2012年9月—	陶红	/

表2-1-74 第35党支部(中医、皮肤与整形美容科党支部)委员会名录

任职时间	书记	副书记	委员
2019年3月—	邓娅	陶红	何白林、田怡、田生望

一、医疗

2009年科室开展了中药熏蒸、TDP穴位贴敷、中频联合中药热敷等传统特色优势项目。2011年科室治疗病种扩大，增加了颈椎病、腰椎病、骨关节病、面瘫、带状疱疹等多种内科常见疾病。同年开设失眠特色门诊，评选为全国中医药示范单位。2013年科室成功申报重庆市卫生局中医脾胃病重点专科建设项目。常年开放门诊3个，其中特需专家门诊1个，与其他科室共同出诊骨质疏松门诊。2013年引进超声脉冲联合治疗仪，主要治疗各种痛症、慢性阻塞性肺病、慢性胃炎等疾病。2015年开展穴位埋线减肥。2017年针对术后胃肠功能障碍、顽固性呃逆、消化不良及肿瘤术后及放化疗等患者开展中药配合穴位贴

敷的胃肠功能的治疗。2020年开展了密集针刺治疗软组织损伤及神经痛、针刺蝶腭神经神经节治疗过敏性鼻炎、中药联合药物封包治疗急性胰腺炎、针药联合治疗术后胃肠功能障碍、针灸治疗压力性尿失禁等多项核心技术。2021年开展新技术手法治疗骨盆旋移综合征、六合丹外敷治疗急性胰腺炎、芒针刺配合温针灸治疗良性前列腺增生症等。

截至2021年，除了对高血压、冠心病、心肌炎、脑血管意外等内科常见疾病有较满意的疗效外，对便秘、失眠、性功能障碍、慢性咽炎、湿证、瘙痒症等临床疑难症也具有独特的优势。其中，失眠专科已经申报重庆市卫生健康委特色专病专科。

二、教学

1985年起科室开始承担重庆医科大学部分学生的《中医学》教学。多年以来，科室和儿科医学院中医科一起承担着第二临床学院、儿科医学院、影像系本科、七年制等多个专业、多个层次的《中医学》的大课教学和临床示教。教授王辉武先后担任四批学术继承工作指导教授，已培养指导学术继承人8名，其中田生望、江望、邓赛男被评为重庆市优秀青年中医。

科室每年均会接收进修生、规范化培训医师来科室学习，先后接受住院规范化培训医师20余名。2020年科室开展继续教育培训，成功组织了“焦虑症的综合治疗学习班”的继续教育培训项目，招收学员140余人。

三、科研

截至2021年，科室共承担各级各类科研项目7项。开展的《川芎嗪大黄酸及合用抗肝纤维化和门脉高压作用机制研究》《化湿液对湿证大鼠模型的实验研究》先后获得重庆市科委科学技术三等奖、重庆市卫生健康委员会科学技术二等奖。

开展科学研究，发表论文80篇。先后与花溪医院等单位合作开发了咽炎合剂、鼻窦炎口服液等多个效果突出的院内制剂，并开展了固本培元、清润通冲剂等多项科研项目，曾获得良好的社会效益。

四、人才培养

截至2021年，科室有全国名老中医、全国老中医药学术继承指导教师1名，重庆市优秀青年中医2名、老中医药学术继承人4名。专业职称上有教授1名、副教授2名、主治医师7名、住院医师4名、针灸医师3名、治疗技师2名，所有青年医师均具有硕士或博士学位，涉及专业覆盖了中医内科主要临床学科及针灸专业。以全国名老中医王辉武命名的“名医工作室”正在运行，并派多名骨干外出进修学习。

代表性学术任职一览：

1.王辉武：中华中医药学会内科分会委员，中华中医药学会科普分会名誉主任委员，重庆市中医内科学学术技术带头人,《实用中医药杂志》副主编。

2.陶红:中华中医药学会内科分会,脾胃病分会及综合医院中医工作分会委员。《实用中医药杂志》编委,《世界中医药杂志》编委。

第二十七节 眼科

1892年宽仁医院建院以来即有五官科,历任主任有吕钟灵教授、里佐相教授、刘永铭教授等。五官科开展部分眼科疾病的诊治,其间,于1916年3月为时任四川护国军第四支队指挥官的刘伯承进行了眼球摘除手术。1981年成立独立眼科,来自上海医科大学的教授周韵芬、陈公洁任主任,自此眼科开始了独立的发展历程。

经过40余年的发展,眼科已发展壮大为集医疗、教学、科研为一体,学科体系完备的综合性科室,拥有白内障、青光眼、眼底病、小儿眼科及斜弱视、角膜病眼表疾病、眼眶病及眼部肿瘤、泪道病及眼部美容整形、眼视光及屈光、低视力等多名亚专业专家。具备高级职称专家11名,其中4名教授、7名副教授;博士生导师2名,硕士生导师9名;科室医生具有博士学位12名,其余均为硕士学位。

截至2021年,科室为全国眼科联盟成员单位、全国眼视光联盟常务理事单位、全国角膜移植质量控制联盟成员单位、重庆市防盲治盲技术指导中心、重庆市老年眼病防治中心、重庆市临床重点专科、重庆市近视防控小组组长单位、重庆市眼科联盟主席单位、重庆市残联系统康复专业技术人员市级规范化培训基地、南岸区儿童青少年近视防控中心、渝中区儿童青少年近视防控中心。

表2-1-75 眼科历任主任、副主任名录

任职时间	主任	副主任
1981—1984年	/	周韵芬(主持工作)、陈公洁
1984—1988年	周韵芬	陈公洁
1988—1998年	陈公洁	李盛珍
1998—1999年	杨淑群	刘苏
1999—2003年	刘苏	周希瑗、杜之渝
2004年1月—2004年6月	蔡枫	周希瑗、李立
2004年6月—2019年	周希瑗	李立(2004年6月—2006年)、马华峰(2006—2019年)、刘丹宁(2006—2019年)
2019年—2021年3月	/	马华峰(主持工作)、刘丹宁
2021年4月—	/	张黎(主持工作)、马华峰、刘丹宁

表2-1-76　第43党支部(眼耳鼻喉科党支部)委员会名录

任职时间	书记	副书记	委员
2019年3月—	张黎(2021年7月—)	刘丹宁	王德平、许燕、刘学勤、邓丹

一、医疗

眼科成立之初，设有床位20余张，可完成常见外眼手术、斜视矫正术、白内障囊内摘除术、青光眼手术、简单的视网膜脱离复位术等。20世纪90年代初期，周希瑗医生前往上海进修学习，师从著名眼底病专家赵东升教授，学成后开始开展标准化的巩膜扣带术治疗视网膜脱离，并在西南地区率先开展玻璃体腔注射C3F8治疗黄斑裂孔性视网膜脱离。1995年购进国产眼科手术显微镜，开展了白内障现代囊外摘除术及人工晶体植入术等眼科显微手术。1998年起开展白内障超声乳化术，人工晶体植入术成功率不断提高。

进入21世纪，不断添置眼底荧光造影系统、眼前节激光、眼底激光、进口眼科手术显微镜、玻璃体切割手术系统等大型医疗设备，眼科发展上了新的台阶。2004—2019年，教授周希瑗担任眼科主任，2019—2021年，白内障专家马华峰任眼科主任。开展了角膜移植手术，扩大了眼科的治疗范围；白内障超声乳化技术不断提高，并进入到微创手术，联合多种功能折叠式人工晶体植入，使白内障手术从复明进入屈光矫治时代；微创玻璃体视网膜手术日趋成熟完善，治疗范围不断扩大，为严重的糖尿病视网膜病变、复杂眼外伤、复杂性视网膜脱离等患者带来了光明；开展多种青光眼内外引流的手术方式，包括粘小管成形术等，与国际先进水平接轨；屈光矫治手术经历了从Q值引导的个性化准分子激光手术，到有晶状体眼后房型人工晶体植入术，以及即将开展的全飞秒手术，满足各类近视人群的需求。

经过发展，截至2021年，科室拥有大量先进的眼科检查及治疗设备：日本TOPCON-3D光学相干断层扫描仪(3D-OCT)(西南地区第一台)，德国海德堡激光扫描脉络膜底血管造影仪、角膜内皮镜，德国蔡司200型及LUMINA手术显微镜、蔡司Humphry眼科最新视野仪、蔡司血流OCT、蔡司ALMASTER，美国爱尔康超声乳化手术系统、玻璃体切割手术系统，最新多焦电生理仪，新型泪道激光治疗仪，美国“科医人”及科林眼前、后节激光器，眼科A/B超，日本拓普康眼前节分析系统，蔡司全飞秒激光仪即将装机等。能开展各类玻璃体视网膜手术及各类眼底内科疾病治疗，各类白内障、青光眼手术，各类小儿眼科手术及复杂斜视、各类成人屈光不正矫正手术，各类眼部美容整形及泪道手术，各类角膜及免疫技术；各类复杂眼外伤等。

二、教学

眼科教研室成立于1981年，负责重庆医科大学5年制临床医学二系、儿科系、影像系等眼科学大课教学及示教、实习等，后于2005年开始承担重庆医科大学临床医学七年制教学。自1996年开始招收眼科学第一名硕士研究生，截至2021年，已累计培养硕士研究生200余名，此外还先后培养了来自本地、四川、云南、贵州、内蒙古等全国各地的进修医师。眼科教研室还承担本科生、规培生、研究生、博士研究生的理论及实践教学。

教授张黎任《感官系统》教材副主编，为国家卫健委住院医师规范化培训结业考核题库建设专家；教授周希瑗任《中国医学教育pbl案例库》常务编委；副教授刘丹宁获“2017年全国高校(医学类)微课教学比赛”一等奖。

三、科研

科室长期坚持科研与临床并重的道路，在科研方面硕果累累。截至2021年，科室共承担各级各类科研项目近50项，其中国家级项目6项，国家自然科学基金6项，累计研究经费近400万元。开展科学研究，发表论文近400篇，其中SCI论文100余篇。

表2-1-77　国家级项目清单

序号	年度	负责人	项目名称	项目来源	项目编号	经费/万元
1	2009	周希瑗	超声微泡介导Rb联合P53基因 转染视网膜母细胞瘤的实验研究	国家自然科学基金面上项目	/	/
2	2012	周希瑗	slit2基因抑制CNV及其作用机 制相关信号通路的研究	国家自然科学基金面上项目	/	/
3	2016	简嘉	包裹ICG的相变型阳离子分子探针靶向显像及治疗视网膜母细胞瘤的研究	国家自然科学基金青年科学基金项目	81501487	18
4	2017	周宇	包裹光吸收子的、载药相变型光声/超声分子探针靶向多模态显像与治疗视网膜母细胞瘤研究	国家自然科学基金青年科学基金项目	81601508	18
5	2020	武明星	靶向诊疗一体化纳米分子探针用于视网膜母细胞瘤多模态显像及治疗的研究	国家自然科学基金青年科学基金项目	81901765	21
6	2021	周希瑗	载Ang-1纳米粒靶向治疗CNV的应用基础研究	国家自然科学基金项目	82070976	55

其他代表性成果：

1.杜之渝：LASIK术后角膜瓣下上皮植入的基础与临床研究，重庆市科技成果进步三等奖，2004年。

2.杜之渝：准分子激光屈光性角膜手术安全性的基础与临床系列研究，重庆市科技进步奖，2008年。

3.周希瑗：超声微泡携带基因或药物治疗视网膜神经病变的研究，重庆市卫生局医学科技成果一等奖，2010年11月。

4.周希瑗：超声微泡携带基因或药物治疗视网膜神经病变的研究，重庆市科技进步三等奖，2011年5月。

五、对外交流及影响

科室担负着卫生部、重庆市残疾人联合会防盲治盲任务，对各区县白内障手术及防盲治盲项目进行技术指导。自20世纪90年代以来，每年均参与各种类型的白内障复明手术工程，如“视觉第一、光明行动”、

“健康快车”行动、“百万贫困白内障复明行动”等，并以防盲办名义举办过多期防盲治盲医护培训班等，为周边区县、乡镇等培养了大量专业人才。

眼科在防盲治盲技术指导中心及搭建的眼科联盟平台基础上，开展各类医联体活动，形成三级网络。作为重庆市南岸区及渝中区近视防控中心，承担儿童青少年近视档案的建立和进校筛查工作。截至2021年，已完成近30万人的筛查工作(2020年9.8万人，2021年196934人)，并设立近视防控门诊，开展近视防控档案的建立。同时，开展各类近视防控的宣传、科普、教师及家长培训等。

多名职工具有国外进修经历，其中教授张黎于2012年9月—2013年9月在美国Thomas Jefferson大学附属Wills Eye Hospital访学；副教授刘丹宁在2019年7月—8月到加拿大温哥华UBC大学访学，并在2021年11月—2022年11月在德国科隆大学附属医院访学；住院医师武明星于2017年11月—2018年10月在美国耶鲁大学访学。

代表性学术任职一览：

1.张黎：重庆市防盲治盲技术指导中心主任。

2.周希瑗：中国医师协会眼科分会常委，中国医师协会重庆眼科分会副会长，中华医学会重庆眼科专委会副主委，中国残疾人康复协会重庆市视力残疾专委会主委。

3.杜之渝：《中华眼科杂志》《中国实用眼科》《眼科新进展》《中国眼耳鼻喉科》杂志等杂志编委；美国*CORNEA*杂志中国编委；美国*Ophthalmology and Ophthalmic Surgery*杂志编委。

4.刘苏：中华医学会重庆市眼科学专委会委员。

5.刘丹宁：中国医师协会眼科专委会青委会委员。

第二十八节　急救部

宽仁时期医院的急诊工作和门诊一起由门诊医生担任，没有单独的急诊科室，1939年医院在院内设有急救队，在沙坪坝陈家湾设有急救手术队，负责救治遭日机轰炸受伤的伤员。川东时期后设立有急诊室，属门诊部的一个诊室，负责专门治疗急诊病人。1988年成立急诊科，教授刘运俊任主任，科室成立时设置留察病床7张，初步形成了医院内的“急救绿色通道”，全天24小时为患者服务。1990年开始院前急救，1993年建立了急诊抢救室及急诊内科病房，同年加入了重庆市“120”急救网。2004年9月1日增设急诊外科，设置外科床位8张；2006年10月24日，急诊外科病房正式成立并同时命名为创伤烧伤科，床位24张。2007年成立急救部，设置EICU床位4张，急诊内、外科总住院床位48张，门急诊输液座位近50个。2009年中心ICU合并入急救部，创建了集院前院内急救、内外科急诊病人门诊诊断及住院治疗、门急诊病人输液和综合ICU(床位16张)于一体的新型急救医疗模式。2012年中心ICU独立出急诊科后，科室设立急诊科EICU(非封闭式管理床位5张)，2018年江南院区开业，设置EICU(封闭式管理模式)床位7

张，创伤复苏单元（Trauma Resuscitation Bays，TRB）1个，标准手术室2间，抢救床位7张，住院床位21张，形成了从院前急救网络系统到院内急诊医疗紧急救治的完整体系。从2016年起，科室连续4年荣登“中国医院科技量值”全国百强榜。2021年12月3日渝中院区急救部留察、抢救及清创室正式搬迁至魁星楼9楼。

1990年为适应医院教学的需要，开始承担急救医学和急救护理学教学工作，承担急诊医学专业硕士研究生、规范化培训学员、临床医学7年制等不同层次学生急诊医学、危重病医学、创伤急救、急救护理学的在校教学和临床实习工作。在医疗方面，2001年成为急诊医学的硕士学位授权点，2017年成为中国创面修复专科建设培育单位，2020年成为重庆市临床重点专科（精品项目），2021年成为国家级临床住院医师规范化培训基地。在护理方面，2008年成为重庆市急诊专科护士实训基地，2012年成为重庆市伤口造口专科护士培训基地（市级），2020年成为中华护理学会造口伤口专科护士京外培训基地（国家级），每年培养造口伤口专科护士50余人。

急救部经过三十多年的发展，科室医、教、研三方面都有长足的进步，已发展成为一个集医疗、教学、科研为一体的综合性科室，有一支以中青年骨干人员为主、专业结构合理的人才队伍。截至2021年，急救部有抢救床位13张，创伤复苏单元2个，普通床位75张，EICU床位15张。拥有医生45名，其中主任医师2人，副主任医师5人，硕士生导师6人，硕士33人，博士7人，博士后1人，在读博士3人。

表2-1-78　急救部历任主任、副主任名录

任职时间	主任	副主任	备注
1988—1993年	刘运俊	/	/
1993—1997年	贺瑞珍	/	/
1997—2003年	凌宗秀	/	/
2003—2004年	曾维琼	/	/
2004年8月—2006年9月	/	张献全（主持工作）、 简华刚（急诊外科）	/
2006年10月—2007年12月	张献全（兼ICU主任）	/	简华刚（2006年10月任创伤烧伤科主任）
2007年12月—	简华刚	王晓龙（2012年9月—　）、 秦开秀（2018年6月—　）	张献全（2007年12月继任ICU主任）

表2-1-79　第38党支部（急救部党支部）委员会名录

任职时间	书记	委员
2019年3月—	简华刚	殷学利、王倩倩、王晓龙、刘可

一、医疗

1988年医院组建急诊科，创建初期急诊室只是留观病人，对内外科病人进行日常处理，输液，初步建立了医院内的“急救绿色通道”，全天24小时为患者服务。没有重症监护室，没有急诊CT、MR、DSA等现代化影像设备。

20世纪80年代，教授刘运俊根据医院地处城市中心及收治病人的特点，制定了急诊室各项规章制度急抢救程序，抢救了大量心脏骤停、急性中毒、休克、心力衰竭、呼吸衰竭、创伤、多器官功能障碍等各种急危重症患者。发表脑、心、肺、肝急症相关论文，这些论文对临床医务工作者了解国内先进诊治理念有较大帮助，并有很大的实用价值，在社会上取得较大的反响。

2007年成立急救部，设置EICU床位4张，急诊内、外科的住院床位48张，门急诊输液座位近50个。简华刚教授担任急救部主任，参与汶川地震批量伤员的转运及救治任务，尤其是地震伤员及严重创伤合并感染伤员的救治，并积极协助重庆市第六人民医院处理地震伤员。开始承担交通事故伤、工伤事故和大型灾难性事故的紧急救援任务。如严重交通伤、高处坠落伤、爆炸伤、骨创伤、刀伤、大面积特重度烧伤、电击伤、热压伤、各种原因化学烧伤、放射性损伤、蛇咬伤等。为适应新形势，急诊外科（创伤烧伤科）积极引进、吸收和推广新技术和新方法，推广湿性技术治疗烧伤，采用负压封闭吸引技术处理急慢性创面，开始各种慢性溃疡、压疮、糖尿病足的治疗，形成了以创伤、烧伤和慢性创面处理的学科发展特色。

2007年中心ICU合并入急救部，教授简华刚担任急救部主任，创建了集院前院内急救、内外科急诊病人门诊诊断及住院治疗、门急诊病人输液和中心ICU（床位16张）于一体的新型急救医疗模式，中心ICU继续开展中心静脉穿刺置管术、动脉穿刺置管术、持续有创血液动力学监测（CVP、ART），快速气管插管、困难气道经纤维支气管镜插管、床旁血液净化等。运用各种有创或无创机械通气技术对病人进行呼吸支持，应用纤维支气管镜进行支气管检查、吸痰、治疗。

2012年中心ICU独立出急救部后，科室设立急诊科EICU（非封闭式管理床位5张），主要针对严重多发伤、脓毒性休克、急性重症胰腺炎、ARDS、急性肺栓塞、急性中毒、多器官功能障碍等危急重症的综合救治。2018年江南院区开业，EICU床位7张，采用现代化重症监护病房的管理模式，设立创伤复苏单元1个，标准手术室2间，抢救床位7张，住院床位21张，形成了院前急救—急诊门诊—急诊抢救室—急诊病房—急诊重症监护室（EICU）一体化的急救医疗体系（EMSS），成功实现了对急危重症患者一站式无中转的急救医疗服务，大大提高了患者的救治成功率。针对各种疑难、危重、综合患者进行诊治，逐步形成了多个亚专业方向，学科发展迈上了新的台阶。2021年12月3日渝中院区急救部留察、抢救及清创室正式搬迁至魁星楼9楼。

2010年随着科室业务发展，急诊外科将多发伤等严重创伤以及慢性创面治疗作为科室两大重点发展方向。在创伤方面，2018年江南医院急救部开业后创建了创伤复苏单元，组建了经验丰富的创伤团队，针对严重多发伤（ISS＞16分）的严重创伤，创伤团队按照损伤控制原则进行救治，与院内相关科室（如输血科、普通外科、脑外科、胸外科、泌尿外科等）形成联动，5分钟内可进行火急输血。在确定性手术方面，绝大部分严重创伤病人能在5~10天的手术窗口期完成手术。科室严重多发伤的致死率低于5%，江南院区急救部现已成为渝西地区区域性创伤救治中心。创面治疗方面，2014年开始应用高频彩色多普勒超声（HCDU）在糖尿病足等周围神经及血管病变的超早期检测；2017年最早成为全国创面治疗的培训基地之一，创建创面治疗联盟培训基地，举办创面治疗师培训班。

急救部历经三十余年，无论是急诊急救技能、重症监护水平还是创伤核心救治能力都在快速提升中，并逐渐形成急危重症、中毒、创伤、慢性创面几个亚专业。

二、教学

急救部教学始于1990年，经过30多年的发展，承担了急诊医学专业硕士研究生、住院医师规范化培训、临床医学5+3、五年制等不同层次学生急诊医学、危重病医学、创伤急救、急救护理学的在校教学和临床实习工作。同时承担来自重庆市及西南地区县市级医院的进修医师的培养工作。2001年建立急诊医学硕士学位授权点，2021年获批国家急诊住培重点专业基地，多年来为国家培养大量急诊人才。迄今共招收硕士研究生53人。同时，科室注重青年师资的培养，近年获得教改课题多项，发表教改文章数篇。

在护理方面，2008年科室批准为重庆市急诊专科护士培训实训基地，现科室已成为长江上游三峡库区的急诊医学和危重病医学的护理高级人才培训基地。2012年批准为重庆市伤口造口专科护士培训基地。2019年批准为重庆市护理学会专科护士培训基地。2020年批准为中华护理学会造口伤口专科护士京外培训基地（国家级），每年培养造口伤口专科护士50余人。

三、科研

科室长期坚持科研与临床并重的道路，在科研方面硕果累累。截至2021年，共承担各级各类科研项目25项，其中国家级项目1项，累计研究经费120万元。

开展科学研究，发表论文121篇，其中SCI论文14篇。例如，2022年科室刘凤在*Clinical Nutrition*上（IF=7.324）发表的“Type 2 diabetes prevention diet and the risk of pancreative cancer: large prospective multicenter study”，2022年科室杨攀在*frontiers in cell and deveopmental biology*上（IF=6.68）发表的“Identification of Hub mRNAs and lncRNAs in Atrial Fibrillation Using Weighted Co-expression Network Analysis With RNA-Seq Data”。

表2-1-80　国家级项目清单

年度	负责人	项目名称	项目来源	项目编号	经费/万元
2020	杨攀	连续性血液净化技术用于体外膜氧合治疗重症肺炎的基础及临床研究	中国博士后科学基金面上项目	2020M670111ZX	12

四、人才培养

科室建科初期，教授刘运俊十分重视人才培养，先后选派多位医生去前往国内外进修和学习，并十分注重自身培养与进修学习相结合、基础理论与临床实践相结合。科室主任简华刚更加重视人才培养和人才梯度建设，经过近十年的建设，截至2021年，科室拥有硕士学位33人，博士学位7人，博士后1人，在读博士3人。同时先后派多名医生到湖南湘雅医学院、四川华西医院、湖北同济医院急救部进行参观、学习和进修，并经常参加国内急诊专业技术培训，努力提高全科医护人员的医疗技术水平，已构建了一支以中青年骨干人员为主、专业结构合理的人才队伍。

五、对外交流及影响

科室20余人次在中国病理生理学会急危重病专业委员会，中华医学会急诊分会、重庆急诊医学分会等学术团体中任职。

代表性学术任职一览：

1.凌宗秀：中华医学会重庆急诊医学分会及生理学病科暨危重病学科学会常务委员，《现代医学杂志》编委。

2.王晓龙：重庆市医学会院前急救专委会副主任委员。

第二十九节　肿瘤中心

1993年，经学校批准成立肿瘤科，由外科主任乔天愚兼任主任，当时没有单独的病房和医务人员。1999年后只保留科室设置，暂无任命主任。2004年，医院引进副教授罗治彬负责筹建肿瘤科病房，经过两年的筹备工作，于2006年6月正式成立单独的肿瘤科病房，副教授罗治彬担任科主任，设置病床5张，主要开展常见恶性肿瘤如肺癌、乳腺癌、食管癌、胃癌等肿瘤的内科治疗。2008年初主任罗治彬调走，由呼吸科主任周向东兼任肿瘤科主任，2009年7月副教授张献全调任肿瘤科主任。2018年10月教授杨镇洲担任肿瘤中心主任至今。

截至2021年，肿瘤中心由江南院区肿瘤中心、放疗中心和渝中院区海扶肿瘤病区三部分组成，系重庆医科大学硕士，博士学位授权点，国家药物临床试验机构肿瘤专业组，重庆市临床重点专科，国家级放射肿瘤学规培基地，是集医疗、科研、教学于一体的肿瘤专科中心。科室拥有全科医护技人员共83人，其中国务院特殊津贴获得者1人，长江学者特聘教授1人，国家杰出青年科学基金获得者1人，重庆市学术技术带头人1人，重庆英才计划1人。医疗团队有教授、主任医师3名，副主任医师、副教授7名，主治医师10名，住院医师14人，其中博士生导师3名，硕士生导师3名；现有在读硕士研究生15名，博士研究生9名，其中，留学生1名，博士后2名；放疗团队有物理师3人，技师12人，其中硕士研究生4人；护理团队有护理人员34人，其中硕士研究生1人；特聘客座教授1名。

截至2021年，肿瘤中心开设床位158张，配备放疗中心、海扶治疗室、输液港植入操作室等。年门诊超12000余人次。

表2-1-81　肿瘤中心历任主任、副主任名录

任职时间	主任	副主任
1993年11月—1999年8月	乔天愚	/

续表

任职时间	主任	副主任
2004年—2008年3月	罗治彬	/
2008年5月—2009年7月	周向东(兼)	/
2009年7月—2017年10月	张献全	/
2017年10月—	杨镇洲	夏蕾(2021年9月—　)

表2-1-82　第46党支部(肿瘤中心党支部)委员会名录

任职时间	书记	委员
2019年3月—	杨镇洲	刘为(2019年3月—2021年11月)、夏蕾、金成兵(2019年3月—2021年11月)、何明凤

一、医疗

2006年,医院正式成立单独的肿瘤科病房,创建初期仅有5张病床,主要开展病人的门诊化疗,建立了医院肿瘤诊断治疗的专业科室。

2007年,病房数量逐渐增加至3间,病床9张。2008年上半年主任罗治彬调离科室,由呼吸科主任周向东代管,主要开展肿瘤的内科治疗,如常见恶性肿瘤的化疗,晚期肿瘤患者的姑息性治疗。2009年,医院对肿瘤科病房进行扩充、改造,张献全主任于8月开始负责肿瘤科的工作。

2017年10月,教授杨镇洲接任肿瘤中心主任,科室全面进入振兴发展之路,肿瘤中心秉承"以局部治疗为先导的肿瘤综合治疗"理念,目前具备肿瘤放射治疗、三维后装治疗、高强度聚焦超声(HIFU)治疗、肿瘤介入微创治疗、肿瘤内科治疗、肿瘤药物临床试验和肿瘤实验室等六类特色技术专长。2019年,引进了西南第一台被誉为"放疗超人"的美国瓦里安公司(VARIAN) VitalBeam™直线加速器,于3月18日正式治疗首例患者,现年治疗患者1000余人次。同时期,还引进了美国瓦里安公司GammaMedplus iX24通道系统三维后装治疗机,于3月18日开展首例患者的诊治,现年开展近距离治疗1000余人次,治疗人数升至全重庆市第二,现每月后装患者超过100人次。2020年引进第二台设备瑞典医科达射光刀(Infinity),该设备具有高速高分辨率红宝石多叶光栅系统,4D的图像引导系统等,能够精准开展肿瘤的手术治疗。科室2018—2021年开展的TACE术年均170余次,粒子植入年均190余次,CT引导下各项穿刺年均150余次,微波消融年均10余次,神经阻滞年均70余次。

二、教学

肿瘤科教学始于2008年,中心承担了本科5年制及"5+3"本硕连读实习生、进修生、规培生及研究生的带教工作,坚持每周定期教学查房,疑难病历讨论,临床实习带教,规培带教;作为肿瘤学硕士及博士培养授权点,已培养多名硕士及博士研究生。同时,重视青年师资的培养,鼓励青年教师参与实习生的带教工作及承担理论课授课;教学团队承担了临床本科生选修课《肿瘤学概论》的教学任务。在教学成果方面,学科带头人以副主编身份撰写专著《数字化智能放疗》，作为专家组成员参与中国临床肿瘤学会(CSCO)《免疫检查点抑制剂临床应用指南2020》之宫颈癌、子宫内膜癌篇的撰写，现均已出版；并发表数篇教学论文。

三、科研

截至2021年，科室共承担各级各类科研项目32项，其中国家自然科学基金4项、省部级及院级人才项目7项、重庆医科大学一流学科建设项目1项、重庆市科委大健康领域重点研发项目1项、重庆市自然科学基金5项、重庆市科卫联合医学科研项目4项、重庆市教委青年项目2项、CSCO基金等8项，累计经费400余万元。2021年，教授杨镇洲牵头的国家自然科学基金面上项目“RNA甲基化调控基因BCDIN3D在NSCLC淋巴分期中的作用及机制研究”获得国家自然科学基金委员会55万元资助。系列研究还包括“DYRK1A通过KAT6A重塑染色质在放疗肺纤维化中的作用及机制研究”“基于PZP靶向防治放射性肺损伤的作用机制及应用探索”，分别获得国家自然科学基金青年项目、重庆市技术创新与应用发展专项重点项目的资助。

开展科学研究，发表论文近60篇，其中SCI论文40余篇，由学科带头人教授杨镇洲前期牵头完成的全球首个比较全脑放疗（WBRT)同步厄洛替尼vs.单纯WBRT治疗非小细胞肺癌脑转移患者的Ⅲ期临床研究(ENTER研究，No.NCT01887795)，发表于国际权威期刊*Neuro-oncology*上(IF=12.30)；另2021年科室杨镇洲教授在国际顶级期刊*Angiogenesis*上(IF=9.596)发表的“Successful manage-ment of lung adenocarcinoma with ALK/EGFR co-alterations and PD-L1 over-expression by bevacizumab combined with chemotherapy”，全面探索了关于ALK/EGFR双突变伴PD-L1强阳性肺腺癌的治疗策略。

表2-1-83 国家级项目清单

序号	年度	负责人	项目名称	项目来源	项目编号	经费/万元
1	2019	杨镇洲	pre-miRNA甲基化调控基因BCDIN3D在NSCLC淋巴分期中的作用及机制研究	国家自然科学基金面上项目	81972851	55
2	2020	张晓月	ADAMTSL4调控赖氨酰氧化酶重塑ECM促进NSCLC脑转移的机制研究	国家自然科学基金青年科学基金项目	82002448	24
3	2021	贺无恙	FNDC5/irisin调控NRF2/ROS信号促进线粒体自噬对放射性心脏损伤的防治及机制	国家自然科学基金青年科学基金项目	82100253	30
4	2021	徐在成	DYRK1A通过KAT6A重塑染色质在放疗肺纤维化中的作用及机制研究	国家自然科学基金青年科学基金项目	82102834	30

四、人才培养

肿瘤中心一直贯彻“请进来，走出去”“技术引进与输出相结合”的方式，包括邀请国内知名权威肿瘤科学家莅临讲学，选派中心青年肿瘤专技人员赴中山大学附属肿瘤医院、复旦大学附属肿瘤医院、四川省肿瘤医院等先进肿瘤专科医院进修和学习。

2017年以来，随着学科带头人、教授杨镇洲的引进及放疗中心的装机运行科室对人才的引进和培养提出了更高要求，主任杨镇洲在科室进一步落实了“察人之长，用人之长，聚人之长，展人之长”的人才培养方针。至2021年年底，科室构成了医、技、护、研全面发展的学科团队，共计77人，其中医师28人，护士34人，医技14人，研究系列人员1人；在职正高职称1人，副高3人；主治医师12人，主管护、技师6人，护师14人，护士15人；博士生导师1人，硕士生导师2人。学科带头人教授杨镇洲先后获得重庆市学术技术带头人、“重庆英才·创新领军人才”等人才称号。科室徐在成医师、彭媛医师先后获得“重庆市中青年医学高端人才”“昆仑英才·拔尖人才”等称号。

五、对外交流及影响

在2019年度中国医院科技量值（STEM）肿瘤学排名中，肿瘤中心排名第89位。同时，科室成员分别担任中国抗癌协会肿瘤放射防护专业委员会常务委员、中国医师协会放射肿瘤治疗医师分会委员、中国医师协会近距离治疗专委会委员、中国生物医学工程学会精确放疗技术分会工程物理技术学组委员等职务。2019年，中心组织成立重庆肿瘤医疗联盟（渝西肿瘤联盟），并成立了MDT多学科远程会诊中心。2021年，与重庆市中西医结合学会免疫治疗专委会一道，举办四届联合年会，连续三年被重庆市中西医结合学会授予“优秀先进专委会”。

代表性学术任职一览：

杨镇洲：中国医师协会放射肿瘤治疗医师分会委员，中华医学会重庆肿瘤放射治疗专委会委员，中国抗癌协会重庆市化疗专委会副主任委员；重庆市肿瘤放射治疗学学术技术带头人，重庆市中西医结合学会分子靶向治疗专业委员会主任委员。

第三十节　HIFU肿瘤治疗中心

科室前身为“重庆市高强度聚焦超声肿瘤治疗科室”，1998年9月由重庆市卫生局授牌成立。1998年，为适应医院肿瘤学科的发展需要，开展高强度聚焦超声（HIFU）治疗肿瘤的新技术，由教授王智彪负责筹建。1999年元月正式成立肿瘤治疗中心，教授王智彪担任科主任，开展以肝恶性肿瘤、骨恶性肿瘤、乳腺恶性肿瘤、胰腺恶性肿瘤、胆管恶性肿瘤、肾恶性肿瘤及部分良性肿瘤为主的HIFU治疗，术前辅助化疗及术后化疗。

经过20余年的发展，科室逐步形成集医、教、研为一体的综合性临床科室。科室以中青年科技人员为主要生力军，专业结构合理，依托超声医学国家重点实验室和重庆市重点实验室，截至2021年，拥有病床

43张，教授及主任医师2人，副教授及副主任医师3人，讲师及主治医师2人，住院医师6人。其中获得博士学位3人，硕士学位10人。博士生导师1人，硕士生导师2人。

表2-1-84　HIFU肿瘤治疗中心历任主任、副主任名录

时间	主任	副主任
1999—2001年	王智彪	陈文直
2002—2006年	伍烽	陈文直
2006年10月—2012年9月	陈文直	朱辉
2012年9月—	朱辉	周崑(2021年9月—　)、 金成兵(2021年9月—　)

表2-1-85　第53党支部(海扶肿瘤治疗中心党支部)委员会名录

任职时间	副书记	委员
2021年11月—	周崑	刘为、金成兵

一、医疗发展

中心拥有世界首台具有国家自主知识产权的大型医疗设备——海扶JC型高强度聚焦超声肿瘤治疗系统，获国家技术发明最高奖项及多项国家发明专利，成为全球首家开展高强度聚焦超声(HIFU)治疗恶性肿瘤的临床科室。针对各种良、恶性肿瘤开展临床诊断治疗工作，累计治疗患者7000余例，还开展化疗、手术、微创介入、免疫治疗、靶向治疗、CT/超声引导下穿刺活检/放射性粒子植入/无水酒精注射、输液港置入等技术。

1999年引进聚焦超声消融治疗技术，累计保器官治疗良恶性肿瘤(疾病)患者6000余例，治疗安全有效。2005年9月，卫生部批准在HIFU肿瘤科室建立“高强度聚焦超声肿瘤治疗培训基地”，成为第一家开展高强度聚焦超声肿瘤治疗培训工作的国家级培训基地。截至2021年，已累计培训国内外各级医疗机构约120家，超过500名医护人员。

二、教学发展

中心HIFU肿瘤中心坚持发展医工结合的教学，注重科研队伍的建设，专业涉及肿瘤学、外科学、妇产科学、超声治疗学、生物医学工程。承担临床医学五年制本科以及“5+3”一体化实习带教工作、生物医学工程学院大课教学。科室自成立之日起，就承担博士、硕士研究生的教育与培养。截至2021年已累计培养博士后11人、博士研究生26人、硕士研究生99人、本科生数百人。许多毕业的研究生已成为工作单位的学术骨干或担任重要管理职位。

三、科研发展

科室作为首席单位先后承担了国家重大仪器专项1项、国家973计划项目1项、国家"十二五"科技支撑计划1项、国家"十一五"科技支撑计划2项、国家自然科学基金委重点项目2项、杰出青年基金项目1项等100余项国家和地方科研项目,获批科研经费1亿余元。获2010年国家科技进步奖二等奖1项、国家技术发明奖二等奖1项、2016年重庆市科技进步二等奖等多项荣誉;已出版《微无创医学丛书——子宫肌瘤》《实用超声治疗学》《超声治疗学》《医学仪器原理与应用》等专著。在超声治疗领域实现了从基础研究、技术研发、设备研制、临床应用、标准/共识/指南制定等全球系列"从0到1"的突破。

科室建立到2021年,发表论文超百篇,其中SCI论文十余篇。

其他代表性成果:

1.王智彪:国家技术发明奖二等奖,2000年;
2.朱辉:2010年国家科技进步二等奖,2010年;
3.朱辉:重庆市科技进步二等奖,2016年。

四、人才培养

截至2021年,本科室拥有生物医学工程硕士学位授予权(招生方向为超声医学,生物医学信息技术),还拥有生物医学工程博士学位一级学科授予权,下设超声医学,微无创医学等二级学科。在校本科生238名,在读硕士研究生、博士研究生273名,在站博士后19名。

五、对外交流及影响

科室临床专家先后赴韩国天主教大学附属圣玛丽医院、日本千叶大学中央病院、英国牛津大学丘吉尔医院、欧洲癌症研究科室(IEO、意大利米兰)、香港大学皇后玛丽医院等世界多家知名医院和医疗机构,指导开展HIFU临床治疗工作。并且,每年邀请多名国际上本领域的知名专家讲学,包括原德国西门子公司MRI全球总裁、现法国居里夫人实验室主任、前东芝公司研发总裁等国际一流学者、企业家等,不断开拓研究生的专业视野,培育创新思维。

通过搭建学术交流平台,主办了多场重要学术会议,包括2001年首届HIFU在医学中的应用国际研讨会、2009年首届超声无创治疗国际高峰论坛、2017年胰腺癌微无创治疗进展研讨会、连续主办4届微无创医学长江高峰论坛、2007—2019年连续主办13届"超声治疗'大家'暑期论坛"。多名医护人员前往国内外进行学术交流,2016年在梅浙川副院长的带队下参加HIFU学术会议;2017年在第4届肿瘤微创治疗上海论坛发表主题演讲:HIFU消融胰腺癌,超声微泡造影剂的应用和评价;2018年参加腔镜和内镜外科医生协会年会,发表主旨演讲"What is the role of HIFU playing in treatment for malignancies?";2019年参加第2届HIFU学术会议、第19届国际超声治疗大会暨第五届欧洲EUFUS;2021年参加ISTU2021年会并做大会专题报告。

代表性学术任职一览：

1.王智彪：国家973项目首席科学家，超声医学工程国家重点实验室主任，超声医疗国家工程研究科室主任；

2.朱辉：国际微无创医学学会专委会委员、理事会成员，中国医师协会微无创医学专业委员会委员。

第三十一节 康复医学科

1990年2月理疗科成立，由原来的中医科理疗师郑宽仁任主任。当时仅有面积不足40m²的门诊室及简陋的理疗室，工作人员4名，主要开展物理因子治疗及针灸推拿。

2003年，医院人才引进教授虞乐华，组建成立康复理疗科并担任科室主任，逐步实现由单纯理疗科向康复医学科的发展转化。教授虞乐华与神经内科主任胡长林教授合作，率先在重庆市建立了卒中单元。

2006年科室扩建，拥有25张病床，工作人员20余人，到2010年上升为60张床位，工作人员超过40名，发展至今，建成康复治疗面积约2000m²，标准康复病床80张，另开设康复专科门诊、疼痛门诊(特需)。

康复医学科于2006年成为重庆市地方院校康复医学唯一的博士学位授权点和留学生培训基地；2010年成为重庆市医学重点建设学科，是重庆市技术学术(康复医学与理疗学)带头人单位；2011年成为重庆市住院医师规范化培训基地、重庆市综合医院中医工作示范单位、重庆市康复医学医疗质量控制中心、重庆市疼痛医学医疗质量控制中心；2012年成为国家中医药管理局“十二五”重点专科、重庆市“十一五”重点学科和重庆市工伤保险定点康复机构，同年，主办的康复治疗学系开始招收首届学生；2015年成为重庆市(唯一)康复专科护士规范化培训基地；2020年成为重庆市康复治疗师规培基地；2021年成为国家住院医师规范化培训重点专业基地(康复医学专业)、中国康复医学会手功能康复专科培训基地、中国康复医学会心肺康复护理专科培训基地。

表2-1-86 康复医学科历任主任、副主任名录

任职时间	科主任	副主任
1990年2月—2003年4月	郑宽仁	/
2003年5月—	虞乐华	殷樱(2018年6月—)、 姚秀卿(2020年12月—)

表2-1-87 第36党支部(康复医学科党支部)委员会名录

任职时间	书记	副书记	委员
2019年3月—	/	殷樱	蒋玮、谭波涛、贾功伟、贾朗

一、医疗

学科建立初期，仅有门诊理疗，主要开展物理因子治疗及针灸推拿，员工仅4人。2003年，教授虞乐华作为重庆市康复医学学术技术带头人带领团队逐渐开启了康复医学科全新的发展阶段，同年理疗科改名为康复医学科，并组建病房。积极开展学科间合作，与神经内科胡长林教授联合查房，建设地区首个“卒中单元”。

2010年，疼痛科纳入康复科合并管理（一套人马，两块牌子），并开设单独疼痛病区，魏安宁副教授作为技术带头人，开展骶管注射、周围神经阻滞术、关节腔灌注、硬膜外药物注射等疼痛诊疗项目。同时期，科室获批重庆市医学重点建设学科及重庆市康复医学、疼痛医学医疗质量控制中心，床位扩大到60张，员工30余人。2011年，康复科联合血液科，在市内率先开展骨髓间充质干细胞移植治疗脊髓损伤。2012年，科室获批国家中医药管理局“十二五”重点建设专科，重庆市“十一五”重点学科，重庆市工伤保险定点康复机构。2015年成为重庆市卫健委康复专科护士规范化培训基地，目前已累计开设培训班7届。2018年开始，康复科承担国家卫健委基层康复科医师转岗能力培训，现已招收4期。2018年，虞乐华教授牵头成立康复专科联盟，先后有116家医疗机构加盟，形成了上下转诊的良好格局。2019年康复科整体搬迁至统战部楼，床位由65张升至80张，率先在全市开设了具有专科特色的高依赖康复病房（HDU），同期还积极开展促醒治疗、rTMS无创神经调控、肌骨超声引导下肉毒素注射、神经水分离、血友病关节松动、颈7神经转位术后一体化康复、SET-悬吊治疗、血流限制技术（BFR）、颞颌关节紊乱整复等新技术。

截至2021年，康复医学科包含神经康复、肌骨康复、疼痛康复和重症心肺康复等优势诊疗领域。收治患者以神经康复、骨科康复、慢性疼痛康复、盆底康复、老年病康复为主，年出院患者约1000例，住院患者疑难复杂病例及外地门诊住院患者比例常年维持在50%左右。

二、教学

2003年教授虞乐华申报获批了康复医学与理疗学硕士学位授权点，并于2006年获准为博士学位授权点，成为西南地区地方院校康复医学专业首批博士学位授权点和留学生培训基地。2012年，科室牵头成立了重庆医科大学康复治疗学本科专业，并开始全国普通高校招生。2018年成立重庆医科大学康复治疗学系，虞乐华教授任重庆医科大学康复治疗学系系主任。2021年重庆医科大学康复治疗学系获批重庆市一流本科专业立项建设项目，专业课程“作业治疗学”成为重庆市社会实践一流课程，经过发展，专业已经具有成熟的“学士—硕士—博士—博士后”的人才培养体系。

团队教师先后斩获2017年第18次全国物理医学与康复学学术大会上英文论文演讲二等奖、2018年全国高校（医学类）微课比赛二等奖、2019年重庆市首届高校课堂教学创新大赛二等奖、2020年全国高校（医学类）微课教学比赛二等奖、2020年本科高校教师教学创新大赛二等奖等各级各类教学奖项若干，获“中国康复医学会优秀青年康复医师”称号2人，“中国康复医学会优秀青年康复治疗师” 称号1人。

教授虞乐华主编及参编各类学术专著与教材11部，参编人民卫生出版社“5+3”整合教材《运动系统损伤疾病》，参编卫生部康复治疗专业本科教材《物理因子治疗技术》、卫生部“十一五”全国高等学校本科规划教材《内外科疾患康复学》，参编《重庆市新冠肺炎康复治疗专家建议》以及中国康复医学会“康复医学指南”系列丛书《中西医结合康复指南》。

三、科研

截至2021年，科室共承担各级各类科研项目49项，其中国家级项目11项，国家自然科学基金11项，累计获得研究经费351万元。开展科学研究，发表论文200余篇，其中SCI论文40篇。

表2-1-88　国家级项目清单

序号	年度	负责人	项目名称	项目来源	项目编号	经费/万元
1	2006	虞乐华	光活化竹红菌素促基因转染诱导瘢痕疙瘩成纤维细胞凋亡及其机制	国家自然科学基金面上项目	30572394	26
2	2012	虞乐华	肌骨超声对Luschka关节增生与椎动脉作用机制的应用基础研究	国家自然科学基金面上项目	81071859	58
3	2012	牛陵川	丰富康复训练促进脑卒中后抑郁大鼠海马神经可塑性及其作用机制的研究	国家自然科学基金青年科学基金项目	81201506	23
4	2013	黄荣忠	PFK-1关键位点磷酸化改变干扰葡萄糖代谢在博尔纳病毒引起5-HT紊乱和学习记忆障碍中的机制研究	国家自然科学基金青年科学基金项目	31300137	23
5	2016	王三荣	小脑外侧核DBS对早期缺血性卒中大鼠吞咽障碍的治疗作用及机制研究	国家自然科学基金青年科学基金项目	81601967	18
6	2016	吴丹冬	CTRP4通过上调IL-6表达参与下丘脑leptin信号系统调控肝脏胰岛素敏感性的机制研究	国家自然科学基金青年科学基金项目	81600615	28
7	2017	殷樱	激活mTOR和JAK/STAT信号通路联合任务向导性康复训练促进脊髓损伤大鼠轴突再生的作用和机制研究	国家自然科学基金青年科学基金项目	81702221	20
8	2018	贾朗	低强度脉冲聚焦超声通过PGAM5/FUNDC1信号通路促进软骨细胞线粒体自噬活化的作用和分子机制研究	国家自然科学基金青年科学基金项目	81802234	21
9	2019	姚秀卿	MST1在阿尔茨海默病神经元变性中的作用及机制研究	国家自然科学基金面上项目	81971033	55
10	2021	吴丹冬	运动上调HIF-1a调控POMC神经元葡萄糖感知改善外周糖代谢的机制研究	国家自然科学基金面上项目	82072543	55
11	2021	谭波涛	电活动依赖的NLGN3释放参与AKT/mTOR通路调控OPCs增殖、分化和髓鞘化的机制研究	国家自然科学基金青年科学基金项目	82002377	24

四、人才培养

学科专业技术力量雄厚，人才梯队健全。截至2021年，拥有医、护、技师人员63人，其中医生15人，主任医师2人，副主任医师4人，主治医师7人，教授2人，副教授4人，博士研究生导师2人，硕士研究生导师6人。医生队伍中博士学位10人，护理队伍中硕士学位2人，治疗师队伍中硕士学位6人。

五、对外交流及影响

截至2021年，学科拥有重庆市学术技术带头人1人、国家自然科学基金项目通讯评审专家2人、国家级学会委员11人、省级学会副主任委员7人。

科室骨干先后赴美国、德国、加拿大、比利时、土耳其、日本、印度尼西亚、马来西亚等国进行学术交流，科室组织各类康复培训班（重庆市康复紧缺医师培训班结业3期、卫生部康复治疗人员培训项目2期、重庆康复专科护士培训班6期等），累计申报开展10项国家继续教育项目、50余项重庆市级继续教育项目，招收培训各区县学员上千人。

重视基层帮扶，开展适宜技术推广项目。截至2021年，累计现场指导近百次，举办集中学习培训班30余次，培训1000人次，获益患者超5000人以上。

代表性学术任职一览：

虞乐华：中华医学会物理医学与健康学分会第十届委员会委员，中国医师协会康复医师分会委员，中国康复医学会手功能康复专业委员会副主任委员，中国康复医学会烧伤治疗与康复医学专业委员会副主任委员，重庆市医学会物理康复专业委员会主任委员，重庆市针灸协会副会长兼针灸康复专业委员会主任委员，重庆医师协会疼痛医师分会会长，重庆市医学会卒中专业委员会副主任委员，重庆市残疾人康复协会副会长兼肢体残疾康复专业委员会主任委员。《中华物理医学与康复杂志》《中国康复医学杂志》编委。

第三十二节　重症医学科

重症医学科前身为2000年6月成立的外科重症监护病房和2003年2月成立的急诊重症监护病房。2006年12月，由外科重症监护病房和急诊重症监护病房合并为中心ICU，隶属急救科，实行半封闭式管理。2012年9月重症医学科独立成科；2018年7月江南院区开业，设床位29张，重症医学科一院两区共有床位45张。

2018年6月获批重庆市重症医学专科护士培训基地，2018年11月成为重庆市护理学会危急重症护理学专业委员会主委单位，引领护理专业前沿发展。2019年6月获批重庆市老年学和老年医学学会重庆市鼻空肠管置管培训中心；2020年5月获批国家重症医学住培基地；2020年9月获批重庆市老年学和老年医学学会重庆市ECMO护理技术培训中心；2021年9月获批国家临床重点专科建设项目单位。

经过20余年的发展，在现任学科带头人张安教授的带领下，已发展成集医、教、研为一体，在重庆市及西南地区具有一定影响力的国家临床重点专科，接诊范围涵盖重庆、四川、贵州、海南、湖北等地。科室不断开展重症救治技术，其中ECMO、杂合血液净化、重症超声及血流动力学监测、神经重症监测、床旁经鼻盲插鼻空肠管、移植器官供体维护、移植后管理及俯卧位通气均是科室特色技术，具备ECMO远程转运能力，覆盖重庆市各区县以及周边省市。在综合治疗基础上，还进行了亚专业组的划分，截至2021年有重症神经、重症呼吸、重症循环、重症超声4个亚专业组，分别开展了各个专业领域内的先进技术。

截至2021年，全科共有医护人员131人，其中医师28人，护士103人；主任医师/教授1人，副主任医师5人；主治医师10人，主任护师1人，副主任护师1人，主管护师7人，护师38人，护士56人；硕士生导师4人，博士研究生7人(在站博士后2人)，硕士研究生19人。

表2-1-89 重症医学科历任主任、副主任名录

任职时间	主任	副主任
2003—2004年	曾维琼(急诊内科)	/
2004—2008年	张献全(急诊内科)	/
2009—2012年	简华刚(急救部)	/
2012年9月—2015年7月	/	张安
2015年7月—	张安	曹云星(2019年12月—)

表2-1-90 第40党支部(ICU党支部)委员会名录

任职时间	书记	副书记	委员
2019年3月—	/	李霞	邱晓玲、刘依婷、陈晓东、万运胜

一、医疗

自重症医学科成立以来，紧随重症医学前沿，先后开展了本专业相关新技术，2014年首次开展PICCO技术；2015年首次开展俯卧位通气；2015年9月开展超声引导下鼻空肠管置管技术；2016年开展改良组合湿化装置用于人工气道患者的湿化氧疗；2016年开展经鼻高流量氧疗技术；2017年独立开展床旁血液净化治疗；2018年开展第一例ECMO+CRRT；2018年开展枸橼酸钠抗凝方式下的CRRT、血浆置换、血液灌流、吸附；2018年开展VV-ECMO/VA-ECMO；2019年开展ISBAR床旁交接班；2019年开展多模式神经功能评估，包括脑血流动力学、电生理、脑代谢及颅内压等监测；2020年开展重庆市首例新冠肺炎患者ECMO+CRRT+血液灌流+血浆置换治疗，首例重庆市新冠肺炎患者ECMO+俯卧位通气；2021年开展重庆市首例双股静脉径路VV-ECMO。

科室建立了医疗专业小组，包括ECMO小组、重症神经小组、CRRT小组、重症超声小组、重症呼吸小

组、重症心脏小组等。另建立了循环系统护理学组、呼吸系统护理学组、神经系统护理学组等十余个护理亚专业学组。

2018—2021年，开展ECMO 51例，包括了VV、VA、VAV、双股静脉径路等多种治疗模式，实现了ECMO技术的7个首次突破：首次进行清醒ECMO；首次开展双股静脉径路VV-ECMO；首次ECMO联合IABP；首次实现ECMO多模式转换；首次ECMO无肝素运行；首次在ECMO支持下进行疑难手术；首次同一天上2例ECMO且2例患者存活率100%。2020年新冠肺炎疫情袭来时，重庆市共有3例重症患者使用了ECMO救治，本科医护ECMO团队全程管理了该3例患者，大大降低了重庆重症新冠肺炎患者死亡率。

截至2021年，拥有ECMO 3台、IABP 1台、PiCCO 1台、PiCCO模块3套、床旁超声机3台、CRRT机5台、有创呼吸机40台、无创呼吸机6台、转运呼吸机6台、经鼻高流量7台、转运监护仪4台、喉镜6套、纤支镜6套、无创心排监测仪（USCOM）1台、进口飞利浦心电监护仪29套、进口GE心电监护仪16套、颅内压监测仪2台、脑电意识监测仪6台、BIS监测系统1套、脑死亡鉴定系统（诱发电位）1套、TCD血流检测仪1台、闭路探视系统29套、GEM血气分析仪3台及快速生化检测仪1台。

二、教学

2015年9月负责“临床技能学”教学，2017年9月负责重庆医科大学护理本科“护理伦理学”教学，近年来承担“临床医学导论”“护理伦理学”“急危重症高级护理（学）实践”大课教学，以及其他护理学本科、专科、成人本专科等不同专业、不同层次学生的理论课教学和临床实习带教工作。

2014年获得重庆市教委重点项目“多站式考核在ICU护理研究生核心能力培训中的应用研究”。2016年成为内科学硕士学位授权点，已招收内科学专业学位硕士4名。2018年6月以来作为“重庆市重症医学科专科护士培训基地”“伤口造口”等专科护士临床实践基地，为重庆市各级医院培养各类专科护士500余名，接收二级、基层医院进修护士300余名。2019年4月加入华西重症医学联盟，利用华西远程课程，实现一院两区同质化教学管理；2019年6月成为重庆市老年学和老年医学学会重庆市经鼻盲插鼻空肠管置管培训中心和ECMO护理技术培训中心，举办多期培训班，培训专项医护人才200余名，技术辐射西南片区。2020年5月成为重症医学专业国家住院医师规范化培训基地。截至2021年，科室在培规培学员11名，专硕并轨培养学员3名。2021年成为重症医学硕士学位（专业型/学术型）授权点，首次招收重症医学硕士4名，科室根据重症专业要求拟定了《重庆医科大学全日制重症医学硕士专业学位研究生培养方案》，进一步规范重症专业硕士的培养；同年，成为护理硕士学位授权点，招收护理专业硕士1名。

三、科研

自科室建立以来，科室长期坚持科研与临床并重的道路，近年成绩斐然。截至2021年，共承担各级各类科研项目25项，累计获得研究经费170余万元。开展科学研究，发表论文200余篇，其中SCI论文21篇，发明专利1项，实用新型专利2项，外观设计专利1项，护理新技术3项。

四、人才培养

医疗组方面，截至2021年，科室医师拥有研究生学历26人，其中博士学位7名，在读博士1名，在站博士后2人。科室每年选派多名医生外出进修学习，先后到过四川医学科学院、四川省人民医院重症医学中心、四川大学华西医院、北京中日友好医院外科、首都医科大安贞医院心外科ICU等进修学习。科室有序选派年轻医护人员参加市内外学术会议、重症专科技术培训等，如华西梅奥重症论坛、中华医学会重症医学年会、中国医师协会重症医学年会、重症医学资质培训(5C培训)等。2011—2021年，选派护理骨干参加全国各类专科护士培训，如ICU专科护士、伤口造口护士、呼吸治疗师等。

五、对外交流及影响

科室举办重庆市重症营养进展培训班4期、重庆市神经重症论坛2期、重庆市护理学会危急重症护理继续教育培训班4期、重庆市老年学与老年医学学会ECMO技术培训班2期、盲插鼻空肠管置管培训班4期、市级ICU专科护士培训班5期。科室加强与华西医院合作交流，加入华西联盟成员，通过与华西及其联盟医院进行医疗、科研及教学深入交流，进一步促进学科发展及影响力提升。

代表性学术任职一览：

1.张安：中国老年学和老年医学学会老年呼吸与危重症医学分会副主任委员，重庆市医学会重症医学专业委员会副主任委员，重庆市医院协会重症医学管理专业委员会副主任委员，重庆市生理科学会危重病医学专业委员会副主任委员，重庆市中西医结合学会重症医学专业委员会副主任委员，重庆市中西医结合学会创伤专业委员会副主任委员。《中国药业》杂志编委。

2.曹云星：重庆市解剖学会神经重症专业委员会主任委员。

第三十三节　临床营养科

临床营养科作为医技科室组建于2012年。截至2021年，科室共有10名工作人员，其中医师4名，营养技师4名，工勤人员2名。其中博士1名，硕士3名，本科4名。

科室目前开展的主要诊疗服务包括三个方面：一是针对各临床科室疾病相关营养不良患者的营养治疗方案的拟定；二是开展了肿瘤专科营养门诊、妊娠糖尿病营养治疗咨询门诊、慢性疾病营养咨询门诊、肥胖医学减重联合门诊等营养咨询门诊；三是为外科如骨科、肝胆外科、三腺外科等科室的手术患者提供成套加速康复外科围手术期营养治疗方案，改善患者临床结局。

科室获得中国医师协会营养医师专业委员会颁发的“2019年度学科建设优秀科室”、2019—2020年度全国“百佳医学营养减重教学基地”、2019年“全民营养周优秀组织先进单位”等荣誉。

表2-1-91　临床营养科历任主任、副主任名录

任职时间	主任	副主任
2012年—2016年3月	胡怀东	/
2021年4月—	/	童师雯

一、医疗

科室目前开展的主要诊疗服务包括三个方面。一是自2018年起，逐步与各临床科室建立起疾病相关营养不良的诊疗合作机制，科室主要负责拟定各临床科室疾病相关营养不良患者的营养治疗方案。针对各科住院患者进行营养风险筛查、营养评估、营养治疗、营养科普、饮食指导、建立营养健康档案、出院后动态随访的综合营养干预措施。在规范化营养支持的前提下，针对患者的病情及时调整营养支持方案，保证患者得到个性化的营养支持，显著改善患者的营养状况，降低并发症的发生，降低医疗费用。二是2018年起开设妊娠糖尿病营养治疗咨询门诊、慢性疾病营养咨询门诊、肥胖医学减重联合门诊等营养咨询门诊。三是自2018年起，为手术科室如骨科、肝胆外科、三腺外科、泌尿外科、血管外科、胸外科、海扶肿瘤中心、消化科的手术患者提供成套加速康复外科围手术期营养治疗方案，改善患者临床结局。

二、教学

2012年在院内开展临床营养师培训，参会医护人员约80余人；2013年至今，接收并培养营养专业实习生共计27名；2017年起，科室承担了重庆医科大学公共卫生学院营养与食品卫生专业本科“临床营养学”教学，2021年招收专业型硕士研究生一名；2012—2021年，接收并培养进修生5人；2020—2021年接受并培养临床药师规范化培训学员9人；2020—2021年作为讲师参与骨科、肝胆外科、感染科、康复科、神经内科、产科、呼吸科专科护士培训。

三、科研

自科室建立以来，共承担各级各类科研项目3项，其中国家级项目1项，国家自然科学基金1项，累计获得研究经费34万元。开展科学研究，发表论文29篇，其中SCI论文5篇。

表2-1-92　国家级项目清单

年度	负责人	项目名称	项目来源	项目编号	经费/万元
2013	童师雯	Villin-1在乙肝病毒复制中的机制研究	国家自然科学基金青年科学基金项目	81301423	22

四、对外交流及影响

由于临床营养的专业特点，科普工作也是该科室工作的重要组成部分。获得科普方面奖项包括：2019年重庆市营养学会临床营养专业委员会病例演讲比赛二等奖；重庆赛区：视频组一等奖，演讲组二等奖；西南大区赛，视频组二等奖，演讲组二等奖；总决赛：视频组三等奖，演讲组三等奖。

代表性学术任职一览：

童师雯：中国医师协会营养医师专业委员会青年委员。

第三十四节　泌尿肾病中心

泌尿肾病中心成立于2019年8月19日，配置床位46张，其中肾移植保护区床位11张。科室具备成熟的肾脏移植团队及移植内科管理团队。围绕肾脏替代治疗综合多学科于一体，开展肾脏移植手术，为肾移植等待期的患者做配型登记，治疗肾移植术后并发症；开展配型检测、移植肾病理诊断、移植后免疫功能监测，供者特异性抗体DSA检测等多种检查；实施血浆置换、免疫吸附、床旁血液透析滤过等特色治疗手段，纠正患者内环境紊乱以达到等待肾移植的最佳状态；同时可以提供肾移植术后随访、检查、药物调整，对肾移植术后各类感染、排斥反应的诊断和治疗具备区域领先的诊疗能力。

表2-1-93　泌尿肾病中心历任主任、副主任名录

任职时间	主任	副主任
2019年9月—	张克勤	刘玲(2021年12月—　)

表2-1-94　第52党支部(泌尿肾病中心党支部)委员会名录

任职时间	书记	委员
2021年5月—	张克勤	刘玲、谭春燕

一、医疗

科室于2020年10月27日获批由重庆市科学技术局、重庆市卫生健康委员会认定的“重庆市肾病与泌尿系统疾病临床医学研究中心”。拥有设备包括旭化成PlasautoΣ、百特Prismaflex V8、日机装Aquarius连续性床旁血液净化设备6台，多功能流式点阵仪Luminex、荧光定量PCR仪、肾脏低温机械灌注Lifeport、体外膜肺氧合(ECMO)、等离子空气净化消毒机、过氧化氢消毒机、高流量无创呼吸湿化治

疗仪、mindray B超机等。

科室以肾脏替代一体化诊疗作为核心特色，建立起以主任张克勤为核心的肾移植团队和移植内科管理团队，开展从组织配型、肾脏移植手术、肾移植前后综合管理、移植病理研究、免疫监测和治疗、移植病人的内科管理等全方位、全流程医疗支持。自2021年6月成功获批肾脏移植执业资格以来，已完成多例复杂血管变异的肾移植。儿童肾移植、亲属肾移植、机器人肾移植等各类国内领先技术，年肾移植数量与质量均位于重庆市前列。

二、教学

科室自2019年8月成立至2021年，已培养硕士研究生4名，目前在培研究生14名，其中博士3名，硕士11名。2021年起开始承担泌尿系统疾病临床本科、儿科学本科大班课教学工作，无教学事故。张克勤教授被聘任为“重庆医科大学第二临床学院教学督导专家”，主编人民卫生出版社“5+3”医学整合课程电子教材《泌尿系统疾病》，副主任医师刘玲担任编者。副主任医师刘玲作为“诊断”版块负责人指导学生参加第十届中国大学生医学技术技能大赛临床医学专业五年制赛道，荣获分区赛一等奖及总决赛铜奖。

三、科研

截至2021年，科室共承担各级各类科研项目4项，其中国家自然科学基金1项，累计研究经费106万元。

2020年，科室刘玲教授获四川省重点研发项目“急性肾损伤的临床预警、发病机制与创新药物研究”获资助经费30万。唐铭博士于2020年获重庆市自然科学基金面上项目“Irisin抑制TAK1表达活化改善顺铂所致急性肾损伤的作用及机制研究”，获资助经费10万元；2021年获中国博士后科学基金面上资助项目“TNFSF14促NLRP3炎症小体活化介导对比剂急性肾损伤的作用机制研究”，获资助经费8万元；2022年获重庆市博士后研究特别资助项目“Fgl2促铁死亡介导脓毒症急性肾损伤的作用机制研究”，获资助经费5万元。

开展科学研究，发表论文20余篇，其中SCI论文5篇。开展临床新技术1项“新型智能驱动式治疗车”，获实用新型专利4项。

表2-1-95　国家级项目清单

序号	年度	负责人	项目名称	项目来源	项目编号	经费/万元
1	2020	张克勤	LIGHT-HVEM/LTβR通路在缺血再灌注肾损伤中的作用及机制研究	国家自然科学基金面上项目	8167031957	58
2	2021	唐铭	TNFSF14促NLRP3炎症小体活化介导对比剂急性肾损伤的作用机制研究	中国博士后科学基金项目	2021M700634	8

三、人才培养

截至2021年，科室有医护人员共计35人，其中医生10人，包含高级职称2人，中级职称5人。现有博士研究生导师1人，硕士研究生导师1人；博士4人，硕士7人。科室先后派出医护人员近10人分别前往北京大学第一医院、北京大学第三医院、四川大学华西医院、浙江大学医学院附属第一医院等学习肾脏病理、肾脏移植手术、肾脏移植围手术期管理及肾脏移植术后护理、血液净化等相关诊疗知识，并与多家医院开展合作交流会议。

四、对外交流及影响

教授张克勤连续6年担任重庆市医学会肾脏病学分会主任委员，每年组织召开"重庆市医学会肾脏病学学术年会"，邀请国内知名专家开展专题讲座，为广大肾脏病学及相关专业医疗人员搭建学术交流平台。

近年来，科室组织开展60余次科技走基层活动，召集各教学医院资深专家到合川、南川、万州、云阳、奉节、开州等区县开展学术讲座50余场，推广适宜技术20余项，培训基层医生500余人，组织医疗查房及义诊活动40余次，以点扩面，标准同质，全面、科学、有效地提升肾脏病诊疗水平，惠及群众5000余人。

代表性学术任职一览：

张克勤：任中华医学会肾脏病学专业委员会委员，中国医师协会肾脏内科医师分会委员，重庆市医学会肾脏病学分会主任委员，重庆市医师协会器官移植医师分会副主任委员，《重庆医学》杂志编委等。

第三十五节　整形美容与颌面外科

1983年，张天保、邓庆平、王光、童玛玲4人到中国医学科学院整形外科医院进修学习，回院后于1984年在普外科设专业组，开展颜面部整形美容外科业务，医院成为重庆乃至西南地区较早开展整形美容业务的医院之一。2001年，医院将普外科整形美容专业组和医疗激光整形美容中心合并，组建整形美容科。

2021年6月，医院引进四川省医学会整形外科专业委员会主任委员、西南医科大学附属医院整形外科和口腔颌面外科主任夏德林教授，在原有整形美容科的基础上新组建整形美容与颌面外科，以颅颌面整形和口腔颌面一头颈肿瘤为学科特色，逐步形成颌面外科、整形与修复重建、医学美容3个亚专业方向。整形美容与颌面外科全面承担医院整形美容专业和颌面外科专业的临床、教学、科研工作。科室现占地1700多m^2，设有病床32张，手术室和激光治疗室5间，拥有设备价值逾600万元。

表2-1-96　整形美容科历任主任或负责人名录

任职时间	部门	主任/负责人
1984—1991年	整形美容外科专业组	张天保
1991—1998年	整形美容外科专业组	朱世钦
1998—2001年	医学激光整形美容中心	金岚
2001—2006年	整形美容科	黄伟光
2006—2010年	整形美容科	牙祖蒙
2011—2015年	整形美容科	黄伟光
2016—2021年	整形美容科	田怡(负责人)
2021—	整形美容与颌面外科	夏德林

一、医疗

科室自成立以来,一直在负责人的带领下默默耕耘,专业技术不断提高。1998年,科室在西南地区率先引进当时国际较先进的维纳斯多波长激光系统和超脉冲二氧化碳激光机等设备,成立医疗激光整形美容中心,开展激光无痕祛眼袋、激光皮肤美容等业务。2001年医院整合整形外科专业组和医疗激光美容组成立整形美容科。除了激光美容技术、皮肤护理和纹饰技术之外,还开展整形美容外科业务,在面部整形、身体塑形、乳房整形、微创去腋臭等方面做了大量工作。2006年,医院引进牙祖蒙博士任科室主任。增添手术室和颅颌面微动力整形系统等激光设备,开展烧创伤后瘢痕畸形整复、颅颌面畸形整复、唇腭裂修复、脸型重塑、鼻再造、外耳再造等大型复杂手术。

2021年,医院引进四川省医学会整形外科专业委员会主任委员、西南医科大学附属医院整形外科和口腔颌面外科主任夏德林教授,在原有整形美容科的基础上组建整形美容与颌面外科,发展以颅颌面整形和口腔颌面—头颈肿瘤为学科特色。截至2021年,颌面外科、整形与修复重建、医学美容的3个学科方向已初具规模,在颅颌面整形美容与修复重建、口腔颌面头颈部肿瘤的综合治疗、颅颌面创伤救治、数字化外科技术在口腔颌面及整形美容外科中的应用等领域达到国内先进水平。2021年科室的颅颌面畸形颅面外科矫治术、口腔颌面部肿瘤颅颌联合根治术2项限制性技术通过重庆市卫生健康委员会评审并顺利开展。截至2021年年底,科室已完成近100例颅颌面畸形联合矫治、颌面肿瘤切除及重建修复等高难度手术。

二、教学

2001年,新组建的整形美容科开始承担本科生医学美容选修课教学任务,2002年成立硕士点,2011年成为全国住院医师规范化培训基地,同时,招收硕士研究生、进修生和规培生,使科室成为融医疗、科研、教学为一体的独立的学科。截至2021年,累计培养研究生20名,规培医生21名,联合培养在站博士后1名。

三、科研

科室长期坚持科研与临床并重的道路，在科研方面积极进取。截至2021年，科室共承担各级各类科研项目10项，其中国家级科研项目4项，省部级项目3项，市级课题3项，累计研究经费100余万元。开展科学研究，发表论文100余篇，其中SCI论文4篇。获省部级科技进步奖3项。

表2-1-97　国家级项目清单

序号	年度	负责人	项目名称	项目来源	项目编号	经费/万元
1	2006	牙祖蒙	携带肿瘤侵犯相关因子AMF基因的成肌细胞瘫肌内移植促进终板再生	国家自然科学基金项目	30672218	27
2	2010	牙祖蒙	肿瘤侵犯相关因子AMF在瘢痕疙瘩发病机制中的作用	国家自然科学基金项目	81071596	33
3	2016	赵飞鹏	EZH2上调Neuropilin 2表达促进鼻咽癌血管生成的机制研究	国家自然科学基金青年科学基金项目	81602570	17
4	2021	赵安东	EGFR/MAPK信号通路调控角质形成细胞抗原提呈和创面免疫炎症反应分子机制的研究	国家自然科学基金青年科学基金项目	82102337	30

其他代表性成果：

1.夏德林：颅颌面畸形的整形外科治疗，四川省科技进步三等奖，2011；
2.夏德林：颅颌面畸形的整形外科治疗，四川省医学科技二等奖，2012；
3.夏德林：口腔颌面部畸形缺损的修复重建与组织再生研究，四川省医学科技二等奖，2017年。

四、人才培养

截至2021年，科室有医生13名，其中主任医师、教授1名，副主任医师、副教授2名，主治医师4名，住院医生6名，护士20名。科室重视人才培养，先后派遣骨干到韩国大邱天主教大学医疗中心整形外科、上海九院、北京中日友好医院、中国科学院皮肤病医院（研究所）、荷兰凯瑟琳医院、德国波恩大学医院等地进修学习，整体技术水平不断提升。

五、对外交流及影响

科室与国内中国医学科学院北京协和医学院整形外科医院、上海第九人民医院等知名的整形单位保持了良好的互动和交流，并在每年举办继教学习班，与重庆市同行进行学术交流，在整个西南地区有一定影响。

截至2021年，科室为中华医学美学与美容学会委员单位、中国整形美容协会眼整形分会委员单位、中国非公协会整形与美容专业委员会眼整形分委会委员单位、中华医学会激光学会重庆分会会员单位、中国整形美容协会医美与艺术分会委员单位、中国整形美容协会精准与数字医学分会委员单位、中国整形美容协会继续教育专业委员会委员单位、中国整形美容协会新技术和新材料分会理事单位、中国非公协会整形与美容专业委员会面部年轻化分委会委员单位、中国研究型医院学会创面防治与损伤组织修复专业委员会瘢痕学组委员、重庆市医学会医学美学与美容专业副主任委员单位、中国医师协会美容与整形分会委员单位、重庆市光学学会激光专委会副主任委员单位。

代表性学术任职一览：

1.夏德林：中华医学会颅颌面整形外科分会委员、四川省医学会整形外科专业委员会主任委员、四川省医学会口腔颌面外科专业委员会副主任委员。

2.田怡：中国医师协会重庆市医学美容专委会副主委、中国医师协会眼整形分会委员、重庆市医学会医学美学与美容学专委会副主任委员。

第三十六节　日间病房

为适应国家公立医院高质量发展的需要，2016年3月23日，医院在全市范围内率先成立日间病房，开展日间诊疗服务，探索日间手术、治疗、服务“三位一体”新模式，实行当天入院当天即可手术，住院只需一天的新型医疗管理流程，正式开启医院日间诊疗的新篇章。

日间病房成立之初仅有护士4名，床位29张，医疗质量由胃肠肛肠外科主任王继见、教授李洋协管。日间病房基本配置与普通病房一致，共有8间病房（3人间病房3间，4人间病房5间），此外还设立独立的手术室（2间）、预约随访室、检查室、换药室等。全科医护人员齐心协力，在医院各科室的大力支持下，从无到有，逐步建立完善病人准入、病种准入、医师准入、麻醉师准入等四个准入制度和入院评估、术后评估、出院评估等三大评估制度，全面实行临床路径规范化管理，为科室高质量发展奠定了坚实基础。2018年，日间病房荣获医院年度特别贡献奖，并引入日间病房专职医师2人，护士人数增至5人；2019年，日间病房荣获全国医院擂台赛西南赛区“丰富日间医疗服务内涵”优秀案例奖。随着日间手术术式的逐年增加，日间住院病人数量呈指数式增长，极大地提高了全院床位利用率。

2019年3月，重庆市医保局和市卫生健康委出台了《重庆市医院日间手术基本医疗保险试点工作方案》（渝医保发〔2019〕2号），在重庆市5所试点医院选择部分病种试点“日间病房”医保结算模式，我们医院入选为其中一所试点医院。

2021年，科室医护人员共有10名，其中医师3名，护士7名，戢芳任日间病房护士长，胃肠肛肠外科副主任李洋协管日间病房医疗质量。科室收治全院15个科室100余种病种，主要开展日间治疗与日间手术两种服务模式。日间治疗包含日间化疗、靶向治疗、生物免疫治疗、内分泌治疗等精准个体化治疗与服务；

日间手术包含乳腺良性包块切除术、电子内镜直肠良性肿物切除术、内镜下胃息肉黏膜切除术(EMR)、肛周手术、经输尿管双J管拔除术、下肢静脉曲张硬化治疗、子宫肌瘤HIFU手术、腱鞘囊肿切除术、脂肪瘤切除术等，年出入院人数6000余人次，年日间手术量3000余台次。

一、医疗

日间病房为综合性病房，面向全院所有科室，提供快速入院、手术、康复的一体化医疗服务，解决住院难、手术等待时间长等问题。截至2021年，科室拥有床位29张和独立手术室，由专科高年资主治及以上职称医师实施手术，病房责任医师对围手术期患者进行管理。逐步建立完善微信及电话预约平台、预住院系统、院外随访体系。科室在日常运作中严格把控四大准入制度，实施三大评估系统，应用临床路径管理，建立模板化病历，在术前、术中、术后三大环节，以病人为中心，以医疗安全、患者满意度为立足点，高效、安全地进行医疗活动。同时进一步扩大与专科科室、检验科室、影像部门、机关后勤管理的多学科合作，减少中间环节，真正实现服务体系的扁平化，使办事流程更加优化，部门运转更加快捷，提升医疗管理和运营效益。促进日间病房的发展从数量规模型向质量效益型转型，在服务规模保持适度增长的同时，更加关注医疗服务的质量和效益，构建运营的新常态。

截至2021年，科室特色诊疗项目有乳房肿块麦默通切除活检术、乳房肿块切除术、经输尿管双J管拔除术、内镜下消化道息肉切除术、内镜下黏膜切除术(EMR)、体表包块切除术、腱鞘囊肿切除术、肛周脓肿切开引流术、肛裂手术、肛瘘手术、痔疮手术、子宫肌瘤HIFU术、子宫腺肌症HIFU术、甲状腺结节穿刺、冠状动脉造影、下肢静脉曲张硬化治疗、恶性肿瘤I131治疗、血友病凝血因子输注治疗、重度骨质疏松密固达输注治疗以及日间化疗药物输注(靶向药物输注)。

二、教学

自开科以来每年协助医院完成教学培训及技能考核。2021年，承担包括中专、大专、本科等多层次教学工作。科室有讲师1人，已发表相关教学论文数十篇。

三、科研

2017—2021年，承担厅局级科研课题1项，院系级课题1项，发表中文核心期刊3篇、核心期刊论文十余篇，申请国家发明专利1项，国家实用新型专利6项，参编教材1部，申请院内新技术新业务3项。

四、人才培养

截至2021年12月，科室共有工作人员10人，包括医师3人，护士7人，其中党员1人、预备党员1人，博士学历1人、研究生学历1人、本科学历6人、大专学历2人，主任医师1人、副主任护师1人、主治医师1人、主管护师2人、医师1人、护师2人、护士2人。拥有宽仁优青人才1人，专科护士2人，培养青年后备人才数名，科室人员层次不断提高，人才梯队结构合理，多次获得医院及国家奖项。

五、对外交流及影响

2018年，戢芳、潘婷婷赴四川大学华西医学院日间手术中心培训班学习。

代表性学术任职一览：

李洋：中国中药协会黏膜修复药物研究专委会副主任委员、重庆抗癌协会大肠癌专委会主任委员、重庆市医学会胃肠肿瘤MDT专业委员会副主任委员、重庆市医学会围术期快速康复医学分会副主任委员。

第二章 医技部门

篇贰

1892年宽仁医院成立时，医技部门只有药房。1925年医院成立了化验室，1932年医院购买了X光机，开始了放射检查。到20世纪30年代才培养了中国自己的检验和放射人员。1960年医院建立病理科，开展病理检查。1976年医院开始核医学检查和超声诊断检查，并相继建立核医学科和超声科。医技部门的医疗设备不断更新，医疗诊断和治疗水平不断提高，为临床明确诊断、合理治疗提供支撑和保障。

第一节 放射科

1932年，院长金初锐用给政府官员当家庭医生和看病的收入加上美国朋友的捐款，为医院购买了第一台X光机，从此开始了医院放射医学的历史。宽仁医院时期，放射科只有几名放射医师和助理人员；

1950年协办宽仁医院时期，放射科有1名医师、1名护士和1名助理员，1985年，放射科获批影像医学与核医学专业硕士学位授权点；1992年，科室引进CT机，开始开展神经放射学、胸部放射学和腹部放射学检查；1998年，科室引进第一台DSA仪器。2005年，获批影像医学与核医学专业博士学位授权点。2006年成为重庆市医学重点学科，2013年与超声科及核医学科一起成为医学影像国家临床重点专科。2011年，重庆市医学影像（X线诊断专业、CT诊断专业、磁共振成像诊断专业）医疗质量控制中心在医院成立；2014年，批准为国家住院医师规范化培训基地—放射科培训中心，同年成立重庆市卫生健康委介入专科护士培训基地；2018年，成为重庆医院协会影像医学管理专业委员会主任委员单位。

经过几代人的共同努力，全面加强医疗、科研、教学工作的协调、可持续发展，放射科已成为医学影像学临床、教学、科研人才培养的重要基地。病人年检查量：CT＞15万人次，MRI＞6万人次，X线＞10万人次，DSA介入治疗量＞1万台。

表2-2-1 放射科历任主任、副主任名录

任职时间	主任	副主任
1950年7月—1963年8月	蒋家刚（负责人）	/
1965年8月—1984年1月	/	李鼎寰
1984年1月—1989年3月	李鼎寰	/
1984年1月—1989年3月	/	何恩惠
1989年3月—1998年5月	何恩惠	/
1993年6月—1999年8月	/	赵建农（2018年6月因犯受贿罪被判处有期徒刑十年，后文不再复述）
1993年6月—1999年8月	/	喻明宪
1999年8月—2016年7月	赵建农	/
1999年8月—2007年7月	/	曾燕
2006年10月—2016年7月	/	郭大静
2016年7月—2018年6月	/	郭大静（主持工作）
2018年6月—	郭大静	/
2017年12月—2022年2月	/	李传明
2020年6月—	/	何晓静

表2-2-2 第33党支部（放射科党支部）委员会名录

任职时间	书记	副书记	委员
2019年3月—	郭大静	刘曦（2021年4月— ）	刘曦、周治明、李传明、王小琳

一、医疗

1932年，医院仅有一台X光机，只能进行简单的透视检查。协办宽仁医院时期和川东医院时期，放射科发展到3名工作人员（1名医生、1名护士和1名助理员）。1955年，重庆市第四人民医院时期放射科有4人，蒋家刚医师担任科室负责人。1962年划归重庆医学院后，李鼎寰、何恩惠等西迁老专家先后调入

医院放射科，在川渝地区首次开展低张胃肠道双对比造影技术、经皮肝穿刺胆道造影术。20世纪80年代科室得到了进一步发展，逐步开展了全身各系统疾病的X线检查（常规X线平片检查、断层检查、造影检查等），系统地展开了本领域疾病的系列研究，并率先在四川和重庆开展了低张胃肠道双对比造影技术、经皮肝穿刺胆道造影术等。

1992年，科室引进CT机，开始开展神经放射学、胸部放射学和腹部放射学检查工作。1998年，科室引进第一台DSA，将介入放射学在医院的发展推向了一个新的阶段，并奠定了科室在重庆市介入放射学中的重要地位。

1999年，赵建农任放射科主任。2002年引进了科室第一台CR，开启了放射科的数字化进程。之后，数字化多功能多方向X线机、DR、数字血管造影系统/心血管系统、平板式全数字化心血管影像系统、双排、16排螺旋CT、320排螺旋CT、1.5T MR、3.0T MRI、PACS等先进设备逐步引入科室，实现了放射影像的全面数字化。

2016年，郭大静主持放射科工作，2018年任放射科主任。2017年，科室引进了64排CT，2018年江南院区开业，科室又引进了西门子 Avanto 1.5T 超导磁共振、GE 64排CT 、GE DR、大型平板DSA等先进检查设备，推想科技、数坤科技入驻放射科，标志着“宽仁放射”团队开启人工智能（AI）辅助诊断的新纪元。2020年，江南院区引进了全球最先进的德国西门子原装进口SOMATOM Force双源CT及德国西门子MAGNETOM Prisma 3.0T超导磁共振。2021年，魁星楼新门诊开业，引进SOMATOM Drive CT、Ingenia CX 3.0T MR、DR、DSA等大型设备，科室影像设备实现了从“量”的增长到“质”的飞跃，加速提升了区域影像诊断和临床治疗水平。

科室设有技术组、护理组、诊断组（普通放射组、神经肌骨组、腹盆组、心胸乳腺组）和介入放射等亚专业组，AI嵌入临床辅助诊断，能进行全身各系统的数字化X线检查、各种造影检查、CT检查、MRI检查，介入中心开展了全身各系统肿瘤的介入检查与治疗、全身血管造影、各种血管性与非血管性支架技术等，并达到国内先进和重庆地区领先水平。

二、教学

放射学、放射影像学教研室的前身是重庆医学院放射线学教研室，始建于1956年。初期仅有《X线诊断学》教材，20世纪70年代随着介入放射学的兴起，医学影像学由单一的诊断学科发展为诊断与治疗相结合的学科。20世纪90年代“医学影像学”中加入了CT和MRI相关的教学内容。

科室承担的主要课程“医学影像学”2001年获批重庆医科大学重点建设课程，2002年获批重庆市高等学校重点建设课程，2008年获批重庆医科大学精品课程，2011年获批重庆市级精品课程。2020年“放射影像诊断学”获批重庆市高校线下一流课程。2016年医学影像专业获批市级三特行动计划特色专业，2017年获批市级三特行动计划特色专业群，2021年入选国家一流本科专业建设点。

截至2021年，教研室承担了医学影像本科、医学影像技术本科、留学生本科、康复医学本科的“放射影像诊断学”“医学影像学”“医学影像检查技术学”“介入放射学”“医学影像学导论”等课程的教学任务，同时还承担了临床医学二系、儿科系本科、临床医学系和儿科“5+3”器官系统整合课程的“医学影像学”部分的教学任务。教研室每年招收博士研究生1～3名、硕士研究生8～12名，每年培养进修生15～20名，实习生20～60名。近年来，发表教学论文17篇，获得教学课题10项，在各类教学竞赛中斩获佳绩，获得全国奖5项、市级及校级奖数项，教研室连获院级教学评比二等奖、三等奖。教研室还积极参加教材建设，目前参与编写卫生部和普通高校"十一五"国家级规划教材共3部，对医学影像学教学工作做出了一定贡献。

三、科研

科室成立至2021年，放射科共承担各级各类科研项目40余项，其中国家级项目13项，国家自然科学基金11项，第66批博士后面上资助"西部地区博士后人才资助计划"1项，重庆市博士后创新人才支持计划1项，省部级及厅局级科研项目25项，累计研究经费800余万元。其中，教授郭大静先后主持国家自然科学基金面上项目3项，获得国家自然科学基金委员会资助169万元。

截至2021年12月，放射科共发表科研论文200余篇，其中SCI论文60余篇，最高影响因子IF=30.849。研发的新型纤维蛋白特异性纳米探针(nanoprobe，NP)，在未来将成为检测和预防易感人群静脉血栓形成的一种安全的替代方法；郭大静教授团队在生物材料科学高水平期刊*Bioactive Materials*(IF=14.593)上发表论文"LIFU-Responsive Nanomedicine Enables Acoustic Droplet Vaporization-Induced Apoptosis of Macrophages for Stabilizing Vulnerable Atherosclerotic Plaques"。

表2-2-3 国家级项目清单

序号	年度	负责人	项目名称	项目来源	项目编号	经费/万元
1	2011	郭大静	多功能MR分子探针携带rt-PA靶向溶栓治疗的基础研究	国家自然科学基金面上项目	81171332	56
2	2014	何晓静	靶向前列腺癌介孔纳米硅球MR显像	国家自然科学基金青年科学基金项目	81401382	23
3	2016	郭大静	多模态双靶点液态氟碳分子探针用于血栓显像与治疗的基础研究	国家自然科学基金面上项目	81571663	58
4	2017	周君	靶向SR-A受体长循环MR/光声分子探针诊疗动脉粥样硬化易损斑块的实验研究	国家自然科学基金青年科学基金项目	81701650	20
5	2018	宋卫香	相变型HER2靶向磁性脂质纳米粒多模态显像及磁热治疗乳腺癌的研究	国家自然科学基金青年科学基金项目	81801718	21
6	2019	郭大静	基于声响应的仿生系统增强溶栓效果的机制研究及多模态影像监测	国家自然科学基金面上项目	81971608	55
7	2019	徐杰	"多合一"分子探针靶向血栓多模态成像及药物-相变法高效溶栓的基础研究	国家自然科学基金青年科学基金项目	81901807	21
8	2019	刘云	氮掺杂石墨烯量子点-微生物共轭体系增强靶向肿瘤及可视化生物治疗的研究	国家自然科学基金青年科学基金项目	81903561	21
9	2019	钟毅欣	多模态显像纳米粒对静脉血栓的精准检测及进展抑制研究	中国博士后科学基金项目	2019M663891XB	8
10	2020	钟毅欣	基于抗氧化应激的仿生型分子探针对静脉血栓的诊疗研究	中国博士后科学基金项目	2020T130761	18

续表

序号	年度	负责人	项目名称	项目来源	项目编号	经费/万元
11	2021	刘佳	基于LIFU致相变的声敏型纳米粒协同增强声动力治疗易损斑块机制研究	国家自然科学基金青年科学基金项目	82102063	24

国家发明专利一览：

1.一种载rtPA纳米粒及其制备方法（ZL 2014 1 0070483.2），2016，郭大静；

2.一种低强度聚焦超声响应型相变溶栓纳米粒、应用及其制备方法（ZL 2018 1 1288463.7），2021，钟毅欣。

四、人才培养

截至2021年，放射科有医、技、护等人员117人，医师35人，技师44人，护士29人，其他人员9人，其中正高职称3人，副高职称16人（副研究员2人），中级职称30人。博士后1人，博士13人，硕士26人。重庆英才创新领军人才1人，重庆市学术技术带头人1人，重庆市中青年高端医学人才1人，宽仁领军人才1人，宽仁骨干人才2人，培养青年后备人才数名，科室人员层次不断提高，人才梯队结构合理。

科室为中青年放射科人员制定了专项培养计划和具体措施，采取内外结合、科内培养和外出学习的方法。副高职称以上者确定亚专业方向，争取在某个系统或某种疾病上有所专长、造诣和突破；中青年放射科人员安排在五年内完成学位深造或外出进修学习。

科室有14名放射科医生先后到华西医院、中山医院等国内一流名院进修学习，1人已完成在香港大学医学院和澳大利亚国立大学研修工作，1人作为高级访问学者访问美国凯斯西储大学医院凯斯医疗中心，1人到加拿大不列颠哥伦比亚大学进行交流，1人到不列颠哥伦比亚大学医学院进行交流。

五、对外交流及影响

2012年5月，主任郭大静作为高级访问学者赴美国凯斯西储大学医院凯斯医疗中心进行学术交流。

2017年、2018年、2019年、2021年，科室承办4次“国家级继续教育项目”放射影像领域学术会议，全国数百名同行参与交流学习。

2018年5月，主任郭大静参加第七届亚洲腹部放射学大会暨中华医学会放射学分会第二十届腹部影像学学术会议并做专题讲座。

2019年5月，主任郭大静参加了“亚太腹部放射学学术会议”并担任大会主持。

2019年5月，主任郭大静参加中国医师协会放射医师年会并做专题讲座。

2019年8月，教授郭大静参加中国医师协会消化医师分会年会并做专题讲座。

2019年11月，主任郭大静带领医技护团队12人参加了中华医学会第26次全国放射学学术大会，郭大静教授作为特邀嘉宾做了专题讲座。

2019年11月，主任陈金华及护士长王小琳带领技护组16人团队参加了中华医学会第27次全国医学影像技术学术大会，做中英文大会发言、专题讲座并担任大会主持。

2019年3月，教授罗小平参加Intervertiongal Radioly and 2nd international HIFU meeting并做专题讲座。

2019年4月，教授刘曦参加2019中国医师协会介入医师年会并做专题讲座。

2021年7月，教授罗小平参加中华医学会放射学分会第十五届中国介入放射学学术大会并担任主持。

2020年11月，护士长王小琳参加中华医学会影像技术分会影像护理专委会并做专题讲座。

2020年7月，主任郭大静参加中华医学会影像技术分会第十二次全国医学影像技术青年与专业学术大会并做专题讲座。

2021年7月，主任陈金华参加中国医师协会影像技师专业2021年学术大会并担任大会主持。

2021年7月，教授刘曦参加2021中国医师协会介入医师年会并做大会发言。

2021年10月，主任郭大静参加中华医学会放射学分会2021年年会并做专题讲座。

2021年10月，主任郭大静参加中国医师协会放射医师分会2021年年会并做专题讲座。

代表性学术任职一览：

1.李鼎寰：中华医学会四川省分会放射学专委会副主任委员，《医学文摘放射学分册》《重庆医学》等多部杂志编委。

2.何恩惠：中华医学会四川省分会放射学专委会委员，《医学文摘放射学分册》《重庆医学》等多部杂志编委。

3.赵建农：中国医师协会放射医师分会委员；重庆市医学会放射专委会主任委员，《中华放射学杂志》《中华肝脏病杂志》《临床放射学杂志》《中国医学影像技术》《影像诊断与介入治疗》《实用放射学杂志》《放射学实践》《国际医学放射学杂志》全国高等医药院校卫生部规划教材临床医学专业《医学影像学》、医学影像学专业《医学影像诊断学》，全国普通高等教育“十一五”国家级规划教材《医学影像学》编委。

4.郭大静：重庆市医院协会影像医学管理专业委员会主任委员、重庆市医学会放射医学分会副主任委员、重庆市医师协会放射医师分会副会长，人民卫生出版社《运动系统疾病》《中华影像医学·肝胆胰脾卷》(第三版)等多部教材、著作编委。

5.罗小平：中国医师协会介入医师分会委员，《当代介入杂志》编委。

6.陈金华：中华医学会影像技术分会委员会委员，中国医师协会医学技师专业委员会委员；国家卫健委“十三五”“十四五”规划教材《医学影像信息学》(第1版、第2版)编委。

第二节　检验科

1925年医院成立化验室，是重庆市第一个临床化验室，可以开展“三大常规”和细菌培养。到20世纪50年代检验科已有10人左右，卢家声担任主任，有检验师1人，检验员3人，实习员3人，助理员2人。

1984年，刘祥贵任科主任，科室开始了全方位的改革试点，建立和完善了一整套科室管理制度，率先在医院提出了“全承包”的概念，得到了当时院领导肯定并被允许在检验科试点。同年5月，院长徐葆元与检验科刘祥贵主任正式签订了《检验科技术经济责任制议定书》，其核心内容为设立专账、独立核算、超产提奖。2000年起，在主任李兴禄（2009年9月因犯受贿罪被判处有期徒刑十年，后文不再复述）和副主任张莉萍带领下，科室陆续实施了实验室环境改造、设备更新换代与自动化提档、信息化建设（LIS）、规范化建设等重大工作。2008年起，副主任陈维贤主持科室工作，检验科继续向着规范化、自动化及信息化方向快速发展。2014年，检验科成为中国合格评定委员会（CNAS）的医学实验室认可单位，2016年通过市卫计委评审并授牌“重庆市临床重点专科（检验科）”。2018年江南院区检验科开业，2021年年底魁星楼搬迁顺利完成。

截至2021年，科室已设临床生化室、临床免疫室、临床检验室、临床微生物室和分子诊断室5个亚专业组实验室，科室拥有两千多万元的各种进口先进检测设备，包括生化免疫流水线、血细胞分析流水线、凝血流水线、流式尿沉渣分析仪、毛细管电泳仪、特定蛋白分析仪、自动血培养仪、自动细菌鉴定及药敏仪、荧光定量PCR仪、质谱仪、低温高速离心机、暗视野显微镜、荧光显微镜和倒置荧光显微镜、CTC检测系统等，共开展检测项目400余项，90%以上的项目当天可取报告。检验项目除“三大”常规、肝功、肾功、电解质等常规检测外，还开展自身免疫性疾病的检查，性病实验室检查，风湿病、糖尿病实验室检查，凝血相检查，维生素检查，感染性疾病的病原菌分离、培养鉴定及药物敏感试验，细菌耐药及流行病学分析，医院感染监测，血液、尿液、胸腹水、脑脊液等体液的蛋白电泳，肿瘤的早期分子诊断及耐药基因的检测。科室同时承担了医院临床药理检测，器官移植组织配型，药物浓度分析等。

表2-2-4　检验科历任主任、副主任名录

任职时间	主任	副主任
1950—1965年	卢家声	/
1965—1972年	/	王身和
1972—1984年	王身和	程贤珍
1984—1988年	刘祥贵	曾宪炬
1989—1995年	刘祥贵	张宗学
1998—2000年	刘祥贵	李兴禄
2000—2001年	/	李兴禄（主持工作）、张莉萍
2002—2006年	李兴禄	张莉萍
2006—2009年	/	陈维贤

续表

任职时间	主任	副主任
2009—2021年	/	陈维贤(主持工作)、鲍依稀
2021年—	陈维贤	黄勇

表2-2-5 第30党支部(检验输血科党支部)委员会名录

任职时间	书记	副书记	委员
2019年3月—	陈维贤	陆华	麦力、鲍依稀、李月

一、医疗

1925年，医院设立化验室，是重庆市第一个化验室，由院长直接管理。当时仅有两台极其简单原始的生物显微镜，仅开展了显微镜检查血常规、尿常规、大便常规，后期陆续添置了冰箱、天平、吸管、试管、培养箱等，可以开展简单的细菌培养。1950年，科室在三大常规基础上增加了胸腹水常规检查，同时开始生化检验，开展NPN、CO_2、K^+、Na^+、Cl^-、射浊、锌浊、脑絮等实验，均为目视比色，细菌培养及鉴定已经常规化，但只有科主任一人能做。1960年购进581-G光电比色计4台，光电比色替代目视比色；之后又陆续添置了更为精密的比色分析仪和其他仪器：72型分光光度计(1975年)、721型分光光度计(1977年)、半自动生化分析仪(1982年)等。1984年开始了厌氧菌的培养，血清学实验也从细菌室分离出来，成立了免疫室，开展了免疫球蛋白测定、乙肝病毒标志物检测、梅毒抗体实验(USR)及其他血清学实验。

1991年，购进了第一台全自动生化分析仪、尿化学分析仪，开启了检验科全自动分析时代。随后数年，科室陆续购入全自动血球分析仪、全自动生化分析仪、全自动生化分析仪、电解质分析仪、PCR扩增仪、全自动生化分析仪，医院检验各亚专业陆续实现了自动化。1994年，医院申报评审三级甲等医院，检验科因管理出色、质量可靠，获满分通过。

1994年在主任刘祥贵带领下，科室成立试剂部并纳入医院开发办和宽仁公司管理，将科室前期研究开发的进口血细胞分析仪替代试剂商品化，且获得生产批文并成功进入市场。

进入21世纪，科室设备更新换代加快，固定资产投入成倍增长，陆续购入全自动血凝仪、全自动尿液(沉渣)分析仪、全自动生化(电解质)分析仪、全自动血液细菌培养仪；大型全自动生化仪、全自动细菌鉴定仪、荧光显微镜两台、全自动生化分析仪等。

2004年，科室开始了实验室规范化、标准化工作的软件建设，全科所有亚专业部门都认真撰写了各自专业的标准操作程序文件(SOP)。同年科室细菌室被重庆市临床检验中心命名为“示范实验室”。2006年科室抽调人员专门配合医院信息中心建设HIS系统建设，从硬件建设、设备安装、问题收集与反馈等全程全方位参与。2008年，检验科正式向医院递交了参加国家检验医学标准化委员会执行的ISO15189标准认证的申请。2010年4月，科室有9名骨干同志经国家级培训获得“内审员”资格，同年7月已完成标准所要求的所有文件编写，并逐步开始实施。2014年，科室正式通过中国合格评定委员会组织的实验室认可现场评审。

2015年科室引进贝克曼流式细胞仪、伯乐等荧光定量PCR仪，科室开展细胞亚型等免疫检测项目、肿瘤基因、药物敏感基因及病原微生物等基因检测；2018年，科室在江南院区引进贝克曼生化免疫流水线，是医院第一条大型全自动流水线设备，同年还添置了希森美康血细胞分析流水线及思达高凝血流水线。

科室是重庆市检验医学重点学科，重庆市临床重点专科，ISO15189医学实验室质量和能力认可单位。拥有五千多万元的先进仪器设备，开展临床检验项目400余项，重庆市检验结果互认项目全覆盖，90%以上的检测项目当天可取报告。免疫实验室在全市率先开展自身抗体检测项目，目前开展项目齐全，多达40余项，构成较为完善的自身抗体谱检测体系。分子诊断为特色亚专科之一，开展包括肿瘤靶向治疗相关基因、心血管疾病药物敏感基因、Septin9基因甲基化、呼吸道病原菌、结核相关基因及遗传性耳聋基因等检测项目。病原微生物实验室是重庆市临检中心的“示范实验室”，开展各类细菌涂片、培养及药敏鉴定及G试验/GM试验等真菌检测试验。止凝血检测系重庆市开展止凝血项目最全的科室之一，现开展包括各种凝血因子等23项止凝血检测项目。

二、教学

自医院划归重医后，检验科即参与了重医的教学任务，时任主任刘祥贵参加了重医医疗二系的实验诊断学教研室的筹建，并带领邹明贵等同志承担了多年重医医疗二系的实验诊断教学任务。

1992年，检验科通过医院黄埔卫校单独招收了一届检验专业班（中职），两年学制，科室骨干教师撰写教学大纲，并承担所有基础和专业理论、生产实习教学。

1996年，在刘祥贵主任的多番努力和多轮谈判下，检验科与西安医科大学预防医学系达成一致，经陕西省、四川省及重庆市自考委同意，建立了“高教自考医学检验大专班重庆辅导站”，招收学员272名（完成学业179人），最终毕业人数109人。2003年成立临床检验诊断学教研室，目前有陈维贤和鲍依稀2名博士生导师，王云英和李朴2名硕士生导师。

2021年科室首次承担重庆医科大学检验医学院学生的“临床免疫检验技术”和“临床免疫检验技术实验”大课教学。

三、科研

截至2021年，科室先后共承担各级各类科研项目40余项，共获得重庆市科学技术成果奖二等奖1项、三等奖1项、四等奖1项、四川省重大科学技术研究成果四等奖1项.2006年，陈维贤博士获得国家自然科学基金项目资助，是科室第一个国家级科研项目。科室目前已获国家级项目20项，其中国家自然科学面上基金8项，累计获得研究经费800余万元，主要聚焦：检验新方法新技术、感染免疫、新型体外诊断标志物研发等研究领域，共发表论文100余篇，其中SCI论文40余篇，其中IF>10的1篇，10≥IF≥5的11篇。

表2-2-6　国家级项目清单

序号	年度	负责人	项目名称	项目来源	经费/万元
1	2006	陈维贤	丙型肝炎病毒RNA干扰抑制因子的鉴定	国家自然科学基金青年科学基金项目	25

续表

序号	年度	负责人	项目名称	项目来源	经费/万元
2	2010	陈维贤	preS1 多肽分子连接体转运 siRNA 靶向抑制 HBV 的实验研究	国家自然科学基金面上项目	30
3	2012	陈维贤	Vitamin E 脂质体纳米颗粒携带 siRNA 靶向抑制 HCV 的实验研究	国家自然科学基金面上项目	58
4	2013	鲍依稀	TLR4 信号转导通路介导云芝糖肽免疫调节的机制研究	国家自然科学基金面上项目	70
5	2015	鲍依稀	TLR4 途径信号转导通路介导黄芪多糖对乳腺癌的免疫调节机制研究	国家自然科学基金面上项目	71
6	2015	王波	过氧化物酶体在肠道病毒 71 型复制中的作用	国家自然科学基金青年科学基金项目	18
7	2016	段亮	损伤相关模式分子 S100A9 调控 MDSCs 在 HBV 相关 HCC 免疫耐受中的作用	国家自然科学基金青年科学基金项目	18
8	2017	陈维贤	E-cadherin/KLRG1 在 HBV 特异性 CD8+T 细胞耗竭中的作用	国家自然科学基金面上项目	60
9	2017	李丹丹	靶向 HER2 的新型 DNA 纳米镊抗乳腺癌作用的研究	国家自然科学基金青年科学基金项目	9
10	2017	张利军	“HCV core-ZEB 相互作用促进 EMT”探讨 HCV 感染相关性肝癌的发生机制	国家自然科学基金青年科学基金项目	18
11	2018	鲍依稀	基于 TLR4 相关的 MAPK/NF-κB 信号通路探讨茯苓多糖对肺癌免疫调节作用的分子机制	国家自然科学基金面上项目	55
12	2018	麦力	NQO1 调控 XIAP 凋亡信号通路促进肝癌形成的作用机制研究	国家自然科学基金青年科学基金项目	20
13	2018	杜燕娥	Drosha 非依赖性 miR-6778-5p 调控胃癌干细胞干性的机制研究	国家自然科学基金青年科学基金项目	20
14	2018	孙滨	β 抑制蛋白 1 调控的自噬改善肝脏脂代谢的机制研究	国家自然科学基金青年科学基金项目	20
15	2019	陈维贤	E-cadherin 调控肝细胞极化影响 NTCP 分布对 HBV 入胞的作用	国家自然科学基金面上项目	57
16	2020	丁小娟	基于 DNA 纳米自组装技术的循环外泌体 PD-L1 精准检测新方法研究	国家自然科学基金青年科学基金项目	20
17	2021	段亮	损伤相关模式分子 S100A9 介导的中性粒细胞胞外诱捕网在 HBV 相关 HCC 中的作用机制及临床价值	国家自然科学基金面上项目	56
18	2021	张毅	Aβ 通过 S100B 诱导 AD 早期海马少突胶质细胞改变的机制研究	国家自然科学基金青年科学基金项目	25

四、人才培养

1984 年，在主任刘祥贵带领下，科室开展多层次业务大学习，主任刘祥贵带头并承担了主要教学任务，程贤珍、曾宪炬等资深老师参与教学，科室所有参加人员均通过 1988 年职称晋升考试。科室在人才梯队建设和培养上坚持“平等竞争，优者上岗”的原则，1980—1990 年，检验科先后引进检验专业中专生 10

人、专科生1人，1989年招入第一个全日制（重医）检验专业本科生张莉萍，在此时期全科先后共有10人通过成人高考进入重庆医科大学检验系夜大、四川省卫干院、重庆师范学院（现重庆师范大学）学习，并陆续毕业获得大专文凭（后来该批同志进一步深造，先后获得本科文凭），2007年科室通过公招引进第一个硕士研究生李月；2012年引进第一个博士研究生李朴。学历层次逐步提高。

截至2021年，科室有博士和硕士高学历人才35人，占比39.8%；高级职称人员19人，占比21.6%；中级职称33人，占比37.5%。科室现有重庆市学术技术带头人后备人选1人，宽仁英才项目领军人才1名，骨干人才1名，优青人才7名。

代表性学术任职一览：

1.王身和：中华医学会检验专委会重庆分会主任委员。

2.刘祥贵：中华医学会检验专委会重庆分会主任委员；《国外医学》（生化分册）常务编委；《检验医学与临床》编委。

3.李兴禄：中华医学会检验专委会重庆分会副主任委员。

4.陈维贤：重庆市医学会检验分会副主任委员，重庆市医师协会检验分会副会长，重庆市医师学会检验分会青年委员会主任委员，《国际检验医学杂志》《检验医学与临床》编委。

5.鲍依稀：《国际检验医学杂志》杂志编委。

第三节　药学部

药学部门成立于1892年医院建院时，当时称为药房，仅能进行简单的药物调配。1909年，马加里院长从美国带回一名药剂师，药房开始了自制制剂。1948年药房已能自制无菌注射液，包括蒸馏水、葡萄糖（注射液）、（生理）盐水等。1950年医院成立药剂科，职工9人，药师3人，调剂员3人，助理员1人，李大烈任主任。1955年科室人员共11人，漆松儒任副主任。

2000年，博士赵春景任药剂科主任，科室职工发展到33人。2001年，科室被重庆市卫生局评为“放心药房”。2002年，科室获药理学硕士学位授予权。同年，重庆市药品监督管理局将重庆市药品不良反应监测中心和药物滥用监测中心设在科室；2007年获国家卫生部抗菌药物临床应用监测网优秀奖。2007年，医院信息系统（HIS）在医院正式上线，门诊药房实行配方发药双复核模式；2009年，科室制剂室通过了重庆市药品监督管理局组织的GPP（医疗机构制剂配制质量管理规范）认证，顺利通过了“医院制剂许可证”换发审批及制剂批准文号的换发工作。同年，门诊药房被评为医院“优质服务示范窗口”，2010年通过了卫生局组织的达标验收。

2012年，医院药剂科改名药学部，科室职工达到84人。2014年，获批中国医院协会临床药师培训基地。2014年，开始承担重庆医科大学药学院《药物治疗学》教学。2015年，首次获得国家自然科学基金项目资助。2016年，开展医师药师联合门诊。2018年，在重庆市率先上线使用门诊处方事前审核系统。2019年11月，开设独立的药学门诊。2020年，获批重庆市临床药师培训基地，被中国药学会科技开发中心评为"全国医药经济信息网信息工作先进单位"，同年获批成为首批重庆市临床药学重点专科（肿瘤方向）建设单位。2021年，科室获批重庆市第二批临床药学重点专科（心血管方向）建设单位，成为全市同时拥有2个临床药学重点专科建设的4家医院之一，同年8月静脉用药调配中心正式运行。

截至2021年，科室下设门（急）诊药房、中药房、住院药房、库房、静脉用药调配中心、临床药学室和临床药学教研室等多部门，是集药事管理、药品采购供应、临床药学服务、教学和科研等工作于一体、机构部门设置齐全、规章制度健全的综合性业务科室。

表2-2-7 药学部历任主任、副主任名录

任职时间	主 任	副主任
1952—1983年	漆松儒	/
1983年—1989年3月	/	郭发鸿
1989年3月—1999年8月	宁冰	/
1999年8月—2000年10月	/	郑永、贾萍
2000年10月—2007年10月	赵春景	覃伟（2006年10月—2007年10月）
2007年10月—2012年10月	/	覃伟（2013年1月因犯受贿罪，被判处有期徒刑六年，后文不再复述）
2012年10月—2018年10月	赵春景	钱妍
2018年10月—	赵春景	钱妍、邹品文

表2-2-8 第34党支部（药学部党支部）委员会名录

任职时间	书 记	委 员
2019年3月—	赵春景	王娜、李岫、魏来、邹品文、丁大奎、罗文

一、医疗

宽仁初期，药房只是单纯的调剂药品；1948年，药房已能自制无菌注射液，包括蒸馏水、葡萄糖注射液、生理盐水等。川东医院时期，业务范围有所扩大，自制制剂品种增多。划归重医后，1970年代，张慕贞、李文运药师团队先后研制开发了20多种制剂。

1994年，科室完善规范了一系列医院药品管理和监督的规章制度。2000年，药剂科逐渐分为门诊药房（门诊西药调剂、中药调剂）、住院部药房、宽仁药房、药库、制剂室、药品检验室、临床药学室等多部门，成为集药事管理、药品采购、供应、调剂、制剂、临床药学服务、教学、科研等工作于一体的综合性业务科室。2005年，科室制剂室重新整修投入使用，拥有36个医院制剂批文和生产能力。

2012年，药剂科更名为药学部，工作模式也逐渐从以药品为中心转变为以患者为中心，从以保障药品供应为中心转变为在保障药品供应的基础上，以重点加强药学专业技术服务、参与临床用药为中心。

2016年，药师王娜与心血管内科开设医师、药师联合门诊，同年开展药学会诊。2019年，临床药师钱妍、魏来、李頔、蒋为薇、冉娅娟、杜青青、王娜和赖艳开设药学门诊，为患者提供一对一的药学服务。江南院区、渝中院区分别于2018年、2021年引入全自动发药机、ISC智能药柜等智能化调剂设备，实现全程信息化管理。2018年，江南住院药房引入轨道物流系统；2018年，科室在市内率先上线使用门诊处方事前审核系统；2019年，科室利用“互联网+物联网”的新技术，设立了“智慧中药房”服务平台；2021年8月24日，静脉用药调配中心正式运行，是全国首家利用智能二级药库管理系统、冷链系统和智能统排机完成药品数量、批号和有效期全流程管理的智能化静配中心。

二、教学

药学部2002年开始招收药理学硕士研究生，2003年起，承担重庆医科大学第二临床学院临床药理学的教学（选修课）。

2012年起承担重庆医科大学药学院临床药理学的部分教学。药学部每年完成重庆医科大学药学本科生、重庆医药高等专科学校专科生的实习带教任务。2014年，药学部获批中国医院协会临床药师培训基地。2015年，牵头组建重庆医科大学药学院临床药学专业临床药物治疗学教学团队（10门课），教学团队以临床药师为主，属全国首创，是临床药学专业本科教育的重大改革，药学部主任当时兼任药学院临床药学教研室主任，医院承担本科八门药物治疗学的教学任务，年教学任务量近300学时。2020年获批重庆市临床药师培训基地，目前已批准8个招生专业，共招收95名培训学员。截至2021年，已累计培养了30余名硕士生（学术学位、专业学位）。

三、科研

药学部在科研方面成绩斐然，2003年获得市卫生局科研资助后，至今共承担各级各类科研项目30余项，其中国家自然科学基金3项，省部级课题13项，发表论文100余篇，其中SCI论文30余篇。

表2-2-9　国家级项目清单

序号	年度	负责人	项目名称	项目来源	项目编号	经费/万元
1	2015	李頔	抗菌肽AHP12在人单核/巨噬细胞THP-1中效应蛋白或靶标蛋白鉴定及功能机制研究	国家自然科学基金青年科学基金项目	81402937	23
2	2017	蒋为薇	以femA为靶点探讨青蒿琥酯增强β-内酰胺类抗生素抗MRSA机制研究	国家自然科学基金青年科学基金项目	81703568	19.6
3	2018	冉娅娟	15-LO/15-HETE通路参与子痫前期内皮细胞损伤机制研究	国家自然科学基金青年科学基金项目	81801484	21

四、人才培养

截至2021年，药学部有药学专业技术人员117名，护士8名。其中主任药师1名，副主任药师12名。

药学部十分重视人才培养与引进，现有博士7名，硕士33名，重庆市中青年医学高端人才1名。药学部注重专业知识和技能培训，通过药学部“三基三严”讲座、病例讨论等培训内容，促进药师理论水平及专业技能不断提升，同时，加强进修学习，会议交流。

药学部根据卫生部门的要求及医院的实际情况，在呼吸内科、心血管内科、肿瘤科、内分泌科、重症监护室、外科等临床科室设立临床药师驻科制，临床药师人员数量逐步增加，以覆盖更多临床科室。目前，临床药师培养方式分为在岗培训及全脱产培训，在岗培训通过老带新模式，培养临床思维；全脱产培训通过每年外送多名药师进行规范化培训，培养适应临床专科要求，能融入临床、对临床药物治疗方案提出建议、为临床用药制订个体化用药方案的合格临床药师，并逐步加强基地“带教药师”的培养。截至2021年，获得临床药师资格证的临床药师共16名，在培临床药师4名，获得临床药师带教师资资格的人员共9名。

截至2021年，科室有专业技术人员117名，护士8名，其中主任药师1名，副主任(中)药师12名，博士7名，硕士33名；重庆市中青年医学高端人才1名，宽仁英才2名；硕士研究生导师8名；经过规范化培训的临床药师16名，带教药师9名，初步形成了较为合理的人才梯队。

五、对外交流及影响

截至2021年，药学部共承办了15次学术会议，会议采用线上线下相结合的方式，根据会议主题邀请全国相关领域的知名专家、学科带头人及临床一线医务工作者进行专题报告，为广大药学工作者提供了经验及学术交流平台。2018年4月15日，科室承办重庆市中西医结合学会“重庆中西医结合学会药学专委会的合理用药学术会议”；2018年12月15日，科室承办重庆市医学会“重庆市医学会临床药学分会2018年学术年会”；2019年4月13日，科室承办重庆市医学会“首届心血管药物治疗管理两江论坛”；2020年7月6日，科室承办重庆市卫生健康委员会“重庆市医疗机构药学人员处方审核能力提升培训班”；2020年8月20日，科室承办重庆市药学会“新型抗肿瘤药物医院药学管理论坛”；2020年9月29日，科室承办中国医药教育协会“新型降糖药物的临床应用进展药学管理云论坛”；2021年10月14日，科室承办重庆药学会“西部药学高质量发展论坛”。同时，药学部药师也多次被邀作为报告人或讲者参加全国各类线下、线上学术会议，开展学术讲座并进行经验交流。

代表性学术任职一览：

1.赵春景：重庆医学会临床药学专业委员会副主任委员，《中国医院药学杂志》《中国药房》《中国药业》《中国药物与临床》杂志编委。

2.钱妍：重庆药学会药学服务专业委员会主任委员，《中国药房》《今日药学》《中国药业》杂志编委。

第四节　病理科

病理部门始于1960年，当时仅有技术员毋长喜1人，医师冯国权、高根五、戴宗英3人，只能做简单的病理诊断。1975年，医院建立病理室，隶属医院大外科管理，初期由学校基础部病理教研室程德成教授来院负责病理诊断，张凯负责技术室日常工作。随着黄立露教授，杨锡蒂教授及谭光智、刘永贵、马英、冷志、于成银先后加入科室，1991年正式成立病理科，业务范围包括临床外检、冰冻切片诊断、尸体解剖。

经过数十年的发展，科室已发展成为一个集医疗、科研为一体的综合性科室。科室每年完成组织病理学诊断4万例以上，人体解剖10多例，术中冰冻切片6000余例，细胞学诊断约6万例。现已开展免疫组织化学检测200多项，年均完成免疫组化约9万多张。2021年已逐步开展FISH等分子病理检测，分子病理江南院区实验室正在紧张筹建中，预计2022年投入使用。病理科现已开设胃肠道病理、泌尿系统病理、妇科病理、乳腺病理、甲状腺病理、肝胆病理、呼吸系统病理等亚专科。其中胃肠道病理亚专科团队现已开展针对胃肠道早癌的病理诊断，并积极参与市内及国内多项诊断比赛并摘得桂冠。

表2-2-10　病理科历任主任、副主任名录

任职时间	主任	副主任
1991—1994年	/	黄立露
1994—1998年	/	于成银
1998—2017年	马英	/
2010年8月—2017年8月	/	冷志
2017年8月—	王清良	/

表2-2-11　第31党支部(病理科党支部)委员会名录

任职时间	书记	副书记	委员
2019年3月	/	王清良	刘莉、贾若民

一、医疗

1991年成立病理科时设备简陋，开展临床外检、冰冻切片、尸体解剖以及组织化学染色，年外检量2000例/年，仅满足临床的需要。随着医院的发展和加大对病理诊断的投入，科室先后购入最先进的低温冰冻切片机、切片机、脱水机、显微镜。1995年，科室开展免疫组织化学染色、原位杂交等新技术，科室病理诊断水平从细胞水平到了分子水平。1997年，科室在重庆市率先使用多媒体图文报告。2000年，科室在西南地区范围内，首家引进了新柏氏模式液基细胞病理检测技术(TCT)，并通过美国FDA认证，科室在全市开展了学术讲座，积极推广该项技术。

2018年7月，迎来了"一院两区"的全新发展模式，年外检量提高到4万例/年，细胞病理提高到6万例/年，冰冻切片提高到6000例/年，免疫组化提高至检测项目200多项，年均完成免疫组化约9万多张。

2021年已逐步开展FISH等分子病理检测。

2021年，病理科下设病理诊断室、技术室、细胞检查室、免疫组化室、分子检测室，拥有leica和olympus显微镜10余台、olympus多投显微镜1台、荧光显微镜1台、leica低温冰冰切片机4台、leica切片机8台、leica脱水机6台、烤片机10台、包埋机3台、快速组织脱水机1台、全自动免疫组化染色机2台、全自动特殊染色机1台、豪洛捷液基制片仪1台、全自动玻片扫描仪1台。不仅满足了本院临床及科研的需要，而且负责指导市一院、口腔医院、中医院、邻水县人民医院以及市周边地区对口帮扶地区疑难病理会诊，成为局部地区病理指导诊断中心。

二、教学

病理科教学始于1991年，主要承担学校病理专业及临床专业住院医师规范化培训、病理进修生和年轻医师，各类病理规培医生、进修医生及病理技术人员教学。科室是硕士学位授予权学科，2014年招收科室第一名硕士研究生。

三、科研

截至2021年，共承担各级各类科研项目2项，其中国家自然科学基金项目1项，累计研究经费21万元。发表论文20余篇，其中SCI论文8篇。2005年，冷志获得重庆市卫生局科技成果奖三等奖；2010年，王清良获中国抗癌协会科技奖一等奖；2011年，王清良获中华医学科技奖一等奖。

表2-2-12　国家级项目清单

年度	负责人	项目名称	项目来源	项目编号	经费/万元
2008	王清良	Endosialin(CD248)介导周细胞参与胶质瘤微血管构筑表型异质性发生及其机制	国家自然科学基金青年科学基金项目	30800420	19

其他代表性成果：

1.李孝生、王辉武、刘长安、冷志、王景，川芎嗪、大黄酸及合用抗肝纤维化和门脉高压的作用机制及临床研究，重庆市卫生局中医药科技成果奖(二等奖)，2003年。

2.卞修武、平轶芳、蒋雪峰、黄缄、王清良、姚小红、余时沧、陈剑鸿、周志华、肖华亮，胶质瘤血管生成的细胞及分子机制研究，中国抗癌协会科技奖(一等奖)，2010年。

3.卞修武、平轶芳、黄缄、姚小红、蒋雪峰、余时沧、周志华、周烨、陈剑鸿、王清良、杨世昕、易良、肖华亮、张华蓉，胶质瘤血管生成的细胞及分子机制研究，中华医学科技奖(一等奖)，2011年。

四、人才培养

病理科高度重视人才梯队的建设，不断提高科内人员的专业技术水平。为了应对学科技术的进步和医院发展对病理科的要求，科室鼓励成员参加各种继续教育和外出进修。尤其重视优化人员结构，自2017年以来先后招录“引进人才”1名、博士学位人员2名、硕士学位人员9名。鼓励科室人员至国内知名医院进修，加强病理专业的沟通与交流，外送进修人员3名。科室为强化病理医师的专业培训，大力发展亚专科，设置了胃肠道病理、泌尿系统病理、妇科病理、乳腺病理、甲状腺病理、肝胆病理、呼吸系统病理等亚专科，鼓励医师参加各类专科培训与会议，并建立每周2次疑难病例讨论、1次小讲课，积极加强病理医师的培养，规范病理诊断细则。加强病理技术人员培养，定期举办科内病理技术竞赛，引导与提高病理技术人员的专业技术水平，取得较好效果。

病理科以中青年为主，专业结构合理，系国家硕士学位授权学科。截至2021年，科室由渝中院区和江南院区统一管理，主任王清良担任“双带头人”，有工作人员33名，包括医生13名、技术人员16名、前台工作人员3名，档案管理员1名，其中党员10名、入党积极分子2名。副教授以上高级职称2名，中级职称9名，初级职称多名。硕士学位及以上共16人，占科室总人数48%以上。

五、对外交流及影响

科室积极组织业务骨干对外交流学习，1998年，冷志、马英先后到复旦大学肿瘤医院及北京协和医院进修。科室坚持对内与临床医技人员交流，举办临床病理研讨会；对外积极参与重庆市及全国读片会、学术研讨会。

代表性学术任职一览：

1. 于成银：1995年任重庆市病理分会专业委员会委员，1996年任重庆防癌协会专委会委员。
2. 马英：1998年任重庆市病理专委会委员，2005年病理工作者委员会全国常委，2010市病理专委会副主任委员。
3. 冷志：重庆市医学会病理专业委员会委员。
4. 王清良：重庆市医学会病理学分会副主任委员，重庆市妇幼卫生学会阴道镜与宫颈疾病专业委员会副主任委员，2020年任*Cell Cycle*杂志审稿专家。

第五节　核医学科

1976年，在创建人张万钟教授的带领下，医院成立同位素科，当时业务包括放射免疫分析、放射性核素器官功能测定和核素扫描仪脏器显像，同时在教学上承担重庆医科大学第二临床学院医学专业本科和重庆医科大学儿科学院本科学生的核医学带教工作。1986年科室在西南地区首次把微型电子计算机应用于核医学放射性核素器官功能实时分析。1988年科室在全市率先开展骨质疏松症的核医学研究，建立全市最早、检测例数最多、涉及行业最广泛、年龄跨度最大的人骨矿物质密度含量标准数据库；1990年引进大型精密核素显像设备γ照相机，开展多种器官及肿瘤的核素显像诊断；1991年开展核素肿瘤治疗和甲状腺疾病治疗，2003年引进了SPECT/CT符合线路和骨密度检测等大型仪器。2019年，核医学科与超声科成立联合党支部。

截至2021年，科室为重庆医科大学影像医学与核医学硕士学位授权点，国家卫生与计划生育委员会“医学影像”临床重点建设专科，综合实力位列复旦榜西南地区核医学专科第五名。科室是国家“医学影像”临床重点专科建设单位、国家住院医师规范化培训基地核医学专业基地、中华医学会核医学分会颁发的“体外分析实验室质量管理示范实验室”、中国医师协会核医学医师分会常委单位、中华医学会核医学分会委员单位、重庆市医师协会核医学医师分会会长单位。科室集中开展了影像诊断、核素治疗、实验室及门诊工作。已实现年核素显像诊断大于6000余例，功能测定大于3000余例，核素治疗600余例/年，实验室分析7万余例/年。

表2-2-13　核医学科历任主任、副主任名录

任职时间	主任	副主任
1976年4月—1997年7月	张万钟	/
1997年7月—2006年9月	陈太弟	姜海燕 （1997年7月—2000年7月）
2006年9月—	袁耿彪	/

一、医疗

2004年科室引进GE Millennium VG 符合线路SPECT/CT，开展甲状腺显像、全身骨显像、心肌灌注显像、脑血流灌注显像、肾动态显像、肺灌注/通气显像、前哨淋巴显像等全身多器官系统核素显像，医院进入单光子SPECT核素功能显像时代。2006年，开启分化型甲状腺癌^{131}I治疗，为医院及重庆地区甲状腺癌的标准化治疗提供重要支撑。

2016年，开展^{125}I放射性粒子肿瘤植入治疗，率先在重庆市开展肝癌、肺癌、甲状腺癌、胃肠道肿瘤、前列腺癌等晚期肿瘤患者精准内放射治疗。2017年科室首次开展炎显肽显像用于诊断肺肿瘤和炎性结节、骨肿瘤和炎症的鉴别肿瘤，2020年联合重庆医科大学附属儿童医院开展水合氯醛对儿童SPECT/CT检查的应用研究。2021年，科室引进Symbia Intevo Excel SPECT/CT，首次开展核素功能显像+CT断层显像的融合显像技术。同年，联合心内科、超声科共同开展99mTc-PYP诊断心肌淀粉样变，联合感染科共同开展^{99m}Tc-GSA诊断肝纤维化病变。

科室具有完备的影像诊断、核素治疗、核医学实验室建制，配备有高端影像设备和服务条件优良的核医学病房，配备的大型核素显像诊断仪器，可以开展功能影像诊断，探测肿瘤病灶及转移灶、心脏功能和心肌的缺血或梗死，以及研究其他器官组织功能状况，并提供直观、定性定量、分期分级等功能性的独特结论；开展骨肿瘤HIFU（海扶刀）术前诊断和术后疗效评价、乳腺癌前哨淋巴结显像+γ探针术中检测分子靶

向、放射性 ^{125}I粒子植入治疗实体肿瘤、^{131}I治疗甲状腺功能亢进和甲状腺癌、敷贴治疗疤痕；开展PET/CT和SPECT/CT诊断、脑认知功能成像、冠心病的一站式诊断以及奥曲肽显像、炎显肽显像等。

二、教学

科室承担重庆医科大学5年制本科临床医学、儿科、检验、影像专业，7年制本硕连读临床医学、儿科、检验专业的临床核医学教学工作、研究生核医学教学。科室为住院医师规范化住培基地、硕士学位授权点，获国家“一流专业建设”项目、重庆市“三特专业建设”项目、重庆市“特色专业群建设”项目立项。

2021年，科室投入了70万元左右用于制作和购买虚拟仿真、多功能远程会诊屏（医用多功能终端）、核医学学生专用报告考核系统、多媒体影像设备等项目。同年12月，重庆医科大学医学影像系（含核医学科教研室）被评为国家级一流专业，获批院级教学改革项目1项、重庆市一流课程建设项目1项。

2021年派出骨干教师参加BOPPPS培训、原子高科培训、上海健康学院交流学习。科室主任袁耿彪出席了全国高等学校八年制集训、原子一体化临床医学专业第四轮规划教材《核医学》（第4版）编写会议，分别发表了科室的教学文章“神经内科研究生培养中神经心理评估教学的应用探索”及“核医学虚拟仿真实践教学平台建设的探索与实践”。

截至2021年，科室有硕士生导师1人，参编8年制教材《核医学》（第4版），《影像核医学》（第3版），《影像题库》等人卫版教材。

三、科研

截至2021年，科室共承担多项各级各类科研项目，发表论文40余篇，其中SCI论文2篇。共撰写专著20部，其中包括有人民卫生出版社、高等教育出版社、科学出版社的医学类教材15部，如：

1. 袁耿彪参编中华医学百科全书《核医学》，中国协和医科大学出版社，2020年12月第1版，ISBN 978-7-5679-1665-4；

2. Gengbiao YUAN. coedit. Nuclear Medicine in Oncology，上海交通大学出版社，2019年，ISBN 978-981-13-7457-9；

3. 匡安仁主编，袁耿彪参编，《核医学》，高等教育出版社，2017年1月第2版，ISBN 978-7-04-047012-3；

4. 黄钢主编，袁耿彪参编，《影像核医学与分子影像》，人民卫生出版社，2016年12月第3版。

表2-2-14　国家级项目清单

序号	年度	负责人	项目名称	项目来源	项目编号	经费/万元
1	2013	袁耿彪	2013年高性能医学诊疗设备专项——全自动化学发光免疫分析仪产业链建设	国家发改委	/	150
2	2016	袁耿彪	国家《医学影像》重点专科建设项目	国家卫计委	/	500

其他代表性科研项目：

1.实验室已经成功启动了ISO15189工作。

2.开展放射性核素治疗甲亢、甲癌以及 ^{125}I粒子植入治疗肿瘤。

3.国内领先开展了小剂量维甲酸诱导甲状腺癌分化的临床试验；开展了PLGA分子靶向药物对甲状腺癌的诊断治疗基础应用性研究。

4.开展放射性 ^{125}I粒子植入的精准治疗，其中联合HIFU(海扶刀)超声定位下植入治疗肝脏门脉癌栓、联合纤支镜E-bis引导下的植入治疗等多项技术属于独特技术。

其他代表性科研研发：

1.^{99m}Tc-奥曲肽用于神经内分泌肿瘤的影像诊断。

2.与美国The University of Virginia Prof Dongfeng PAN合作的炎显肽显像，用于诊断和鉴别诊断炎症和肿瘤显像。

3.与感染科联合开展 ^{99m}Tc-GSA临床3期研究。

4.前哨淋巴结显像及术中定位、脑认知功能研究、高压液相色谱法开展去甲肾上腺素、多巴胺等测定，以新技术新项目带动学科多方位的发展。

5.2014年被国家卫计委列为国家重点专科(医学影像)建设项目，获得500万资金支持。

6.2014年参与国家发改委的全自动化学发光免疫分析仪产业链建设项目(国家863计划项目)，获得150万资金支持。

7.与清华大学博奥生物芯片技术公司开展了基因芯片诊断甲状腺癌突变基因试剂盒的产业化合作，开展了基因芯片对甲状腺癌的诊断、治疗和预测的研究。

四、人才培养

核医学科主要分为核医学影像诊断与治疗组、技术组、医生组、护理组、放药组、实验室几个部分。截至2021年，有工作人员25人，包括24名医护人员及1名行政秘书。其中主任医师1人，副教授1人，中级职称4人，初级医师3名，主任技师1人，主管技师1名，技师3名，技术人员9人，工程师1人；医学博士2人，博士在读1人，医学硕士5人，本科8人，大专3人。6人具有核医学医师上岗证，4人具有核医学技师上岗证，1人具有CT上岗证，有工程技术人员1名，药师1名，护士4名，化学师3名，物理师3名。

同时，科室积极组织业务骨干在行业协会兼职交流，有中华医学会核医学分会委员1人；中国医师协会核医学医师分会常委1人兼任全国住培组副组长；重庆市医师协会核医学医师分会主任委员1名、青委副主委1人，委员9名；重庆市医学会核医学专委会副主任委员1人、青年委员副主任委员1人、青年委员1人、质控员5人。同时科室有中华医学会核医学分会青年委员1人，核医学体外显像组委员2人，功能显像组委员1人。

五、对外交流及影响

2013年10月,邀请美国弗吉尼亚大学(University of Virginia)放射医学系(Department of Radiology and Medical Imaging)教授及影像化学中心实验室主任华裔科学家潘东风教授来科室参观,就目前核医学科检查设备及显像试剂的发展进行了讨论。2016年6月—9月,袁耿彪主任赴德国慕尼黑大学医院进行学术交流。

2016年11月,核医学科主任袁耿彪参与重庆医科大学附属第二医院举办的《核医学新技术的临床应用》学术会议暨重医附二院医学影像国家临床重点专科建设项目推广会,邀请德国慕尼黑大学医院Peter和Weiss教授及国内外专家参与会议。

2016年11月,挪威Akershus大学附属医院核医学科主任、著名的挪威核医学专家、欧洲核医学联盟专家组成员、欧洲核医学委员会(EBNM组)成员Rajinder Midha教授受邀来科室进行参观访问。Dr. Midha表示了想与科室建立长期的合作互访关系的意愿,并愿意联合挪威PET/CT中心的顶尖专家一起为科室提供长期的技术支持和合作项目资源。

2017年6月,郑晨曦论文获北美核医学年会(SNMMI)大会发言。

2021年7月,科室在贵阳举办全国“首届核医学住院医师规范化培训临床技能竞赛”,医院核医学科获得“三等奖”和“优秀策划团队”。

代表性学术任职一览:

袁耿彪:中国医师协会核医学医师分会常委,中华医学会核医学分会委员,重庆市医师协会核医学医师分会会长、重庆市医学会核医学专委会副会长。

第六节　超声医学科

20世纪70年代中期,医院正式成立超声诊断室,隶属大内科管理,由内科副主任、心内科专家、教授李德旺分管负责,先后开展A超检查和M型超声心动图检查,是重庆地区较早常规开展临床超声检查的医院之一。1979年购置国产绵阳B型超声诊断仪,开展腹部与心脏疾病的二维超声检查;1987年购置第一台彩色多普勒超声成像仪,1989年超声诊断室从大内科中独立出来,正式成立超声医学科。

经过四十余年的不懈努力,超声医学科学科建设和发展取得了突出成绩,在西部地区乃至全国均有广泛的学术影响力,已经逐步发展成为医院重要的骨干学科之一。截至2021年,超声医学科是国家临床重点专科和重庆市重点学科,重庆市医学影像(超声诊断)质量控制中心,创建的重庆医科大学超声影像学研究所已建设成为重庆市“超声分子影像”重点实验室,主办的《临床超声医学杂志》为CSDC扩展库期刊,参与创办的重庆医科大学医学影像系成功申报国家级一流本科专业建设点。超声医学科自全国专科声誉复旦排名榜发布以来，一直获提名，长期在西南地区排名第二，重庆市排名第一。2015年获重庆市“工人先锋号”荣誉称号。科室拥有包括Philips EPIQ 7、GE-vivid E9以及西门子、声科、迈瑞等各型国内外高档超声诊断仪40余台，下设心脏、血管、腹部、浅表与超声介入五个专业组，可开展除妇产科超声检查(妇产科超声属超声影像学教研室组成部分，但隶属妇产科管理)以外的临床所有超声检查项目。

表2-2-15 超声医学科历任主任、副主任名录

任职时间	主任	副主任
1976—1989年	李德旺(兼)	/
1989—2000年	王志刚(兼)	邹建中
2000—2002年	邹建中	冉海涛(2001—2002年)
2002—2009年	/	冉海涛(主持工作)
2009年—	冉海涛	郑元义(2009—2016年)、任建丽(2018年—)、张群霞(2018年—)、孙阳(2020年—)、李攀(2020年—)

表2-2-16 第32党支部(超声核医学科党支部)委员会名录

任职时间	书记	委员
2019年3月—	冉海涛	周黎、成涓、曹阳、田燕

一、医疗

自科室创建以来，医院超声检查技术与诊断水平在重庆地区始终处于领先地位。20世纪90年代中期即开展了膝关节半月板损伤超声与经直肠超声检查；1997年开展超声引导下的各种介入操作，包括超声引导下穿刺活检、置管引领、肿瘤化学消融治疗等技术；1997年开展三维重建超声心动图检查；2000年起开展肝脏声学造影、超声引导下房间隔缺损、室间隔缺损等结构性心脏病的封堵介入治疗等新技术；2005年开展经食管超声心动图；2011年开展超声弹性成像；2012年开展类风湿关节炎及肌腱、周围神经等肌骨超声、斑点追踪及心脏实时三维超声心动图检查；2015年开展经食管三维超声心动图检查；2019年开展超声引导下PFO、左心耳封堵术及经导管主动脉瓣置换术(TAVR)等技术。

科室设备齐全、先进，拥有国内外最先进的各型彩色超声诊断仪，除开展腹部脏器、浅表器官、心脏与血管各项常规超声检查外，还开展各种腔内超声(经食管超声、经直肠超声等)、三维超声、术中超声、超声引导下各种穿刺与治疗、超声造影(肝脏造影、肾脏造影、甲状腺造影等)、超声弹性成像等特殊检查项目。近五年来，超声科检查人次和业务收入每年均以20%以上的速度逐年递增，目前，科室日平均检查人数约1500人次。

二、教学

超声医学科脱胎于诊断学教研室。1999年以前，主要承担医学二系和儿科系诊断学课程中超声诊断部分的教学任务。1999年，重庆医科大学正式创建医学影像系，由第二临床学院具体承办，院长任红兼任系主任，教授王志刚任系副主任，教授冉海涛为系教学秘书。2018年教授冉海涛任医学影像系主任，教授郭大静任系副主任，副教授何晓静任办公室主任。下设放射、超声和核医学三个教研室，分别由附属第一医院、第二医院和儿童医院相关科室骨干教师组成，其中，超声影像学教研室设超声科，先后由科室主任邹建中（2002年调至生物医学工程系）和冉海涛兼任教研室主任。超声影像学教研室除负责医学影像系超声诊断学教学任务外，还承担了临床医学二系、儿科系、生物医学工程系和留学生班全英文教学等大量教学任务。

超声影像学教研室自成立以来，先后获得重庆市高等学校特色专业建设点（2011）、重庆市高等学校“三特行动计划”特色专业（2016）、重庆市高等学校“三特行动计划”特色专业群（2017）、重庆市本科高校一流专业（2019）、国家级一流本科专业建设点（2021）。医学影像学是重庆市医学重点学科，影像医学与核医学是重庆市重点学科。超声诊断学荣获重庆医科大学校级优质课程（2009）、精品课程（2011）、市级研究生教育优质课程（2011）、重庆市线上线下混合一流课程（2020）、重庆市线下一流课程（2021）。获得市级以上教学成果、各类教学改革项目10余项，多名教师获得重庆医科大学优秀教师称号、优秀研究生导师称号及院级教学比赛一等奖、二等奖。李德旺、王志刚、邹建中、冉海涛等主编或参编了《实用M型、二维超声心动图》《超声心动图基础临床解剖学》《超声诊断手册》《超声医学》《超声分子影像学》《超声诊断学》《医学超声影像学》等30余部学术专著及国家规划教材，其中冉海涛教授为“十三五”及“十四五”规划教材《医学超声影像学》的共同主编，以及“十三五”规划教材《医学影像学》的编委。

科室为硕士、博士授权点，除本科教学外，截至2021年，还承担研究生培养工作，医学影像学专业目前已具有成熟的“学士—硕士—博士—博士后”的人才培养体系。超声影像学教研室拥有博导4人，硕导10人，共培养博士后及博士、硕士研究生200余名，获研究生国家奖学金24人次，获优秀毕业生及优秀毕业论文35人次。已毕业研究生分布全国近30个省、自治区、直辖市的各大医院，为我国超声医学培养了大批人才。

三、科研

截至2021年，科室共承担各级各类科研项目100余项，其中国家级项目75项，国家自然科学基金项目62项，累计获得研究经费6000余万元。2012年王志刚教授牵头的国家重大科研仪器设备研制专项项目“低功率超声分子显像与治疗系统研究”获得国家自然科学基金委员会700万元资助；2016年冉海涛教授牵头的国家自然科学基金重点项目“基于智能型诊疗一体化分子探针靶向乳腺癌超声/光声双模态显像及可视化精准治疗”获得国家自然科学基金委员会269万元资助。

科室长期开展前沿科学研究，截至2021年，共发表SCI论文150余篇，其中IF>7的文章40余篇，高影响因子16.8。2021年冉海涛教授在国际顶级期刊 *Adv Sci*（IF＝16.8）上发表“Low-Intensity Focused

Ultrasound-Responsive Ferrite-Encapsulated Nanoparticles for Atherosclerotic Plaque Neo - vascularization Theranostics”一文。

截至2021年，科室主编和参编各类学术专著30余部；科研成果获得国家发明专利23项，国际发明专利1项，重庆市自然科学一等奖1项，科技进步一等奖1项，发明奖三等奖1项，重庆市卫生科技一等奖1项，其中3项实现了成果转化，并获得1项医疗器械产品批文；与造影剂上市企业广州康臣药业有限公司合作开发国产超声微泡造影剂“华声显”，已完成生产线建设和中试试生产，即将申报临床试验。“超声分子显像与治疗基础研究”获2015年度重庆市自然科学奖一等奖，相关研究成果已被国内多省市多家研究机构、院校、医院应用和推广。

表2-2-17 国家自然基金项目清单

序号	年度	负责人	项目名称	项目来源	项目编号	经费/万元
1	2004	王志刚	超声微泡造影剂介导靶基因治疗梗死性血管病及机制研究	国家自然科学基金面上项目	30370402	21
2	2005	王志刚	超声微泡造影剂携靶基因治疗及其声像图监控研究	国家自然科学基金重点项目	30430230	130
3	2006	许川山	一种基于超声微泡的药物定位递送和定量控释系统的研发	国家863科技攻关项目	2006AA02Z4F0	206
4	2007	张群霞	乳腺癌超声分子显影及分子定量研究	国家自然科学基金青年科学基金项目	60601011	8
5	2008	冉海涛	包裹血卟啉的新型高分子材料造影剂对肝癌的治疗作用及其机制	国家自然科学基金面上项目	30770565	30
6	2008	张萍	辐射力增强微泡介导超声靶向治疗的机理研究	国家自然科学基金面上项目	30772070	30
7	2008	王志刚	靶向EGFR纳米级造影剂分子显像肝癌及抑瘤效应研究	国家自然科学基金面上项目	30770566	30
8	2010	张群霞	携Herceptin和紫杉醇纳米造影剂乳腺癌分子显影和新辅助化疗研究	国家自然科学基金面上项目	30970752	32
9	2010	郑元义	靶向载药PLGA超声微泡定位与治疗乳腺癌转移前哨淋巴结	国家自然科学基金青年科学基金项目	30900371	22
10	2010	李攀	超声破坏微泡联合载内皮抑素基因纳米脂质体治疗肝癌及其机制研究	国家自然科学基金青年科学基金项目	30900370	20
11	2011	王志刚	靶向微泡携HIF-1a超声分子成像诊治心肌梗死及其机制研究	国家自然科学基金面上项目	81071158	32
12	2011	冉海涛	新型载药微泡研制及其靶向治疗肿瘤实验研究	国家自然科学基金面上项目	81071157	32
13	2011	任建丽	TATp与P-selectin修饰的载双基因靶向超声造影剂用于心肌缺血分子成像与治疗研究	国家自然科学基金青年科学基金项目	81000621	20
14	2012	王志刚	多功能超声造影剂分子成像与治疗基础研究	国家自然科学基金重点项目	81130025	240

续表

序号	年度	负责人	项目名称	项目来源	项目编号	经费/万元
15	2012	王志刚	靶向纳米粒超声与光声分子显像基础研究	2011中加(NSFC-CIHR)健康研究合作计划项目	81161120548	100
16	2013	王志刚	低功率超声分子显像与治疗系统研究	国家重大科研仪器设备研究专项	81227801	700
17	2013	郑元义	液气相变纳米超声造影剂分子显像与物理杀灭癌细胞	国家自然科学基金面上项目(青年科学基金转)	81270021	70
18	2014	李攀	靶向载药液-气相变氟碳纳米粒研制及其超声分子显像与治疗研究	国家自然科学基金面上项目	81371578	70
19	2015	冉海涛	动脉粥样硬化易损斑块光声分子显像与治疗基础研究	国家自然科学基金面上项目	81471713	73
20	2015	任建丽	肿瘤归巢-穿膜肽介导靶向载药相变纳米粒用于肿瘤超声分子成像与治疗研究	国家自然科学基金面上项目	81471675	73
21	2015	孙阳	多功能诊疗分子探针多模态显像与治疗乳腺癌	国家自然科学基金青年科学基金项目	81401423	23
22	2015	曹阳	新型丝素蛋白超声微泡介导的基因递送研究	国家自然科学基金青年科学基金项目	81401503	23
23	2015	冉海涛	基层监护监测新产品开发	国家科技支撑计划课题子课题	2015BAI02B04	10
24	2016	郑元义	超声分子影像与治疗	国家杰出青年科学基金	81425014	400
25	2016	敖梦	靶向液-气相变型纳米探针分子显像与定量评估肝纤维化	国家自然科学基金青年科学基金项目	81501482	18
26	2016	宫玉萍	基于吲哚菁绿的多功能分子探针超声光声双模态成像及靶向乳腺癌光热治疗研究	国家自然科学基金青年科学基金项目	81501484	18
27	2017	冉海涛	基于智能型诊疗一体化分子探针靶向乳腺癌超声/光声双模态显像及可视化精准治疗	国家自然科学基金重点项目	81630047	269
28	2017	王志刚	恶性黑素瘤光声/超声双模态分子成像与治疗基础研究	国家自然科学基金重点项目	31630026	233
29	2018	李攀	基于磁导航和声致相变技术的靶向超声分子探针研制及其多模态显像与治疗研究	国家自然科学基金面上项目	81771847	60
30	2019	任建丽	肽功能化载MnPpIX相变纳米粒用于肿瘤多模态多功能精准诊疗研究	国家自然科学基金面上项目	81873901	58
31	2019	孙阳	双靶双模态载药分子探针血栓显像与治疗研究	国家自然科学基金面上项目	81871369	57
32	2019	尚婷婷	载普鲁士蓝诊疗一体化靶向分子探针多模态显像及靶向治疗分化型甲状腺癌研究	国家自然科学基金青年科学基金项目	81801711	21
33	2020	李攀	载PD-L1肽磁性外泌体分子显像、增效HIFU及协同免疫治疗肝癌的研究	国家自然科学基金面上项目	81971633	55

续表

序号	年度	负责人	项目名称	项目来源	项目编号	经费/万元
34	2021	冉海涛	乳腺癌前哨淋巴结微转移光声/荧光显像与光热免疫治疗	国家自然科学基金面上项目	82071926	55

其他代表性成果：

1.王志刚、邹建中、冉海涛等，“超声组织定征：视频法和射频法的基础与临床应用研究”获重庆市科技进步一等奖，2001年。

2.冉海涛、郑元义、李攀等，“多模态、多功能高分子材料声学造影剂制备及应用”获重庆市科技发明三等奖，2011年。

3.冉海涛、郑元义、李攀等，“多模态、多功能高分子材料声学造影剂制备及应用”重庆市医学科学技术一等奖，2011年。

4.郑元义、冉海涛、王志刚等，“超声分子显像与治疗基础研究”获重庆市自然科学一等奖，2015年。

四、人才培养

截至2021年，超声医学科有职工50人，其中正高3人、副高7人，博士16人、硕士15人，博士生导师4人、硕士生导师10人，已形成了一支学历结构、知识结构及年龄结构具有明显优势的高层次高比例的人才梯队结构。科室有国家卫生健康突出贡献中青年专家1人、重庆市首席医学专家1人、重庆市学术技术带头人1人、重庆英才·名家名师1人、重庆英才·创新领军人才2人、重庆市中青年医学高端人才3人、重庆市中青年医学高端人才工作室1人、重庆市青年专家工作室领衔专家1人、重庆市青年拔尖人才1人、重庆市卫生健康系统先进个人1人。

科室大力组织人才外出进修培训。2016年敖梦前往华西医院进修；2017年李攀前往斯坦福大学做访问学者，同年杨杨前往北医第三人民医院进修；2018年孙阳前往巴巴多斯进行医疗援外；2019年成涓前往华西医院进修；2020年张群霞前往巴巴多斯进行医疗援外，同年朱叶锋前往华西医院进修，宫玉萍前往中山大学附属第三医院进修。

五、对外交流及影响

超声医学科及研究所主办了一系列学术交流活动，多次邀请国内外知名超声医学专家及超声分子影像学研究领域专家来所讲学。2000年主办了第十二届中日国际超声会议，王志刚为大会主席；2012年起，主办每两年一届的“国际及全国超声分子影像学会议”。团队成员也多次被邀请参加国内外系列重要学术大会。国际交流日益广泛，长期与国内外多家研究机构保持密切合作关系，如中科院上海硅酸盐研究所、中科院深圳先进技术研究院、美国医学与生物工程院院士Stanislav Emelianov、加拿大超声首席科学家Michael Kolios教授、美国弗吉尼亚大学Alexander Klibanov教授、美国加州大学的Robert F. Mattrey教授等。

除了参加学术交流活动外，科室还主办了《临床超声医学杂志》(1988年创刊，1999年获国家正式刊号，国内外统一发行)，该杂志系重庆市卫生健康委员会主管，重庆超声医学工程学会创办。2004年杂志被中国科学技术部收录为“中国科技论文统计源期刊”“中国科技核心期刊”，并先后加入了“中国学术期刊光盘网”“万方数据数字化期刊网”，被“中文生物医学期刊文献数据库”“中文科技期刊数据库”“全国医药卫生优秀成果数据库”及“中国核心期刊(遴选)数据库”收录。2016年，成为国内影像期刊“J10”平台建设共识的首批发起单位。2019年《临床超声医学杂志》入选CSCD来源期刊库(扩展)。

科室还积极参与中华医学会重庆超声专委会和重庆超声医学工程学会的重庆市两个最大的超声医学学术团体的建设工作，超声科多位人员先后担任学会会长等主要领导职务。

代表性学术任职一览：

1.李德旺：中华医学会重庆超声专委会副主任委员。

2.王志刚：中华医学会重庆超声专委会秘书、主任委员，中华医学会超声专委会常务理事、副主任委员；中国超声医学工程学会常委理事、副会长；重庆超声医学工程学会秘书长、会长。

3.邹建中：中华医学会重庆超声专委会常委；中国超声医学工程学会超声治疗与生物学效应委员会副主任委员。

4.冉海涛：中国医师协会超声医师分会副会长，中国超声医学工程学会副会长兼超声分子影像分会会长，重庆市医学会超声医学专委会主任委员，重庆超声医学工程学会会长，《临床超声医学杂志》主编。

5.郑元义：中华医学会重庆超声专委会秘书。

6.任建丽：《临床超声医学杂志》常务编委。

7.张群霞：中国医师协会超声医师分会浅表超声专委会委员，《临床超声医学杂志》编委。

8.李攀：中华医学会超声分会青年委员，《临床超声医学杂志》编辑部主任、副主编。

9.孙阳：中国超声医学工程学会超声分子影像青年委员会副主任委员，中华医学会超声分会青年委员，中国医师协会超声医师分会心脏超声专业委员会委员，《临床超声医学杂志》常务编委。

第七节　输血科

输血科前身是检验科输血组，于2012年独立成科。经过多年的建设，输血科已经成为具备一定规模，集医教研为一体，兼具医技、临床以及管理职能的特色科室，2021年，两个院区占地近1200m^2，全年供应血液总量近6万单位。

科室开展涵盖临床输血相容性检测的所有常规及部分疑难项目、止凝血相关检测项目和输血治疗，年检测量近20万人次。拥有奥森多、戴安娜、汉密尔顿、爱康全自动血型配血系统，全自动血库冷链监测系统，血液成分分离机，化学发光、血小板功能检测仪，各种专业储血冰箱等先进的仪器设备。科室自主开发了一套输血管理系统，实现从血液入库储存到血液出库全过程，涵盖用血适应证审核、疗效评价、相关项目检测结果自动比对上传、物资耗材出入库管理等全方位的信息化管理，硬软件平台达到全国一流水平。

此外，科室还负责全院临床科室用血监督审核，包括输血适应证审核、每月输血病历质控、输血不良事件（含输血不良反应）审核确认，开展输血相关会诊和临床用血宣讲，确保医院的临床用血安全、科学、合理、及时、有效。

表2-2-18　输血科历任主任、副主任名录

任职时间	主任	副主任
2012年6月—2017年11月	/	张娟
2017年11月—	/	陆华（主持工作）

表2-2-19　第30党支部（输血科党支部）委员会名录

任职时间	书记	副书记	委员
2019年3月—	陈维贤	陆华	麦力、鲍依稀、李月

一、医疗

科室自建立以来便开设了全面的血型血清学检测项目，建成较为完善室内质量控制体系。在此基础上，2020年开始开展涵盖ABO和Rh血型主要抗原（C、c、D、E、e）的电子交叉配血，使医院的临床输血水平在精准化和个性化方面达到了市内领先水平。此外，科室疑难血型鉴定、疑难配血、红细胞不规则抗体筛查鉴定、母婴血型不合新生儿溶血病产前预测及产后检测等相关项目检测也处于市内领先水平。

科室还开展了系列止、凝血检测项目，对于检验科常规止、凝血项目予以有效补充，对于血小板、血浆的输注输血治疗更加有意义。这些项目包括血小板特异性和组织相容性抗体筛查、血小板功能检测、血栓新四项等，在止、凝血异常检测和输血治疗方面形成了自己的特色和优势。

科室在输血治疗方面探索起步，在原来仅有储存式自体血的基础上逐步开展了自身富含血小板血浆（PRP）制备、血浆置换、红细胞单采去除，尤其是自身PRP的分离制备，已经在辅助生殖、难治性创面修复等方面取得了疗效。

二、教学

截至2021年，输血科目前有硕士生导师两名，参与了血液免疫系统的教学，承担临床及儿科专业的血型与临床输血部分的理论教学。另外，每年为基层医院培养进修生数名，还负责检验专业实习生每年40人次左右输血部分的实习教学任务。

三、科研

截至2021年，科室共承担各级各类科研项目6项，其中国家级项目1项，国家自然科学基金项目1项，重庆市科研项目3项，累计研究经费近70万元。发表论文13篇，其中SCI论文8篇。

表2-2-20　国家级项目清单

年度	负责人	项目名称	项目来源	项目编号	经费/万元
2016	许桂平	TMEM64调节的cAMP在维甲酸诱导急性早幼粒白血病细胞分化中的作用及机制	国家自然科学基金青年科学基金项目	81601826	17

四、人才培养

截至2021年，全科有专业人员17人，其中主任医师、副教授1人，副主任技师1人，主治医师2人，主管技师2人。有博士3人、硕士2人、本科10人、大专2人，研究生以上学历占比在重庆市各医院输血科中位列前茅。

代表性学术任职一览：

陆华：重庆市医学会输血专业委员会副主任委员，重庆市医师协会输血科医师分会副主任委员，是《中国输血杂志》、*Blood and Gene*编委。每年受邀在全国及重庆市的输血相关学术会议上做专题讲座，在全国及重庆市的输血领域具有一定的学术影响力。

另外，科室目前还有重庆市医学会输血专业委员会委员1名、重庆市医师协会输血科医师分会委员1名，以及重庆市医学会输血专业委员会青年委员2名。

第八节　消毒供应中心

1909年，马加里医生从美国休假回重庆为医院买来一台蒸汽消毒机、一台发电机和一台抽水泵、一台锅炉，用于医院消毒工作。1948年，医院建立了中心供应室，徐淑清任供应室主任，隶属于总务部管理。协办宽仁时期，供应室共有职工3人，主任1人，护士2人。川东医院时期，供应室发展到22人，包括护士7人，助理员3人，工人2人，洗浆房8人，徐季高担任副主任，另有1名护士长协助管理。到1962年划归重医后，供应室业务由护理部管理，设护士长岗位，先后有王廷玉、丁桂英、邓兴华担任供应室负责人。2002年到2019年2月，赵筠任护士长，职工发展到28人，其中副主任护师1人，主管护师4人，护师8人，护士1人，工人5人，临工9人。2019年2月，赵锡丽同志调任消毒供应中心护士长。同年3月，江南院区外科大楼四楼消毒供应中心（占地近2000m²）正式启用。

2021年，科室服务两院区床位共计3279张。现职工54人，包括副教授1人，副主任护师1人，主管护师6人，护师11人，护士25人，工人3人，临时工人7人。

表2-2-21　消毒供应中心历任负责人名录

任职时间	负责人
1948年	徐淑清
川东时期	徐季高
1979年以前—1985年6月	王廷玉
1985年6月—1990年12月	丁贵英
1990年12月—2002年6月	邓兴华
2002年6月—2019年2月	赵筠
2019年2月—	赵锡丽

表2-2-22　第41党支部(消毒供应中心党支部)委员会名录

任职时间	书记	委员
2019年3月—2021年12月	赵锡丽	唐文娟、宗凌、赵筠、王凤霞

一、供应工作

医院消毒供应工作始于宽仁时期，早期主要提供消毒、灭菌及手术包的供应，后逐步增加了压力蒸汽灭菌、巴士消毒等特色消毒灭菌措施。1994年，通过创建“三甲”的评审，医院确定了基本合理流程布局，对“从污到洁只能强制性通过，不能逆行”和对手卫生进行了规定。2003年科室购入环氧乙烷灭菌器，2006年购买了强生等离子100S灭菌器，对不耐热耐湿的精密仪器提供了低温灭菌保障。2007年科室由原来的两层楼改为了三层楼，为口腔科、眼科、耳鼻喉科、美容科、手术室、学府医院等有灭菌器的科室做生物监测。随着医院发展，医疗器械品种繁多，越来越精细、复杂、贵重，且涉及科室更加广泛，使用周转速度更短。2016年科室按照《消毒供应中心管理规范》《消毒供应中心清洗消毒及灭菌操作规范》《消毒供应中心清洗消毒及灭菌效果监测标准》《软式内镜清洗消毒技术规范》《外来医疗器械清洗消毒及灭菌技术操作指南》上级部门文件要求，完成了医院相关技术操作规范、指南。

科室率先在重庆市开展外来租赁器械清洗消毒灭菌的全程管理，是全国首批、重庆首家集中对全院腔镜器械进行标准化清洗、消毒、灭菌等全程处理的消毒供应中心，并首创了腔镜器械图谱、腔镜器械交接制度、腔镜器械质量考核标准；率先集中处理软式内镜（消化内镜除外）；重庆市首家采用绝缘检测仪对所有带电源器械进行绝缘检测。

2021年，两院区拥有进口全自动喷淋清洗设备、超声清洗机、蒸汽清洗枪、多舱清洗机、大型清洗消毒器、医用低温真空干燥柜、医用高温干燥柜、脉动真空压力蒸汽灭菌器、低温过氧化氢灭菌器、环氧乙烷灭菌器、低温甲醛灭菌器、温压仪、软式内镜清洗机、蛋白残留检测仪等国内、国际先进设备并配备信息追溯系统，具有良好的教学示范物质基础。

二、教学

1992年开始，中心每年都为在医院实习的医学生进行消毒隔离及灭菌知识的规范化培训；每年协助医院研究生处及医院规培基地完成教学培训及技能考核。2018年，医院消毒供应中心获批重庆市卫健委唯一授权的消毒供应专科护士培训基地。

2021年，科室承担包括中专、大专、本科、研究生等多层次教学工作。中心有副教授1人、讲师2人，获得教师资格证5人，取得消毒供应专科护士资格证12人，6位科室骨干成为专科护士培训基地的讲授者。2018年开始举办专科护士培训班。

三、科研

2017—2021年，科室承担省部级科研项目2项，厅局级科研课题2项，院系级课题4项，发表核心期刊论文三十余篇，申请国家发明专利1项，国家实用新型专利3项，申请院内新技术1项。

四、人才培养

截至2021年12月，科室共有工作人员54人，包括护士43人、工勤人员11人。其中，有党员11人，具有本科学历的22人，主任护师1人，副主任护师1人，主管护师8人，护师11人，高级工3人，中级工1人，相关专委会委员4人，专科护士12人。

科室是重庆市卫健委审批的唯一的重庆市消毒供应专科护士培训基地，至2021年，已举办专科护士培训班五期，培训学员共285人；举办重庆市消毒供应质量管理提升策略培训班三期，参会学员累计600余名；组织承办重庆市护理学会主办的消毒供应继续教育培训三期，数百人参会。

科室多层次培养人才，截至2021年，科室培养有助理护士长2人，质控组长3人、特种设备操作员13人，司炉操作员3人，水质监测员3人，高温、低温、精密器械组长数人。

第三篇

医教研管

第一章 学科建设

学科建设作为公立医院高质量发展的核心内涵，是医院发展的基础性、根本性、长远性工作，是决定医院事业发展的生命线。早在1956年第四人民医院时期，学科思维得以启蒙，研究课题涉及普外科、儿科学、消化病学以及眼科学等几个方面，为后期学科建设奠定了发展基础。划归重医后，医院专业分科走向精细、外科技术持续变革、科研发展大步迈进。1978年，医院成立了12个教研室，重点发展内科学、外科学、妇产科学、传染病学等学科，呈现出较为清晰的目标与建设要求，学科发展在一大批西迁专家的共同努力下有了雏形并初具规模。

1985年以来，医院以传染病学、妇产科学、超声医学研究为学科建设主抓手，大力革新传统技术、频繁开展对外交流，形成以外科技术、科研攻关为主要方向的建设热潮，建立起全国第一个病毒性肝炎研究所，先后承担"六五""七五""八五""九五"国家科技攻关项目，相继获评国家重点学科、省部级重点学科、厅局级重点学科，学科建设进入历史以来的蓬勃发展时期。

2003年以后，医院逐渐形成以专科建设、创新技术、科学研究、人才队伍、高端设备为主要方向的学科建设路径，获批国家重点学科2个、重庆市重点学科 17个、重庆市医学重点学科6个、重庆市一流学科1个。

近年来，医院持续精心凝练学科特色，大力发展微创、介入等核心技术，加强创建国家医学中心、国家区域医疗中心，胸痛、卒中、创伤、危急孕产妇中心，促进学科交叉融合发展、整合提档升级，综合实力不断攀升，以高质量的学科建设，赋能医院高质量发展。

第一节 重点学科

一、国家重点学科

1989年，经医院传染科与重庆医科大学附属第一医院传染科联合申报，传染病学被评为国家重点学科，2002年、2007年内科学（传染病）两次通过教育部评估，再次被评为国家重点学科。2007年，神经内科学与重庆医科大学附属第一医院联合申报神经病学，被评为国家重点学科。

二、省部级重点学科

1996年医院神经病学、外科学（普外科）、妇产科学与重庆医科大学附属第一医院联合申报，被评为四川省重点学科。

1997年重庆市成为直辖市，1999年四川省将这三个学科移交给重庆，经重庆市教委验收，这三个学科成为重庆市重点学科。

2000年与重庆医科大学附属第一医院联合申报，医院新增8个省（市）级重点学科，分别是内科学（消化系病）、内科学（呼吸系病）、内科学（内分泌与代谢系病）、内科学（心血管病）、生物医学工程、老年医学、外科学（骨外科）、外科学（神经外科）。2003年生物医学工程转到重庆医科大学生物医学工程系。

2006年重庆市教委对原有重点学科进行重新评估，临床医学一级学科（下含16个二级学科：内科学、老年医学、神经病学、皮肤病与性病学、影像医学与核医学、临床检验诊断学、护理学、外科学、妇产科学、眼科学、耳鼻咽喉科学、肿瘤学、康复医学与理疗学、运动医学、麻醉学、急诊医学）和口腔医学二级学科被评为重庆市“十一五”重点学科。

2011年，重庆市教委对学科进行再次评估，一级学科临床医学（涵盖所有的专业）获批“十二五”重庆市重点学科。

2017年，重庆市教委对学科进行再次评估，一级学科临床医学（涵盖所有的专业）获批“十三五”重庆市重点学科、重庆市一流学科。

2021年，重庆市教委对学科进行再次评估，一级学科临床医学（涵盖所有的专业）获批“十四五”重庆市重点学科、重庆市一流学科。临床医学一级学科“十一五”“十二五”“十三五”“十四五”获批重庆市教委重点学科。从2017年开始，连续两轮获批重庆市“一流学科”建设项目。

三、厅局级重点学科

1999年与重庆医科大学附属第一医院联合申报，重庆市卫生局批准医院普外科学、神经内科学、神经外科学、心血管内科学4个学科为首批医学重点学科，后被卫生局管理划归重庆医科大学附属第一医院管理。

1999年重庆市卫生局批准医院医学超声工程学为首批医学重点学科，后被划归重庆医科大学生物医学工程系管理。

2006年重庆市卫生局批准医院影像医学为第三批医学重点学科。

2010年重庆市卫生局批准医院康复医学为第六批医学重点学科。

2011年重庆市卫生局批准医院妇科学为医学重点学科及医疗特色专科建设项目，后获批为重庆市卫生局第七批医学重点学科建设项目；同年，重庆市卫生局批准医院内科学（传染病学）和影像医学为重庆市医学重点学科；2021年，重庆市卫健委批准医院产科学为重庆市医学重点学科。

表3-1-1　重点学科获批情况

重点学科级别	学科名称	授予时间(年)
国家重点学科	内科学(传染病)	1989
	神经病学	2007
省部级重点学科	妇产科学	1996
	神经病学	1996
	内科学	2000
	外科学	2000
	肿瘤学	2006
	皮肤病与性病学	2006
	影像医学与核医学	2006
	临床检验诊断学	2006
	护理学	2006
	眼科学	2006
	耳鼻咽喉科学	2006
	康复医学与理疗学	2006
	麻醉学	2006
	急诊医学	2006
	口腔临床医学	2006
	老年医学	2006
	临床医学	2011、2017、2021
省部级一流学科	临床医学	2011、2021
厅局级重点学科	影像医学	2006
	康复医学	2010
	妇科学	2011
	内科学(传染病)	2011
	影像医学	2011
	产科学	2021

第二节 国家重点学科

一、内科学(传染病)简介

(一)历史沿革

重庆医科大学内科学(传染病)历史悠久，于1956年由上海医科大学华山医院传染病教研室分迁来渝组建，在我国老一代传染病学专家钱悳教授、刘约翰教授、王其南教授、张定凤教授带领下开展传染病的防治和研究工作，经几代人半个多世纪的努力，已成为传染病领域内国家临床医疗、科学研究和人才培养的核心基地之一，在西部地区处于领先地位，在国内有重要影响力，在国际上有一定的知名度。

该学科点1979年被批准为全国首批硕士学位授权点，1981年被批准为全国首批博士学位授权点，1983年被批准为首批国家药品临床研究基地，2006年、2010年两次获得SFDA药物临床试验资格认定。1995年成立博士后流动站，设立“长江学者奖励计划”特聘教授岗位一个。1989年被批准为首批国家重点学科，2002年、2007年分别通过第二次、第三次教育部考核评估，作为国家重点学科进入新一轮建设阶段。2003年建成省部共建感染性疾病分子生物学教育部重点实验室，2007年12月通过教育部组织的专家组验收，作为教育部重点实验室开放运行。2007年成为国家疾病预防控制中心网络实验室成员单位。2007年卫生部国家病原微生物卫生应急实验室网络单位。2008年批准成为教育部长江学者与创新团队成员，2012年通过教育部专家组的结题验收。2013年传染病科成为国家卫生部临床重点专科，2016年成功申请成为重庆市感染病学临床研究中心。2021年获得天津市科技进步一等奖、川渝科技学术大会优秀论文一、二等奖等奖励，并荣获“全国专业技术人才先进集体”“全国科技系统抗击新冠肺炎疫情先进集体”“重庆市工人先锋号”等荣誉称号。2008年后相继建成病毒及分子生物学研究平台、蛋白质相互作用研究平台、病毒性肝炎临床转化医学平台、细胞及分子免疫学研究平台、转基因模式动物平台、生物信息学研究平台、生物样本资源库、GMP标准的临床免疫及细胞治疗平台、病原微生物高通量三代测序研究中心、流式分选细胞等技术平台。

(二)学术队伍

学科带头人任红教授系国家首批(1995年)“百千万人才工程”第一、二层次人选入选者，首批教育部“跨世纪优秀人才”，重庆市“两江学者”特聘教授，先后荣获“做出突出贡献的中国硕士学位获得者”“卫生部有突出贡献的中青年专家”“全国留学人员先进个人”“首届重庆市十大杰出青年”等荣誉称号；国家重点学科内科学(传染病)带头人，感染性疾病分子生物学教育部重点实验室名誉主任，重庆医科大学病毒性肝炎研究所所长，教育部长江学者创新团队带头人，前中华医学会肝脏病分会副主任委员兼肝炎学组组长，《中华肝脏病杂志》、JCTH、《肝博士》总编，全国高校临床医学专业五年制教材《传染病学》第九版共同主编；近年来先后主持国家自然科学基金重点及面上项目10余项，主持“十一五”“十二五”国家“艾滋病和病毒性肝炎等重大传染病防治”科技重大专项2项；获国家科技进步三等奖，卫生部科技进步二等奖，重庆市科技进步一、二等奖；主编《传染病学》等学术专著和教材共8部。

学科带头人黄爱龙教授系博士研究生导师，重庆医科大学校长，国家传染病科技重大专项首席科学家，教育部"长江学者奖励计划"特设岗位特聘教授，重庆医科大学感染性疾病分子生物学教育部重点实验室主任，重庆医科大学病毒性肝炎研究所副所长，国家重点学科内科学（传染病）学科带头人，中华医学会微生物与免疫学会主任委员，英文学术期刊《基因与疾病》(Genes & Diseases)共同主编；获得国家卫生计生突出贡献中青年专家、国家杰出青年科学基金、首批"新世纪百千万人才工程"国家级人选、全国优秀科技工作者和全国抗击新冠肺炎疫情先进个人等荣誉和称号；长期从事乙型病毒性肝炎发病机理和防治研究，先后主持或牵头承担国家科技重大专项（重大传染病防治专项）项目或课题4项、国家"863"项目2项、国家自然科学基金区域联合重点/国际合作项目等，近5年累计获得科研经费超过9000万元；获得1994年四川省科技进步一等奖、1995年国家科技进步三等奖、2002年和2009年重庆市科技进步二等奖、2021年天津市科技进步一等奖，申请发明专利52项，已获授权30项。新冠肺炎疫情发生后充分面向国家应对新冠肺炎疫情的重大需求，带领科研团队第一时间开展火线攻关，在新冠肺炎诊断试剂开发以及临床与免疫学特征研究方面成效显著，成功研发了全球第一款获批准上市的化学发光法新冠病毒抗体检测试剂盒和首款"重庆造"新冠病毒抗原快速检测试剂盒。近年来，先后在国际著名期刊*Nat. Med*（4篇）、*Journal of Hepatology*、*Hepatology*（3篇）、*J Clin Invest*、*Nat. Commun*等发表SCI收录论文292篇，IF 合计 960.458，H 指数为 32，总被引频次 3463 次；多次担任国际国内重要学术会议主席。

学科带头人胡鹏教授系主任医师，医学博士，博士研究生导师，中共重庆医科大学附属第二医院党委委员，副院长，重庆医科大学感染性疾病分子生物学教育部重点实验室副主任，重庆医科大学病毒性肝炎研究所副所长，中华医学会肝病学分会全国委员、常委，中华医学会肝病学分会药物性肝病学组委员，中华医学会感染病学分会全国委员，重庆市医学会肝病学分会主任委员，重庆市医学会感染病学分会委员，国家自然科学基金评审专家，第五届"中国医师奖"获得者，重庆市首批医学领军人才，重庆市学术技术带头人，《中华肝脏病杂志》副总编，《西部医学》杂志编委，《重庆医科大学学报》特邀编委；作为负责人主持国家自然科学基金3项，"863"项目子课题1项，作为主要骨干参加了"十一五""十二五""十三五"国家科技重大专项课题、国家自然科学基金重点项目、教育部长江学者创新团队、重庆市自然科学基金重点项目、国家食品药品监督管理局等一系列科研项目的工作；获重庆市科技进步奖一等奖、中华医学科技奖二等奖、教育部高等学校优秀科技成果二等奖。

学科带头人唐霓研究员系医学博士，博士生导师，重庆医科大学感染性疾病分子生物学教育部重点实验室副主任，重庆医科大学病毒性肝炎研究所副所长，中华医学会微生物学与免疫学分会副秘书长、全国委员，中国抗癌协会肿瘤代谢专委会全国委员，中华医学会医学病毒学分会青年委员；曾留学加拿大和美国，主要从事病毒感染、代谢异常与肝癌的发生以及乙型肝炎病毒分子致病机理研究，入选重庆市高校创新团队、重庆市科技创新领军人才，重庆医科大学附属第二医院宽仁领军团队、领军人才；研究工作得到国家传染病科技重大专项子课题（3项）、国家自然科学基金（7项）、重庆市技术创新与应用发展专项重点项目、重庆市科委自然科学基金重点项目（2项）等资助，发表学术论文被SCI收录75篇，近5年以通讯作者（含共同）在*J Clin Invest*、*Nat Commun*、*EMBO J*、*Cell Death Differ*、*Signal Transduction and Targeted Therapy*、*Clin Infect Dis*、*Oncogene*等国际主流学术刊物发表SCI论文28篇，2015年至今总被引用3265次；申请发明专利5项，获授权2项，获首届川渝科技学术大会优秀论文奖二等奖、中华医学会微生物学与免疫学年会青年英语论坛一等奖等学术奖励；共培养硕士和博士生33人，指导研究生多次获得国家奖学金、重庆市优秀博士毕业生、重庆市优秀博士学位论文等奖项。

该学科已形成一支学历、年龄、职称、学缘结构合理的人才梯队。截至2021年，有正高级人员20名，副高级人员22名，中级及其他人员23名，博士生导师8名，33名具有博士学位。学科带头人和学术技术骨干均有出国留学或研修经历，有前中华医学会肝病学分会副主任委员1名，现任中华医学会肝病学分会常委1名，中华医学会微生物与免疫学会主任委员1人，中华医学会微生物学与免疫学分会副秘书长1人，国家杰出青年科学基金获得者1人，国家优秀青年基金获得者1人；拥有国家级海外高层次引进人才、首批国家“百千万人才工程”第一、二层次人员、首批“新世纪百千万人才工程”国家级人员、首批教育部“跨世纪优秀人才”人员、首批教育部“新世纪优秀人才支持计划”人员、重庆市"两江学者"特聘教授。学科团队被批准为教育部长江学者创新团队1个，重庆市高校创新团队2个，重庆市高校黄大年式教师团队1个。

（三）科学研究

该学科实验室已成为全国感染病学基础与临床的重要研究中心之一，在学科领域内影响力强大。为传染病学国家重点学科，承办全国百强期刊《中华肝脏病杂志》，创办的《基因与疾病》、JCTH被SCI数据库收录，2021年影响因子分别达到7.1和4.1，主办的“全国肝脏疾病临床学术大会”和“慢性病毒性肝炎抗病毒治疗难点和热点学术会议”更是全国感染病学和肝病学领域公认的品牌会议，已成为全国感染病学同行进行学术交流的重要平台。

实验室研究实力与学术水平稳步提升。2017—2021年，实验室承担“十二五”“十三五”国家传染病重大专项，国家自然科学基金重大重点项目、国际合作项目、地区合作项目、面上项目等共计54项(总经费1.48亿元)。研究方向集中，特色鲜明，既注重长期布局与优势积累，又兼顾国家近期迫切需求。以乙肝病毒及其相关疾病为长期研究重点，在慢性乙型肝炎发病机制与临床转归、乙肝病毒与宿主相互作用、抗乙肝病毒新策略开发、肝细胞癌的发生发展机制以及肝脏疾病与脂糖代谢紊乱5个优势方向取得了突出成果。近期充分响应国家应对新冠肺炎疫情的重大需求，在新冠肺炎诊断试剂开发以及临床与免疫学特征研究方面成效显著。科研成果显著，在*Nat. Med*(4篇)、*EMBO J*、*J Clin Invest*、*Nat. Commun*、*J Hepatol*、*Hepatology*等知名期刊发表SCI论文252篇，单篇论文最高引用2597次。代表研究成果影响巨大，被上千家国际媒体报道以及权威专业人士专题点评，入选2020临床研究高被引论文。成功研发全球首款新冠抗体化学发光检测试剂盒，多个试剂盒获得SFDA批准和欧盟认证，捐赠和销售相关试剂盒超1亿人(份)，为全国新冠疫情控制做出应有贡献，社会和经济效益明显，充分体现了产学研紧密结合与良性发展。

重大成果：

1.慢性病毒性肝炎临床转归及临床治愈新策略。我国现有慢性HBV感染者约9300万人，其中慢性乙型肝炎患者约2000万例。我国肝硬化和HCC患者中，由HBV感染引起的比例分别为60%和80%。建立了全球最大的慢性乙型肝炎长期随访研究(慢性乙型肝炎临床长期转归前瞻性大样本4000例研究队列)队列数据之一。证实对慢性乙型肝炎进行有效的抗病毒治疗能够降低肝硬化、肝癌的发病率，从而最终降低其病死率。建立了一系列的慢性乙型肝炎临床转归的预警预测模型及综合评估体系。New Switch 研究将慢性乙肝患者的HBsAg 清除率从1%~3% 提高到16.2%(部分优势患者达33.1%),取得了突破性的进展,对慢性乙型肝炎的治疗提出了临床治愈的全新概念,得到了全世界的高度关注,并写入了2019年最新版《中国慢性乙型肝炎防治指南》。

2.发现多个调控 HBV cccDNA 活性和数量的关键宿主因子。解析 cccDNA 的功能与数量调控机制,是发展乙肝治愈策略的必经之路。课题组在乙肝病毒 cccDNA 表观调控方向开展了系统深入研究,鉴定出多个调控cccDNA 数量和活性的关键因子,包括 SIRT3、LIG1/3 和 UBE2L3,并解析了其作用机制。

3.成功构建多种药物筛选新模型,发现系列抗乙肝病毒新分子。实现乙肝治愈目标,必须依赖抗乙肝新药物的发现。课题组首次构建了多种抗 HBV 药物高通量筛选新型细胞模型,分别用于筛选靶向 X 蛋白、表面抗原、核衣壳、核心启动子的化合物,发现了 3 种具有良好抗 HBV 活性的新分子,为深入开发新型抗乙肝药物奠定了坚实基础。

4.成功研制系列新冠抗体检测试剂盒,阐明新冠病毒抗体应答规律。为响应国家抗疫重大需求,自主研制了系列新冠病毒抗体检测试剂盒,4 项通过 CFDA 认证,8 项通过 CE 认证。试剂盒在全球推广应用,捐赠和销售上亿人(份)。系统地揭示了 COVID-19 患者新冠病毒抗体的应答规律,解析了无症状感染者的临床与免疫特征,并从流行病学角度证实我国新冠防控措施的科学性和有效性。研究结果发表在 *Nat. Med*(4 篇,2020)、*Nat. Commun*(2020),*Clin. Infect Dis*、*J Infect Dis*、*STTT*(2020)等期刊上,被 *Nature*、*Science*、*Cell* 等期刊引用超过 3800 次。

5.发现肝癌的代谢重编程新机制。为了寻找新的肝癌治疗新靶点和策略,课题组以蛋白质翻译后修饰为切入点,系统解析了代谢重编程在肝癌发生发展中的作用机制。发现谷胱甘肽 S-转移酶 ζ1(GSTZ1)的缺失,促进致癌代谢物琥珀酰丙酮累积并烷基化修饰 KEAP1 蛋白,进而激活 NRF2/IGF1R 轴。该研究为肝癌发生发展机制研究打开了新局面。

6.发现代谢性炎症致肝脏慢性损伤的新机制。系统研究了 CD36 在脂肪肝发生发展中的作用和分子机制,为非酒精性脂肪肝的治疗提供了新靶点。

(四)人才培养

该学科是国家西部地区传染病学重要的临床医疗、教学、科研和人才培养基地。近3年共同主编全国规划教材1部,副主编教材1部,参编教材8部;招收博士后研究人员4名,获得校级优秀论文9篇。毕业的研究生,特别是博士毕业生,主要去向包括国内外从事博士后研究、全国各高等医学院校附属医院、省市级医院传染科,并成为所在单位学术技术带头人、科主任。研究生在校和毕业后在本专业杂志 *Vaccine*、*Journal of Infectious Diseases*、*Vaccine*、*Cancer Immunology Immunotherapy*、*Gene Therapy*、*J Cell Biology*等发表SCI论文40余篇。

(五)设备条件

学科下设重庆医科大学病毒性肝炎研究所,感染性疾病分子生物学教育部重点实验室,《中华肝脏病杂志》、JCTH、《基因与疾病》、《肝博士》编辑部，感染病科（感染与肝病中心），国家药物临床试验机构肝病专业基地。其中感染病科（感染与肝病中心）占地约17000m²，研究所及实验室占地面积5000m²；拥有专科病房217张，年均门诊就诊100000人次左右，出院人数每年4000人次左右。随着不断加大投入，更新设备，2016—2020年，实验室拥有50万元以上大型仪器设备共16台，价值1964.34万元，包括分析型流式细胞检测仪2台、分选型流式细胞检测仪1台、激光共聚焦显微镜2台、长时间动态细胞观察分析系统1台、动物能量代谢笼1台、多光谱激光成像系统1台、分子互作分析系统1台、细胞能量代谢检测系统1台、智能超速离心机2台、组织切片扫描仪1台、高通量荧光定量PCR系统1台、双色红外激光扫描成像系统1台、全自动药物筛选工作站1台；20万~50万元的大型仪器包括蛋白纯化系统、悬浮芯片系统、激光粒度分析仪等仪器，共计25台，总价值701.16万元。

（六）国内外学术交流

该学科承办有《中华肝脏病杂志》、JCTH、《基因与疾病》、《肝博士》4本杂志。其中，《中华肝脏病杂志》是中华医学会主办的国家级内科学类核心期刊，于1993年6月创刊，是中国科技论文统计源期刊（中国科技核心期刊）、CSCD核心库期刊、北京大学中文核心期刊，被Index Medicus、Medline、PubMed、Scopus等国际数据库收录。获国家新闻出版局“百强报刊”、中华医学会“优秀期刊”，获“第五届中华优秀出版物奖出版科研论文奖”，连续5年获“中国科协精品科技期刊工程项目”；2018年获“中国科协中文科技期刊精品建设计划：学术创新引领项目”，2019年获期刊领域最权威的基金项目支持：中国科学技术协会“卓越期刊梯队期刊项目”，2021年入选中国科协高质量科技期刊分级目录T1级，与*Gastroenterology*、*Hepatology*等期刊实现同质等效。JCTH全英文杂志于2013年7月创刊，2015年7月被PubMed Central及PubMed收录，2020年11月10日正式被Science Citation Index Expanded（SCIE）收录。2021年6月30日，该杂志首个影响因子（IF2020）为4.108，在全球92种SCI收录的胃肠及肝脏病学期刊中，排名第42位，Q2区。创办的《基因与疾病》被SCI数据库收录，2021年影响因子达到7.1。《肝博士》是由重庆市卫生健康委员会主管，重庆医科大学附属第二医院主办的面向普通读者和临床医生的肝脏类科普杂志，是全国唯一的一本公开发行的专业肝病类科普杂志。连续主办多届的“全国肝脏疾病临床学术大会”和“慢性病毒性肝炎抗病毒治疗难点和热点学术会议”更是国家感染病学和肝病学领域公认的品牌会议，已成为全国感染病学同行进行学术交流的重要平台。

国际合作：

1.承担重大国际合作项目：教授黄爱龙、教授任红共同领导的传染病学团队与教授Ian Frazer领导的国外专家团队于2020年共同建立了“感染与免疫临床研究创新引智基地”，获得科技部、教育部“111计划”立项支持。2017年教授黄爱龙与新加坡教授袁于人合作的“乙肝病毒感染与复制调控的结构基础”研究课题获得国家自然科学基金国际合作与交流项目资助。2019年教授陈娟与澳门科技大学教授罗婉君合作的“靶向乙肝病毒表面抗原（HBsAg）天然药物的筛选：九头狮子草核心单体成分抗乙肝病毒药效学研究”获得国家自然科学基金国际合作与交流项目资助。

2.国外研究机构合作研究。实验室分别于2016年、2018年和2019年以客座教授方式聘请香港科技大学副教授Ben Ko(柯子斌)、美国Drexel大学教授郭海涛、加拿大多伦多大学教授陈利民多次到实验室做专题学术报告,并对实验室科研工作进行了实质性的指导。其中,郭海涛指导并完成了乙肝病毒cccDNA合成机制相关研究工作(Long et al., PLoS Pathogens,2017);陈利民与实验室教授胡源联合申报了科技部国家重点研发计划"政府间国际科技创新合作/港澳台科技创新合作"重点专项(2018YFE0107500)。

3.参加国际学术交流。实验室2016—2017年参加欧洲肝脏病年会和亚太肝病学会年会,博士研究生张琼方和李世颖分别做会议专题发言,并有多篇论文被会议论文集收录。

国内合作:

实验室于2019年以客座教授方式聘请武汉大学教授蓝柯、军事医学研究院教授徐平,分别在乙肝病毒复制调控与致病机制、代谢重塑与蛋白质翻译后修饰等领域展开学术交流、合作研究,教授徐平课题组与唐霓教授在*EMBO J*以及*Cell Death Differ*联合发表研究论文。

(七)学科定位

面向国家对急性和慢性传染病防控的重大需求,围绕重要病毒性传染病的诊治,从基础、转化与临床多层次、多维度开展系统性和连续性研究,着力培养创新人才、促进学科发展、提升研究实力,将该学科和依托的感染性疾病分子生物学教育部重点实验室建设成为国家级科研基地,为最终解决重要病毒性传染病的威胁提供科技支撑。

二、神经病学简介

(一)历史沿革

重庆医科大学神经病学历史悠久,于1956年由上海医科大学华山医院神经病学教研室分迁来渝组建,在国家老一代神经病学专家教授傅雅各、教授沈鼎烈、教授徐越和教授董为伟带领下开展神经病学的临床和研究工作,经几代人半个多世纪的努力,已成为神经病学领域内国家临床医疗、科学研究和人才培养的核心基地之一,在西部地区处于领先地位,在国内有重要影响力,在国际上有一定的知名度。

20世纪60年代,来自上海医学院的教授汤云鹏到附二院组建了神经病学专业,成为内科学的一个重要组成部分,主要承担起神经病学的教学、临床工作;20世纪90年代,在主任魏运枝的领导下,加强人才的培养,为神经病学教研室的创建打下了坚实的基础;1999年全国知名专家、博士生导师、国家特殊津贴获得者、教授胡长林创建了神经内科。在数代神经病学专家的带领下,经数代人半个多世纪的扎实努力下,神经内科已成为国家重点学科,在西部地区处于领先地位,在国内有重要的影响力。

1999年为神经病学博士学位授权点;2001年批准为重庆市重点学科,2002年建立神经病学博士后流动站,2006年批准为药物临床试验专业组,2007年批准为国家重点学科,2012为重庆市老年神经疾病研究中心,2012为重庆市卫生健康委脑电图与神经电生理质量控制中心,2017为中国卒中学会综合卒中中心,2018年为重庆市卫生健康委卒中中心,2021年成为国家卫生健康委高级卒中中心、全国癫痫中心。

（二）学术队伍

学科带头人教授陈阳美系博士生导师、博士后合作导师，归国学者，获重庆市巴渝学者、重庆市学术技术带头人、重庆市英才·名师名家（2021年）等称号。做为主研之一，先后获国家级科技进步二等奖（2008）、教育部科技进步一等奖（2007）、重庆市科技进步二等奖（2007）、四川省科技进步一等奖（1995）、国家级科技进步三等奖（1996）、贵州省科技进步三等奖（2017）等。担任中华医学会神经内科分会癫痫与脑电图学组副组长、中国抗癫痫协会常务理事、中国医师协会神经内科分会委员、中国卒中学会委员、重庆市医学会神经病学分会主任委员、《癫痫与临床神经电生理杂志》副主编、《脑出血杂志》副主编等。长期从事神经病学的临床、教学和科研工作，成绩斐然。近年来先后主持了国家及省部项目10余项，包括国家自然科学基金项目、重庆市自然科学基金项目、重庆市卫生局重点课题等，参加国家"十一五" 科技支撑计划等。在各级刊物包括*JAMA*、*Neurochem Research*、*Epilepsia*、*Brain Research*、*Epileptic Disord*、*Neurologic Research*等共发表论文200余篇；参加26部全国神经病学大型著作的编写，主编《癫痫治疗学》《神经病学疑难病例剖析》（人民卫生出版社），为教材《神经病学》案例版、英文版、5+3版的副主编（人民卫生出版社），参编教育部规划教材《内科学》（双语版）神经病学部分；培养、指导硕士生、博士生共130余名，博士后5名。

科室副主任、教授李长清系主任医师，二级教授，博士研究生导师，重庆市（神经病学）学术技术带头人，重庆市322人才工程第二层次人选。在重庆医科大学附属第二医院从事神经内科医疗、教学和科研工作34年，擅长神经内科疑难重症及脑血管病诊治，以脑卒中后康复为主要研究方向，在多项国家自然科学基金、重庆市自然科学基金、教委基金和卫生局基金等立项资助下，就脑卒中对心脏影响及其与预后的关系、中风后康复病理生理机制等进行了较为深入的研究。研究论文公开发表100余篇，在国外SCI收录期刊发表论文25余篇，总影响因子超过80，获省部级科技成果奖3项。参与《实用临床神经病学》《内科症状鉴别诊断》《神经病学》《神经系统疾病治疗学》等多部临床著作的编写，参与"急性脑梗死缺血半暗带临床评估和治疗""中国专家共识"等内容的撰写。共培养博士及硕士研究生50余名，其中博士研究生10名。

科室副主任、教授陈莉芬从事临床工作20余年，擅长帕金森病、脑血管疾病、神经变性疾病等的诊治。在帕金森病的诊治、临床研究和DBS术前评估方面积累了丰富经验，开设帕金森病专病门诊。与相关科室协作开展了帕金森病系统化评估、中脑黑质超声、帕金森病DBS神经调控治疗等新技术，构建了帕金森病临床数据库，为医院帕金森病的长期随访、规范诊治以及诊治新技术的开展做出了贡献。从事科研工作20余年，主要研究帕金森病、癫痫、脑血管病的发病机制及诊治，以及神经系统疾病的脑代谢、脑网络异常。负责国家自然科学基金面上项目、重庆市科委科研项目、重庆市卫健委重点项目等，在国内外发表论文70余篇，其中第一作者或通讯作者SCI论文近30篇，最高单篇引用85次，参编学术专著2部。从事教学工作20余年，参与了神经病学重庆市级精品课程公开课和校级优质课程的建设，作为编委参与了人民卫生出版社《神经系统疾病与精神疾病》国家级规划教材的编写。

科室副主任、教授李小凤，从事临床工作23年，擅长阿尔茨海默病、血管性痴呆、路易体痴呆、额颞叶变性、帕金森病性痴呆、麻痹性痴呆、正常压力脑积水等认知障碍相关疾病的诊治，是神经心理和认知障碍相关疾病亚专科学术带头人。开展了记忆门诊，负责病房专业组的医疗质量和安全，承担了多项国际、国内多中心随机对照临床药物试验，构建了认知障碍患者临床研究数据库。在认知障碍相关疾病的诊治、认知功能系统评估方面积累了丰富经验。为加强科普宣传，撰写多篇科普文章，成立“关爱记忆”俱乐部，提供医患交流的平台，举办患教活动三十余期。联合心理咨询科、康复科、影像科等相关科室，为医院认知障碍患者提供了从预防咨询、临床诊治到认知康复的全方位的高质量的医疗服务，社会反响良好。从事科研工作23年，主要研究阿尔茨海默病的发病机制及生物标志物的检测。负责国家自然科学基金项目1项，参与3项；2005年和2016年分别到美国纽约上州医学院和加拿大麦吉尔大学脑老化研究所研修。发表论文40余篇，其中SCI论文12篇；撰写专著6部。从事教学工作23年，获得教改项目2项，发表教学研究论文4篇。2011年担任硕士研究生导师至今，共指导硕士研究生21人。

该学科已形成一支以中青年科技人员为主、专业结构合理的人才梯队。目前科室医师队伍高级职称者15人、博士学位者21人、硕士生导师12人、博士生导师3人。教授胡长林为国务院特殊津贴获得者，教授谭新杰为国家青年千人计划获得者；教授李长清于2002年当选为重庆市首届学术技术带头人后备人选，于2006年入选重庆市322人才工程第二层次人选，2008年当选重庆市第二届（神经病学）学术技术带头人；教授陈莉芬为重庆市医学会神经内科分会委员、帕金森学组副组长；教授李小凤为重庆市痴呆防治协会副会长。

（三）科学研究

建科伊始，该学科就确立了以脑血管疾病和癫痫为研究中心，坚持科研以解决实际问题为出发点，紧密结合临床。

在脑血管疾病方面，以脑出血为研究中心，围绕脑出血的病理生理机制如血肿周围的水肿及缺血、早期血肿的扩大、神经元的损伤与保护等，进行了深入的研究，并形成了独具特色的研究方向。2008年，胡长林教授因为脑出血的研究获得国家科技进步奖二等奖（主研之一）。

在癫痫方面，从细胞信号传导方面研究癫痫的发病机制，取得一定的成绩，同时在难治性癫痫方面的研究亦有一定的特色。做为主研之一且因癫痫研究而获奖的有：（1）四川省科技进步一等奖（陈阳美，1995年）；（2）国家级科技进步三等奖（陈阳美，1996年）；（3）教育部科技进步二等奖（陈阳美，2003年）；（4）教育部科技进步一等奖（陈阳美，2007年）；（5）国家科技进步二等奖（陈阳美，2008年）；等等，分别获得不同层次科研项目的资助，如国家自然科学基金、重庆市自然科学基金、重庆市卫生局、重庆市教育委员会等，在国内外学术刊物上共发表各类论文500余篇。主编三部著作：《颅内血肿微创清除技术操作规范指南》（胡长林教授主编，北京协和医科大学出版社，2003年），《癫痫治疗学》（陈阳美教授主编，四川科技出版社，2004年），《神经病学疑难病病例剖析》（陈阳美教授主编，人民卫生出版社，2016）。

截至2021年，该学科正着眼于国际前沿、发挥优势，以脑血管病、癫痫、神经变性疾病和痴呆三个研究方向为重点，加强国内、国际交流与合作，力争把学科建设成国内领先或国内有相当影响的神经病学临床和基础及高级人才培养基地。

（四）人才培养

该学科是国家西部地区神经病学重要的临床医疗、教学、科研和人才培养基地，目前承担重庆医科大学医学二系本科及研究生的神经病学教学、临床见实习的带教任务，以及进修医师（包括脑电图专业）、本院轮转医师的培训工作。该学科于1999年招收神经内科第一名硕士研究生和博士研究生，已累计培养硕士研究生200余名、博士研究生50余名。教授胡长林参与全国高等医学院校七年制教材《神经病学》的编写，教授陈阳美为人民卫生出版社《神经病学》教材案例版、英文版、“5+3”版的副主编，参编教育部规划教材《内科学》双语版神经病学部分。

（五）设备条件

学科下设重庆市老年神经疾病研究中心、重庆市脑电图与神经电生理质量控制中心、神经科、国家药物临床试验机构神经内科专业基地。其中神经科占地约2600m²，实验室占地面积200m²，拥有专科病房180张，年均门诊就诊10万人次左右，出院人数每年5000人次左右。近几年不断加大投入，更新设备，目前拥有多功能血管超声仪（脑及颈部血管超声）、超声经颅多普勒血流分析仪、肌电图诱发电位仪、数字化多功能脑电图仪（视频脑电图及多导睡眠监测系统）、神经中央监护分析系统（视频脑电图及多导睡眠监测系统）、多参数监护仪（视频脑电图及多导睡眠监测系统）、视频睡眠脑电图仪、有创呼吸机、红外视频眼震电图仪、生物反馈神经功能重建治疗系统、经颅磁刺激仪等。

（六）国内外学术交流

学术期刊：该学科胡长林教授是《脑出血杂志》的创刊人、总编辑，教授陈阳美是该杂志的副主编。

学术会议：连续主办10余届的“重庆市老年神经疾病高峰论坛”和“重庆市脑电图与神经电生理学习班”，是重庆市该领域公认的品牌会议，已成为重庆市神经内科同行进行学术交流的重要平台。

国外研究机构合作：实验室先后以客座教授方式邀请美国Loma Linda大学教授张和、美国辛辛那提大学教授向敏、加拿大蒙特利尔大学的教授到实验室做专题学术报告。

国际学术交流：科室成员多次参加国际学术会议如美国癫痫年会、欧洲卒中会议、世界卒中会议等，博士研究生袁靳闲、硕士研究生范雪分别做会议专题发言。

（七）学科定位

定位与目标：重庆医科大学附属第二医院神经内科在今后的发展中，将着眼于国际前沿，加强国内、国际交流与合作，充分发挥科室的“人才优势”，力争把该学科建设成临床上医疗质量高、优势技术引领西部、核心技术全覆盖、亚专科发展全面，科研上成果突出、人才队伍优秀，教学上师资队伍完整、精品课程较多，在重庆及西部地区领先、全国有一定影响力的神经内科。

重点发展方向：科室将以脑网络研究及其临床转化为主线，有机整合科室目前已形成的“脑血管病”“癫痫与睡眠障碍”“帕金森病和神经变性疾病”“神经心理与痴呆”四大优势亚专科，在继续重点发展已有的相关优势技术基础上，进一步探索和开展基于脑网络损害分析为指导的个体化诊断、治疗、康复技术。从而将目前科室已开展的先进临床技术有机整合起来，包括：复杂性脑血管介入技术、立体定向深部电极植入技术、术中诱发电位监测记录、术中唤醒神经功能监测、深部脑刺激技术、黑质彩超、TCD血流监测及发泡试验、帕金森病综合评估技术、基于弥散张量成像的脑网络分析技术、脑电监测技术等。同时着重对各亚专科目前存在的短板技术进行补全，以培养本科室人才、外派人员进修、引进人才等相结合的方式，填补目前科室尚存的不足，全方位促进神经科临床、教学和科研的进步和发展。

第二章 医疗工作

篇叁

宽仁初期，由于医院开设了许多门诊部和诊疗点，但医务人员少，医疗工作十分繁重，外国医务人员不堪重负，流动频繁，1916年后医院无力支撑被迫关闭。1920年重开后，外国医生增多，但许多仍然不能坚持，1925年医院提出必须培养中国医生为主体，开始吸收来自北京协和医学院和华西医学院的毕业生，并派人到两所学院进修学习，中国医生因此逐年增加，医疗工作突飞猛进，其间建立了重庆市第一个医院化验室。

1932年，医院购置了第一台X光机和一台发电机。抗战时期，医院为躲避日机轰炸搬迁到歌乐山上，继续接受伤员救治。

川东医院时期，医院是当时川东地区医疗条件最好的医疗机构。第四人民医院时期，医院成立了医学科研小组，开展了医学科研和开展医疗新技术。1962年成为重庆医学院的附属医院，医疗、教学、科研工作齐头并进，互相促进，但医疗仍是主要工作。

改革开放后，随着科学技术的不断提高，医院医疗工作高歌猛进，发展神速，医疗设备不断更新，医疗新技术不断诞生。临床分科越来越精细，医院逐步形成以肝病、感染性疾病，心脑血管疾病，呼吸危重症诊疗为特色的多学科、多专业综合治疗中心。开设有感染病科、心血管内科、神经内科、呼吸内科、肾内科、消化内科、内分泌科、血液内科、老年病科、全科医学科、风湿免疫科、妇产科、肿瘤科、HIFU肿瘤中心、皮肤科、中西医结合科、肝胆外科、血管疝腹壁外科、乳腺甲状腺外科、胃肠肛肠外科、神经外科、胸心外科、泌尿肾病中心、泌尿外科、脊柱外科、关节外科、整形美容和颌面外科、急救部、创伤烧伤外科、眼科、耳鼻咽喉科、重症医学科、康复医学科、口腔科、健康管理中心等35个临床科室，及放射科、超声科、检验科、输血科、核医学科、病理科、麻醉科、药学部、临床营养科、精准医学中心等10个医技辅助科室。

为推动学科精细化与特色化发展，促进专科与亚专科建设，医院新增、调整临床科室，并逐步开设相应的专科、专病门诊。2015年开始新增专科门诊共7个：风湿免疫科门诊（2015年）、泌尿肾病中心门诊（2019年）、脊柱外科门诊（2020年）、关节四肢外科门诊（2020年）、全科医学科门诊（2020年）、颌面外科门诊（2021年）和麻醉门诊（2021年）；新增专病门诊近30个：炎症性肠病门诊、消化道早癌门诊、记忆门诊、眩晕门诊、肺康复门诊、肺小结节与肺癌门诊、糖尿病足门诊、类风湿关节炎门诊、系统性红斑狼疮门诊、更年期门诊、帕金森病门诊、生长发育内分泌门诊、垂体肾上腺内分泌门诊、近视防控门诊、高血压门诊、肺血管疾病门诊、睡眠呼吸障碍门诊、特发性血小板减少症门诊、痔疮门诊、毛发门诊、瘙痒性疾病门诊、运动医学门诊、HIV咨询门诊以及具有中医特色的胃脘痛门诊、面瘫门诊、针灸门诊等；先后开设血友病门诊、胸痛门诊和卒中门诊，以加强特色医疗中心建设；陆续推出以助产士门诊、母婴护理门诊、PICC门诊、糖尿病护理门诊为代表的10余个特色护理门诊。随着医学和社会的进步,单一的专科门诊或专病门诊无法满足多学科协作诊治的患者需求,在前期血友病MDT门诊建设的基础上,医院相继开设危重孕产妇MDT门诊、帕金森病与运动障碍MDT门诊为代表的MDT门诊共4个。

医院临床医技科室获得23个国家级和市级医疗中心和技术培训基地,12个重庆市医疗质量控制中心,截至2021年,获得6个国家级重点专科和1个“十二五”重点专科,14个重庆市临床重点专科和精品项目。

表3-2-1 国家级临床重点专科一览表

序号	获得时间	国家级临床重点专科名称
1	2011年	心血管内科
2	2012年	呼吸内科
3	2012年	肾内科
4	2012年	中医康复科(国家中医药管理局“十二五”重点专科)
5	2013年	感染病科
6	2013年	医学影像科
7	2021年	重症医学科

表3-2-2 重庆市临床重点专科及精品项目一览表

序号	获得时间	重庆市临床重点专科及精品项目名称
1	2012年	妇产科
2	2013年	检验科
3	2014年	普外科
4	2015年	老年病科
5	2016年	消化内科
6	2017年	眼科
7	2020年	急救部(精品项目)
8	2020年	临床药学抗肿瘤专业
9	2021年	临床药学心血管内科专业
10	2021年	检验科(精品项目)
11	2021年	妇产科(精品项目)
12	2021年	普外科(精品项目)
13	2021年	肿瘤科(精品项目)
14	2021年	麻醉科(精品项目)

表3-2-3 重庆市医疗质量控制中心

序号	获得时间	医疗质量控制中心名称
1	2004年	重庆市妇科医疗质量控制中心
2	2011年	重庆市心律失常介入诊疗质量控制中心
3	2011年	重庆市感染科医疗质量控制中心(肝炎专业)
4	2011年	重庆市医学影像(X线、CT诊断、磁共振成像、超声诊断专业)医疗质量控制中心
5	2011年	重庆市消化内科医疗质量控制中心(2011—2018年)
6	2011年	重庆市康复医学医疗质量控制中心
7	2013年	重庆市肾病学专业医疗质量控制中心
8	2013年	重庆市肠道传染病专业医疗质量控制中心
9	2013年	重庆市疼痛科医疗质量控制中心
10	2013年	重庆市脑电图及脑血流图诊断、神经肌电图诊断专业医疗质量控制中心
11	2019年	重庆市消化内镜医疗质量控制中心
12	2021年	重庆市中医医疗院感质控中心

表3-2-4 国家级和市级医疗中心一览表

序号	获得时间	医疗中心名称
1	1997年	重庆市肝病治疗研究中心
2	1998年	重庆市高强度聚焦超声肿瘤治疗研究中心
3	2001年	重庆市微创外科中心
4	2001年	重庆市防盲治盲技术指导中心
5	2001年	重庆市药品不良反应监测中心
6	2002年	重庆市胃肠动力疾病诊治中心
7	2002年	重庆市心律失常治疗研究中心
8	2002年	重庆市宫颈病变诊治中心
9	2005年	卫生部高强度聚焦超声肿瘤治疗培训基地
10	2008年	重庆市呼吸危重症医学研究中心
11	2008年	重庆市不孕不育研究中心
12	2008年	卫生部第一批心律失常介入诊疗(导管消融和植入器械)培训基地
13	2010年	重庆市血友病信息管理中心
14	2012年	重庆市老年眼病防治研究中心
15	2012年	重庆市老年骨科疾病防治研究中心
16	2013年	重庆市老年神经疾病防治研究中心
17	2014年	重庆市危重孕产妇救治中心
18	2016年	重庆市产前诊断中心

续表

序号	获得时间	医疗中心名称
19	2017年	中国女性微生态诊治中心
20	2018年	干细胞治疗工程技术联合中心
21	2019年	中国高血压中心
22	2019年	国家更年期保健特色专科
23	2021年	国家高级卒中中心

表3-2-5　1892—2021年医疗工作统计表

年份（年）	工作数（人）	门诊人次总计（人次）	出院病人总计（人次）	年底实际床位数（个）	住院手术人次数（人次）	实际病床使用率（%）	平均病床周转次数（次）	出院者平均住院日（日）	病死率（%）	入出院诊断符合率（%）	实际开放总床日数（日）	平均病床工作日（日）
1892—1895	/	10053	427	20	/	/	/	/	/	/	/	/
1896—1899	/	29365	741	100	/	/	/	/	/	/	/	/
1900—1905	/	13770	601	150	/	/	/	/	/	/	/	/
1906—1910	/	20411	862	150	/	/	/	/	/	/	/	/
1911—1916	/	26276	961	150	/	/	/	/	/	/	/	/
1925—1930	/	10446	611	30	/	/	/	/	/	/	/	/
1931—1932	/	22951	967	40	/	/	/	/	/	/	/	/
1935—1937	/	7351	2286	125	/	/	/	/	/	/	/	/
1945—1949	/	69350	3571	133	/	/	/	/	/	/	/	/
1950	188	68953	2833	133	/	/	/	/	/	/	/	/
1951	242	110702	3623	169	/	/	14.79	/	2.88	/	/	/
1952	223	113253	2594	170	/	80.68	15.90	12.00	6.86	/	62410	295.0
1953	251	141714	4269	200	/	89.88	20.30	13.45	5.69	/	63860	330.0
1954	238	136207	4355	200	/	93.96	25.47	12.75	6.23	/	62368	319.5
1955	237	139279	5943	300	/	92.57	30.38	11.00	8.13	/	71390	337.2
1956	335	152420	6869	300	/	100.71	30.38	11.61	8.47	/	82762	342.4
1957	416	223080	7821	300	/	97.54	27.29	12.28	5.94	/	104231	331.6
1958	355	439435	8802	320	/	92.37	27.94	10.64	5.60	/	114860	300.2

续表

年份（年）	工作数（人）	门诊人次总计（人次）	出院病人总计（人次）	年底实际床位数（个）	住院手术人次数（人次）	实际病床使用率(%)	平均病床周转次数（次）	出院者平均住院日（日）	病死率（%）	入出院诊断符合率(%)	实际开放总床日数（日）	平均病床工作日(日)
1959	/	584816	8394	320	/	88.75	26.20	12.18	7.30	/	116800	323.6
1960	/	333915	11569	320	/	81.13	23.61	8.08	2.35	/	116800	291.7
1961	/	343994	9772	320	/	79.71	23.05	9.23	3.79	/	116800	291.0
1962	/	321816	8362	320	/	100.71	30.38	11.61	8.47	/	116800	642.4
1963	/	316782	7922	320	/	111.61	25.12	16.22	3.06	/	115112	298.9
1964	/	439435	5498	160	/	87.49	21.67	12.84	5.27	/	79408	274.2
1965	/	458008	6552	230	/	93.43	28.22	11.16	2.70	/	84258	339.1
1966	/	542238	7347	300	/	76.39	22.97	11.29	3.18	/	116317	279.3
1967	/	500882	6257	240	/	86.77	23.95	12.23	4.35	/	88176	276.6
1968	/	248542	4823	320	/	96.00	23.61	18.33	4.40	/	88412	276.3
1969	/	378379	6108	320	/	101.96	22.59	19.55	7.69	/	117122	283.8
1970	405	497903	6349	320	/	94.25	19.84	15.88	4.93	/	114868	338.3
1971	415	380913	6519	320	/	98.50	20.37	16.43	6.14	/	116800	359.5
1972	/	366279	5952	320	/	89.86	18.60	17.43	5.05	/	117140	328.9
1973	/	359564	4172	320	/	86.00	16.34	18.22	5.37	/	114940	308.9
1974	/	322910	5411	320	/	83.29	16.91	18.51	5.29	/	116800	304.0
1975	/	378282	5277	210	/	77.88	18.07	17.44	4.51	/	106680	284.6
1976	/	340471	3772	210	/	92.62	17.96	18.40	5.24	/	76860	339.0
1977	/	421973	3846	210	/	86.57	9.24	17.21	4.72	/	76650	315.9
1978	/	380513	3866	210	/	84.29	18.41	17.40	4.36	/	76650	307.7
1979	/	395267	5142	300	/	89.39	20.65	14.90	3.75	95.9	91044	326.5
1980	/	557978	6844	320	/	104.00	24.14	15.49	3.00	95.9	116816	379.7
1981	726	630260	8167	350	/	105.58	25.52	14.93	2.55	96.4	116800	385.4
1982	779	651557	8107	370	/	108.03	25.33	15.25	2.87	95.3	116800	394.3
1983	815	652899	7998	380	/	94.45	21.05	15.53	2.83	95.5	138825	345.0
1984	833	654140	7331	380	/	93.03	18.96	17.98	2.81	97.7	143106	340.5
1985	835	601208	6447	390	/	113.97	23.36	18.02	2.84	98.5	100744	416.0
1986	816	568724	4869	350	/	110.84	19.72	20.46	3.59	97.4	90133	404.6
1987	850	577250	5506	340	/	112.11	19.32	20.37	3.29	94.9	102727	404.1
1988	846	534448	5741	407	/	123.80	20.80	21.60	2.91	98.3	101016	453.1
1989	872	487106	5568	416	/	94.24	15.47	20.96	3.40	99.0	131400	333.0
1990	773	501633	5146	416	/	98.71	15.44	22.91	3.29	98.5	121621	360.3
1991	793	504000	4612	495	/	91.64	12.22	26.54	3.44	99.2	137737	334.5

续表

年份（年）	工作数（人）	门诊人次总计（人次）	出院病人总计（人次）	年底实际床位数（个）	住院手术人次数（人次）	实际病床使用率(%)	平均病床周转次数（次）	出院者平均住院日（日）	病死率（%）	入出院诊断符合率(%)	实际开放总床日数（日）	平均病床工作日(日)
1992	742	506852	6132	504	/	87.23	12.17	26.74	3.45	98.2	184464	319.3
1993	873	462318	6631	505	/	85.69	13.15	23.98	2.87	97.5	184021	312.8
1994	994	455879	6302	505	/	81.83	12.48	24.46	3.16	96.9	184325	298.7
1995	1000	390940	6209	505	/	73.35	12.30	21.99	3.30	97.3	184325	267.7
1996	992	366554	6742	505	2796	74.89	13.35	20.77	2.59	99.3	184830	274.1
1997	990	376806	7418	505	2480	76.20	14.69	18.92	3.08	98.9	184305	278.1
1998	886	426923	8879	489	2842	81.71	17.69	16.61	2.94	99.6	183185	298.2
1999	985	528977	10696	617	3705	84.76	18.23	15.47	2.52	99.7	214082	309.3
2000	876	699928	12571	648	4190	78.55	20.10	14.46	1.99	99.9	228831	287.5
2001	853	683344	15618	654	5472	85.80	24.55	12.97	1.97	99.3	232253	313.2
2002	797	666584	16245	805	5193	87.00	22.60	12.30	2.30	99.5	262731	317.4
2003	743	628467	17680	740	5054	80.60	24.00	12.20	2.10	99.7	269176	294.2
2004	764	594385	18935	739	5957	92.90	25.60	13.10	2.20	99.9	270689	340.0
2005	784	618010	18552	735	5658	91.40	25.20	13.00	2.00	99.9	268664	333.6
2006	790	581026	19940	773	6904	93.80	26.40	12.30	2.30	99.9	276030	342.3
2007	963	815657	25436	957	9632	97.50	26.60	12.80	2.10	99.8	348462	356.0
2008	1423	900121	29540	1140	12645	102.50	28.90	12.80	1.80	99.8	374750	375.1
2009	1335	953467	34397	1300	12645	95.00	27.30	12.30	1.60	99.8	460327	346.7
2010	1434	1003419	39115	1329	17810	105.40	29.90	12.90	1.80	99.9	477632	384.5
2011	1689	1043141	44923	1344	17136	112.30	33.50	12.10	1.50	99.6	489919	409.8
2012	1873	1110619	51089	1344	18490	114.80	38.00	11.47	1.20	99.9	492037	420.0
2013	2196	1123117	55364	1347	19908	112.30	41.20	9.98	1.20	99.4	490836	409.8
2014	2283	1189646	59381	1349	19854	115.50	44.00	9.58	1.20	99.5	492175	421.7
2015	2498	1230473	59635	1346	22722	117.00	44.20	9.62	1.20	99.5	491926	427.0
2016	2881	1288599	63641	1411	24097	113.70	45.30	9.21	1.00	99.4	514075	416.1
2017	3139	1314696	64146	1413	27997	111.90	45.50	9.03	1.00	99.5	515077	408.6
2018	3721	1372000	75728	1344	35462	101.26	41.90	8.78	0.80	99.5	659680	368.1
2019	4474	1667443	106172	3273	47795	83.83	33.95	8.89	0.78	99.6	1141491	306.0
2020	4728	1570912	98370	3299	45885	74.69	29.86	9.20	0.83	99.7	1205897	273.4
2021	4930	1965967	121079	3287	59540	81.08	36.69	8.12	0.65	99.8	1204368	296.0

第一节 医疗管理

1925年以后，认识到外国医生不能长久在医院工作的问题后，医院开始致力于培养中国医生来管理医院。1927年起，首任中国院长开始尝试管理医院事务。发展到1999年，医院医疗管理已经具备了较为完善的组织架构和成熟的运行机制，并且不断制定和完善规章制度，如《关于建立医疗风险保障金制度的通知》《关于手术病检标本送检程序的若干规定》《确保手术过程安全的制度》《关于术中冰冻切片病检报告交接的规定》《关于“总住院医师24小时住院值班”的规定》《关于临床使用口服青霉素的暂行规定》《关于实行专科专治、不断提升医疗质量的规定》《关于加强体内植入物使用管理的补充规定》《关于重申严格执行围手术期规章制度的通知》《关于医师外出会诊的规定》《重庆医科大学附属第二医院危急值报告制度》《关于严格控制药品收入比例的规定》《关于推行临床药师工作的通知》《围手术期预防使用抗菌药物规定》《手术期预防使用抗菌药物规定》《授予医师处方权准入考试的规定》《关于对医疗差错或事故的处罚规定》《关于重大医疗过失行为和医疗事故报告的规定》《临床医技科室每月定期召开医疗质量会议的通知》《关于加强术中会诊制度的通知》《关于各临床科室实行双查房制度的通知》《患者手术相关信息确认制度》《手术部位确认标识制度》等。这些规章制度的制定实施对提高医疗质量、提高全院医务人员的综合素质、保障医疗安全、有效防范医疗纠纷、减少医疗差错事故起到了积极的作用。

2001年3月恢复实行总住院医师24小时值班制度，下发《关于“总住院医师24小时住院值班”的规定》。

2002年制定下发《关于对医疗差错或事故的处罚规定》，明确了医疗纠纷中责任科室和责任人的处理。并于2009年进行了修订，新规定增加了对处方权和执业暂停的内容。

2003年1月开始实行医患沟通制度，制定下发《关于实行“医患沟通制”的规定》，为配合此制度，从2003年开始至2009年分别对各种侵入性检查、化疗治疗、植入物治疗等进行了梳理，制定了《眼底荧光检查同意书》《无痛苦胃镜检查知情同意书》《输血、成分输血同意书》《腹主动脉带膜支架手术同意书》等三十几项同意书，规范了医疗文书的书写。

2005年6月，修订印发了《医疗质量和医疗安全的核心制度及各级临床医技人员职责》，全院医务人员人手一册。该手册收载了首诊负责制、三级医师查房制度、会诊制度、术前讨论制度、医院感染管理制度、差错及事故登记报告处理制度等内容，还收载了卫生部医院管理评价指南的内容。

2006年完成对病历质量管理相关规定及病历质量督导专家组职能的修订和调整，分别制定了2006版、2007版和2010版病历质量评分表，使病历质量管理更细化，加大了病历质量质控力度。

2007年开始为加强院内急救水平，制定了《大面积肺栓塞院内急救预案》《心肺复苏方案》《深静脉血栓形成的预防方案》，并对全院新技术开展情况进行评比，所评出的新技术新项目均已取得良好的社会效益和经济效益。7月制定下发《授予医师处方权准入考试的规定》对尚未获得医院处方权的医师的处方权授予进行了详细规定。8月开始推行临床药师工作，临床药师每月定期下临床检查合理用药情况，并发布用药情况通报。

2008年开始制定下发《医疗、医技质量考核方案》，执行临床医技科室每月定期质量考评，考评结果与科室每月奖金挂钩。每月组织临床药师、质控专家到临床医技科室对医疗质量管理、诊疗技术规范、医院感染、合理用药、急诊急救、临床用血质量和安全、护理质量、单病种质量管理等进行考评，以明确职责和建立科学的质量管理制度，使医疗质量管理工作达到法制化、标准化、规范化，确保医疗质量与安全，促进医院医疗技术、管理水平不断发展。

2009年制定下发《医师“三基三严”培训考核管理委员会》《“三基三严”培训考核实施方案》，医务人员“三基三严”培训考核工作进一步规范化。同年印制了《医院感染管理知识问答》《病人安全目标管理知识问答》手册。

2010年全面实行规范管理、规范制度、规范记录、规范行为的医疗管理方案，临床医技科室统一使用医院印制的《交接班记录本》《疑难病例讨论记录本》《三基培训考核记录本》《死亡病例讨论记录本》《医疗技术准入管理记录本》，既规范管理，又量化每月医疗质量考评，管理力度、管理效果都得到提升。

2014年以“合理用药，规范医疗行为”为核心，健全医疗质量安全管理体系，完善质控网络，以加强医疗技术、合理用药、平均住院日控制、合理用血、围手术期管理、临床路径、学科建设、医疗流程再造、医院感染等管理为重点，并借助信息化手段健全核心指标数据库，狠抓医疗质量中的关键环节、薄弱环节、重点部门、重点岗位、重点人群管理，推进全面参与临床管理，医院医疗质量管理逐渐规范，医疗服务质量持续提高，质量与安全管理深入到临床科室及每位医务人员心中，医院各项医疗指标呈良性态势发展。

2015年以“合理用药暨规范医疗行为”为主题，坚持以病人为中心，以问题为导向，开展精准医疗管理，落实核心制度，健全医疗质量安全管理体系，加强合理用药与抗菌药物管理，缩短平均住院日，控制药品收入比例，加强围手术期管理，深入开展临床路径，加强病历首页质控，规范医疗流程，加强合理用血与医德医风管理。

2016年以开展“多学科诊疗团队（MDT）”为主题，开展协作诊疗新模式，以提升病历质量内涵为抓手，健全医疗质量安全管理体系，优化医疗流程、加强围手术期安全管理，深入开展临床路径，规范病历首页，加强合理用药管理，控制药品收入比例，加强临床重点专科建设和市级质控中心管理等，全面深入临床，引导主动参与管理。

2017年以大型医院巡查、三甲复评和进一步改善医疗服务行动计划为契机，围绕“一项改革、一个行动、两个主题、三个活动、十大重点工作”开展医疗活动，即一项改革（公立医院综合医疗改革）、一个行动（进一步改善医疗服务行动）、两个主题（加强医院感染管理和推进多学科诊疗团队MDT模式）、三个活动（医疗质量与安全专项督查月、依法执业专项督导、医疗质量安全月）、十大重点工作（行业作风建设、落实医疗质量管理办法、病历质量管理、多学科诊疗团队MDT模式、三基三严、学科建设、医疗安全、对外工作、合理用药、医院感染），医疗服务能力和水平持续提高，患者就医体验明显改善。

2018年以江南院区开业为契机，围绕“1项工程、2大核心、3个主题、4项行动、5大重点”开展系列活动，即1项工程（人体器官移植工程）、2大核心（行风建设、医疗质量安全）、3个主题（加强病历质量、加强首页质量、加强三基培训）、4项行动（改善医疗服务行动计划、民生监督暨过度诊疗专项整治行动、行风整治专项行动、医保整治专项行动），医疗质量安全得以保障，医疗服务能力和水平持续提高。

2019年以两院区同质化医疗质量管理为目标，以规范医疗行为、强化医德医风和行风建设为重点，以“两项工程、四项行动、七大重点”为主线开展具体工作，即两项工程（人体器官移植工程、国家区域医疗中心工程)、四项行动(医疗乱象专项整治行动、进一步改善医疗服务行动、"以案四改"试点工作、医疗自查主题月行动)、七大重点(行风管理、医疗质量与安全、合理用药、病历质量、医院感控、分级诊疗、医保物价保健),医疗服务能力和水平持续提高。

2020年狠抓"一工程、一防控、三核心、八重点"等工作,做好疫情防控,推进一院两区精细化管理,规范诊疗行为,提升医疗质量安全,较好完成了全年工作。

2021年按照党委稳中求进、疫情防控和日常业务"两手抓两不误"、党建业务工作融合发展的总基调,医院优化了质量安全数据库体系,建立完善三级六大类761个质量安全指标体系,调整考核指标个数和分值权重,包括等级医院评审(2020版)、三级公立医院绩效考核、2021年国家医疗安全改进十大指标、重庆市DRG支付改革工作、医院年度重点工作等各类医疗质量安全指标,实现数据库集中归口管理。建立临床科室医疗质量安全考核一类指标5个,二类指标17个,三类指标共86个,其中定性指标15个、定量指标71个,每个指标均设置指标导向,分重点考核指标、专项考核指标、一般考核指标三类管理以定性指标为主向客观量化指标、目标考核为主转变,各医技科室及特殊诊疗单元医疗质量安全考核一类指标3个、二类指标8个、三类指标27个,根据专科特色二、三级指标略有差异,医疗质量管理更科学化、精细化。

第二节 临床护理

建院以来,护理工作模式主要采用功能制护理,为满足病人及医疗工作的需要,1984年开始采取功能制护理和责任制护理相结合的工作模式, 1994年通过等级医院评审进一步推动了护理队伍建设,提高了护理工作质量。随着医学模式的转变,1996年以"病人为中心"的整体护理工作模式逐步展开,至2001年整体护理工作在全院范围内普及。2010年3月,为顺应医院发展及人民群众健康需求,医院按照卫生部要求开展"优质护理示范工程", 结合医院管理年和质量万里行活动,积极深入开展"优质护理示范工程"活动,推行责任制整体护理,医院护理队伍不断壮大,护理工作模式不断转变,以"三全"护理品牌(全人护理、全程护理、全心护理)为亮点,护理学科建设与临床护理专科发展成效显著。

一、护理人力资源管理

截至2021年12月,全院有护士2233人(含规培护士291人),临床护理岗位护士数2233人,占全院护士数量100%。全院开放床位数3287张,全院护士人数与开放床位数比约为1:0.68(含规培)。其中硕士研究生41人,本科以上学历护士占全院护士总数65.70%。护士职称构成为:高级职称54人(其中正高10人),主管护师282人。

二、护理学科建设

(一)护理人才建设

医院1人获评为重庆市学术技术带头人(护理学),1人获评为重庆市首批英才·创新领军人才,同时还成立了宽仁“三全护理”创新研究中心,获批重庆市科普教育基地。在中华护理学会第27届理事会换届选举中,医院当选中华护理学会急诊专委会副主任委员1名、全国委员11名、青年组委员5名、专家库成员27名。在重庆市护理学会各专委会换届选举中,当选重庆市护理学会副会长1名、重庆市护理学会主任委员16名、副主任委员14名。截至2022年4月,全院培养国家级专科护士39名,市级各类专科护士600余名,推动了临床护理工作向专业化发展。

(二)护理专科发展

医院拥有重庆市专科护士培训基地18个,重庆市个案管理师培训基地1个,中华护理学会京外专科护士临床教学基地4个(分别为伤口造口、急诊、助产和呼吸)、中国康复医学会心肺康复护理专科培训基地1个、重庆市专项技术培训基地(PICC、盲插鼻空肠管、ECMO)3个、专科护理门诊11个,每年为全国及重庆地区培养专科护士1000余名。2018年,利用医院造口、康复、介入、呼吸危重症四个优势学科,联合市内66家具有较高专科护理水平的医院,组建重庆市专科护理联盟,发挥优势护理资源作用,扩大专科护理技术辐射效应。

(三)护理科研与国际交流

2011—2021年,医院护理人员成功立项国家级课题3项,省部级课题23项,发表SCI论文12篇。甘秀妮教授科研团队在2021年第七届中华护理学会科技奖评选中荣获三等奖。在国际学术交流方面,医院护理团队加强与国外境外护理院校的联系,与美国密歇根州立大学、澳大利亚弗林德斯大学、英国斯旺西大学、新加坡南洋理工学院、香港护士训练及教育基金会等学校及机构建立长期合作关系,不但选送护理骨干师资出国交流学习,还多次接待外宾来院参观访问。另外,还先后派出多名护理人员赴巴巴多斯、巴布亚新几内亚等国,光荣的完成援外任务,加强对外交流,促进护理学科发展。石艳、谭莲等护理研究生先后受邀在国际学术会议上做大会发言,向世界护理同仁展示了宽仁三全护理团队在护理学术领域的高素质及高水平。

三、护理质量管理

在护理质量管理方面,采用护理部—科护士长—护士长三级护理质量管理体系,开展全面全过程护理质量管理。在结构面,及时结合最新国家标准、行业标准、团体标准等,修订及新增医院相关护理制度、工作流程、操作标准,并及时组织团体标准解读培训会,推动全院护士践行标准;在过程面,开展月质控查房、护士长夜查房、出院护理病历质量检查等14个类别的质控督查,夯实质量督导评价;在结果面,紧扣等级医院评审最新要求,将护理专业质量指标纳入监管范畴,并参考重庆市及全国中位数水平,结合医院监测指标数据情况，设定目标值，全年进行指标监管并达标。

（一）护理信息化建设

根据智慧医院建设目标，开展了系列护理信息化的建设，完成了移动护理、智能门牌和床头卡、智能输液系统、远程心电监护系统、健康教育、护理管理、智慧白板以及智慧交班系统等9个智慧模块的建设工作，其中移动护理达到99.5%以上的PDA扫描率且保持稳定；完成了输血闭环的构建，实现了护理管理系统一院两区全覆盖，推进了护理管理无纸化进程，并实现了通过信息化的管理系统对科级质控落实情况进行监管。智慧病房及智慧护理建设成效在西南地区形成较为广泛的影响力，接待参观人员近2000人。

（二）护理质量持续改进

至2021年累计开展护理质量持续改进项目300余项，在改进临床护理工作流程、改进工作规范、创新工作模式、改善质量方面起到积极推动作用，并申报课题6项，申请专利7项，发表论文35篇。并在全国比赛中多次获奖。2019年循证案例《基于PET循证护理模型联合RCT应用于全麻非眼部手术患者术中眼部保护的实践成效》获中国医院管理奖·创新奖、中国护理管理创新奖、第四届护理质量大会提灯奖推荐奖。2016年作为首批医院进入国家护理敏感指标数据平台，2017年在院级护理质量敏感指标体系建设的基础上，进一步推动医院科级护理质量敏感指标体系的建设，构建专科敏感指标37项，通过专科敏感指标监测推动专科质量持续改进。

（三）高风险环节专项管理

1.提升ISBAR交班质量，落实交接班核心制度：为进一步提升护士有效沟通能力、病情观察能力及临床决策能力，提高临床交接班质量，实现以患者为中心的照护，护理部发布了《“有效沟通ISBAR，患者安全我把关”专项行动实施方案》，并采取一系列举措确保护士全员掌握该沟通工具，保证了患者的安全。

2.开展5P巡视，落实分级护理核心制度要求：将护理专业的警惕性渗透于分级护理巡视中，建立“5P”巡视制度，要求护士主动巡视病房并关注5个P（Position：关注患者体位安全；Pain：关注患者疼痛情况；Possessions：关注患者物品取用是否方便；Potty关注病人如厕风险；Pump关注患者输液通道），提高了巡视质量，保障了患者安全。

3.突出“事前预防”的地位，鼓励主动上报Ⅲ级、Ⅳ级护理不良事件、鼓励上报责任护士优良事件，“十三五”期间每年上报优良事件达200例，及时阻断了患者围手术期、危急值管理、用药等过程中的风险点，保障了患者医疗安全。

四、优质护理服务

（一）全病程优质护理服务链建设

院前：为提升群众就医获得感，解决独居老人、孕妇、残障人士、外地就医患者等特殊人群就医困难的问题，2021年4月，护理部牵头组织全院护士开展宽仁三全护理志愿者陪诊服务活动，志愿者们利用休息时间，为两院区门诊患者提供专业导诊咨询及就医帮助，服务患者数万人次。其后，在魁星楼门诊开业时，进一步优化陪诊流程，提升陪诊志愿服务内涵，在重庆地区首家开展全程陪诊志愿服务，志愿者们在为门诊患者提供全程陪诊服务时还进行专业健康指导、心理疏导、疾病科普等。

院中：将叙事护理与医院“全人、全程、全心”三全护理品牌核心理念充分融合，重点对临床工作中沟通障碍、性格行为异常、对治疗失去信心、对生活绝望、有自伤自杀倾向的患者进行针对性引导行叙事护理干预，找准让患者重新燃起生存希望的“奇点”，患者自杀自伤发生率由0.36%下降至0.067%，并建立重庆地区第一个叙事护理资源平台。运用6S管理法，通过整理(SEIRI)、整顿(SEITON)、清扫(SEISO)、清洁(SEIKETSU)、素养(SHITSUKE)、安全(SECURITY)六大程序不断循环规范管理，持续打造“温馨、整洁、规范、安全”的美丽环境。

院后：医院已构建涵盖心房纤颤、脑卒中、Ⅱ型糖尿病、乳腺癌等具有专科特色的个案管理模式，提升患者持续性、整体性照护成效。获批全国首批“中国房颤中心介入诊疗技术培训示范基地”，牵头成立了本地区首个个案管理专业委员会，医院为主委单位，先后荣获2018年全国全病程管理大赛优秀案例称号、2020年度中国现代医院管理护理管理类全国“十佳典型案例”、2020年度全国医院擂台赛延续性护理服务全国“价值案例”、2021年全国护理管理质量持续改进案例大赛优秀案例奖以及2021年中国医院管理奖护理管理区域优秀奖。

(二)优质护理服务专业内涵建设

加速康复外科护理：作为重庆市加速康复外科护理专科护士培训基地，医院积极探索康复外科发展，现已形成了以肝胆外科为中心的“基于MDT模式的加速康复外科实践模式”。组建了肺康复、营养支持、疼痛管理、VET防治、血糖管理、管道管理等多个亚专业小组，纵向加深ERAS工作的深度。开展了ERAS智慧化管理、多模式健康教育、围术期气道管理、营养支持、低体温预防、疼痛规范化管理、术后早期活动等加速康复的优化措施。

ECMO护理：2020年新冠疫情期间，医院ECMO团队在重庆市市级新冠定点医院借助ECMO治疗技术成功完成3例新冠肺炎重症患者的救治。随后，ECMO团队成员携带整套仪器设备支援湖北省孝感市，在新冠肺炎重症患者的救治工作中发挥了重要作用。2021年，医院再次突破实施2例清醒ECMO治疗病例并成功撤机，将ECMO技术与重症CRRT、血液灌流、血浆置换及俯卧位通气技术有机融合，形成规范的联合治疗方案。与此同时，医院获批为重庆市ECMO专项技术培训基地，成功举办多期面向西部各省市的ECMO专项技术培训班，并多次指导重庆市各区县以及四川省邻水县在内的多家协作单位开展ECMO技术，为多名危重患者赢得了救治时间和生存机会。

五、护理教育培训管理

2021年，护理部主任甘秀妮教授兼任重庆医科大学护理学院副院长，同时医院护理教学机构设置为重庆医科大学护理学二系。在此基础上，护理部牵头进一步梳理完善学系组织管理架构，建立“学系-教研室-课程组”三级管理体系，遴选院系主任2名，教研室主任6名，配备专职教学干事3名。

（一）院校教育

护理学二系成立后，医院本科生与研究生课程体系进一步得到完善。承担成人本科课程9门、全日制本科课程7门、硕士研究生课程6门、博士研究生课程1门，年均授课1168学时，年均授课累计达5000余人次。另外，每年接收来自重庆医科大学、成都中医药大学等7所护理院校的护理实习生约500名来院实习，在确保学生顺利完成实习大纲要求任务的基础上，院级层面组织开展实习生岗前培训、月度讲座、小讲课比赛、操作技能大赛、护生札记评比，促使学生综合素质全面提高。在专硕研究生培养方面，按照重庆医科大学护理学院专业型硕士培养相关要求，专业型学位研究生参加重庆市护士规范化培训，在科室培训期间，参加医生业务查房，完成主持疑难病例讨论、教学查房及个案书写等量化指标。临床护理学教研室每两周会定期组织研究生沙龙活动学习，促进研究生之间的相互交流，提升了研究生的科研能力。

（二）护士规范化培训

自2014年开始，医院作为重庆市首批规范化护士培训基地，承担重庆市护士规范化培训任务至今，累计招收培训护士规范化培训学员约1400人，严格按照国家《新入职护士培训大纲》要求，对学员进行轮转培训。在此基础上，积极探索培训新模式新方法。2015年，引入客观结构化考核（OSCE）模式及三明治教学法；2016年，引入北京市医院管理局症状护理学系列课程，该课程纳入重庆医科大学护理学院选修课程；2017年，引入迷你临床演练评量（Mini-CEX）；2018年，引入形成性评价模式（包括Mini-CEX、Dops、360度评价）。医院对护士规范化培训模式的积极探索受到重庆市卫生健康委科教处的肯定，连续7年在重庆市卫生健康委护士规范化培训师资培训班上进行分享交流。

医院护士规范化培训工作注重同步夯实院科两级培训。院级统一组织岗前培训、月专项理论培训、月专项技能培训、结业技能培训、OSCE考核；科级层面培训以各科室制定的《新护士培训记录清单》为指引，由一对一导师对学员进行一对一指导，并由规培教学组长统一组织开展入科宣教、中夜班准入、教学查房、业务讲座学习、出科座谈、出科考核等教学活动。医院护士规范化培训学员参加由重庆市卫健委统一组织的结业考核多次排名全市靠前。

（三）护理人员继续教育培训

医院各临床科室根据分层级岗位说明书，各护理单元充分落实分层级管理模式的开展，即N4级护士—N3级护士—N2级护士—N1级护士—N0级护士。针对不同层级的护士，科室根据不同层级，制定相应培训计划，开展临床护理人员各科室专科能力分层级培训、落实护士分层级管理。

护理部结合护理人员职业发展路径，制定了“双翼四足”培训架构（双翼：新护士规范化培训、科室三基三严分层级培训；四足：护理管理序列培训、护理教学序列培训、专科护理序列培训、护理科研序列培训）。构建临床护理师资岗位进阶培训课程、新护士长岗位胜任力培训课程、青苗人才库科研培训课程体系，提升护理人员综合素质。

第三章 教学工作 篇叁

教学工作

1892年医院成立时，院长马加里就开始对中国学生进行西医教学，当年共培养四名中国学生，教他们学习解剖学、生理学及医学知识，后逐年增至八九名。1897年第一批三名中国学生毕业，并举行了毕业典礼。1924年，医院成立了"私立宽仁高级护士培训学校"，该校于1926年在中华护理协会注册，直到1937年初才完成中央教育部的注册手续。第一任校长刘炽。20世纪50年代已开始接收专县医院来院的进修生。川东医院时期开始接受四川医学院、贵阳医学院、第七军医大学、泸州医士学校、万县护校等大、中专学生的临床实习任务。1962年8月重庆市卫生局将市第四人民医院移交给重庆医学院领导，更名为重庆医学院第二医院，成为医学生临床教学和生产实习的重要基地。重庆医学院医学二系于1978年成立，实行院、系合一体制，一套班子、两块牌子，院长兼任系主任，一名副院长任系副主任分管教学。院长徐葆元兼任系主任，贺正才任医学二系办公室主任，负责医院教学、科研工作。1985年更名为重庆医科大学附属第二医院，张定凤任院长兼系主任。1987年张道铸任院长兼系主任。1988年贺正才任院长兼系主任。1996年3月在医学二系基础上建立第二临床学院。1999年任红任院长兼第二临床学院院长。2020年赵晓东任院长兼第二临床学院院长。

重庆医科大学医学影像学系于2000年成立，设在第二临床学院，任红任系主任，王志刚任系副主任，2018年任命冉海涛为系主任，郭大静为系副主任，2020年任命何晓静为系办公室主任。

2018年，成立康复治疗学系，任命虞乐华为系主任，殷樱为系办公室主任。

学院建立以后，先后承担临床医学5+3一体化（临床及儿科医学方向）、临床医学七年制（临床、儿科、微无创医学方向）、临床医学五年制（临床及儿科医学方向）、医学影像学、临床医学留学生、临床医学（中外合作办学）、预防医学、临床药学、口腔医学、中医学、中西医临床医学、针灸推拿学、临床医学（凉山大专班）等学生的临床教学任务。

一、教学机构设置

二系教学工作办公室历任有贺正才、庞国荣、曹霞、李增高、屈谦。2003年医院由正处级单位提升为副厅级单位，设教务处，负责第二临床学院的教学管理工作，教务处下设教务科和学生管理办公室，杜之渝担任首任教务处副处长（2003年—2014年7月）。2014年7月至2019年5月，王羽任教务处副处长。2017年临床技能培训中心成立，由教务处归口管理。2019年5月至今，刘东方、杨坤蓉任教务处副处长。2021年10月，增设宋家虎为教务处副处长。

第二临床学院现有27个教研室，10个整合课程教学组。包括内科学教研室、外科学教研室、妇产科学教研室、呼吸病学教研室、传染病学教研室、神经病学教研室、皮肤病学教研室、中医学教研室、麻醉学教研室、眼科学教研室、耳鼻咽喉科学教研室、口腔科学教研室、核医学教研室、诊断学教研室、放射学教研室、动物外科学教研室、专业外语教研室、急诊医学教研室、老年医学教研室、临床检验学教研室、放射影像学教研室、超声影像学教研室、影像核医学教研室、全科医学教研室、作业治疗学教研室、物理治疗学教研室、临床技能学、呼吸系统疾病教学组、循环系统疾病教学组、运动系统疾病教学组、内分泌系统疾病教学组、血液系统疾病教学组、感官系统疾病教学组、消化系统疾病教学组、神经系统疾病教学组、生殖系统疾病教学组、泌尿系统疾病教学组。

二、师资队伍培养

为了充实和加强医院的技术力量，以适应医疗、教学、科研工作的需要，1962年划归重医后，先后从校本部和重庆医学院第一医院抽调了一批业务骨干和学术带头人，凌萝达、徐葆元、李鼎寰、何士元、宋亚卿、高根五、张定凤、周韵芬、李世英、沈鼎明、戴钟英、黄惠、叶达智、陈公洁、程明德、陈复仁、张治、何恩惠、顾美礼等同志来院工作。他们资历深、知识渊博、技术精湛、治学严谨、为人师表，为医院的教学工作奠定了良好的基础。

截至2021年，学院有教职工在编在职人员1517人，专任教师487人。2020—2021学年度担任大课教学的教师329人，职称结构为正高81人，占24.62%；副高107人，占32.52%；中级127人，占38.60%；初级14人，占4.26%。学历结构为博士219人，占66.57%；硕士82人，占24.92%；学士及本科28人，占8.51%。45岁以下专任教师比例为63.24%；有出国留学经历的教师占22.79%。

学院为加强师资队伍内涵建设、探索建立和实施分层次的教师培养体系提升教师教育教学能力，成立教师教学发展中心进一步做好教师教学发展与服务，从制度、平台和经费等层面出台政策保障师资队伍建设落实落地。“抓教师、促发展”，经过持续的队伍建设，师资队伍规模与结构日趋合理，广大教师师德师风良好、教书育人成效显著、教学能力和水平不断提升，为本科教学、学科发展、科学研究提供了人才保障。

学院结合器官系统课程体系的改革，以抓好课程组、教研室负责人教师培养主体责任，以青年骨干教师引领示范、年青老师加强教学能力培养为重点，打造一批骨干师资、名师、优秀团队。第一，注重加强师德师风建设，通过强化教师职业道德教育、师德师风教育，不断增强教师尤其是青年教师教书育人的责任感和使命感；修订完善《重庆医科大学第二临床学院师德师风管理规范》，形成师德师风红线底线，用制度加以规范、引导和管理；选树典型，宣传弘扬高尚师德、教育育人的楷模，营造出尊师重教的氛围，不断增强教师的荣誉感和幸福感。第二，探索开展分层次师资培养，分别于2016年、2019年探索组建了两届共计109人次的热心教学，有较高教学水平的核心师资团队在教书育人、教育教学改革中发挥了积极的作用。第三，注重对青年教师的培养。一方面，为使医院的青年教师培养工作进一步规范化、制度化，促使青年教师快速成长，制定《重庆医科大学第二临床学院青年教师培养方案》，严把青年教师的培养关和准入关，从教学基本素养培训、教学能力培训、理论课教师资格准入、教研活动制度执行、职称考评方面提出明确要求，促进青年教师教学能力培养与提升。另一方面，坚持每年交替组织青年教师中英文讲课比赛和观摩教学活动，以赛促学、以赛促训，促进青年教师快速成长。第四，2019年成立“教师教学发展中心”，从“教师培训、教学咨询服务、教师能力评估、教学研究与竞赛指导、教学资源共享、辐射推广”六个板块，聚焦前沿教改方向，分层次、多维度、全覆盖地开展教师教学发展工作。

教师教书育人能力提升。截至2021年，学院拥有市级优秀教师团队4个，教师获全国首届教学创新大赛三等奖1项，第九届全国医药类青年教师基本功大赛二等奖1项及市级讲课类比赛一等奖3项、二等奖3项；全国医药类微课比赛一等奖7项、二等奖13项；另共计约20人获得重庆市最美教师、重庆市教书育人楷模、钱惠教学名师等市、校级优秀教师荣誉称号；参编出版教材29本，其中主编11本、副主编13本。

三、教材编写

广大教师在完成医疗、教学、科研工作的同时，积极参加全国医、药等多种各类各级教材编写。据不完全统计，2002—2021年度教师编写公开出版的教材共计90册，其中主编20人次，副主编21人次，编者154人次。

表3-3-1 重庆医科大学第二临床学院2002—2021学年编写的公开出版教材

年度	教师	教材名称	参编情况	出版社	教材类别(规划或立项或获奖教材级别)
2008	任红	传染病学	主编	人民卫生出版社	卫生部“十一五”规划教材 全国高等医药教材建设研究会规划教材
2010	王志刚	医学超声影像学	主编	人民卫生出版社	卫生部“十一五”规划教材 全国高等医药教材建设研究会规划教材
2011	王志刚	超声医学	副主编	人民军医出版社	/
2013	任红	传染病学	主编	人民卫生出版社	“十二五”普通高等教育本科国家级规划教材 卫生部“十二五”规划教材 全国高等医药教材建设研究会“十二五”规划教材
	胡丽娜	妇产科学	主编	江苏科学技术出版社	全国普通高等教育临床医学专业“5+3”“十二五”规划教材
	周智	传染病学	主编	江苏科学技术出版社	全国普通高等教育临床医学专业“5+3”“十二五”规划教材
	杜之渝	眼科学	副主编	江苏科学技术出版社	全国普通高等教育临床医学专业“5+3”“十二五”规划教材
	刘长安	临床技能模拟训练与评估	副主编	科学出版社	中国科学院教材建设专家委员会规划教材 全国高等医药院校规划教材
2014	胡丽娜	妇产科学	副主编	北京大学出版社	“十二五”普通高等教育本科国家级规划教材 中国高等教育学会医学教育专业委员会规划教材
2015	胡丽娜	临床药物治疗学各论	主编	人民卫生出版社	国家卫生和计划生育委员会“十二五”规划教材全国高等医药教材建设研究会 “十二五”规划教材 全国高等学校临床药学专业第二轮2015年规划教材
	甘秀妮	急危重症护理学	主编	北京大学医学出版社	全国高等医学院校成人学历教育规划教材
	罗玲	内科护理学	主编	北京大学医学出版社	全国高等医学院校成人学历教育规划教材

续表

年度	教师	教材名称	参编情况	出版社	教材类别(规划或立项或获奖教材级别)
2016	陈阳美	神经病学	副主编	科学出版社	中国科学院教材建设专家委员会规划教材 全国高等医药院校规划教材
	冉海涛	医学超声影像学	主编	人民卫生出版社	国家卫生和计划生育委员会 “十三五”规划教材 全国高等学校教材
2017	黄晶	循环系统疾病	副主编	人民卫生出版社	高等学校教材 “5+3”医学整合课程教材
	胡丽娜	泌尿生殖系统疾病	主编	人民卫生出版社	高等学校教材 “5+3”医学整合课程教材
	钟玲	泌尿生殖系统疾病	副主编	人民卫生出版社	高等学校教材 “5+3”医学整合课程教材
	陈阳美	神经系统疾病与精神疾病	副主编	人民卫生出版社	高等学校教材 “5+3”医学整合课程教材
	何松	医学英语	主编	人民卫生出版社	高等学校教材 “5+3”医学整合课程教材
	蔡大川	医学英语	副主编	人民卫生出版社	高等学校教材 “5+3”医学整合课程教材
	邓忠良	运动系统疾病	主编	人民卫生出版社	高等学校教材 “5+3”医学整合课程教材
	虞乐华	运动系统疾病	副主编	人民卫生出版社	高等学校教材 “5+3”医学整合课程教材
	骆文龙	感官系统疾病	副主编	人民卫生出版社	高等学校教材 “5+3”医学整合课程教材
2018	任红	传染病学	主编	人民卫生出版社	国家卫生健康委员会“十三五”规划教材 全国高等学校教材
		传染病学	副主编	高等教育出版社	全国高等学校“十三五”医学规划教材 “十二五”普通高等教育本科国家级规划教材 普通高等教育精品教材
	周智	传染病学	主编	江苏凤凰科学技术出版社	全国普通高等教育临床医学专业“5+3”“十三五”规划教材
	冉海涛	医学超声影像学学习指导与习题集	主编	人民卫生出版社	国家卫生和计划生育委员会“十三五”规划教材 配套教材 全国高等学校配套教材
	娄世锋	血液及免疫系统疾病	主编	人民卫生出版社	高等学校教材 “5+3”医学整合课程教材
	唐琳	血液及免疫系统疾病	副主编	人民卫生出版社	高等学校教材 “5+3”医学整合课程教材
	王导新	呼吸系统疾病	副主编	人民卫生出版社	高等学校教材 “5+3”医学整合课程教材

续表

年度	教师	教材名称	参编情况	出版社	教材类别(规划或立项或获奖教材级别)
2018	杨刚毅	内分泌系统疾病	副主编	人民卫生出版社	高等学校教材 “5+3”医学整合课程教材
	梅浙川	消化系统疾病	主编	人民卫生出版社	高等学校教材 “5+3”医学整合课程教材
	龚建平	消化系统疾病	副主编	人民卫生出版社	高等学校教材 “5+3”医学整合课程教材
	胡丽娜	妇产科学	副主编	中国医药科技出版社	全国高等教育 五年制临床医学专业教材
2019	任红	传染病学	主编	人民卫生出版社	国家卫生和计划生育委员会“十三五”英文版规划教材 全国高等学校教材
	印国兵	临床技能学实训教程(上、下)	副主编	人民卫生出版社	“十三五”国家重点电子出版物出版规划教材
	陈阳美	神经病学	副主编	人民卫生出版社	国家卫生和计划生育委员会“十三五”英文版规划教材 全国高等学校教材
2020	赵晓东	儿科实习手册	主编	人民卫生出版社	国家卫生健康委员会“十三五”规划教材 全国高等学校教材
2021	邓忠良	运动系统疾病	副主编	人民卫生出版社	国家卫生健康委员会“十四五”规划教材 全国高等学校器官—系统整合教材
	常淑芳	人类生殖疾病动物模型	副主编	人民卫生出版社	/

四、教学资源

医院历来十分重视教学基础设施建设，加大对教学的投入，内科楼和外科楼都配置有示教室，为临床教学配置了教学用投影仪、电脑、打印机、一体机等教学设备。

学院各类教室资源设施齐全。渝中院区有大型多媒体教室3间，示教室26间，价值480万的教学设备。江南院区设置科教楼、智慧教室、数字图书馆等，新建42间多媒体教室，3间多媒体阶梯大教室，2间智慧教室，2间计算机多功能教室，2间多媒体示教室，满足不同类型课程计划的实施。

学院临床技能培训中心总建筑面积约3500m^2，拥有标准化的双通道的OSCE考站12间，截至2021年正积极推进模拟高端训练室（包括模拟ICU、模拟手术室）、应用解剖室等建设。配置有总资产近千万元的模型，并围绕培训与管理建有中心信息化管理系统、智慧课堂系统、考务信息化系统、临床思维系统4个信息化系统。师生可通过“医教云”平台进行自主预约，周末及晚上可通过远程门禁实现自主预约训练，亦可通过医院OA系统借出模型。智慧课堂系统拥有大量优秀网络技能教学视频资源，临床思维系统可在线模拟病史采集内容。

第一节　本科教学

一、教学管理

学院牢固树立“医教研”协同发展的指导思想，不断更新观念、开拓创新，坚持以新医科为统领、以专业建设为抓手、以立德树人为根本任务，积极发挥附属医院临床教学主体职能，构建有层次、有重点、有特色的医学教育体系，培养创新性、复合型、应用型医学人才。

随着中国高等教育的不断发展，教育部提出坚持以本为本、促进四个回归，围绕立德树人、以学生为中心的育人理念，不断创新育人方式。为更好地服务师生，学院教务处持续开展做好新时代本科教学工作的活动，致力于“强师赋能”服务教师、“立德树人”培养学生，为紧跟时代发展步伐，教务处不断对教学管理制度进行修订完善。在2018年进行了《重庆医科大学第二临床学院教学管理制度汇编》的修订；紧跟发展趋势完善组织架构，及时出台了《重庆医科大学第二临床学院关于师德师风管理规范》《医路宽仁　强师赋能——教师教学发展中心》等制度；增大了教学投入，出台了向教学倾斜的政策，陆续出台了《教学经费保障制度（2021 年修订）》《教学奖励经费制度》，能较好地提高教师教学积极性、体现教学价值；坚持依规治院，紧跟时代步伐。

表3-3-2　近年常规教学工作量数据一览

学年	总学时	理论学时	实验学时	实习人次
2014—2015	6659	4344	2315	1385
2015—2016	6392	4383	2009	1526
2016—2017	5470	3748	1772	1437
2017—2018	5416	3638	1778	1589
2018—2019	5195	3420	1775	1525
2019—2020	7971	5407	2564	1230
2020—2021	7090	4682	2408	1129

二、质量工程建设

学院辖管3个专业：临床医学、医学影像学和康复治疗学。经多年努力，学院成功获批国家级一流本科专业建设点2个（临床医学和医学影像学）、重庆市一流专业建设项目1个（康复治疗学），“重庆市三特行动计划”中的特色专业2个、特色学科群1个。2012年以优异成绩通过教育部临床医学专业认证，认证有效期延长至10年，2018年以优异成绩通过教育部本科教学审核评估。

学院加强课程建设，加强信息技术与医学教育的深度融合，打造一流课程和各类品牌课程。近十年，学院建成2门国家级品牌课程，15门市级品牌课程，4个市级优秀团队和1个市级优秀教学基层组织。在优化课程体系的基础上，加强课程思政建设，传染病学课程立项重庆市2021年高校课程思政示范建设课程。

表3-3-3 质量工程建设

级别	时间	专业/课程/团队/教师	名称	授予部门
国家级一流专业、特色专业(3个)	2007年	临床医学专业	国家级特色专业建设点项目	教育部
	2020年	临床医学专业	国家级一流本科专业建设点	教育部
	2021年	医学影像学专业	国家级一流本科专业建设点	教育部
市级一流专业、特色专业、特色专业群(3个)	2016年	医学影像学专业	重庆市本科高校“三特行动计划”特色专业建设项目	重庆市教委
	2017年	医学影像与微无创治疗专业群	重庆市特色学科专业群建设项目	重庆市教委
	2021年	康复治疗学专业	重庆市一流本科专业立项建设项目	重庆市教委
国家级品牌课程(2门)	2013年	传染病学	国家级精品资源共享课程	教育部
	2020年	传染病学	首批国家级一流本科课程	教育部
市级品牌课程(15门)	2011年	医学影像学	重庆市精品课程	重庆市教委
	2013年	神经系统常见疾病防治	重庆市精品视频公开课	重庆市教委
	2017年	妇产科学	重庆市来华留学英语授课品牌课程	重庆市教委
	2018年	传染病学	重庆市高校精品在线开放课程	重庆市教委
市级品牌课程(15门)	2018年	原发性肝癌选择性肝动脉化疗栓塞术	重庆市虚拟仿真实验教学项目	重庆市教委
	2020年	放射影像诊断学、超声诊断学、传染病学	重庆市一流本科课程	重庆市教委
	2021年	妇产科学(线上、线下)、神经精神系统疾病、医学超声影像学、运动系统疾病、作业治疗学、循环系统疾病	重庆市一流本科课程	重庆市教委
	2021年	传染病学	重庆市课程思政示范建设课程	重庆市教委

三、教学改革与成果

教务处狠抓教学改革研究，积极动员全院师资参与教育教学改革研究。在教学改革申报与立项工作中，经过教务处、各教研室和全体教师的共同努力，医院取得了较好的成绩，申报及中标的教学课题逐年递增，2011—2021年，各级教改课题中标86项。其中：市级课题35项、校级课题51项；重大课题2项、重点课题18项、一般课题66项。

教务处积极引导全院教师发表教学论文，数量逐年增多，截至2021年年底，发表教学论文共513篇。为了鼓励医院教师加强教学研究，创造良好学术氛围，提升学院在国内教育教学研究的影响力，2022年修订《重庆医科大学第二临床学院发表教学论文奖励办法》，继续引导教师发表高质量教学文章。

医院重视教学成果的申报，并且收获了较好的教学成果。

表3-3-4　教学成果奖一览

年份(年)	成果名称	获奖级别	获奖名称	授奖部门
1995	开展教学评估,调控教学质量	优秀奖	重庆医科大学教学成果优秀奖	重庆医科大学
1998	学生成绩、试题及师资档案的计算机管理	二等奖	重庆医科大学教学成果二等奖	重庆医科大学
2002	参与式、启发式教学法和多媒体教学相结合在妇产科学中研究	二等奖	重庆医科大学教学成果二等奖	重庆医科大学
2004	妇产科网络教学平台的实践研究	优秀奖	重庆市第四届优秀电教科研成果优秀奖	重庆市教育委员会
	临床实践教学中的医患关系研究	二等奖	重庆医科大学教学成果二等奖	重庆医科大学
2005	参与式、启发式教学法和网络多媒体教学相结合在妇产科学中研究	三等奖	重庆市教学成果三等奖	重庆市教育委员会
2010	《外科学》课程实行教考分离及试题库建设的初步探索	二等奖	重庆医科大学教学成果二等奖	重庆医科大学
2014	根据传染病学科需求建设有学科特色的师资培养模式的探索与实践	一等奖	重庆医科大学 教学成果一等奖	重庆医科大学
	妇产科学双语教学持续性建设与改革的研究	二等奖	重庆医科大学教学成果二等奖	重庆医科大学
2016	临床教学基地建设的研究与实践	一等奖	重庆医科大学教学成果一等奖	重庆医科大学
	构建“一个主体团队两个辐射平台三个立体层次”的教学督导体系的探索与实践	二等奖	重庆医科大学教学成果二等奖	重庆医科大学
	传染病学网络学习平台的建设	一等奖	重庆市第三届优秀教育技术科研成果	重庆市教委
	超声医学标准教学图像数据库及远程教学系统建设	三等奖	重庆市第三届优秀教育技术科研成果	重庆市教委
2017	根据传染病学科需求建设有学科特色的师资培养模式的探索与实践	三等奖	重庆市教学成果三等奖	重庆市人民政府
2018	以核心师资为抓手,开展分层次师资培养模式的研究与实践	二等奖	重庆医科大学教学成果二等奖	重庆医科大学
	建设医学影像学特色专业师资培养模式的探索与实践	二等奖	重庆医科大学教学成果二等奖	重庆医科大学
	改良迷你临床演练评量(Mini-CEX)模式在临床教学中对提升护士核心能力的效果研究	二等奖	重庆医科大学教学成果二等奖	重庆医科大学
2020	以教书育人为主线,构建三个中心、三支队伍、双重引擎的临床师资培养模式的探索与实践	一等奖	重庆医科大学教学成果一等奖	重庆医科大学

表3-3-5　临床执业医师考试笔试通过率统计

	2016年通过率	2017年通过率	2018年通过率	2019年通过率	2020年通过率	平均通过率
临床医学7年制	94.74%	94.91%	95.38%	94.37%	93.83%	94.65%
临床医学5年制	89.22%	88.10%	93.33%	90.78%	87.04%	89.69%
医学影像学	87.86%	85.80%	84.93%	74.85%	72.18%	81.12%

四、生产实习

学院从1981年开始承担临床医学五年制学生的生产实习工作，随着学校办学规模的不断扩大，医院从承担单一的临床医学五年制学生的实习任务，至2007年开始承担2003级留学生的临床生产实习任务，实习人数逐年增加，2007—2021年安排实习生在医院、其他附属医院及教学基地开展生产实习工作人数如下：2007年349人，2008年697人，2009年908人，2010年964人，2011年820人，2012年1014人，2013年1162人，2014年1338人，2015年1385人，2016年1526人，2017年1437人，2018年1589人，2019年1525人，2020年1230人，2021年1129人。

2017—2021年每年在医院实习的留学生达到近百人。历年增加有临床医学"5+3"一体化、临床医学五年制、医学影像、康复治疗、麻醉、影像技术、口腔、医学检验、临床药学、公共卫生管理事业、信息管理与信息系统等多学科、多专业学生的实习任务，到2021年为止，每年完成500名左右学生在本院的临床实习教学任务。

实习考核是检查教师教学与学生学习效果的重要方式和手段。为了保证和检查学生临床实习质量，学院对学生进行出科考核和毕业综合考试。出科理论考试和操作考核由各科室完成，毕业综合考试由教务处统一组织，包括毕业综合理论考试和毕业综合技能考试两部分。毕业综合理论考试，考试内容为病理学、生理学、生物化学、药理学、医学微生物学、医学免疫学、内科学、外科学、妇产科学、儿科学、预防医学、卫生法学、医学心理学、医学伦理学等；毕业综合技能考试为临床技能操作考试(OSCE)，按照国家执业医师资格考试站点要求进行设计。

五、教学基地医院

医院采取加强教学医院建设，调动教学医院师资和卫生资源共同参与临床教学工作，选择师资力量较强、病人资源丰富的非直管附属医院和个别教学医院，让其承担临床理论教学和实践教学任务。

从1999年到2021年年底经学校批准的负责指导的教学基地医院从1所(重庆市五院)扩大到的19所，其中非直管附属医院10所(重庆市第九人民医院、重庆市人民医院、重庆市南川区人民医院、遂宁市中心医院、成都市第二人民医院、成都市妇女儿童中心医院、凉山州第一人民医院、重庆市九龙坡区中医院、重庆市垫江县中医院、重庆市铜梁区中医院)，教学医院6所(重庆市第五人民医院、重庆市丰都县人民医院、重庆市北碚区中医院、重庆市中医骨科医院、西安市第一医院、西安市中心医院)，实习基地3所(重庆市丰都县中医院、重庆市合川区中医院、重庆市巴南区第二人民医院)。

为了保证基地教学质量，提高基地教学水平，每年度医院派副高及以上师资到基地进行示范性教学查房和小讲座次数平均在80次以上，医院帮助基地医院建立教学管理制度，成立教学督导组，组织医院教师观摩教学，包括大课教学、示教、集体备课等，确保教学质量。

教学基地能满足教学要求，承担了临床医学五年制本科、医学影像五年制本科、临床药学本科、中西医临床医学本科、针灸推拿本科、中医本科、中西医临床成本分段、凉山医学大专班等部分临床理论教学和大量的临床实习教学任务，为学校和医院的临床教学工作做出了较大的贡献。通过几年的探索与实践，收到了良好的效果。

表3-3-6　第二临床学院指导教学基地医院

教学关系	医院名称	医院等级	学校批准时间
非直管附属医院	重庆市第九人民医院	三甲/综合	2001年
	四川省凉山彝族自治州第一人民医院	三甲/综合	2001年
	成都市妇女儿童中心医院	三甲/专科	2003年
	重庆市九龙坡区中医院	三甲/专科	2005年
	重庆市铜梁区中医院	三甲/专科	2005年
	重庆市人民医院	三甲/综合	2006年
	重庆市南川区人民医院	三甲/综合	2009年
	重庆市垫江县中医院	三甲/专科	2009年
	四川省成都市第二人民医院	三甲/综合	2009年
	遂宁市中心医院	三甲/综合	2011年
教学医院	重庆市第五人民医院	三甲/综合	1994年
	重庆市北碚区中医院	二甲/专科	2006年
	重庆市丰都县人民医院	二甲/综合	2010年
	陕西省西安市中心医院	三甲/综合	2015年
	陕西省西安市第一医院	三甲/综合	2016年
	重庆市中医骨科医院	二甲/专科	2021年
实习医院	重庆市丰都县中医院	二甲/专科	2009年
	重庆市合川区中医院	二甲/专科	2009年
	重庆市巴南区第二人民医院	二甲/综合	2011年

表3-3-7　教学基地医院所承担的理论教学任务

年度	基地医院	临床专业课课时数(小时)	理论大课课时数(小时)	示教小课课时数(小时)	专业层次
2019—2020	重庆市第五人民医院、第九人民医院、涪陵中心医院、九龙坡区中医院、重庆市人民医院、遂宁市中心医院	2336	1730	606	7
2020—2021	重庆市第五人民医院、第九人民医院、涪陵中心医院、九龙坡区中医院、重庆市人民医院、遂宁市中心医院	2301	1701	600	7
2021—2022	重庆市第九人民医院、九龙坡区中医院、遂宁市中心医院	1576	1196	380	5

表3-3-8 教学基地医院所承担的临床实习任务

医院名称	承担实习任务
重庆市第九人民医院	临床医学五年制临床实习、医学影像五年制临床和专业实习
重庆市第五人民医院	临床医学五年制临床实习、医学影像五年制临床实习
重庆市南川区人民医院	医学影像五年制临床和专业实习
遂宁市中心医院	临床医学五年制临床实习、医学影像五年制专业实习
成都市第二人民医院	医学影像五年制临床实习
重庆市九龙坡区中医院	医学影像五年制专业实习、中西医结合本科、中医本科、中医推拿
重庆市垫江县中医院	中西医结合本科、中医本科、中医推拿
重庆市合川区中医院	中西医结合本科、中医本科、中医推拿
重庆市丰都县中医院	中西医结合本科、中医本科、中医推拿
重庆市铜梁区中医院	中西医结合本科、中医本科、中医推拿
重庆市北碚区中医院	中西医结合本科、中医本科、中医推拿
重庆市中医骨科医院	中西医结合本科、中医本科、中医推拿
成都市妇女儿童中心医院	临床医学五年制(儿科)临床实习
重庆市人民医院	临床医学五年制(儿科)临床实习、口腔医学本科
重庆市巴南区第二人民医院	口腔医学本科
四川凉山州第一人民医院	临床医学西昌大专班
重庆市丰都县人民医院	暂未承担
陕西省西安市第一医院	暂未承担
陕西省西安市中心医院	暂未承担

六、学生工作

第二临床学院学生工作办公室负责学生日常综合管理，坚持以立德树人为宗旨，秉承“以学生为中心、服务学生成长、促进学生发展”的工作理念，在学校、学院各级党政领导下开展各项工作，认真履行对本学院学生的教育、管理、指导、服务。学办主要负责学生思想政治教育、日常教育管理、安全稳定、评优与资助、心理健康教育、就业创业等板块工作，积极配合“关工委”做好关心下一代工作，认真做好学院党政和学校有关部门交办的各项学生工作等。

由第二临床学院学生办公室管辖的学生层次、专业、人数都在不断增加。到2021年年底，已经分管有“5+3”一体化培养和本科两个层次，临床医学“5+3”一体化培养、临床医学五年制、医学影像学、康复治疗学四个专业学生。近十年，分管学生的就业率一直保持着较高水平。毕业生培养质量保持在较高水平，医院管辖学生在各类市级竞赛中频获殊荣，为学院和学校争得荣誉。

在2021年由第三方评估机构麦可思公司完成的我校临床医学专业的评估报告显示，学校临床医学五年制各年级在校学生在“课前学习主动性”“课堂学习积极性”“课后学习自主性”的评价上，均位于学校临床医学类专业前列，反映学生学习积极性高、自主学习意识强、利于其以后自主学习习惯的养成；在用人单位对毕业生能力的满意情况调查中，用人单位普遍认为我校毕业生专业基础知识扎实，实践操作能力过硬，具有较强的责任心和敬业精神，其中用人单位对毕业生医学知识应用、相关学科知识这两项能力的满意度最高。

2019—2021年部分学生高水平获奖：2019年，2016级医学影像学李一诺获得于泽杯第二届全国医学生解剖绘图大赛一等奖。2015级临床医学宋泽星荣获全国大学生英语竞赛(neccs)C类一等奖。2020年，2017级医学影像学彭倩瑜荣获第五届全国大学生生命科学创新创业大赛(论文组)全国一等奖、第五届全国大学生生命科学创新创业大赛(创业组)全国三等奖、第六届"互联网+"全国大学生创新创业大赛市级银奖、第十二届"挑战杯"全国大学生创新创业竞赛市级金奖；茗源、张洋、石怡凡、赵文洁、申丽荣获第十二届"挑战杯"中国大学生创业计划竞赛市级铜奖。2021年，医院牵头申报的《无创超声高血压治疗仪》实现历史性突破，荣获第七届中国国际"互联网+"大学生创新创业大赛国赛金奖、《基于丝胶生物复合膜的无创汗液血糖传感器》项目获得市赛银奖。梁皓等4名同学代表学校参加第十届中国大学生医学技术技能大赛，荣获西南西北分区赛一等奖、全国总决赛铜奖的优异成绩。

表3-3-9 近年管辖学生情况

毕业年限	专业	人数(人)	各专业就业率	合计(人)	总体就业率
2010届	临床医学2005级本科	140	96.43%	276	89.13%
	医学影像2005级本科	60	86.67%		
	医学影像专科2007级	76	77.63%		
2011届	临床医学2006级本科	161	98.76%	481	99.17%
	医学影像2006级本科	53	100.00%		
	医学影像专科2008级	66	100.00%		
	七年制临床医学2006级	201	99.00%		
2012届	临床医学2007级本科	160	100.00%	493	100.00%
	医学影像2007级本科	47	100.00%		
	临床医学专科2009级	49	100.00%		
	七年制临床医学2007级	237	100.00%		
2013届	七年制临床医学2006级	52	98.08%	323	95.05%
	临床医学2008级本科	165	91.52%		
	医学影像2008级本科	78	98.72%		
	临床医学专科2010级	28	100.00%		
2014届	七年制临床医学2009级	50	98.00%	365	96.16%
	临床医学2009级本科	184	95.11%		
	医学影像2009级本科	131	96.95%		
2015届	七年制临床医学2010级	57	100.00%	438	91.32%
	临床医学2010级本科	221	85.52%		
	医学影像2010级本科	160	96.25%		

续表

毕业年限	专业	人数(人)	各专业就业率	合计(人)	总体就业率
2016届	七年制临床医学2011级	53	100.00%	537	86.78%
	临床医学2011级本科	251	80.08%		
	医学影像2011级本科	191	91.10%		
	康复治疗学2012级本科	42	90.48%		
2017届	临床医学2012级本科	190	77.89%	414	86.71%
	医学影像2012级本科	171	93.57%		
	康复治疗学2013级本科	53	96.23%		
2018届	临床医学2013级本科	200	92.00%	482	90.04%
	医学影像2013级本科	220	86.82%		
	康复治疗学2014级本科	62	95.16%		
2019届	七年制临床医学2014级	84	100.00%	499	87.98%
	临床医学2014级本科	170	83.53%		
	医学影像2014级本科	194	86.08%		
	康复治疗学2015级本科	51	90.20%		
2020届	临床医学“5+3”2015级	2	100.00%	582	76.90%
	临床医学2015级本科	321	76.32%		
	医学影像2015级本科	186	74.73%		
	康复治疗学2016级本科	73	84.93%		
2021届	临床医学“5+3”2016级	129	100.00%	576	76.22%
	临床医学2016级本科	184	71.74%		
	医学影像2016级本科	193	63.21%		
	康复治疗学2016级本科	70	80.00%		

第二节　研究生教学

一、硕士点、博士点、博士后流动站

医院研究生教育自国家1978年恢复研究生教育开始，第一批招收硕士研究生的专家有妇产科凌萝达、传染科张定凤两名教授，1979年医院招收第一批硕士研究生2名；1981年内科学(传染病)成为国家首

批博士学位授权点。1986年妇产科学、神经病学成为博士点，1990年妇产科顾美礼教授招收医院第一名博士生。第一批硕士点有妇产科学、神经病学、内科学、外科学等。

随着研究生管理教育不断完善，1997年国务院学位委员会新颁布学科专业目录，对学位授权点进行了调整，调整后医院有8个三级学科博士点、即内科学（传染病）、内科学（心血管病）、内科学（消化系病）、内科学（内分泌与代谢病）、神经病学、临床检验诊断学、外科学（普外科）、妇产科学，有24个三级学科硕士点。2000年获得教育部批准医院新增内科学二级学科博士点1个（包括心血管病、消化系病、内分泌与代谢病、血液病、呼吸系病、肾病、风湿病7个三级学科），新增硕士点2个，即急诊医学、口腔临床医学。2003年获得教育部批准医院新增外科学二级学科博士点1个（包括普外科、骨外科、泌尿外科、胸心外科、神经外科、整形外科、烧伤外科、野战外科8个三级学科）。2005年重庆医科大学临床医学一级学科获教育部批准成为博士点，涵盖其下所有的二级、三级学科，大大拓宽了学科覆盖面。该学位点的成功申报在医院学位与研究生教育发展过程中具有里程碑的意义。

截至2021年，医院有一级学科博士点3个，二级学科博士点19个；一级学科硕士点4个，二级学科硕士点20个。医院1995年被批准设立临床医学博士后流动站，凡医院临床医学中具有博士学位授予权的学科均可申请招收博士后研究人员。

表3-3-10 博士点、硕士点一览表

一级学科	二级学科	博士点	博士点授权时间	硕士点	硕士点授权时间
临床医学	内科学	是	1986年	是	1979年
	老年医学	是	2005年	是	1998年
临床医学	神经病学	是	1986年	是	1981年
	皮肤病与性病学	是	2005年	是	1986年
	影像医学与核医学	是	2005年	是	1986年
	临床检验诊断学	是	1990年	是	1986年
	外科学	是	2003年	是	1981年
	妇产科学	是	1986年	是	1979年
	眼科学	是	2005年	是	1986年
	耳鼻咽喉科学	是	2005年	是	1996年
	肿瘤学	是	2005年	是	1998年
	康复医学与理疗学	是	2005年	是	2005年
	麻醉学	是	2005年	是	1986年
	急诊医学	是	2006年	是	2000年
	全科医学	是	2012年	是	2012年
	重症医学	是	2012年	是	2012年
	临床药学	是	2012年	是	2012年
口腔医学	口腔临床医学	是	2018年	是	2000年
医学技术	医学技术	否	/	是	2018年
护理学	护理学	是	2012年	是	2012年

二、招收培养研究生情况

1978年国家恢复研究生教育制度，同年医院即开始招收硕士研究生，1990年招收了第一个博士研究生，招生规模逐年增加。1978—2010年累计招收全日制硕士研究生1585人，7年制硕士研究生170人，博士生292人，累计毕业的全日制硕士研究生1061人，博士研究生186人。截至2021年有硕士研究生524人，博士研究生106人。2005年开始在印度尼西亚、巴基斯坦等国招收留学研究生，到2010年共招收了4名留学生。2011—2021年累计招收硕士研究生3513人，博士研究生798人，其中留学生43人。

1994年，重庆医科大学获得博士生导师自审权，首次进行博士生导师资格审批，至2010年，已增列博士生导师6批共44人，其中含兼职博士研究生导师2人，至2010年有在职博士生导师27人，硕士生导师145人，含兼职硕士研究生导师17人，研究生导师队伍日趋合理。至2021年年底累计增加博士生导师35人，硕士生导师 191 人。

重庆医科大学1998年经国务院学位委员会批准成为临床医学博士、硕士专业学位试点单位，同年医院开始招收专业学位研究生，自此，医院研究生分为科学学位研究生和专业学位研究生两大类。同时，根据社会发展对人才的需求，重庆医科大学采取定向(包括委培生)与非定向培养，以及在职人员申请学位人员的培养，研究生培养类型更加多样化。

医院各专业培养的研究生已具有较高的学术水平，其论文发表在国内外各种刊物上，每年均有数篇毕业论文获得重庆市优秀博士学位论文和优秀硕士学位论文。近十篇获得重庆医科大学优秀博士学位论文，二十余篇获得重庆医科大学优秀硕士学位论文。

表3-3-11　1978—2010年博士生导师名录

姓名	学科	批准时间	备注
顾美礼	妇产科学	1986年1月	退休
张定凤	内科学(传染病学)	1990年11月	退休
陈运贞	内科学(心血管内科)	1993年12月	调离
沈鼎明	内科学(消化内科)	1993年12月	退休
董为伟	神经病学	1990年11月	调离
郭树华	内科学(传染病学)	1998年6月	退休
任红	内科学(传染病学)	1998年6月	/
王智彪	妇产科学	1998年6月	调离
胡长林	神经病学	1998年6月	退休
胡丽娜	妇产科学	2001年5月	/
钟森	内科学(传染病学)	2001年5月	兼职
伍峰	外科学	2001年5月	调离
龚建平	外科学(普通外科学)	2001年5月	/
刘杞	内科学(传染病学)	2001年5月	/

续表

姓名	学科	批准时间	备注
周卫平	内科学(传染病学)	2001年5月	退休
罗开良	内科学(心血管内科)	2003年7月	退休
张玲	内科学(肾内科)	2003年7月	/
刘长安	外科学(普外科)	2003年7月	/
黄晶	内科学(心血管内科)	2003年7月	/
陈国民	内科学(传染病学)	2003年7月	退休
程远	外科学(神经外科)	2003年7月	/
郑健	内科学(传染病学)	2003年7月	/
周向东	内科学(呼吸内科)	2003年7月	调离
沈薇	内科学(消化内科)	2003年7月	/
付新平	外科学(神经外科)	2003年7月	调离
陈文直	外科学(骨科学)	2003年7月	调离
程明亮	内科学(传染病学)	2003年7月	兼职
梅同华	内科学(呼吸内科)	2004年5月	调离
赵建农	影像医学与核医学	2004年5月	/
张唯力	外科学(泌尿外科)	2004年5月	/
佘强	内科学(心血管内科)	2006年1月	/
杨刚毅	内科学(内分泌与代谢病)	2006年1月	/
秦波	内科学(传染病学)	2006年1月	调离
陈庆伟	老年病学	2006年1月	/
殷跃辉	内科学(心血管内科)	2006年1月	/
虞乐华	康复医学与理疗学	2006年1月	/
王导新	内科学(呼吸内科)	2006年1月	/
吴小翎	内科学(消化内科)	2006年1月	/
向荣	内科学(传染病学)	2006年1月	调离
李长清	神经病学	2006年1月	/
邓忠良	外科学(骨科)	2006年1月	/
熊正爱	复查科学	2006年1月	/
骆文龙	耳鼻咽喉医科学	2006年1月	/
鲍依稀	临床检验诊断学	2018年10月	/
杨竹	妇产科学	2011年10月	/
于廷和	妇产科学	2011年	/
王志刚	影像医学与核医学	2002年7月	/

续表

姓名	学科	批准时间	备注
梅浙川	内科学(消化内科)	2015年10月	/
冉海涛	影像医学与核医学	2012年10月	/
凌智瑜	内科学(心血管内科)	2021年10月	/
高建	内科学(消化内科)	2018年10月	/
何松	内科学(消化内科)	2019年10月	/
陈阳美	神经病学	2011年10月	/
刘作金	外科学(普外科)	2021年10月	/
常淑芳	妇产科学	2018年10月	/
张大志	内科学(传染病学)	2018年10月	/
周希瑗	眼科学	2013年10月	/
甘秀妮	护理学	2018年10月	/
郭大静	影像医学与核医学(放射)	2018年10月	/
李攀	影像医学与核医学(超声)	2019年10月	/
陈维贤	临床检验诊断学	2020年10月	/
胡鹏	内科学(传染病学)	2017年10月	/
任建丽	影像医学与核医学(超声)	2018年10月	/
廖勇	肿瘤学	2016年10月	/
黄河	麻醉学	2019年10月	/
杨镇洲	肿瘤学	2019年10月	/
张克勤	外科学(泌尿外科)	2019年10月	/
姚秀卿	康复医学与理疗学	2021年10月	/
杜之渝	眼科学	2018年10月	/
杜先智	内科学(呼吸内科)	2019年10月	/
刘东方	内科学(内分泌与代谢病)	2018年10月	/
娄世锋	内科学(血液病学)	2018年10月	/
李生伟	外科学(普外科)	2018年10月	/
石小枫	内科学(传染病学)	2019年10月	/
周智	内科学(传染病学)	2019年10月	/
唐霓	内科学(传染病学)	2014年10月	/
陈压西	内科学(传染病学)	2016年10月	/
阮雄中	内科学(传染病学)	2019年	/

三、医院学位评定分委员会

医院学位评定分委员会于2000年成立，目前已更换五届。其主要职责：(1)审查研究生培养方案和课程设置；(2)审批硕士学位论文评阅人和答辩委员会成员；(3)审查博士学位申请，提出授予博士学位建议，报重庆医科大学学位评定委员会审批；(4)审查硕士学位申请，提出授予硕士学位建议，报重庆医科大学学位评定委员会审批；(5)审查在职人员以研究生毕业同等学力申请硕士学位，作出是否同意授予硕士学位建议，报重庆医科大学学位评定委员会审批；(6)审查增列博士或硕士学位授权学科申请，向重庆医科大学学位评定委员会报送有关材料；(7)审查博士生导师资格及其招生申请，报重庆医科大学学位评定委员会审核备案；(8)审查硕士生导师资格及其招生申请，报重庆医科大学学位评定委员会审核备案；(9)作出撤销因违反相关规定而授予学位的决定，报重庆医科大学学位评定委员会审批；(10)研究和处理所辖范围内学位与研究生教育有关重大事宜。

表3-3-12　第一届学位评定分委员会(2000年6月)

姓名	职称	任职	备注
任红	教授	主席	院长
吴家廉	教授	副主席	副院长
张玲	教授	成员	副院长
胡长林	教授	成员	/
王志刚	教授	成员	/
王智彪	教授	成员	/
罗开良	教授	成员	/
刘长安	教授	成员	/
陈文直	教授	成员	/
胡怀东	讲师	秘书	/

表3-3-13　第二届学位评定分委员会(2005年5月)

姓名	职称	任职	备注
任红	教授	主席	院长
吴家廉	教授	副主席	副院长
梅同华	教授	成员	/
沈薇	教授	成员	/
殷跃辉	教授	成员	/
龚建平	教授	成员	/
程远	教授	成员	/
熊正爱	教授	成员	/
赵建农	教授	成员	/
胡怀东	讲师	秘书	/

表3-3-14 第三届学位评定分委员会(2007年6月)

姓名	职称	任职	备注
任红	教授	主席	院长
左国庆	教授	副主席	副院长
张玲	教授	成员	副院长
程远	教授	成员	/
龚建平	教授	成员	/
殷跃辉	教授	成员	/
赵建农	教授	成员	/
沈薇	教授	成员	/
熊正爱	教授	成员	/
胡怀东	副主任医师	秘书	/

表3-3-15 第四届学术委员会(2016年6月)

姓名	职称	任职	备注
邓忠良	教授	主任	院长
龚建平	教授	副主任	/
胡丽娜	教授	副主任	/
殷跃辉	教授	副主任	/
程远	教授	委员	/
陈阳美	教授	委员	/
杜之渝	教授	委员	/
甘秀妮	教授	委员	/
黄爱龙	教授	委员	/
黄慧哲	教授	委员	/
黄晶	教授	委员	/
刘东方	教授	委员	/
娄世锋	教授	委员	/
李生伟	教授	委员	/
梅浙川	教授	委员	/
任红	教授	委员	/
冉海涛	教授	委员	/
王导新	教授	委员	/
吴小翎	教授	委员	/
熊正爱	教授	委员	/
杨刚毅	教授	委员	/
虞乐华	教授	委员	/

续表

姓名	职称	任职	备注
张大志	教授	委员	/
周希瑗	教授	委员	/
郑元义	教授	委员	/

表3-3-16　第五届学术委员会(2021年4月)

姓名	职称	任职	备注
赵晓东	教授	主任	院长
邓忠良	教授	副主任	/
胡鹏	教授	副主任	/
梅浙川	教授	副主任	/
陈维贤	教授	委员	/
陈阳美	教授	委员	/
董晓静	教授	委员	/
杜之渝	教授	委员	/
甘秀妮	教授	委员	/
郭大静	教授	委员	/
黄河	教授	委员	/
黄慧哲	教授	委员	/
黄晶	教授	委员	/
李生伟	教授	委员	/
刘东方	教授	委员	/
刘作金	教授	委员	/
娄世锋	教授	委员	/
冉海涛	教授	委员	/
阮雄中	教授	委员	/
唐琳	教授	委员	/
王导新	教授	委员	/
熊正爱	教授	委员	/
杨镇洲	教授	委员	/
杨竹	教授	委员	/
殷跃辉	教授	委员	/
虞乐华	教授	委员	/
张大志	教授	委员	/

第三节 住院医师、专科医师培训、进修教育

一、住院医师规范化培训

随着现代科学技术的发展，医学科学突飞猛进，医学模式由生物医学模式向生物、心理、社会医学模式转变，传统的一次性医学教育观念逐渐被终身教育观念所代替。为此，国家卫生部对医学毕业生的继续教育工作十分重视，要求建立住院医师培训制度。卫生部科教司从1987年开始在卫生部部属部分学校和一些省、市进行住院医师规范化培训试点工作，并对全国200多个医院进行调查，在此基础上，卫生部于1993年2月下发了《关于实施〈临床住院医师规范化培训试行办法〉的通知》（卫教发〔1993〕1号），明确要求从1993年开始毕业的住院医师应实施规范化培训。

重庆医科大学于1993年9月下发了《关于重庆医科大学临床住院医师规范化培训试行办法的通知》（校继教〔1992〕9号），成立了毕业后教育领导小组。2004年医务处管理该项工作，鉴于部分新来院工作的硕士、博士毕业生缺乏实践工作经验，临床能力仍较差，制定下发《重庆医科大学附属第二医院住院医师规范化培训管理办法（试行）》，成立规范化培训领导小组，健全了组织机构，明确了培训对象，严格了考核办法及程序，组织管理机构设在医务处。从2004年7月起，医院对新进医师（包括硕士、博士毕业生）全部进行住院医师规范化培训。2004—2009年共对70名住院医师进行了规范化培训。并于2008年将该管理办法修订后正式实施。

2011年5月，医院成立了毕业后医学教育委员会，对住院医师规范化培训工作进行指导、管理，制定住院医师规范化培训计划、标准和规范。后又单独成立了继续教育科，专职管理医院住院医师规范化培训。研究生管理处直接管理住培工作，并与医务处、后勤处、人事处及财务处等相关部门密切协作，认真落实医院住培实施方案和管理制度，在国家卫健委及重庆市卫健委的领导下，组织开展和监督住院医师规范化培训工作。医院专业基地均设有基地负责人、教学主任、秘书和教学小组，组织结构健全，各自职责明确，负责各专业基地住培工作的组织实施。

医院制定《重庆医科大学附属第二医院住院医师规范化培训师资管理办法》，建立住培双导师制，保障师资队伍遴选的规范性，同时明确了师资考核细则，多层面对医师带教质量进行考核评价。定期开展住培师资带教培训，选送优秀师资参加省级培训，近年来医院派出住培师资及管理人员参加国家及省级师资培训共300余人次。2016年以来，医院已派出10余人次专家作为国家住培督导专家参与评估工作。

2019年医院江南院区正式建成了重庆市首个全科住院医师规范化培训基地大楼，约14000m^2。

2017—2021年医院分别接受国家、重庆市卫健委住培工作检查，检查结果均为合格。2016年，陈庆伟教授获“全国优秀住培带教师资”荣誉称号。2017年，胡丽娜教授获“全国优秀住培专业基地主任”荣誉称号。2018年，全科医学住培专业基地被评为全国十佳“优秀全科专业住院医师规范化培训基地”。2019年，任红教授获“全国优秀住培基地负责人”荣誉称号。2020年，印国兵教授获“全国优秀住培指导医师”荣誉称号。2017—2021年，医院住培学员参加重庆市住培技能竞赛屡获佳绩；2020年，医院承办第

四届重庆市住培技能竞赛，受到重庆市各级医疗单位高度关注，医院同时作为参赛单位获评组织奖。

截至2021年，全科、急诊科、康复医学科获批全国住培重点专业基地，3个重点住培专业基地引领医院住培工作高质量发展。医院获批重庆市住院医师规范化培训结业考核临床实践能力考核基地，承接重庆市住培结业考核任务。

二、住院医师规范化培训学员

为了适应社会和医疗卫生事业发展需要，为社会培养高素质的医疗卫生人才，在开展医院新进医师规范化培训的基础上，医院于2008年开始面向社会招收培训学员身份的住院医师。并于当年经过严格的入学考试首批招收录用21名(医学本科毕业生)规范化培训学员。2009年接收四川省崇州市第二人民医院委托培养的规范化培训学员22名(医学本科毕业生)。2010年招收9名(医学本科毕业生)。

医院结合近年来开展住培工作的实践经验，制定《重庆医科大学附属第二医院住院医师规范化培训管理暂行办法》(重医二院〔2016〕129号)，全面面向社会招生，且招收计划向紧缺专业倾斜，截至2021年以来已培养住培医师1069人。

三、进修教育

建院以来，医院开始接收各级医疗单位医务人员的进修学习，100多年来已接收培养了大批进修生，为全国乃至西部特别是重庆地区医学人才的继续培养和医疗技术、诊疗水平的提高做出了较大贡献。至2004年1月医务处负责该项工作的管理，据不完全统计，2004—2009年，接收培养进修生2780人，其中临床、医技人员1565人，护理人员1215人；2010—2021年接收进修生2648人，临床、医技人员1977人，护理人员671人。

2004年以来，进修生主要来自重庆市和四川省的各级医疗单位，也有来自湖北、山东、河北、黑龙江、陕西、贵州、云南、广西、新疆、甘肃等省市医疗卫生单位的。通过进修学习的人员，很多成了单位的骨干或学科带头人，在各自的岗位上取得了可喜的成绩。医院同时承担由市卫生健康委选派的区县级卫生技术骨干及康复紧缺人才到市级医院临床进修的任务，为更好地提高基层医疗卫生技术人员的整体水平和服务能力，医院认真调配师资力量、整合医院资源，为圆满完成县级骨干培训工作做好充分准备。

为提高医院招收进修人员的专业能力，研究生处继教科专人负责管理、招收，每月定期组织学术讲座。继教科负责做好学员资格审核工作、发放报到通知、统筹协调进修生入科报到、加强与临床科室的沟通、进一步完善进修生报到的流程。做好进修生的日常管理工作，审核进修学员培训材料、发放待遇及生活补助、颁发结业证和继续教育学分。进修结束后，以问卷的形式对部分进修人员抽样调查，均表示在医院培训期间收获颇多，对返院开展工作有极大帮助。

经过几十年的发展，医院进修教育已成规模，对进修生的管理逐步走向制度化、规范化和科学化。不断建立健全了进修管理的规章制度，如《重庆医科大学第二临床学院进修管理制度(试行)》《进修生宿舍管理规定》、重庆医科大学附属第二医院《进修人员管理协议书》等，组织编制了进修生考核表。考虑到进修生承担了大量临床一线工作，经医院党政联席会研究决定，提高医院进修医生进修期间的待遇。由科室根据该进修生的职称、工作表现、值班、考勤等情况确定进修生待遇标准，并签署进修生待遇确认表，继教办汇总所有进修生待遇，由财务处统一发放，每季度发放一次。

医院制定《进修人员招生简章》，加强从进修生招收、进修期间管理，到进修经费管理及进修奖励制度等全过程的制度化、规范化，明确要求加强进修生培养、管理的科主任负责制，确保进修生的培养质量。

第四节　其他教学

一、组织机构

2007年，医院成立了“第二临床学院毕业后医学教育指导委员会”（重医二院〔2007〕第94号），指导委员会领导全院的培训工作。是年，医院成立了全科医学科医师临床培训组织管理二级机构（重医二院〔2007〕第99号）。至此，形成一名副院长分管培训工作，研究生管理处作为职能部门负责管理，专职人员负责全科医学培训的具体管理与协调工作，各教研室、科室成立二级管理机构的管理队伍格局。

2012年，经重庆市卫生计生委批准，全科医学科成为“重庆市全科医师规范化培训基地”，并在重庆市率先创建了全科住培基层实践基地。

二、培训制度

根据重庆市全科医学教育中心下发的全科医师培训临床实训管理办法、重庆市首届骨干全科医师培训临床与社区轮转安排和全科医师骨干培训大纲要求，医院制定了具体的全科医师临床培训管理办法、全科医师骨干培训大纲、全科医师骨干培训轮转表、全科医师临床培训考核表。

三、人员培训

全科医学科目前有5名全科带教师资，全员共34名医师参与全科专业住院医师规范化培训师资培训班并获得证书。全科专业住培基地2015—2021年接受全科专业住培学员共132人，现在培医师60人，已毕业住培医师73人（含2017年1位博士住培医师）。全科专业住院医师首次参加结业考试通过率≥90%，首次执业医师资格考试通过率≥90%。

全科专业住培学员：2015年8人，2016年18人，2017年18人，2018年28人，2019年20人，2020年20人，2021年20人。

第四章 科研工作

篇叁

1956年10月17日，医院由吕钟灵、彭运煊、江孝达、杨成勋、邬淳于、漆松儒、李蕴文、卢家声组成医院医学科学研究小组，吕钟灵为组长，彭运煊为副组长，最早的研究课题包括1950—1956年肠梗阻之病案分析（杨成勋）、消化道出血病历分析及其治疗成就（江孝达）、小儿惊厥在临床上的观察分析（李蕴文）。1960年，医院党总支设科研委员（江孝达），指导分管全院科研工作。

1971—1980年，中西医结合研究共开办培训班12期，培训101人。内科开展内生肌酐清除率、血清蛋白电泳好血液酸碱度及气体分析等四项新技术。外科开展肠系膜上静脉与下腔静脉搭桥分流术，调查10年来400例胃大部切除术后并发症的资料研究，甲状腺手术前采用“心得安”术前准备的研究等6项科研项目。全院承担针麻、计划生育、肝炎、冠心病等6个专题28个项目的研究工作。

1980年，建立病毒性肝炎研究室，张定凤任副主任。宋亚卿任生殖生理研究室（1980年11月改为计划生育研究室）副主任。1982年建立内科研究室、妇产科研究室。

1990年以前，医院的科研工作由系办公室管理，没有专门的管理机构和专人管理。为了加强管理，实施科教兴院战略，1990年2月，医院正式成立科技科，黄小勇同志为首任科长，科研管理工作从此走上正轨。

1991年，医院在指定“八五”规划时，面临高科技飞速发展的时代，及时提出了“科教兴院”战略。在以病毒性肝炎研究所为龙头的肝病系列研究包括肝炎的发病机理研究、重症肝炎防治及肝病酶学诊断、难产与围产医学、超声医学等方面达到国际领先水平，开始在国内外具有一定的影响力。这期间先后创造了医院历史上的多个“首次”：首次主持国家科技攻关重点项目；首次获得国家自然科学基金青年科学基金项目；首次获国家科技进步奖；首次获国家自然科学基金重点项目；首次获国家杰出青年基金项目。

2004年，医院正式成立科研处，胡怀东同志为首任副处长（主持工作），2015年，黄慧哲同志由重庆医科大学调任医院，主持科研处工作。科研处在校党委和院党委的领导下，主要对科研课题、科研经费、科研成果、学科建设、研究生培养、继续教育、学术会议、国家药物临床试验机构、医院附设实验室、医学会、图书室的管理等方面进行管理。

进入21世纪，在“科教兴院”战略思想指导下，科研工作稳步前进，科研立项数量和经费数均保持较高水平，传统优势学科得到长足的发展，全院承担国家级科研项目的能力大大提高。2001年，医院作为项目负责单位，首次获得国家“863”计划项目；2004年，首次获得973前期研究项目；2007年，首次获得国家科技支撑计划项目；2008年，首次获得国家科技重大专项课题，国家自然科学基金项目数突破20项；2009年，感染团队首次入选“教育部长江学者和创新团队发展计划”；2011年，感染团队研究成果荣获重庆市科学技术奖科技进步一等奖；2012年，获得科技部重大专项、国家自然科学基金重大科研仪器研发项目，该年医院发表SCI论文首次突破100篇；2013年，老年科荣获重庆市科学技术奖科技进步一等奖，同年英文期刊JCTH创刊；2014年，“超声分子影像重庆市重点实验室”获批；2015年“超声分子显像与治疗基础研究”荣获重庆市科学技术奖自然科学一等奖，《中华肝脏病杂志》获得“百强报刊”称号；2016年，获国家自然科学基金3项重点项目，其中超声学科独占2项；2017年，感染科牵头的传染病防治国家重大科技专项获得立项，总经费5805.56万元为单项经费最高项目，也是感染科在“十一五”“十二五”连续课题的滚动延续课题；2018年，国家重点研发计划数字诊疗装备研发重点专项《基于区域医联体模式的国产创新诊疗设备应用示范》项目获批立项，为医院首次牵头科技部重点研发项目；2019年，全院SCI论文发表量突破200篇；2020年，JCTH被SCI数据库收录；2021年，“双频超声靶向高血压治疗仪”获得国家自然科学基金重大仪器研发项目，为医院再次获得此类项目资助，十年18篇论文在影响因子10.0以上杂志发表，全院SCI论文篇均影响因子首次超过5.0。

2019年，医院机关党支部重新优化，科研处成立第五党支部，由党委委员、副院长邓忠良同志联系指导支部工作，黄慧哲担任支部书记，敖静、匡扶担任支部委员。医院科研管理工作一岗双责，党委领导下的院长负责制这一制度优势更加凸显。

表3-4-1 第5党支部(科研处党支部)委员会名录

任职时间	书记	委员
2019年3月—2021年12月	黄慧哲	敖静、匡扶

第一节 科研机构

中共十一届三中全会以后，医院加大了科研基础设施建设，医院研究所、研究室、实验室纷纷建立，极大地推动了医院科研工作的开展和成果的产出。截至2021年，医院有省部级重点实验平台4个，重庆市临床研究中心3个，厅局级研究机构7个，是国家药物临床试验机构-国家医疗器械临床试验机构-国家干细胞临床研究机构设置齐全的三甲医院。

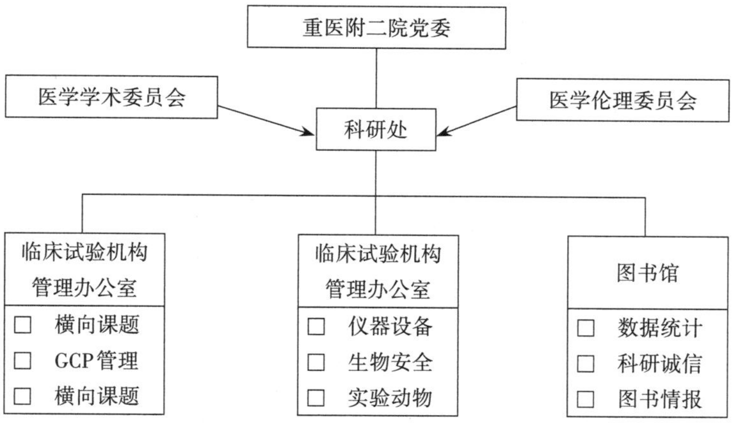

图3-4-1 医院科学研究管理架构图

2004年，机构办公室按照正科级设置，黄小勇担任首任办公室主任，2015年起，郭慧琳担任办公室主任。2013年起，图书馆按照正科级设置，廖于担任首任馆长；2015年由吴明珍担任副馆长；2018年，陆毅担任副馆长；2021年，叶宁担任馆长（正科级）。2021年5月，医院为加强科研平台建设，增设科研平台管理办公室，殷文伟担任办公室主任（正科级）。

表3-4-2 科研平台一览表

平台名称	建立时间	级别
重庆市卫生局肝胆外科重点实验室	2002年	厅局级
重庆市卫生局妇产科重点实验室	2002年	厅局级
感染性疾病分子生物学教育部重点实验室 （重庆医科大学病毒性肝炎研究所1985年成立）	2003年	省部级
重庆市呼吸危重症医学研究中心	2008年	厅局级
重庆市心律失常医学重点研究室	2010年	厅局级
重庆市老年骨科疾病防治研究中心	2012年	厅局级
超声分子影像重庆市重点实验室	2014年	省部级
脂糖代谢性疾病重庆市重点实验室	2015年	省部级
重庆市老年医学临床医学研究中心	2016年	省部级
重庆市感染病学临床医学研究中心	2016年	省部级
重庆市生殖发育与干细胞治疗工程技术研究中心	2018年	省部级
重庆市肾病与泌尿系统疾病临床医学研究中心	2020年	省部级
重庆市老年眼病防治研究中心	2012年	厅局级
重庆市老年神经疾病防治研究中心	2012年	厅局级

一、重庆医科大学病毒性肝炎研究所（感染性疾病分子生物学教育部重点实验室）

重庆医科大学内科学（传染病）历史悠久，于1956年由上海医科大学华山医院（传染科）分迁来渝组建，经几代人半个多世纪的努力，已成为国内感染性疾病领域内科学研究和人才培养的重要队伍之一。1981年，该学科成为全国首批博士点，1983年成为首批国家临床药理研究基地，1989年，被评为全国首批重点学科，1995年，成立博士后流动站，并设有“长江计划”特聘教授岗位一个。1985年，病毒性肝炎研究所于重庆医科大学附属第二医院创建。研究所的创始人、首任所长为全国著名传染病学专家张定凤教授。1995年，实验室成为首批四川省级重点实验室；1999年被认定为重庆市高校重点实验室；2003年，创建感染性疾病分子生物学省部共建教育部重点实验室，2007年年底通过教育部验收，正式成为感染性疾病分子生物学教育部重点实验室(Key Laboratory of Molecular Biology for Infectious Diseases, Ministry of Education)；同年成为国家疾病与预防控制中心网络实验室成员。1999年7月，教授任红任病毒性肝炎研究所所长兼重点实验室主任，教授黄爱龙任副所长兼重点实验室副主任，院士王正国任学术委员会主任。2016—2021年，学术委员会主任为中国工程院院士李兰娟。2020年12月，教授任红任研究所所长及重点实验室名誉主任，教授黄爱龙担任实验室主任兼研究所副所长，重点实验室副主任为教授胡鹏、教授唐霓、研究员陈娟。

传染病科是全国临床重点专科、国家感染性疾病临床医学研究中心核心单位、重庆市感染病学临床研究中心、重庆市肝病治疗研究中心核心科室。1983年被批准为首批国家药品临床研究基地，完成多项国际多中心新药临床试验，是肝病创新药的全国核心基地之一。2005年通过国家食品药品监督管理局认证，2006年，肝病中心临床实验室肝炎病毒定量PCR检测技术通过了卫生部临检中心的认证。2008年入选教育部“长江学者与创新团队发展计划”创新团队。2009年“传染病学”获批“国家精品课程”。2011年获“市级教学团队”。2013年成为“国家卫生部临床重点专科”，传染病学成为重庆市研究生精品课程。2016年成功申请成为重庆市感染病学临床研究中心。2017年成立“重庆市重大感染性疾病防控关键技术集成与示范应用”平台。2018年成立“重庆市感染与肝病专科联盟”“华夏肝脏病学联盟”。2019年加入首批全国人工肝“一市一中心”项目，成为“全国人工肝及血液净化技术示范中心”。平台拥有药物临床试验机构资格和依法备案的药物临床试验机构，具备开展Ⅰ－Ⅳ期临床试验项目的资质，有完备的SOP管理制度，拥有Ⅰ期GCP床位32张，近3年牵头开展传染病防治领域Ⅰ－Ⅳ期临床试验项目4个，近3年参与开展传染病防治领域Ⅰ－Ⅳ期临床试验项目21个。建有专业化临床研究数据管理及生物样本管理团队，完善的数据及生物样本管理规章制度及信息化管理系统。

实验室分为基础研究和临床研究两部分，基础研究部位于重庆医科大学科技大楼，主要从事分子病毒学研究、脂质代谢研究和快速诊断试剂开发；临床研究部位于第二临床学院病毒性肝炎研究所，主要从事病毒性肝炎及相关疾病的临床转归免疫学研究、基因治疗研究及转化医学研究。截至2021年实验室已建成病毒及分子生物学研究平台、蛋白质相互作用研究平台、病毒性肝炎临床转化医学平台、细胞及分子免疫学研究平台、转基因模式动物平台、生物信息学研究平台、生物样本资源库、GMP标准的临床免疫及细胞治疗平台、病原微生物高通量三代测序等技术平台。实验室具有覆盖传染病学主要领域的稳定研究方向，在充分发挥病毒性肝炎传统领域的研究优势基础上，实现传染病学、分子生物学、分子免疫学、病毒学学科的交叉和整合，以病毒性肝炎及新发突发传染病(新冠)相关疾病临床免疫学、分子病毒学研究为重点，同时开展重大传染性疾病快速诊断试剂的研发、细菌与耐药研究、寄生虫病研究。科学研究实力居国内领先水平，承担国家级课题的能力在国内同行中具较强优势，在国内具有较大影响。

实验室连续承担国家“六五”至“十三五”期间关于病毒性肝炎和其他传染性疾病及寄生虫病的重点攻

关项目。教授张定凤承担国家“六五”“七五”“八五”国家重点攻关课题，首次发现丙型肝炎病毒感染和TNF在肝坏死中的作用，采用肝细胞生长素（HPN）治疗重型肝炎的策略被卫生部重肝攻关组采纳。2012年，教授任红牵头“慢性乙型肝炎转归预警预测的研究”和教授黄爱龙牵头的“乙肝表面抗原清除的新策略机制研究”项目分别获得“十二五”科技重大专项资助。2017年，教授黄爱龙获批“十三五艾滋病和病毒性肝炎等重大传染病防治”科技重大专项。教授任红和教授黄爱龙课题组从1985年至今，紧紧围绕乙型肝炎（HBV）免疫发病机理，系统研究慢性乙型肝炎疾病过程中细胞因子、免疫细胞以及肝组织等免疫学变化特点，从宿主、乙肝病毒与免疫应答的相互作用中探索HBV免疫发病和免疫耐受等机制，近五年获得一系列重大研究成果并应用于临床实践。新冠肺炎疫情期间，充分响应国家应对疫情的重大需求，教授黄爱龙团队在新冠肺炎诊断试剂开发以及临床与免疫学特征研究方面成效显著。成功研发全球首款新冠抗体化学发光检测试剂盒，多个试剂盒获得SFDA批准和欧盟认证，捐赠和销售相关试剂盒超1亿人份，为我国新冠疫情控制做出应有贡献，社会和经济效益明显，充分体现了产学研紧密结合与良性发展。2012年2月，教授任红课题组“慢性乙型肝炎发生、发展的免疫学机制及治疗新策略研究”荣获2011年度教育部科技进步二等奖，同时荣获2011年度中华医学科技奖二等奖和重庆市科技进步奖一等奖。2021年10月，重庆医科大学感染性疾病分子生物学教育部重点实验室荣获“第六届全国专业技术人才先进集体”称号。

2017—2021年来，主持国家科技重大专项及子项目9项，主持国家自然科学基金重点、面上项目及青年项目等国家级项目共37项，主持重庆市科委项目21项，主持重庆市教委项目10项，其他横向项目多项。发明专利授权数17项，其中国内16项，美国1项。在 *Nat. Med*、*EMBO J*、*J Clin Invest*、*Nat. Commun*、*J Hepatol*、*Hepatology* 等知名期刊发表SCI论文252篇，单篇论文最高引用2597次，入选2020临床研究高被引论文。其中影响因子大于5分的SCI论文73篇，大于10分的SCI论文9篇，最高影响因子36.13。参编医学教材17部，其中4部主编，4部副主编，9部为国家级规划教材，人卫版传染病学五年制规划教材七八九版共同主编单位。“传染病学”教学被评为国家高等学校精品课程，先后获得重庆市科技进步一、二等奖，中华医学奖二等奖，教育部科技进步奖二等奖、四川省科技进步一、二等奖、国家科技进步奖三等奖等10余项。传染病学专业重视课程建设，2007年被评为重庆市精品课程，2009年被评为国家级精品课程；2013年被评为国家级精品资源共享课程，2017年被评为重庆市高校精品在线开放课程、重庆市研究生教育优质课程。

病毒性肝炎研究所也是《中华肝脏病杂志》和JCTH的承办单位和编辑部所在地。《中华肝脏病杂志》是中华医学会主办的国家级内科学类核心期刊，1993年6月创刊，是中国科技论文统计源期刊（中国科技核心期刊）、CSCD核心库期刊、北京大学中文核心期刊，被Index Medicus、Medline、PubMed、Scopus等国际数据库收录。获中国新闻出版局“百强报刊”、中华医学会“优秀期刊”，获“第五届中华优秀出版物奖出版科研论文奖”，连续5年获“中国科协精品科技期刊工程项目”，2018年获中国科协中文科技期刊精品建设计划：“学术创新引领项目”。2019年获期刊领域最权威的基金项目支持：中国科学技术协会“卓越期刊梯队期刊项目”。2021年入选中国科协高质量科技期刊分级目录T1级，与*Gastroenterology*、*Hepatology*等期刊实现同质等效。JCTH全英文杂志于2013年7月创刊，2015年7月被PubMed Central及PubMed收录，2020年11月10日，杂志正式被Science Citation Index Expanded（SCIE）收录。2021年6月30日，该杂志喜获首个影响因子（IF2020）为4.108，在全球92种SCI收录的胃肠及肝脏病学期刊中，排名第42位，Q2区。《肝博士》是由重庆市卫生局主管，重庆医科大学附属第二医院主办的面向普通读者和临床医生的肝脏类科普杂志，是全国唯一的一本公开发行的专业肝病类科普杂志。

二、重庆医科大学超声影像学研究所

“重庆医科大学超声影像学研究所”成立于2003年1月8日。“超声分子影像重庆市重点实验室”成立于2014年1月6日。“分子影像与靶向精准治疗重庆市高校重点实验室”于2017年1月20日立项建设。设于重庆医科大学第二临床学院、附属第二医院内，设有博士后流动站，系省部共建国家重点实验室成员，重庆市2011协同创新中心(超声分子显像与精准治疗协同创新中心)。

重点实验室坚持以国家、地方、行业重大需求为导向，以“规范、开放、交流、合作”为理念，以重大科学研究任务为牵引，通过创新协同机制与运行管理模式，在科学研究、学科建设、人才培养、成果转化等方面进行协作，构建“产-学-研-用”创新体系，全面提升人才、学科、科研“三位一体”的创新能力，在分子影像与靶向治疗研究领域取得关键技术的突破，并实现科技成果的高效转化，填补国内空白，更好地为国民健康与卫生事业服务。团队目前有正高职称6名，副高职称10名，博士生导师5名，硕士生导师12名。有国家卫健委突出贡献中青年专家1名、国务院特殊津贴专家1名、二级教授2名、重庆市学术带头人1名、重庆市首批医学领军人才1名、重庆市首席医学专家1名、重庆英才·名家名师1名，重庆英才·创新创业领军人才3名。团队重视人才培养和国际合作交流，长期与美国约斯坦福大学、加州大学、埃默里大学、加拿大瑞尔森大学、法国斯特拉斯堡大学等进行科研合作、人员互访和联合培养。

研究所下设心脏超声、腹部超声、介入超声、三维超声、超声分子、声动力、肿瘤、放射、核医学、理疗超声、儿童超声、普外科超声、神经内外科超声、泌尿外科超声、妇产超声、眼科超声、口腔超声等影像研究室。

重点实验室、研究所长期从事超声医学基础与临床应用研究，致力于解决分子显像与实现靶向精准治疗的关键技术难题，在国内率先提出了“超声分子影像”概念，历时十余年的深入研究，将传统超声影像方法提升到超声分子诊断与治疗水平，并创制了相关基础科研仪器设备。截至2021年已建成了先进的实验研究平台与人才队伍，并取得了一些技术突破与初步成果，整体研究水平居国内领先与国际同步水平。

(1)创新性地开展了系列超声分子显像基础研究，提升了超声分子显像诊断的水平：通过研制小于红细胞的可随血流到达组织器官的超声微泡/纳泡(球)造影剂，并行大量体内外显像研究，深入阐明了超声分子显像原理及相关技术方法；进一步提出了热气化惰性液体制备微泡的新理论，解决了壳材料在高温下变性、粘连的难题。

(2)创新性地开展了分子治疗基础研究，促进了分子显像向治疗领域的拓展：针对多种载药物/基因的微泡/纳泡(球)的形貌结构和修饰改性，报道了基于“液-气相转变”原理的、能穿过血管内皮间隙的新型分子探针设计及制备方法，为分子显像与治疗从血管内向血管外拓展提供了新的策略；进一步探索了多种多模态、多功能载药物/基因超声分子探针的合成与调控等。

(3)创制了系列分子显像与治疗基础相关科学仪器设备，多项系国内或国际首创：针对分子探针的匹配设计、信号处理与显像监控集成等问题进行了探索研究，创制了系列仪器设备，如微泡制备仪、基因转染仪、定量仪、低功率聚焦超声分子显像与治疗系统(国际首创)等，为多学科基础研究提供了高效的药物/基因靶向控释、影像处理等工具。

牵头获得国家重大科研仪器设备研制专项——“低功率超声分子显像与治疗系统研究”、国家自然科学基金重点项目4项，包括“多功能超声造影剂分子成像与治疗基础研究”“恶性黑素瘤光声/超声双模态分子成像与治疗基础研究”“基于智能型诊疗一体化分子探针的肿瘤靶向超声/光声双模态显像及可视化精准治疗”，获得国家杰出青年科学基金“超声分子影像与治疗”项目及国家重点研发计划课题“基于危急重症的国产影像设备应用示范”；主持80余项国家级基金，承担863、973课题；发表SCI论文200余篇，IF>10的论文20篇，最高IF=17.485（封面论文），引用次数总计5000余次；主编参编相关专著16部；申报国内外发明专利25项（12项授权，其中1项为国际发明专利，转化2项，获产品批文1项）；主办第一、二、三届国际超声分子影像学术会议；多人担任SCI等杂志副主编、总编等职，为*Adv Mater*、*ACS nano*等杂志审稿。成果被*Chem Rev*（IF=41.2）、*Nature Nanotechnology*（IF=34.05）等杂志引用评价。

主编“十三五”全国统编教材《医学超声影像学》，主编国内首部系统介绍超声分子影像学的专著《超声分子影像学》，内容涵盖超声分子显像的基础理论、诊断、治疗、监控、相关仪器设备及多模态成像研究，介绍了国内外最新研究成果和关键技术难点，为国内从事超声造影成像基础及临床研究的科技人员提供参考，有助于超声分子影像学研究的深入开展。

科研成果“超声分子显像与治疗基础研究”获2015年度重庆市自然科学一等奖与进步一等奖，“多模态、多功能高分子材料声学造影剂制备及应用”获2011年重庆市科学技术发明奖三等奖。

三、重庆市肝胆外科重点实验室

2002年建成肝胆外科重庆市卫生局重点实验室，在肝硬化、肝癌及枯否细胞的生物学行为、感染、免疫等肝胆外科应用基础研究方面取得了一系列具有重要理论意义和实用价值的学术成果，多次获省市科技成果奖。截至2021年，该实验室科学研究水平及成果处于国内、外领先水平，具有较高的学科影响力及知名度。该实验室系重庆市唯一肝胆外科重点实验室，在肝胆外科应用基础研究方面处于西南地区的领先地位，并取得了一系列具有重要理论意义和实用价值的学术成果。肝胆外科团队对肝Kupffer细胞（KCs）在感染与脂代谢、肝移植免疫及肝癌发病机制中的作用及相关机制进行了系列基础和临床研究，共获得国家自然科学基金50项、中国博士后专项基金6项，省部级科研项目47项，累积研究经费近1500万元。研究成果获省部级科技进步特等奖1项，二等奖3项，重庆市卫生局科技进步一等奖2项，国家专利5项，在国、内外核心期刊发表论著560余篇，被SCI收录250篇（影响因子大于5分20余篇，最高影响因子：18.947分）。近10年已经在包括*Liver transplantation*、*Journal of Vascular Surgery*、*Journal of American Surgery*、*Journal of Surgery Research*、*Digestive and Liver Disease*、*World J Gastro - enterol*、*Chin Med J*等国内外SCI收录期刊发表论文30余篇。

作为肝胆外科硕士、博士学位授权单位及临床博士后流动站，已在西南地区具有较大的影响和学术地位。截至2021年，研究队伍中科室有教授8名、副教授5名，博士生导师4名，博士后指导教授1名，硕士生导师16名，国务院政府特殊津贴获得者1人，国家新世纪“百、千、万”人才工程国家级人选1人、重庆市学术技术带头人1人、重庆市学术技术带头人后备人选各2人、重庆市医学领军人才1人、重医附二院宽仁英才1人、重医附二院宽仁优青人才2人。团队归国学者5人[龚建平(英国),刘作金(美国),何堃(英国),刘富瑶(美国),朱稀雯(英国)],博士后11人(龚建平、刘作金、涂兵、游逾、王孟皓、张文锋、钟国超、王运兵、徐雪松、王孟雪、龚俊华),绝大多数教师具有博士或硕士学位。

四、重庆市生殖发育与干细胞治疗工程技术研究中心

重庆医科大学第二临床学院妇产科实验室于1978年,在国家老一辈著名妇产科专家、教授凌萝达的带领和指导下成立,该实验室在2002年被重庆市卫生局定为重庆市唯一的妇产科重点实验室。围绕难产的发生机制、早期发现和早期处理孕产妇和胎儿疾病、降低孕产妇死亡率、妇科肿瘤的发病机制和预防、治疗学新技术的研发和应用、辅助生育技术的基础研究、妇产科疾病治疗新手段和器械的改良和发明、妇女生殖健康保健及新药研发等领域,开展了一系列深入探索和研究,形成了独具特色的研究方向并取得了丰硕的成果。实验室在2004年与重庆医科大学医学超声工程研究所国家共建重点实验室联合成立了妇科海扶临床与研究中心,开展更广泛的临床服务和科研;2003年实验室发明了"改良骨盆倾斜度测量仪"并荣获国家实用新型专利权;2018年入选重庆市工程技术研究中心。

实验室投入3000余万元进行建设,拥有先进的细胞培养室、分子生物学实验室、组织病理实验室和代谢组学研究平台。实验室人才济济,截至2021年,拥有主任1人,研究人员7人,在职正高职称10人,副高职称21人;博士生导师5人,硕士生导师14人;新世纪百千万人才工程国家级人选1人,巴渝学者3人,重庆医科大学附属第二医院学术技术带头人4人。

实验室申请并完成国家"九五"重点科技攻关项目,国家"十一五""十二五""十三五"科技支撑计划、欧盟第七框架计划(EC FP7)INPAC项目、国家自然科学基金重点项目及面上项目、教育部(西部教育医疗计划)项目、国家支撑计划、教育部博士点基金、教育部创新团队发展计划项目,重庆高校创新团队建设计划、重庆市科委自然科学基金等市部级以上研究项目共近200项项目资助,获得科研经费近3000万;获国家级实用新型专利、发明专利8项;发表科研论文460余篇,其中SCI论文170余篇,影响因子合计达547分,单篇最高影响因子达15.302分;编写国家级教材和学术专著共50部,其中主编、副主编17部。

五、重庆市呼吸危重症医学研究中心

呼吸内科(呼吸与危重症医学科)是国家临床重点专科、国家首批呼吸与危重症医学(PCCM)专科医师培训基地、国家临床药品试验基地、国家呼吸区域医疗中心-委省共建牵头单位(创建)、重庆市重点学科、重庆市"呼吸危重症医学研究中心";中华医学会呼吸分会全国委员单位、重庆市医学领军人才单位、重庆市首席专家工作室领衔专家(呼吸)、重庆市新型冠状病毒肺炎诊治专家组组长单位、中国肺康复培训基地,重庆市医学会结核分会主委单位、重庆市中西学会呼吸介入与重症专委会主委单位、重庆市护理学会呼吸专委会主委单位,博士学位授权点、博士后流动站。

学科有病床200张,RICU床位20张,呼吸介入中心500m^2,呼吸实验室500m^2,拥有正式编制医生38人,护士88人,技术员8名,专职研究人员5名,其中正教授9名,副教授13名,副研究员1名,博士导师3名,硕士导师13名,医生队伍中博士32名,博士后6名。

该学科拥有国务院特殊津贴专家1名,二级教授1名,重庆市首席专家工作室领衔专家1名,重庆市学术带头人1名,重庆英才·名家名师1名,重庆英才·创新领军人才1名,重庆市中青年医学高端人才4名,宽仁英才5名。

医院呼吸科申报的重庆市呼吸与危重症医学研究中心于2008年5月获得重庆市卫生局批准正式运行。主要研究方向及技术优势:(1)急性呼吸窘迫综合征(ARDS)基础与临床;(2)重症肺炎和不明原因肺炎的发病机制基础与临床研究;(3)重大呼吸道传染病的临床救治关键技术与机制;(4)重症肺炎和不明原因肺炎的病原学研究和病原谱监测报告系统的建立;(5)呼吸支持技术的基础和临床应用研究;(6)肺癌、肺结核等微创介入技术达国内先进水平;(7)超声气管镜(EBUS)诊治纵膈及肺门疾病极具优势;(8)慢阻肺哮喘等肺康复经验丰富。

该中心一直将呼吸危重症及呼吸介入的基础与临床研究以及呼吸支持技术作为学科建设的重点,先后有数人赴法国、德国、美国、澳大利亚等国家,以及香港、北京、上海、广州等地区进行这方面的学习和研究,为科室水平的提高打下了一定的基础。2011—2021年,获得国家自然科学基金等国家级课题30项,重庆市科委、卫生局等课题32项,发表SCI论文近200篇,尤其在ARDS及重大呼吸道传染病等呼吸危重症领域发表SCI论文45篇,发明专利1项,适用专利3项;以主编、副主编身份编写人民卫生出版社教材2部,论文发表数量以及抢救成功率等方面达到国内先进水平,一直居于重庆市领先水平,并获得了重庆市医学科技进步二等奖一项,重庆市政府科技进步二等奖一项;中国医院科技量值(STEM)排名前50名,复旦医院声誉专科排名西南前5位。

六、重庆市心律失常医学重点研究室

医院心内科申报的重庆市心律失常医学重点研究室2010年8月获得卫生局批准正式运行。该研究室是重庆市最早通过国家卫健委批准的心血管疾病(心律失常)介入诊疗培训基地,同时也是重庆市心律失常治疗中心,重庆市心律失常介入诊疗质量控制中心,并成立了西南地区首家心房颤动研究治疗中心。2016年牵头成立重庆市心律失常联盟,2018年成功认证为“中国房颤中心”。截至2021年,研究室在本领域已形成显著优势,开设了心律失常专科门诊,随着医疗技术和质量的不断提升,科室门诊量、住院患者和手术人数持续攀升,近年门诊就诊患者年均10万人次,住院患者年均8000人次,手术患者年均1700余人次,住院和手术量创造了新的纪录,在西部地区有了相当的知名度和树立了良好的品牌效应。

研究室团队由颇具影响力的学科带头人领导,以中年骨干和青年人才为主的国家级研究人员组成,学术思想活跃,在国内起搏与心电生理的基础以及临床研究领域具有较大影响,逐步形成了一支结构合理、充满活力的研究团队。截至2021年,有正高职称10名,副高职称6名,博士生导师4名,硕士生导师12名,团队博士学位比率达64.8%,其余人员均是硕士研究生。有国务院特殊津贴专家1名、二级教授3名、重庆市学术带头人1名、重庆市学术带头人后备人才1名、重庆市首批医学领军人才2名、重庆英才创新创业领军人才2名、重庆市五一劳动奖章获得者1名。团队重视人才培养和国际合作交流,长期与美国约翰霍普金斯大学、梅奥医学中心、埃默里大学,德国慕尼黑心脏病学中心、Landshut-Achdorf医院进行科研合作、人员互访、委托培养。科室青年医师分别赴中国医学科学院阜外医院、北京安贞医院、广东省人民医院、浙江省人民医院、四川华西医院、四川省人民医院等进修。

研究室科研优势明显，2011—2021年来先后获得国家自然科学基金重大仪器专项、国家自然科学基金项目、教育部博士点基金、国际多中心临床研究等项目共24项，其中国家级科研项目16项(国家科技支撑计划1项，国家自然科学基金面上项目7项，青年基金项目7项，国家自然科学基金重大科研仪器研制项目1项)，省部级科研项目14项。参与指南、共识或行业标准制订7项。申请国家级专利6项。累计发表SCI论文195篇，多篇论文发表于*JACC*、*Hypertension*、*Heart*、*BASIC RES CARDIOL*、*Cir Cardio-vasc Interv*、*Acs Applied Materials & Interfaces*、*Am J Med*等国际知名专业杂志。近3年，SCI论文量稳步增长，累计发表SCI论文73篇，累积影响因子达263.534分，JCR分区Q2区及其以上论文47篇，每年所发Q2区以上SCI论文均大于9篇。

团队年开展的新技术之"经颈静脉途径高频电刺激辅助下心脏迷走神经节消融术"为该项技术在国内的首次临床应用，技术达国内领先、世界先进水平，截至2021年已为8名患者成功施行手术，术后随访表明效果良好，可为年纪较轻的部分心动过缓患者提供更加理想的治疗选择。迷走神经张力过高相关缓慢性心律失常患者较为多见，且多较为年轻，前期治疗手段有限。而心脏迷走神经节为该类患者的主要干预靶点、降低心脏迷走神经张力为该类患者的主要治疗目标。世界上去迷走神经技术最早于2002年开始实施，但传统心脏迷走神经节消融术具有靶点不明确、缺乏终点及有效性评价指标等不足。我们在长期从事自主神经调控治疗高血压的基础上，结合国内外进展创新"经颈静脉途径高频电刺激辅助心脏迷走神经节消融术"，术中靶点清楚、终点明确、可实时动态评估手术有效性，弥补了该技术的传统不足。该技术可有效提高迷走神经相关缓慢性心律失常患者的心率，改善患者生活质量，降低显著心动过缓相关症状及严重不良事件发生风险，并有机会降低患者永久性人工心脏起搏器安置的比例。

七、重庆医科大学附属第二医院中心实验室

重庆医科大学附属第二医院中心实验室(Central Laboratory)于2009年7月成立，2010年4月建成投入使用，2021年10月，为适应全院科研新形势发展需要，中心实验室由渝中院区迁往江南院区科教楼。中心实验室也从由检验科管理转为由科研处科研平台管理办公室管理。

科教楼中心实验室是医院倾全院之力高起点、高标准打造的全新24小时公共开放实验平台，实验室面积约1500m^2，可同时容纳200人开展研究工作。中心实验室功能分区合理，建有独立的洗涤供应室、-80℃超低温冰箱室、十万级/万级净化细胞培养室、核酸/蛋白电泳室和病理室等实验设施。2021年，医院投入中心实验室约1650万元购置了大批全新仪器设备如荧光定量PCR仪、化学发光成像仪、倒置荧光显微镜、全功能酶标仪、CO_2细胞培养箱和高效细胞转染系统等，可满足细胞生物学、分子生物学和免疫学等各方面实验需求。中心实验室同时建设全院大型仪器共享平台，已购置超高分辨率激光共聚焦、流式细胞分析/分选仪、冰冻切片机、全能型成像系统和落地式大容量高速离心机等大型仪器设备。下一步，医院拟继续投入约1500万元增添超速离心机、小动物活体成像系统和全电动倒置荧光体式显微镜等仪器设备，完善大型仪器共享平台功能。为推进大型仪器使用管理，医院投入65万元建设实验室智能管理系统，实现了全院大型科研仪器开放共享、实时状态查询和预约使用管理。

中心实验室的宗旨：提高专业技术水平，跟踪国际科技前沿，竭尽全力提供先进技术服务。中心实验室的长远目标是将本实验室建设成为集科学研究、临床应用、人才培养和学科建设为一体的、有自身特色和优势的、在国内外相关领域具有一定影响力的实验室。

八、国家药物/医疗器械临床试验机构

医院国家药物临床试验机构（曾用名卫生部临床药理基地，国家药品临床研究基地），为全国首批国家临床药理基地，1983年卫生部给重庆医学院下达成立临床药理基地的任务，由重庆医学院附属第一医院传染科、肺科和重庆医学院附属第二医院传染科组成，设立了重庆医学院临床药理管理基地委员会，王宠林任主任，王其南、张定凤、朱治等任副主任。各部门以系部为单位开展药物研究工作，同时接受国家卫生部、四川省卫生厅、重庆市卫生局及重庆医学院科研处的领导，承担上级下达的临床药理研究任务，对已上市药品进行临床进入再评价，指导临床合理用药等。

1997年，医院由学校批准作为独立法人资格单位成立重庆医科大学附属第二医院药理基地，并建立了医学伦理委员会、基地学术委员会。1998年，"临床药理基地"改为由国家药品监督管理局管理，同年国家颁布了《药品临床研究管理规范》，按其规范要求对临床药理基地进行检查，1999年12月医院顺利通过检查，授予"重庆医科大学附属第二医院国家药品临床研究基地"牌匾。基地下设肝病、妇产、消化三个专业组。2003年，国家食品药品监督管理局颁布了《药品临床试验质量管理规范》。2004年，国家食品药品监督管理局为贯彻执行《中华人民共和国药品管理法》及《中华人民共和国药品管理法实施条例》制定了《药物临床试验机构资格认定办法（试行）》，从2004年3月起实施并陆续对原有"国家药品临床研究基地"的资格进行重新认定和接受新的药物临床试验专业的申请。2004年机构办公室按照正科级设置，由黄小勇担任首任办公室主任（2015年起由郭慧琳担任办公室主任）。2005年国家食品药品监督管理局会同国家卫生部对机构进行了认定/复核检查，3个老专业——肝病、妇产科、消化通过复评，并新增心血管、内分泌、肾病、神经内科、普外科、泌尿外科等6个专业组，2006年原国家药品临床研究基地更名为国家药物临床试验机构。2010年5月，再次接受了国家食品药品监督管理局的认定/复核检查，新增：神经外科、肿瘤科、血液科、骨科、呼吸5个专业组。2015年、2017年均通过国家食品药品监督管理局机构认定/复核检查。2019年新版《药品管理法》《临床试验机构管理办法》《药物临床试验质量管理规范》等相关法规落地后，临床试验机构由认定/复核检查，正式转变为备案制。2018年10月，医院医疗器械临床试验机构完成在国家药监局"医疗器械临床试验机构备案管理信息平台"备案工作，备案专业17个（肝病、妇产科、消化、心血管、内分泌、肾病、神经内科、泌尿外科、眼科、风湿免疫、骨科、神经外科、检验科、康复科、口腔、肿瘤、麻醉），主要研究者35名。2019年12月医院药物临床试验机构完成在国家药监局"药物临床试验机构备案管理信息平台"备案工作，备案专业25个专业（肝病、妇产科、消化、心血管、内分泌、肾病、神经内科、泌尿外科、血管外科、胃肠外科、乳甲外科、耳鼻喉、皮肤、康复、老年、呼吸、血液、骨科、神经外科、肿瘤、I期药物临床试验、生物等效性试验、眼科、风湿免疫、麻醉），主要研究者63名。

药物/医疗器械临床试验机构是在国家相关法律法规、技术原则等文件的指导下，组织协调全院各职能部门、专业组及辅助科室，对药物/医疗器械临床试验活动全过程进行管理，从而保证受试者的合法权

益，确保数据真实完整可靠，并提升医院临床研究的整体能力，促进各学科建设。截至2021年机构设有主任1名，副主任2名，同时设置有专职的管理办公室，包括办公室主任1名、秘书兼生物样本管理员1名、质控员兼人遗资源管理员1名、信息化管理兼药品管理员1名；机构办公区域设置有档案保管室、学习室、监察室、中心药房、申办方接待室、办公室等，硬件条件完善，面积约200m²。临床试验机构按照GCP等相关法律法规的要求，持续完善临床试验管理体系，建立了包括临床试验运行管理制度、合同管理制度、药品管理制度、档案保管制度、设备管理制度、人员培训制度、财务管理制度、质控制度等在内的17项管理制度及43项SOP，并根据相关法规政策的更新进行持续改进。同时各专业组也根据机构的制度和SOP，结合各专业的特点，建立了各自的管理制度及SOP，以满足临床试验工作开展的需要。与临床试验相关的辅助科室包括：检验科、放射科、超声科、心电图室等，临床检测条件完善，实验室面积600m²，有专用检测设备，定期进行室间质评，基本满足检测要求，检测仪器定期检查，均有使用、维修、校准的记录。近年来，医院药物/医疗器械临床试验机构采用以项目为核心的中心化管理模式，为全院临床研究搭建一站式服务平台，提供从方案设计、立项伦理审查、经费管理、质量质控、统计分析、数据管理、结题审查的全流程服务，通过持续优化管理流程，推动临床试验高效运行。近十年(2011—2021年)临床试验机构承接I-IV期药物临床试验237项，医疗器械临床试验68项，合同经费9644万元，医院担任组长单位临床试验12项，参加国际多中心临床试验46项；培养国家级GCP检查员5名；带队/参加国家药监局临床试验核查34次；院内研究者参加GCP培训并取得证书1300人次；助力国内/外新药/械转化上市53项 。

九、医学伦理委员会

重庆医科大学附属第二医院医学伦理委员会始建于1995年，是我国建立的第一批医学伦理委员会之一，时为药物临床试验机构(药理基地，2004年根据SFDA要求启用“药物临床试验机构”名称)下设组织之一，专对医院药物临床试验机构临床药理试验方案进行伦理审查。根据国家药监局2003年9月1日修订的《药物临床试验质量管理规范》的规定，伦理委员会从药物临床试验机构中独立出来，成为真正意义上的独立审查委员会。同时，随着医院涉及人体医学的研究项目逐步增多，研究水平逐步提高，科研成果亟须得到国际认可，伦理委员会的伦理审查范围拓展至包括药物、器械、科研在内的各类临床项目，并接受多药物中心伦理审查备案。1995—2020年，伦理委员会委员已更换七届。

表3-4-3 第七届伦理委员会(2019年4月)

姓名	职称	任职	备注
王大刚	高级经济师	主任委员	党委书记
任红	教授、主任医师	委员	内科学
邓忠良	教授、主任医师	委员	外科学
熊正爱	教授、主任医师	委员	妇产科学
黄慧哲	教授	委员	生物化学
赵春景	教授	委员	药学
杨刚毅	教授、主任医师	委员	内科学

续表

姓名	职称	任职	备注
王静	/	委员	社区代表
林正伟	高级律师	委员	法律顾问
殷跃辉	教授、主任医师	委员	内科学
刘川	教授、主任医师	委员	外科学
吴明珍	/	委员兼秘书	心理学

第二节 科研绩效

一、科研项目

建院以来，特别是中共十一届三中全会以后，在医院领导的高度重视以及全院科技人员的共同努力下，医院在科研立项数量、科研经费、科研成果方面取得了显著成效。在主持国家科技攻关重点项目、获批国家自然科学基金重点项目、获批国家杰出青年科学基金、获得国家科技支撑计划课题、获批国家科技重大专项课题等方面在重庆医科大学及其附属医院内，均是首次，唯一两次获得国家自然科学基金重大科研仪器研发专项资助。

1978年以来，医院共获得各类纵向科研课题超过1500项，总经费已超过4.5亿元，其中主持国家级课题470余项，经费接近4亿元。

2001年，医院作为项目负责单位，首次获得国家“863”计划项目；2004年，首次获得973前期研究项目；2007年，首次获得国家科技支撑计划项目；2008年成功申报国家科技重大专项，成为全国肝炎防治领域14个组长单位之一。在“艾滋病和病毒性肝炎等重大传染病防治”科技重大专项“十一五”计划第一批课题中，教授任红作为“慢性乙型肝炎临床转归及相关影响因素研究”课题负责人（参加单位有复旦大学、上海交通大学同济医院、四川大学华西医院等7家大学和研究机构），课题总经费3020万元；黄爱龙教授联合广西医科大学和新疆医科大学申报的“我国西部高危人群暴露前用药减少HIV新发感染的可行性研究”课题总经费673.14万元。

2009年，以教授任授为带头人的“乙型病毒性肝炎的临床转归及相关机制的研究”团队正式入选教育部长江学者创新团队，总经费300万元，经费用于科学研究、团队人才培养等。入选该团队再次为医院内科学（传染病）的传统优势学科的长足发展奠定了基础。

2011年，教授任红在牵头完成“十一五”国家科技重大专项“慢性乙型肝炎发病机制及相关影响因素的研究”项目后，医院作为子课题负责单位继续参与“十二五”国家科技重大专项——艾滋病和病毒性肝炎等重大传染病防治研究，“十二五”期间滚动资助超过300余万元。

2012年，教授黄爱龙课题“乙肝表面抗原清除的新策略新机制研究”获得“十二五”国家科技重大专项资助，经费2060万元。

2013年，教授阮雄中的“代谢性炎症发生的机制及其在糖代谢稳态失衡中的作用”项目获得国家自然科学基金重大项目资助共计320万元。

2014年，教授郑元义申报的国家自然科学基金杰出青年项目成功获批，这是自杰青项目设项以来，重医系统第4个，医院第3个获得资助的项目。医院前两位获得杰青项目资助的分别是黄爱龙教授和王智彪教授。时隔11年医院再次获得杰出青年项目资助，标志着医院科技人才工作取得了新飞跃。郑元义教授也是当年重庆市全行业获得国家杰青项目资助的2名人才之一。

2015年，肝研所教授廖勇申报的“Warburg效应与HBV感染慢性炎症恶性转化的分子机制”获得国家自然科学基金重大研究计划“非可控性炎症恶性转化的调控网络及其分子机制”培育项目资助。该重大研究计划2010年开始资助，2013年开始进入项目的集成和整合阶段。2015年根据其总体布局的需求，在原有资助项目的基础上以资助集成项目为主。同时结合本项目的目标要求资助个别有特色、有前景的培育项目，共约15项。教授廖勇所获得资助的项目是这15项之一。

2016年医院获得3项重点类国家自然科学基金项目，超过全校获得的国家自然科学基金重点类项目半数。这3项重点类项目分别为：(1)由教授冉海涛申报并获得资助的国家自然科学基金重点项目“基于智能型诊疗一体化分子探针靶向乳腺癌超声/光声双模态显像及可视化精准治疗”(资助编号：81630047资助经费：269万)；(2)由教授王志刚申报并获得资助的“恶性黑素瘤光声/超声双模态分子成像与治疗基础研究”(资助编号：31630026，资助经费：233万)；(3)由教授黄爱龙申报并获得资助的国家自然科学基金国际(地区)合作与交流项目“乙肝病毒感染与复制调控的结构基础”(资助编号：81661148057，资助经费：200万)。

2017年，教授黄爱龙牵头承担的传染病防治国家重大科技专项项目“乙型肝炎治愈的新策略新方法”课题获批立项，中央财政经费5805.56万元。该项目是医院乃至整个重医系统“十三五”开局以来牵头承担的最大的国家级科研项目。同年，教授王志刚承担的国家重大科研仪器设备研制专项“低功率超声分子显像与治疗系统研究”项目接受了国家自然科学基金委员会的实地考察和结题验收。该项目实施五年来，医院超研所团队通过协同攻关完成多项关键技术，实现了各项目标参数，研制出了具有我国自主知识产权的世界首台“低功率超声分子显像与治疗系统”，获得了国内外发明专利，发表SCI论文数十篇，为我国的超声分子成像与治疗领域提供了全新的研究仪器。专家一致给予项目“优秀”的完成情况评价。

2018年，教授梅浙川牵头申报的国家重点研发计划数字诊疗装备研发重点专项“基于区域医联体模式的国产创新诊疗设备应用示范”项目正式获批立项，中央财政经费资助1932万元。该项目是医院首次牵头国家重点研发项目，项目主要聚焦基层医疗机构服务能力不足、国产创新医疗设备配备不合理等突出问题，通过优化区域医联体模式、搭建智能化管理平台、建立新型示范应用模块等工作，打造形成适合各级医疗机构的新型医疗设备配置解决方案、新技术临床解决方案以及新型医疗服务模式解决方案，促进国产创新医疗器械产品的示范应用，有效改善医疗卫生服务体系的公平性、可及性，大幅提高医疗服务水平。

2019年，研究员陈娟获得国家优青资助，资助研究方向为“乙肝病毒致病机制与防治研究”。2021年，教授黄晶牵头，联合中科院声学所、北京安贞医院、超声医学工程国家重点实验室等单位申报的国家重大科研仪器研制项目“双频超声靶向高血压治疗仪”获得立项资助，项目直接经费716.02万元。

二、科技成果

1978年以来，经过几代科技人员几十年如一日的潜心研究，医院科技发展成果丰硕，成绩显著。先后获得各级别科技奖励共142项，其中，国家级4项次（含参与），省部级50项次。近10年，医院超声科团队获得重庆市科技奖励自然科学奖一等奖，感染、老年医学分别获得重庆市科技奖励科技进步一等奖，骨科、心血管、妇产、肝胆外科、肾内科等先后获得省部级二等科技奖励。

“六五”到“八五”期间，医院病毒性肝炎研究所一直承担国家科技攻关项目及省科委、省教委、省卫生厅科研任务。1984年起，对重症肝炎的发病机理进行了系统研究，使重肝死亡率从85%降至43.27%，达到攻关指标；1986年，首先发现肝炎患者血清中存在诱生干扰素的血清抑制因子，获国际同行好评；1986年来在国内首先建立了T细胞克隆并报道了病毒性肝炎各种淋巴因子变化的规律。1992年，重医召开“七五”科技工作总结表彰大会，医院荣获“七五攻关课题中做出显著成绩”奖；1993年，“丙型肝炎病毒感染及肿瘤坏死因子在肝细胞坏死中的作用及对策”课题获得四川省科技进步一等奖，率先填补了重医没有省部级一等奖的空白。1995年，获得国家科技进步三等奖，在医院历史上也属于首次，之后病毒性肝炎方面的研究还获得了重庆市科技进步二等奖1项，三等奖2项。

1978年，教授凌萝达及其团队提出“头位难产”概念，并根据分娩的三大基本因素，建立了头位分娩评分法。1985年起，进行计算机辅助判断头位分娩难易度研究，该研究是计算机在产科诊断方面的新突破，在国内外处于领先地位，并受卫生部委托，举办了5期全国性的“难产与围产”学习班。1989年，在第六届世界医药信息大会上，青年教师石应姗的论文“计算机辅助判断头位分娩难易度——三种数学模型应用”在大会上作了发言并获得大会两名优秀论文奖之一。1994年，“头位难产”获得国家教委科技进步二等奖。

1996年，青年科技人员王智彪取得了以医院为主研的国家“九五”科技攻关项目立项，从临床问题出发，潜心研究20年，首次提出“生物学焦域”概念等理论。1997年12月，其研制的具有国家自主知识产权的大型医疗设备“高强度聚焦超声肿瘤治疗系统”（海扶刀）正式运用于临床。截至2021年，“海扶刀”已在全国30余家大型医院投入使用，并远渡重洋落户英国、日本、韩国、新加坡等，成功治疗各类实体肿瘤患者1万余例。2000年2月，聚焦超声刀被列为国家火炬计划项目，2000年4月，在“中国十五年专利成就展”上，被评为最佳项目奖。聚焦超声刀成为中国首例具有自主知识产权的大型医疗设备，该系统在设备的先进性、实用性和临床疗效上均达到了国际先进水平，同年度获得国家发明二等奖，2005年6月28日，“海扶刀”取得了德国莱茵技术总公司颁发的欧盟（CE）认证。这是截至2021年，世界唯一获得该项认证的超声监控的体外聚焦超声治疗设备，也是国家原始创新性大型医疗设备首次通过CE认证，科研成就举世瞩目。

生物医学工程医学超声方向是医院新兴的优势科研团队，在国家及地方相关主管部门的支持下，经过十余年的研究，在教授王志刚的带领下，成功研制了“DFY型超声图像定量分析诊断仪” 获准字号产品批文，且经过不断升级，已完全实现了国外超声图像分析软件的各种功能，并在某些造影研究方面比国外软件更适用，有利于超声医师最大限度地减少诊断的主观性，提高诊断的客观性、准确性。该团队在国内外首次提出的全新超声微泡测速理论，将极大扩大超声造影剂的应用范围，并起到基础平台作用。2001年，

“超声组织定征、视频法和射频法的基础与临床应用研究”获重庆市科技进步一等奖。2003年初，成立了重庆医科大学超声影像学研究所，为团队的发展提供了更好的平台，王志刚及其团队从2003年开始从事超声微泡方面的研究，主要的研究方向有：超声微泡造影剂的研制、超声微泡造影剂基因转染、靶向超声微泡（微球）研发和利用微泡进行多膜肽的分子显像研究。其研究成果已申报相关专利8项，6项已授权，并在积极推动产业化。团队也加强与国内外优秀团队的合作交流，在2009年的第十二届世界超声医学大会上，教授王志刚及其团队的“超声分子显像研究进展”大会专题报告，得到会议执行总裁助理、墨尔本大学郝沪明教授的高度评价，认为这些论文很有创新性、前沿性，为中国超声医学界增了光。

医院心血管内科在心律失常领域做了大量卓有成效的基础和临床研究工作，2002年，建成了重庆市心律失常治疗中心，2006年，成立了房颤研究治疗重心，2008年，成为国家卫生部心律失常介入培训基地，2009年，成为重庆市心律失常导管消融治疗质量控制中心。在西南地区率先开展了心房颤动的导管射频消融治疗、三维标测指导下的房颤和器质性心脏病的室性心动过速的导管消融治疗等一系列新技术。在国内率先开展了RAS拮抗剂治疗房颤的临床研究，研究论文发表在国际著名的*European Heart Journal*，全球引用次数达到44次，包括《新英格兰医学杂志》、*JAMA*、*JACC*、*Heart*等；率先开展了房颤药物治疗与导管消融的对比研究，研究论文发表在*European Journal of Clinical Investigation*和*Journal of Interventional Cardiac Electrophysiology*；在全球2009年心律失常领域文献阅读量中排名第二，整个心血管领域排名27位；心血管内科教授殷跃辉作为中国大陆地区仅有的两个受邀人员之一，在2006年度美国心脏协会上将房颤研究小组历经6年的潜心研究所取得的成果“A Prospective Randomized Study Comparing Amiodarone Versus Amiodarone Plus Losartan Versus Amiodarone Plus Perindopril for the Prevention of Atrial Fibrillation Recurrence in Patients with Lone Paroxysmal Atrial Fibrillation”做了大会报告，引起了与会专家极大的兴趣，让全世界的心血管专家听到了来自亚洲·中国·重庆医科大学附属第二医院的声音。

2011年起，医院感染研究团队教授任红牵头研究成果“慢性乙型肝炎发生、发展的免疫学机制及治疗新策略研究”分别获得中华医学科技奖（二等奖）、教育部科技进步奖（二等奖）、重庆市科技进步奖（一等奖）。2012年，医院肾内科教授张玲牵头研究成果“肝再生增强因子对急性肾损伤的干预作用及机制研究”获得重庆市自然科学二等奖，同年医院心内科教授殷跃辉牵头研究成果“肾素血管紧张素系统抑制剂防治心房颤动的临床与基础研究”获得教育部科技进步奖（二等奖）。2013年，老年病科教授陈庆伟牵头研究成果“人口老龄化与心血管病危险因素相关性及防治策略研究与应用”获得重庆市科学技术奖科技进步奖（一等奖），当年教授邓忠良牵头的“骨质疏松性脊柱骨折微创治疗关键技术及相关基础研究”获得重庆市科学技术奖科技进步奖（二等奖）。2015年，医院超声研究团队数十年研究成果“超声分子显像与治疗基础研究”获得重庆市科学技术奖自然科学奖（一等奖）。2016年，肝胆外科教授龚建平牵头完成的科研成果“原发性肝癌的临床治疗及相关基础研究”获得重庆市科学技术奖科技进步奖（二等奖）。2017年，呼吸内科教授王导新完成的科研成果“急性呼吸窘迫综合征（ARDS）发生发展新机制与临床研究”获得重庆市科学技术奖科技进步奖（二等奖）。2020年，教授黄慧哲牵头完成的科研成果“去泛素化酶USP调控间充质细胞分化的分子机制”获得重庆市科学技术奖自然科学奖（二等奖）。

三、学术论文

医院职工在不断总结经验的基础上，努力提高医疗技术和医疗质量，进行了大量的科学研究，发表了大量科研论文和学术专著。1990—2021年，医院发表的SCI论文被Pubmed收录的已达到5906篇，其中，2021年，医院以第一完成单位发表的SCI论文已经达到298篇，篇均影响因子超过5分，18篇论文发表在影响因子大于10分的SCI论文中。新冠疫情期间，黄爱龙、梅浙川、张安教授等发表的一批高质量高影响论文，为科学抗疫做出了贡献。

部分代表性论文包括：

1. 超研所任建丽教授团队在*Nano letters*杂志上发表了题为“Peptide-Functionalized Phase-Transformation Nanoparticles for Low Intensity Focused Ultrasound-Assisted Tumor Imaging and Therapy”的研究论文，报道了研制的肽功能化靶向载药液-气相变纳米粒，同时具有穿透双层肿瘤组织屏障、细胞外积聚和细胞内渗透作用，可用于肿瘤的诊疗一体化，为实现真正分子水平的肿瘤精准诊疗提供一种新策略和新方法。

2. 肝研所黄爱龙教授、陈娟教授团队完成的HBV cccDNA微染色体表观修饰研究最新成果发表于权威肝脏病学期刊*Hepatology*。研究首次揭示在乙肝病毒自然感染状态下，cccDNA微染色体转录受其组蛋白乙酰化状态调控，并首次明确在乙肝病毒进入肝细胞早期，SIRT3可结合至HBV cccDNA并协同组蛋白甲基转移酶抑制病毒复制。发现加深了对cccDNA微染色体表观调控及宿主限制病毒复制策略的认识，为cccDNA活性监测及新型抗病毒药物的开发提供了潜在靶点和理论基础。

3. 超研所研究员李攀团队与中国科学院上海硅酸盐研究所合作在ACS nano杂志上发表了题为“Oxygen-Deficient Black Titania for Synergistic/Enhanced Sonodynamic and Photo-Induced Cancer Therapy at Near Infrared-Ⅱ Biowindow”的研究论文。该论文通过对新型MXene材料及经典声敏剂TiO_2材料特性的把握，成功通过对纳米材料的表面改性等方法成功获得了光热治疗协同肿瘤区域特异性pH值及激光辐照下的药物控释过程或声动力疗法的协同方法，实现肿瘤治疗。该纳米粒可用于肿瘤的诊疗一体化，为实现分子层面的精准诊疗提供一个全新的研究方向及策略方法。

4. 肝研所教授阮雄中和研究员陈压西团队以“CD36 Palmitoylation Disrupts Free Fatty Acid Metabolism and Promotes Tissue Inflammation in Non-alcoholic Steatohepatitis（CD36棕榈酰化修饰调控非酒精性脂肪性肝炎的发生）”为题，将研究成果发表于*Journal of Hepatology*。研究提示，CD36的转录后蛋白修饰，而不是单纯的蛋白表达，决定了该蛋白功能并参与非酒精性脂肪性肝炎病变的发生；抑制CD36棕榈酰化可能是未来防治非酒精性脂肪性肝炎发生发展的重要靶点。该研究也为阮雄中团队提出的“脂质二次分布”学术假说（Nature Reviews Nephrology、Lancet Diabetes and Endocrinology）提供了良好的实验证据和支撑。

第三节 学术任职

据不完全统计，自1978年到2021年年底，医院专家、学者历任各级学术团体职务的超过千人次。曾在中华医学会或中国医师协会二级分会任副主任委员以上职务的4名，教授任红曾任中华医学会肝病学分会副主任委员，教授黄爱龙现任中华医学会微生物与免疫学分会主任委员，教授王志刚曾任中华医学会超声医学分会副主任委员，教授冉海涛现任中国医师协会超声医师分会副主任委员。

表3-4-4 现任中华医学会或中国医师协会全国委员以上职务名单

序号	科室	姓名	学会名称	分会名称	职务
1	肝研所	黄爱龙	中华医学会	微生物学与免疫学分会	主任委员
2	内分泌科	杨刚毅	中华医学会	内分泌学分会	常务委员
3	核医学科	袁耿彪	中华医学会	核医学分会	委员
4	肝研所	胡鹏	中华医学会	肝病学分会	常务委员
5	心内科	殷跃辉	中华医学会	心电生理与起搏专委会	常务委员
6	超声科	冉海涛	中华医学会	超声医学分会	常务委员
7	泌尿肾病中心	张克勤	中华医学会	肾脏病学分会	委员
8	放射科	陈金华	中华医学会	影像技术分会	委员
9	妇产科	董晓静	中华医学会	计划生育学分会	委员
10	呼吸内科	王导新	中华医学会	呼吸病学分会	委员
11	妇产科	熊正爱	中华医学会	妇科肿瘤学分会	委员
12	急救部	简华刚	中华医学会	创伤外科医师分会	委员
13	肝研所	张大志	中华医学会	肝病学分会	委员
14	肝研所	胡鹏	中华医学会	感染病学分会	委员
15	神经外科	程远	中华医学会	神经外科学分会	委员
16	妇产科	胡丽娜	中华医学会	妇产科学分会	委员
17	心内科	黄晶	中华医学会	心血管病学分会	委员
18	肝炎所	唐霓	中华医学会	微生物学与免疫学分会	副秘书长、委员
19	超声科	冉海涛	中国医师协会	超声医师分会	副主任委员
20	妇产科	胡丽娜	中国医师协会	妇产科医师分会	常务委员
21	老年病科	陈庆伟	中国医师协会	老年医学分会	常务委员
22	眼科	周希瑗	中国医师协会	眼科医师分会	常务委员
23	妇产科	胡丽娜	中国医师协会	生殖医学专业委员会	常务委员
24	妇产科	胡丽娜	中国医师协会	微无创医学专业委员会	常务委员

续表

序号	科室	姓名	学会名称	分会名称	职务
25	耳鼻咽喉科	骆文龙	中国医师协会	耳鼻咽喉分会	常务委员
26	心内科	黄晶	中国医师协会	心血管内科医师分会	常务委员
27	泌尿肾病中心	张克勤	中国医师协会	肾脏内科医师分会	委员
28	神经内科	陈阳美	中国医师协会	神经内科医师分会	委员
29	神经外科	程远	中国医师协会	神经外科医师分会	委员
30	骨科	邓忠良	中国医师协会	骨科分会	委员
31	骨科	邓忠良	中国医师协会	内镜医师分会	委员
32	急救部	简华刚	中国医师协会	创伤外科医师分会	委员
33	放射科	罗小平	中国医师协会	介入医师分会	委员
34	胃肠外科	王继见	中国医师协会	内镜医师分会	委员
35	核医学科	袁耿彪	中国医师协会	核医学分会	常务委员
36	肝研所	胡鹏	中国医师协会	内科医师分会	委员
37	呼吸内科	王导新	中国医师协会	呼吸病学分会	委员
38	血液内科	娄世锋	中国医师协会	血液科医师分会	委员
39	消化内科	沈薇	中国医师协会	消化医师分会	委员
40	风湿免疫科	唐琳	中国医师协会	风湿免疫科医师分会	委员
41	妇产科	熊正爱	中国医师协会	微无创医学专业委员会	委员
42	超声科	张群霞	中国医师协会	超声医学分会	委员
43	超声科	孙阳	中国医师协会	超声医学分会	委员
44	肿瘤中心	杨镇洲	中国医师协会	放射肿瘤治疗医师分会	委员
45	急救部	简华刚	中国医师协会	急诊医师分会	委员
46	心内科	殷跃辉	中国医师协会	心律学专业委员会	委员
47	心内科	黄晶	中国医师协会	心力衰竭专业委员会	委员
48	心内科	黄晶	中国医师协会	高血压专业委员会	委员
49	内分泌科	刘东方	中国医师协会	内分泌代谢科医师分会	委员

第四节 学术期刊

一、《中华肝脏病杂志》

《中华肝脏病杂志》（*Chinese Journal of Hepatology*）是中华医学会主办、重庆医科大学第二临床学院病毒性肝炎研究所承办的全国性学术期刊，同时也是中国科技论文统计源期刊（中国科技核心期刊）、CSCD核心库期刊、北京大学中文核心期刊，被Index Medicus、Medline、PubMed、Scopus等国际数据库收录。《中华肝脏病杂志》创刊于1993年6月，初刊名《肝脏病杂志》，1996年正式更名为《中华肝脏病杂志》。

影响因子（IF）是指某一期刊的文章在特定年份或时期被引用的频率，是衡量学术期刊影响力的一个重要指标。影响因子越大，学术影响力也越大。据中国科学技术信息研究所中国科技期刊引证报告，2001年影响因子为1.421，在医学类期刊中，名列第四位；2002年影响因子为1.442；2003年影响因子为1.858；2005年影响因子1.573，位居内科学类期刊第一名；2008年影响因子1.119，位居内科学类期刊第二名；2009年影响因子为1.119，在全部内科医学类列第2位，位居全部1868种中国科技论文统计源期刊的第85位，已成为国内外有影响力的医学科技期刊。2009年，中华肝脏病杂志总被引频次为3283，在全部内科医学列第4位，位居全部1868种中国科技论文统计源期刊的第55位。另据中国科学文献计量评价研究中心发布的《中国科技期刊影响因子年报（2009版）》显示，2009年，中华肝脏病杂志影响因子为1.296，在全部临床医学／特种医学类期刊中列第1位，他引影响因子为1.142。

《中华肝脏病杂志》2001年被评为"中华医学会优秀期刊"；2004年被评为"第三届重庆市优秀科技期刊"；2005年荣获"百种中国杰出学术期刊"称号；2007年在重庆市第四届期刊综合质量考评中被评为"一级期刊"；2008年荣获"2008年中国精品科技期刊"称号、优秀期刊二等奖。在重庆市高校期刊中被评为"先进集体"；在重庆市第五届期刊综合质量考核中被评为"一级期刊"；连续5年获"中国科协精品科技期刊工程项目"；2018年，获中国科协中文科技期刊精品建设计划："学术创新引领项目"；2019年，获期刊领域最权威的基金项目支持：中国科学技术协会"卓越期刊梯队期刊项目"；2021年，入选中国科协高质量科技期刊分级目录T1级，与*Gastroenterology*、*Hepatology*等期刊实现同质等效。

二、《临床超声医学杂志》

《临床超声医学杂志》于1988年8月创刊，前身是由中国超声医学工程学会重庆分会主办的《超声简讯》，1990年1月，《超声简讯》更名为《临床超声医学》，1994年起，《临床超声医学》更名为《临床超声医学杂志》。1998年11月，经国家科委批准为正式刊物，在国内外公开发行。标准刊号：CN 50-1116/R，ISSN 1008-6978，由重庆市卫生健康委员会主管，重庆医科大学第二临床学院、附属第二医院承办。

《临床超声医学杂志》是中西部唯一的集超声诊断、治疗、工程及基础于一体的超声医学专业性学术刊物。2004年,被中国科学技术部收录为"中国科技论文统计源期刊""中国科技核心期刊",且先后加入了"中国学术期刊光盘网""万方数据数字化期刊网",被"中文生物医学期刊文献数据库""中文科技期刊数据库""全国医药卫生优秀成果数据库"及"中国核心期刊(遴选)数据库"收录。

三、《肝博士》

《肝博士》自2002年6月创刊(季刊),是由重庆市卫生健康委员会主管、重庆医科大学附属第二医院主办的面向普通读者和临床医生的肝脏类科普杂志,是全国唯一的一本公开发行的专业肝病类科普杂志。《肝博士》致力于向大众传递肝病学领域最新的科技信息,并由浅入深地讲述你应该并想知道的一切。创刊以来,一直受到读者的广泛好评,在普及肝脏养护、预防和治疗知识,引导读者养成良好的肝脏养护、肝病预防治疗意识和行为习惯等方面发挥了巨大的作用。

《肝博士》拥有强大专业的编委团队,编委成员都是全国顶尖的肝病专家学者。总编辑任红是全国著名肝病专家、中华医学会肝病学会副主任委员、国家重点学科重庆医科大学内科学(传染病)学科带头人、重庆医科大学病毒性肝炎研究所所长、教育部感染性疾病分子生物学重点实验室主任。强大的专家团队确保了杂志的科学性、权威性和指导性,而生活化、大众化的编辑思路,使杂志具有了生活类健康杂志的服务性、实用性和可读性。《肝博士》开设的主要栏目有:健康明星、肝病论坛、博士信箱、专家访谈、忧思录、饮食疗法等。

第五节　图书馆

医院图书室设立于1952年,设立之初,面积仅有150m^2,馆藏书刊总量约500册,其中图书约400册,期刊15~20余种。到了1972年,馆舍面积逐步扩大到200m^2,馆藏书刊总量约3000册。1980年,图书编目采用《中国图书资料分类法》进行较为规范的书名目录分类。图书室为读者开展外借服务、阅览服务、文献检索服务、咨询服务、电话预约服务、全文索取服务、引文查询服务、图书宣传服务和读者辅导服务等服务项目。

进入信息化时代,医院加大了对图书室电子化、数字化的建设步伐,2001年,医院引进重庆市科技情报研究所的维普"中文医学期刊数据库",建立了第一个电子阅览室,为读者获取电子中文期刊全文提供了便利。2007年,图书馆引进万方"外文医学数据库"。2009年,校园网在医院开通,实现了中英文全文数据库的全文检索,为医院读者提供了更方便快捷的服务,也为医院图书室数字化建设带来了生机。

图书室为实现资源共享,先后与解放军医学图书馆、深圳康健查查网、清华同方网万方中文医学网、重庆医科大学附一院、儿童医院、解放军第三军医大等建立联系,开展文献传递,组织数据库培训,循证医学讲座等。截至2021年,医院图书室在重医图书馆的支持帮助下,全面实现在线查阅,主要数字资源有:

Elsevier电子期刊数据库、SpringerLink电子期刊、OUP(牛津大学出版社)电子期刊、西文期刊目次库(CCC)、OVID数据库、EBSCO数据库、Blackwell电子期刊、全国期刊联合目录、国家科技图书文献中心、中国科技论文在线。免费资源主要有:*PubMed*、*HighWire PressFreeMedicalJournals*、*BioMed-Central*、*DOAJ*、*Scirus*。这些资源实现了资源共享,极大满足了读者的需求,为全院职工和患者提供便利的资讯服务。

第五章 人才工作

篇叁

第一节 人才变迁

1892年,医院创办人马加里医生(Dr.James H.McCartney)和一名英国医生来到重庆,创办了“宽仁医院”。建院之初,马加里医生就对中国学生进行西医教学,培养西医人才。1897年,医院自己培养的第一批中国医学生毕业,医院为他们举行了毕业典礼,颁发了毕业证书。1924年,医院建立了专门培养护理人才的“私立宽仁高级护士培训学校”,培养了一批护理工作者。1925年,医院为了培养中国医生以长期管理医院,先后聘请北京协和医学院和华西医学院毕业的中国医生来院工作,并选派一些医生到北京、成都进修培训。在此期间,云集了陈文贵、李之郁、贾志钦、李士希、熊学慧、吕钟灵等国家著名的老一辈医学专家。在抗战和解放战争时期,宽仁医院的医务工作者勇担使命、救死扶伤。此时医院也不断有北京协和、华西医学院等高校的毕业生加入,人才队伍学科分布更加细化。

1950年,医院改称川东协办宽仁医院,发展更加迅速,医务人员增加到了100多人,成为西南地区医疗卫生人才首屈一指的医院。1962年,进入重庆医学院第二医院。一批西迁专家来院陆续为医院人才队伍注入了新鲜血液。徐葆元、凌萝达、张定凤、沈鼎明、顾美礼等一大批国家著名的西迁专家相继来院工作,成为医院业务建设和技术发展的中坚力量。在“文化大革命”动荡时期,虽然医院工作受到了不小的干扰和冲击,但广大医务工作者仍坚守岗位,促进人才队伍发展。

改革开放以后,各项工作步入正轨,人事各项工作逐步得到理顺和加强,人才队伍建设的意识逐步强化。各个学科在一大批专家带领下,培养出了一支具有地区影响力的中青年人才队伍。医院提出“重视知识,重视人才”,更加关注人才,不断加强人才引进、培训、骨干人才选拔等工作。

进入21世纪，医院确立了人才是“第一资源”的意识，将“发展为本”作为人才工作的指导思想。医院成立了专门的领导小组，制定人才培养办法，选拔了一批医院“人才工程”专家和人才进行培养。医院人才工作进入系统化建设阶段。

2010年起，在院党委领导下，医院深入实施“人才强院”发展战略，启动了“新一轮人才工程”等多个项目计划，发布了《引进人才暂行办法》，多管齐下抓人才的外引内培。项目计划实施以来，医院成功引进多位海内外高层次人才，取得多个国家级、省部级人才项目，培养了一批优秀青年人才成为医院的骨干人才力量，医院人才队伍数量和质量显著提升，学术梯队明显优化，团队建设得到加强。2017年，“新一轮人才工程”建设项目获评重庆市人才项目工作最高荣誉——“重庆市精品人才项目”称号。

2019年以来，随着医院江南院区开业，“一院两区”的发展模式对人才队伍建设提出了新要求。医院党委制定了《关于落实党管人才原则，加强和改进人才工作的意见》，为医院的人才队伍建设指明了新的发展方向。医院相继出台和完善“宽仁英才”“宽仁临床重点学科建设”“高层次人才引进办法”等多个政策措施，加大人才引进和培养投入力度。与此同时，医院加大青年人才引进力度，在院博士和博士后研究人员数量迅速提升。现阶段，医院人才队伍数量充足、结构合理，医院人才工作更加深入、精确、完善，人才队伍建设迈上新台阶。

展望“十四五”，在院党委的领导下，医院将紧紧围绕创建一流名院宏伟目标，继续扎实推进实施 “人才强院”战略，完善人才“引育用留”工作机制，加强内培外引力度，力争建立起在本区域学科优势明显、数量充足、结构合理的高素质人才队伍，为一院两区融合发展提供充足的人力资源保障。

第二节　人才培养

一、制度建设

医院坚持“党管人才”原则，成立医院人才工作领导小组，以院党委书记和院长为组长、副组长，加强对人才工作的领导。人才工作领导小组下设人才工作领导小组办公室，有关部门各司其职、密切配合。医院出台了《关于落实党管人才原则，加强和改进人才工作的意见》，以公立医院综合改革和建立健全现代医院管理制度的相关精神为指导，落实“党管人才”原则，进一步修订和完善了人力资源管理制度，建立健全人才引进和培养制度措施，促进了人才队伍建设发展。

二、人才引进

以学科建设为目标，秉承引才一定要根据学科建设发展的需要，实施高效精准引才、引用并重，让每个人才来院后能落地生根、开花结果，确保人才“引得来、留得住、干得好”。 医院出台了《高层次人才引进办法》，根据学科建设发展需要，结合现代医学发展的大方向、大趋势，积极引进人才，力求增“强”补“短”。围绕提升优势学科水平，医院从国内外引进了多位国家级海外高层次人才、特聘专家、客座教授，实现优势学科跨越式发展。结合学科人才队伍现状，从外部精准引进了多位省部级人才及其团队，极大地提升了潜力学科水平，使医院各学科发展水平更加均衡合理。

三、高端人才

始终坚持抓好高端人才工作，充分发挥优秀高层次人才的示范带动作用，带动和培养了一批引领医疗卫生高质量发展的各级各类人才，有力推动了医院学科及临床水平发展，彰显了“人才强院”战略实施的强大动能。

截至2021年，医院获评国家杰出青年科学基金获得者3名；国家级高层次引进人才3名、国家特支计划科技创新领军人才2名；百千万人才工程国家级人选8名；教育部“长江学者创新团队与发展计划”团队带头人2名；国家人社部及卫健委有突出贡献中青年专家6名；全国名中医1名；享受国务院政府特殊津贴专家30名；教育部新世纪/跨世纪优秀人才6名。

表3-5-1 国家级人才

获评时间	人才称号	姓名	学科
2003年	国家杰出青年科学基金获得者	黄爱龙	传染病学
2004年		王智彪	超声医学
2014年		郑元义	超声医学
2010年	国家级高层次引进人才	阮雄中	脂代谢与代谢病
2012年		丁克越	遗传学
2015年		谭新杰	神经病学
2020年	教育部“长江学者”特聘教授	黄爱龙	传染病学
2017年	国家特支计划科技创新领军人才	赵晓东	免疫学
2017年		郑元义	超声医学
1995、1996年	百千万人才工程国家级人选	任红	传染病学
1997年		王智彪	超声医学
2004年		黄爱龙	传染病学
2004年		伍烽	超声医学
2007年		龚建平	肝胆外科学
2009年		于廷和	妇产科学
2015年	百千万人才工程国家级人选	郑元义	超声医学
2017年		赵晓东	免疫学
2004年	教育部“长江学者创新团队与发展计划”团队带头人	王智彪	超声医学
2008年		任红	传染病学

续表

获评时间	人才称号	姓名	学科
1988年	国家级有突出贡献中青年专家	张定凤	传染病学
2015年		郑元义	超声医学
2001、2002年	国家卫生健康突出贡献中青年专家	任红	传染病学
2015年		黄爱龙	传染病学
2015年		邓忠良	骨科学
2021年		冉海涛	超声医学
2017年	全国名中医	王辉武	中医学
2004年	教育部跨世纪优秀人才/新世纪优秀人才支持计划	黄爱龙	传染病学
2004年		王智彪	超声医学
2005年		赵晓东	免疫学
2008年		任红	传染病学
2013年		黄慧哲	发育生物学
2013年		郑元义	超声医学

表3-5-2　享受国务院特殊津贴专家

获评时间	姓名	学科
1991年	张定凤	传染病学
1992年	徐葆元	消化内科学
1992年	朱仕钦	外科学
1992年	沈鼎明	消化内科学
1992年	李增高	心血管内科学
1992年	任红	传染病学
1993年	顾美礼	妇产科学
1993年	胡长林	神经内科学
1993年	郭树华	传染病学
1993年	贺瑞珍	内科学
1993年	张道铸	儿科学
1993年	钟文金	耳鼻咽喉科学
1995年	付新平	胸心外科学
1996年	王志刚	超声医学
1998年	王智彪	超声医学
1999年	周卫平	传染病学
2000年	黄爱龙	传染病学
2001年	张玲	肾内科学

续表

获评时间	姓名	学科
2001年	胡丽娜	妇产科学
2002年	龚建平	肝胆外科学
2004年	梅同华	呼吸内科学
2005年	刘杞	传染病学
2010年	程远	神经外科学
2012年	于廷和	妇产科学
2012年	殷跃辉	心血管内科学
2014年	杨刚毅	内分泌学
2016年	梅浙川	消化内科学
2018年	邓忠良	骨外科学
2019年	赵晓东	免疫学
2020年	王导新	呼吸内科学

表3-5-3　专业技术二级岗专家

获评时间	姓名	学科
2009年	任红	传染病学
2009年	龚建平	肝胆外科学
2009年	王志刚	超声医学
2009年	王智彪	超声医学
2009年	黄爱龙	传染病学
2009年	胡长林	神经内科学
2012年	于廷和	妇产科学
2012年	赵晓东	免疫学
2012年	胡丽娜	妇产科学
2012年	刘杞	传染病学
2013年	张玲	肾内科学
2013年	杨竹	妇产科学
2014年	殷跃辉	心血管内科学
2014年	陈庆伟	老年病学
2016年	黄晶	心血管内科学
2016年	沈薇	消化内科学
2016年	邓忠良	骨外科学
2017年	杨刚毅	内分泌学

续表

获评时间	姓名	学科
2017年	程远	神经外科学
2018年	冉海涛	超声医学
2019年	张大志	传染病学
2019年	周希瑗	眼科学
2019年	梅浙川	消化内科学
2019年	李长清	神经内科学
2020年	王导新	呼吸内科学
2020年	余强	心血管内科学
2021年	骆文龙	耳鼻咽喉科学
2021年	刘作金	肝胆外科学

表3-5-4 西迁专家(正高级)

姓名	科室
李仕英	外科
何士元	泌尿外科
高根五	外科
凌萝达	妇产科
王鸣歧	呼吸科
徐葆元	内科
郁解非	外科
李鼎寰	放射科
李德旺	内科
宋亚卿	妇产科
张定凤	传染科
陈公洁	五官科
沈鼎明	内科
顾美礼	妇产科
陈秉礼	骨科
周韵芬	五官科
程明德	胸外科
汤云鹏	神经
陈复仁	神经外科
张治	肺科
刘永钕	五官科

表3-5-5 重庆市学术技术带头人

项目批次	学科	姓名
2002年首批重庆市学术技术带头人	生物医学工程	王智彪
	内科学	任红
		沈鼎明
	影像医学与核医学	王志刚
	外科学	高根五
	妇产科学	顾美礼
	中医内科学	王辉武
2002年首批重庆市学术技术带头人后备人选	内科学	刘杞
		吴小翎
		沈薇
		张玲
		周向东
		殷跃辉
		黄爱龙
	老年医学	陈庆伟
	神经病学	李长清
	临床检验诊断学	张利萍
	眼科学	杜之渝
	耳鼻咽喉科学	骆文龙
	肿瘤学	伍烽
2008年第二批次重庆市学术技术带头人	生物医学工程	王智彪
	内科学	刘杞
	内科学(心血管病)	黄晶
	内科学(消化系病)	沈薇
	内科学(肾病)	张玲
2008年第二批次重庆市学术技术带头人	内科学(传染病)	任红
		黄爱龙
	老年医学	陈庆伟
	神经病学	李长清
	影像医学与核医学	王志刚
	影像医学与核医学	赵建农
	外科学(普外)	龚建平

续表

项目批次	学科	姓名
2008年第二批次重庆市学术技术带头人	外科学（骨外）	邓忠良
	妇产科学	于廷和
	眼科学	周希媛
	康复医学与理疗学	虞乐华
	急诊医学	简华刚
	中医内科学	王辉武
2008年第二批次重庆市学术技术带头人后备人选	免疫学	鲍依稀
	内科学	周向东
		殷跃辉
	内科学（内分泌）	刘东方
	内科学（传染病）	周智
	影像医学与核医学	冉海涛
	外科学（普外）	李生伟
	外科学（泌尿）	姜庆
	外科学（整形）	牙祖蒙
	耳鼻咽喉科学	骆文龙
	急诊医学	张献全
2019年第三批次重庆市学术技术带头人	传染病学	胡鹏
	呼吸内科学	王导新
	老年医学	李兴升
2019年第三批次重庆市学术技术带头人	心血管内科学	余强
	运动医学	尹良军
	消化内科	梅浙川
	肿瘤放射治疗学	杨镇洲
	妇产科学	胡丽娜
	超声波医学	冉海涛
2019年第三批次重庆市学术技术带头人	放射医学	郭大静
	风湿与临床免疫学	唐琳
	神经内科学	陈阳美
	护理学	甘秀妮
	耳鼻咽喉科学	骆文龙
	血液病学	娄世锋

续表

项目批次	学科	姓名
2019年第三批次重庆市学术技术带头人后备人选	呼吸内科学	江德鹏
	口腔医学技术	王胜国
	老年医学	柯大智
	心血管内科学	凌智瑜
	妇产科学	常淑芳
	眼科学	刘丹宁
	心血管外科学	唐博
	放射医学	李传明
	普通外科学	李金政
	内分泌学	李钶
	骨外科学	陈亮
	临床医学检验技术	陈维贤
	肾脏病学	廖晓辉
	胸心外科学	朱冰
	泌尿外科学	张荣贵
	麻醉学	黄河

表3-5-6　重庆市人才项目获得者

获评时间	人才称号	姓名	学科
2013年	重庆市两江学者	任红	传染病学
2014年	重庆市首席专家工作室领衔专家	任红	传染病学
		龚建平	肝胆外科学
2018年		赵晓东	免疫学
2020年		王导新	呼吸内科学
2021年		孙阳	超声医学
2018年	重庆市首席医学专家	王志刚	超声医学
		赵晓东	免疫学
2018年	重庆市科技创新领军人才	唐霓	传染病学
2007年	重庆市巴渝学者特聘教授	于廷和	妇产科学
		阮雄中	脂代谢与代谢病
2013年		胡丽娜	妇产科学
2017年		陈阳美	神经内科学
2018年		陈压西	脂代谢与代谢病

续表

获评时间	人才称号	姓名	学科
2019年	重庆市巴渝学者讲座教授(外单位)	陈荣昌	呼吸内科学
2020年		朱涛	麻醉学
2019年	重庆市巴渝学者青年学者	殷文伟	传染病学
2020年		韩顶立	妇产科学
2018年	重庆市医学领军人才	赵晓东	免疫学
		龚建平	肝胆外科学
		冉海涛	超声医学
		殷跃辉	心血管内科学
		黄晶	心血管内科学
		胡鹏	传染病学
		王导新	呼吸内科学
2020年	重庆市教书育人楷模	张大志	传染病学
2007年	重庆市有突出贡献中青年专家	程远	神经外科学
2009年		陈庆伟	老年病学
2021年		江德鹏	呼吸内科学

表3-5-7 重庆英才项目入选专家

获评时间	人才称号	姓名	学科
2020年	重庆英才名家名师	冉海涛	超声医学
		刘东方	内分泌学
		王导新	呼吸内科学
2021年		杨竹	妇产科学
		陈阳美	神经内科学
2019年	重庆英才创新领军人才	甘秀妮	护理学
		胡鹏	传染病学
		黄晶	心血管内科学
		殷跃辉	心血管内科学
2020年		梅浙川	消化内科学
		黄河	麻醉学
		杨镇洲	肿瘤学
		郭大静	放射医学
		李攀	超声医学
		杜之渝	眼科学

续表

获评时间	人才称号	姓名	学科
2021年	重庆英才创新领军人才	江德鹏	呼吸内科学
		唐琳	风湿免疫学
		孙阳	超声医学
2021年	重庆英才青年拔尖人才	刘春刚	传染病学
		孙先定	骨外科学

表3-5-8 重庆市中青年医学高端人才

获评时间	姓名	科室
2014年	蔡大川	传染病学
	陈亮	骨外科学
	江德鹏	呼吸内科学
2015年	徐忠烨	神经外科学
	宁波	消化内科学
	凌宁	传染病学
2016年	李长毅	呼吸内科学
	朱冰	胸心外科学
	李攀	超声医学
2018年	廖晓辉	肾内科学
	梁培禾	泌尿外科学
	李钶	内分泌学
	李娜	呼吸内科学
	刘国栋	神经外科学
	何晓静	放射医学
2019年	凌智瑜	心血管内科学
	李兴升	老年医学
	谢宗义	神经外科学
	李传明	放射医学
	吕琳	消化内科学
	任建丽	超声医学
2020年	孙阳	超声医学
	舒仕瑜	麻醉学
	邓旺	呼吸内科学
	雷宇	传染病学

续表

获评时间	姓名	科室
2020年	俞慧宏	消化内科学
	李金政	肝胆外科学
	罗小东	妇产科学
	李頔	药理学
2021年	刘春刚	传染病学(卓越团队)
	杨攀	急诊医学
	杨露	乳甲外科学
	周智航	消化内科学
	钟珊	传染病学
	段光友	麻醉学
	段亮	检验医学
	段雅倩	内分泌学
	徐在成	肿瘤学
	黄荣忠	老年医学
	黄琴	神经外科学
	曹阳	超声医学
	蒋为薇	药理学
	韩顶立	妇产科学
	曾粒	肾内科学
	楚磊	骨外科学
	程瑶	肝胆外科学

四、人才培育

重视人才培养工作，引育并重。自2010年起，医院就制定实施了"新一轮人才工程"项目，搭建医院人才培育平台，加强自有人才的培养，累计遴选六批次共计8个"创新团队"、29名"学术技术带头人"、61名"优秀青年人才"，项目成效显著。2017年该项目获评中共重庆市委人才工作领导小组授予的"市级精品人才项目"。2019年起，医院进一步创新和完善人才工程，启动了"宽仁英才"项目，截至2021年，共计遴选出"宽仁创新团队"9个、"领军人才"25人次、"骨干人才"43人次、"优青人才"58人次。2020年起，实施"宽仁临床重点学科建设"项目，已评选出两批次"一至三类"临床重点学科，每年投入专项资金支持临床重点学科的建设。

表3-5-9 重医附二陆军“新一轮人才工程”入选团队及个人项目

入选时间	入选团队或个人项目	团队或个人
2020年	宽仁创新团队	超声造影及治疗关键技术研究团队(冉海涛)
		心脏起搏与电生理研究团队(殷跃辉)
		传染病学宽仁创新团队(胡鹏)
		呼吸危重症团队(王导新)
		宽仁“三全护理”创新研究中心团队(王小梅)
	领军人才	冉海涛、胡鹏、王导新、陈阳美、殷跃辉、龚建平、黄河、郭大静、刘东方、杨镇洲、何松、唐霓、尹良军、陈亮、李兴升、陈贵华、唐琳
	骨干人才	任建丽、孙阳、董晓静、高彦飞、凌智瑜、谢宗义、童瑾、廖晓辉、殷樱、李冬雪、何晓静、印国兵、陈以宽、苏立、李长毅、明佳、李小凤、唐博、周崑、聂茂、汪洋、俞慧宏、吕琳、王胜国、朱冰、周世骥
	优青人才	李传明、程瑶、李娜、张元峰、段雅倩、彭希、刘国栋、张剑波、周智航、范晋奇、曹阳、邓万燕、袁欣、王波、钱冠华、彭倩、李虎、李頔、张琼方、段亮、郑秋兰、李金政、肖培林、许桂平、黄荣忠、张俊勇、蒋为薇、童师雯
2021年	宽仁创新团队	病毒感染及代谢紊乱相关肝病研究团队(唐霓)
		麻醉科团队(黄河)
		妇科肿瘤新范式研究团队(常淑芳)
		放射科团队(郭大静)
	领军人才	陈压西、李攀、刘作金、常淑芳、姚秀卿、高建、陈维贤、王小梅
	骨干人才	李钶、杜建霖、黄荣忠、刘曦、鞠大鹏、张传来、韩顶立、邓旺、李锐冬、陈晋、宗建春、蔡洪科、邓玮、华媛媛、何帆、贾朗、杨露
	优青人才	贾彦军、常瑞琪、陈伟杰、胡建国、杜宇、罗浩军、汪峰、谭波涛、杨攀、顾海涛、石艳、刘娜、陈兵、敖梦、程黎、彭媛、李丹丹、蔡 莹、戚迪、赵红雲、徐在成、何堃、许韬、陈楠、丁小娟、李培志、何婧、王三荣、刘熙、胡琴

五、博士后工作

医院高度重视博士后工作，大力实施博士后倍增计划，充分发挥博士后作为高层次创新型青年人才蓄水池的作用，促进人才队伍建设和学科发展。特别是2019年以来，博士后工作取得新突破，2019—2021年，累计招收博士后94名，其中：全职博士后39名，在职博士后55名，招录数量在重庆各医院中排名第一；建立健全博士后管理工作机制，制定了《全职博士后招录及资助办法》《关于加快推进博士后事业创新发展的若干措施》《博士后延期管理规定》等一系列规章制度，完善了博士后进出站管理和考核激励措施，促进了博士后研究与规范化培训的融合，提升了培养质量，博士后在站期间发表SCI论著最高影响因子达到30分，参加第一届全国博士后创新创业大赛获得铜牌；积极引导和鼓励支持博士后申报国家和省部级各类项目，2019—2021年，博士后在站期间获得省部级以上项目资助总计95项（其中：国家自然科学基金11项，重庆市博士后创新人才支持计划4项），总资助经费达1302万元。重庆市人社局局长黎勇、国家人社部专业技术人员管理司博士后处处长薛万里相继莅临医院现场调研，对医院博士后工作给予了高度评价。

表3-5-10　2019—2021年医院博士后招收情况

时间（年）	招收人数（人）	全职博士后（人）	在职博士后（人）
2019	10	7	3
2020	20	9	11
2021	64	23	41

表3-5-11　2019—2021年重医附二院博士后申报获得项目资助情况

时间（年）	获得省部级以上项目数量（项）	项目资助经费（万元）
2019	13	231
2020	28	350
2021	54	721

六、人才储备

人才是第一资源，高水平的医疗卫生人才队伍是医院发展的“压舱石”，而青年人才队伍更是医院未来持续发展的生力军和突击队。医院在“人才强院”战略思想的指导下，通过系统规划，逐步实施，定总量、调结构，多措并举加大人才招引储备力度，保障了“一院两区”顺利运行。2016—2021年，坚持每年赴北京大学、四川大学、南方医科大学等全国知名医科院校开展现场宣讲工作，积极参与“重庆市英才大会”“北大引才”“重庆市引才四川行”等各类引才活动，合理利用各类人才平台，不断拓宽人才引进新途径，实现优秀人才多渠道挖掘，与更多的海内外博士、博士后人才对接洽谈。青年人才数量快速增长，全院博士在总量上实现五年翻一番。通过不断吸引综合能力素质过“硬”的海内外优秀青年人才，每年择优招录博士50名左右，截至2021年全院具有博士学位的职工已超过500名，在“十二五”基础上净增260名，包含外校博士120余名，分别来自昆士兰大学、海德堡大学、香港中文大学、北京大学、北京协和医学院、复旦大学、四川大学等国内外知名院校。

七、对外学术交流

改革开放以来，为培育一批具有国际视野和创新理念的高素质人才队伍，医院一直以来支持和鼓励人才到国外进行学术交流和学习，派出了大量优秀青年人才到世界发达国家的医疗、科研机构进修。学成归来后，大多数人已成长为医院的中坚力量，对提升医院的临床技术水平、促进学科发展等工作做出了巨大贡献。为进一步促进学科发展和科室人才梯队建设，引进具有国际先进水平的临床新技术、新项目和研究新理论、新方法，建立和拓展国际学术交流合作平台，医院于2021年又制定了《"宽仁之翼"出国(境)留学支持项目实施方案(试行)》，医院提供配套经费，用于国家和学校公派出国(境)留学项目的叠加资助，并且逐步落实相关的支持措施。该方案极大提高了医院人才外出进修学习的积极性，解决了人才工作和进修学习两者兼顾可能带来的后顾之忧。

第六章 后勤保障

篇叁

宽仁医院时期，后勤保障工作由医院董事会负责，下设供应室、会计室、事务室。1950年更名为川东协办宽仁医院，下设供应室，主任许淑清，会计室，主任胡肖庆。同年七月改为院务管理委员会，设总务部，主任李志超，下设事务主任1人，事务员4人，会计主任1人，会计员5人。1951年川东协办宽仁医院更名为川东人民医院，后勤管理改部设股，下设总务股(有50人)，股长1人、事务主任1人、审计、出纳、会计、事务员、收费员等。供应室单列，有22人，副主任徐秀高，护士长1人、护士7人、助理员3人。1955年9月川东人民医院更名为重庆市第四人民医院，后勤改股设科，总务科长王坚、副科长黄志江，下设会计室、事务室、食堂等。1962年9月，重庆市第四人民医院更名为重庆医学院第二医院，后勤管理又改科设处，总务处主任王坚，下设总务室、会计室、职工食堂、锅炉房、运输组、被服组、木工房、水电维修组、洗浆房。1965年到1981年期间，总务处又改处设科，下设总务科、财务科、材料科、膳食科。1991年6月，房屋管理工作从总务科分出，成立房管科。2004年，医院升格为副地厅级单位，成立了后勤(保卫)管理处，先后由冉海涛、赵春景、王波、毕崧任负责人，下设总务科、房管科、保卫科、营养膳食科。财务科、设备科改制为财务处、设备处，但行政组织关系仍归后勤，业务工作由分管副院长负责。2010年11月，通过内部调整，优化组合，成立了一站式服务中心。2019年9月28日，随着渝中院区保洁、施梯、修缮等后勤保障服务工作实现社会化，一站式服务中心被解散，相关职能交由外包服务单位。2021年10月后勤管理(保卫)处更名为后勤管理处(保卫处)。

第一节 基本建设

1892年，宽仁医院成立之初，医院的基本建设主要靠捐款，1902年，宽仁女院建成，1903年，建成新的男院。1926年成立董事会后，医院建设由董事会拨款。1939年初，为避日机轰炸，医院主体迁址歌乐山，建有100张床位的临时病房一栋和其他用房两栋。中华民国国民政府主席林森，为歌乐山医院题写了宽仁医院院名牌匾。川东医院和第四人民医院期间，医院基本没有增加建筑。

1962—1988年20余年间，医院医疗教学工作的开展一直沿用宽仁医院时期修建的内科病房（3770m^2）和外妇科病房（3561m^2）以及2747m^{2}的业务生活辅助用房（包括护士宿舍和食堂、图书室、礼堂等）。由于两幢病房楼年久失修、破烂不堪，已成为阻碍医院建设和发展的主要瓶颈。

1985年以来，医院领导班子紧紧抓住基本建设这个影响医院前途和命运的现实问题，科学规划、分步实施。撤除全部原有的危旧房屋后，原地重建业务用房，搬迁在院居住的职工，易地修建职工宿舍。同时，采取新建、购买、置换的办法，经过二十余年不间断地改扩建，医院基本建设取得了跨越式的发展。截至2010年年底，医院本部房屋总建筑面积已由1997年的39304m^{2}增加至79744m^2，其中业务用房由31460m^{2}增加至64294m^2，辅助用房由7844m^{2}增加至15450m^2。

2016年，医院渝中院区通过租赁高盛创富大楼5~7楼作为健康体检中心业务用房，面积共计4541.41m^2；2019年，医院通过有偿划拨取得原统战部业务用房面积增加6860.4m^2；2021年，医院通过租赁中铁二十三局集团第六工程有限公司房屋魁星楼A组团，并完成改造装修，新增业务面积32202.28m^2。截至2021年年底，医院渝中院区业务用房总面积达107898.09m^2，该院区房屋总建筑面积达123348.09m^2。

2018年，江南院区医疗综合楼、肝病/感染病大楼建成投用，医院业务用房面积再增加196353m^2；2020—2021年，江南院区住院医师规范化培训大楼、科教楼竣工投用，江南院区新增办公、科研和辅助用房49632m^2，该院区房屋总建筑面积达245985m^2。

2021年12月16日，魁星楼新门诊正式投用，大楼建筑总面积约3.2万m^2，使渝中院区规模扩大至占地约24亩、建筑面积增加至13万m^2。

一、业务用房

（一）门诊大楼

1973年7月动工兴建，1975年5月投入使用，建筑面积5330m^2。1993年，为达到“三甲医院”业务用房标准和满足人民群众日益增长就医需求，医院对大楼进行了装修改造，增加了2层，建筑面积为2141m^2，使大楼总建筑面积增加至7470m^2。

2021年12月，医院渝中院区魁星楼门诊开业，门诊整体搬迁至魁星楼，原门诊大楼调整为新的业务用房。

(二)红砖楼(现行政楼)

1965年动工兴建，1974年2月投入使用，建筑面积2400m²(含1987年加两层900m²)，原为办公楼和部分业务用房，经2003年装修后改为肝病治疗中心病房。2019年，肝病治疗中心整体搬迁至江南院区后，此楼调整为行政办公楼。

(三)教学楼(现海扶中心楼)

1984年7月开工建设，1986年12月投入使用，建筑面积2111m²，由重庆医学院投资38万元兴建。1998年，医院对该楼进行装修改造，增加了医用电梯、中心供氧系统、医用呼叫系统，完善了空调及卫生设施，极大地改善了患者住院条件。至2021年，此楼仍然作为医院的业务用房。

(四)肝炎研究所楼

1985年3月动工兴建，1986年6月竣工投入使用，由重庆设计院设计，建筑面积2246m²，由四川省计经委投资76万元(其中污水治理10万元)，实际投资196万元。1997年，医院对大楼进行了装修改造。2000年后，此楼经过改造，先后用于血液科层流室、生殖医学中心、肿瘤内科的业务用房。

(五)住院部大楼(现内科大楼)

1987年3月24日川计经社实便〔87〕4号文和四川省卫生厅〔87〕54号文下达修建住院部大楼工程项目，共15层，建筑面积12600m²，由四川省设计院设计。1988年12月8日动工兴建，1991年4月15日竣工，属优良工程。1991年8月15日正式投入使用。住院部大楼建筑物(包括配电房、水泵房、制冷站)总投资904万元。楼内基础设施设备投资112.5万元，建筑物和设备共投资1016.5万元。环境工程、人防加固工程、勘探设计等投资67.45万元。

2007年12月医院对住院部大楼进行内外装修改造，内科系统各病房搬迁入内，大楼采用中心供氧、中央空调，并新增了卫生间和两部电梯(现4部电梯)，使大楼内部设施和病员住院环境得到很大改善。直到2022年，该大楼仍然作为内科住院大楼使用。

(六)综合楼、实验专用楼

1997年12月，医院通过原外妇楼置换的方式，获得综合楼和实验专用楼。综合楼建筑面积8000m²，作为学生宿舍和部分业务、办公用房。实验专用楼建筑面积1150m²，供各专业实验室使用。2021年，中心实验室搬迁至江南科教楼，此楼暂时闲置，后续拟通过鉴定后进行拆除。

(七)影像楼

影像楼工程于2005年竣工投入使用，建筑面积1080m²，共四层(地下一层、地上三层)，楼内安装有CT、ECT、核磁共振、血管造影机等检测设备。

（八）都市方舟楼层

2003年12月，医院通过司法拍卖购得“都市方舟”负1层、3层，平街5、6、14层，共5413m²，经改造后，将负一层作为教室、负三层作为车库等辅助用房。2015年，将5、6层经改造后作为办公用房，14层作为集体宿舍。至2021年，房屋使用功能不变。

（九）外科大楼

2004年11月，医院通过项目转让方式，整体购买了原“四久工程”谊德大厦，大楼总建筑面积31500m²，为全框架结构，地下4层、地上32层，大楼总高度99.8米。2005年开始进行大楼内外改造装修，2006年12月全面竣工，2007年1月20日正式投入使用。大楼设置病床545张，入驻科室为外科、妇产科、耳鼻喉科、眼科以及老年科，内设ICU、手术室和部分专科门诊。外科大楼投入使用后，医院的就医环境迈上了新的台阶。2021年12月，外科1~5楼原门诊功能用房全部搬迁至魁星楼门诊部，该区域改造后作为住院综合用房。

（十）江南院区项目

重庆医科大学附属第二医院江南医院建设项目位于南岸茶园新城区B区，占地面积17.185公顷，业务用房总建筑面积245985m²，设编制床位1200张，项目基础建设总投资约14亿。该项目计划于2011年开工建设，2016年竣工，建设周期6年。南岸区茶园新城区管委会于2009年6月移交医院建设用地。2010年7月该项目获重庆市发展和改革委员会项目核准。按照国际化，智能化、生态化大型三级甲等综合医院的建设标准，于2018年7月建成投用，其中医疗综合大楼获得2018—2019年度鲁班奖；肝病楼2018年7月正式投入使用；科教楼2020年6月竣工验收，2021年正式投入使用，获得了重庆市巴渝杯奖；全科楼2020年6月竣工验收并正式投入使用。

2012年，市委原统战部办公地点搬离后，经市政府领导同意，将统战部地块办公用房有偿划拨给医院以拓展业务，职工住宅部分拟通过区土储中心完成征收整治后交给医院。2016年，原统战部办公楼移交医院，作为办公用房和部门业务用房。2020年5月，医院对该地块中公产部分房屋的权属做了变更。

（十一）魁星楼

2020年3月正式开工改建魁星楼新门诊大楼，历经20个月完成了大楼的改建和搬迁。新大楼建筑总面积约3.2万m²，共10层楼，改建后新门诊诊室数量增至120个，与过去相比增加了40%，并特别设计了9个直梯和一整套扶梯系统，单日门诊接待量可达8000余人次。除了规模明显扩大，改建后的门诊大楼布局合理、流程优化、设计人性化，给患者带来全新的就医体验。

二、职工宿舍

1980年建成中山二路宿舍，到2001年相继建成曾家岩、医学院路、茶亭宿舍、二塘青工楼、二塘教授楼、代家巷宿舍、二塘集资楼共计671套45784m²。

2018年，建成聚金茗香苑安置房，共计房屋1774套，为职工在江南院区工作提供了便利。

第二节　主要设备设施

配电房：2006年渝中院区新建配电房，总容量5000kVA（双电源）。2011年渝中院区以箱变形式增容1000kVA；2014年渝中院区以箱变形式增容1600kVA；2017年江南院区配电工程完工通电，总容量16260kVA，含1个专用开闭所及6个专用配电房；2019年江南院区增容2500kVA，变压器及配电设备安装于4号配电房。

锅炉房：2001年煤改气，渝中院区安装使用清洁能源的四吨天然气锅炉一台。2006年，渝中院区外科楼负三层新建锅炉房，安装了4台常压燃气热水锅炉，具体为三台1.5吨和一台0.7吨的超低氮常压燃气热水锅炉。2012年5月取消锅炉房，改建为职工食堂。2021年7月，对渝中院区外科楼负三层锅炉房的四台原有常压燃气热水锅炉全部换新，更换为超低氮常压燃气热水锅炉，具体为三台1.5吨和一台0.7吨的超低氮常压燃气热水锅炉。

2018年7月，江南综合楼负一层锅炉房建设完成，安装了四台燃气真空热水锅炉，具体为三台5吨锅炉和一台1吨锅炉。2021年9月，江南院区综合楼负一层锅炉房四台燃气真空热水锅炉全部更换了燃烧器，更换为超低氮燃烧机加烟气循环管。

2021年12月，渝中院区魁星楼一层新建锅炉房，安装两台1.1吨超低氮燃气真空热水锅炉。

渝中院区供应室电热发生器（免检锅炉）：2011年8月购买使用3台，2017年3月报废拆除。2013年11月28日购买使用1台。2015年8月28日购买使用2台。2020年3月23日购买使用3台。

江南院区供应室电热蒸汽发生器：2018年6月13日投入使用3台，2018年7月19日制造投入使用1台。2021年5月25日应国家锅炉安全技术规程要求，在市场管理监督局帮助下改造为承压蒸汽锅炉。

中心供氧室：1998年建立中心供氧站（使用低温液氧贮槽）。2008年新建医用分子筛制氧设备（每小时制氧30立方）。2018年医用分子筛制氧设备停用。2019年4月渝中院区建立中心供氧站（使用总量5立方低温液氧贮槽），由重庆恒中能源装备有限公司更换使用。2018年5月江南院区建立中心供氧站（使用总量15立方低温液氧贮槽），由重庆朝阳气体有限公司投入使用。

污水处理站：2006年新建医院污水处理站，使用二氧化氯等消毒液，日处理污水量1200吨。2006年，渝中院区新建医院污水处理站，使用二氧化氯等消毒液，日处理污水量1200吨；2015年，渝中院区污水站消毒方式由二氧化氯消毒变更为活性氧消毒；2021年，渝中院区污水站升级改造。2018年，江南院区新建医院污水处理站，使用二氧化氯等消毒液，日处理污水量1500吨；2020年，江南院区污水站消毒方式由二氧化氯消毒变更为活性氧消毒。

电话总机室：2006年安装爱立信程控数字交换机（容量1200门）。2016年年底解散渝中院区电话室，渝中院区2017年初接入电信公司epon语音设备70台（容量1750门），江南院区2018年7月接入电信公司ONU语音设备10台（容量1920门）。

中央空调机组：1998年安装捷丰牌风冷式模块机组6台，供渝中院区海扶中心楼及门诊部分科室使用。2006年渝中院区外科楼安装新晃牌水冷螺杆式冷水机组3台，供渝中院区外科楼各科室使用。2008年，渝中院区内科楼安装格力牌多联机中央空调机组13组，供内科楼各科室使用。

2018年7月，江南院区综合楼负一层新建麦克维尔3台高压离心式冷水机组和1台变频离心式冷水机组。2018年7月，江南院区综合楼二层放射科安装麦克维尔多联机系统一套。2018年7月，江南院区肝病楼7层安装麦克维尔4台风冷螺杆式冷水机组，肝病楼一层介入中心安装麦克维尔多联机系统一套。2018年年底，江南院区综合楼负一层放疗中心安装麦克维尔多联机系统两套。2019年9月，江南院区综合楼三层介入中心安装麦克维尔多联机系统一套。2019年10月，江南院区科教楼三层安装两台麦克维尔模块式风冷热泵机组，屋顶安装两台麦克维尔螺杆式风冷热泵机组，科教楼整体安装了麦克维尔多联机系统共24套。2020年3月，江南院区综合楼二层放射科安装格力多联机系统一套。 2020年12月，江南院区肝病楼生物治疗净化系统安装了两台天加模块式风冷热泵机组。2021年1月，江南院区综合楼生殖中心净化系统安装了四台麦克维尔模块式风冷热泵机组。2021年6月，江南院区第二食堂安装了五套志高多联机系统。

2021年12月，渝中院区魁星楼一层安装了三台约克螺杆式冷水机组。2021年12月，渝中院区魁星楼四层安装了六套约克多联机系统。

电梯组：20世纪90年代全院各科室使用日立等品牌电梯共15台。2006年以后全院各科室使用通力、蒂升、威斯特、三菱、日立、奥的斯等品牌电梯，渝中院区原有电梯17台（杂物梯1台、直梯16台），2021年年底新增魁星楼19台（扶梯10台、直梯9台），共计36台；2018年江南院区68台（扶梯18、直梯49、杂物梯1台），两个院区电梯共计104台。

保卫科：视频监控设备1套，覆盖全院各科室主要通道。2012年渝中院区视频监控设备更新为海康威视设备，现代消防设施2套（海湾、GE）。2012年渝中院区GE消防设施统一改为海湾。2018年7月江南院区开业，新增海康视频监控设备一套，新增海湾消防设施一套。2021年12月渝中院区魁星楼门诊部开业，新门诊部新增海康视频监控设备一套，新增泛海三江消防设施一套。

总务科：2011年4月，内科大楼（3台）、肝病治疗中心、海扶中心楼（合用2台）、澡堂（1台）安装美的牌空气能热水器共6台，从根本上解决了由锅炉供热受天然气气压低（特别是冬季）无法烧热的问题。2018年江南院区内科六楼安装了4台美的空气源热泵热水机组，内科屋顶安装了5台美的空气源热泵热水机组，外科屋顶安装了5台美的空气源热泵热水机组，肝病楼屋顶安装了4台美的空气源热泵热水机组。2018年全科楼安装了6台普瑞斯顿空气源热泵热水机组。

第七章 社会担当 篇叁

第一节　战地救援

一、抗日战争救援(1939—1945年)

1939年初,医院奉命疏散至歌乐山,于曾家岩开设分院,同时留下总院的急救队、陈家湾男子中学的手术队。歌乐山分院的全部床位(150张)以及临时搭建的棚屋,用于收容、救治手术队运送的空袭重伤病员;急救队负责在轰炸现场收治被空袭炸伤的民众,并转移到曾家岩分院附近的防空洞进行轻伤治疗。

二、抗美援朝救援(1950—1953年)

在“抗美援朝、保家卫国”运动的推动下,1951—1953年,医院共派出3批5人参加援朝医疗队。

1951年5月—1952年3月,医院护士曾定宇参加重庆市抗美援朝第一批志愿医疗队,前往中朝边境王龙背地区支援。

1952年2月—11月,医院护士周啟凤参加重庆市9个医院组成的重庆市抗美援朝手术第二队,奉命到达安东王龙背第一分配处第六陆军医院,接替红十字医疗队第五队工作。

1953年1月12日,医院外科医师陈树德、手术室护士萧玉曾、工人吴志安参加由四川省人民医院专家谢锡瑹担任队长的四川省抗美援朝志愿外科手术队,而后正式人编命名为“中国人民抗美援朝总会工作委员会国际医防服务队12队”。1953年3月7日,手术队作为当年首批入朝的医疗队跨过鸭绿江,加入中国人民志愿军第14兵站医院,主要负责救治上甘岭战役后收容的重度伤病员的抢救、手术等工作。

第二节 重大抢险救灾

一、汶川抗震救援(2008年)

2008年，四川汶川发生8.0级特大地震，医院迅速启动应急预案，成立以院长、书记挂帅的指挥领导小组，并于当日晚间派出以主管院长为组长的首批医疗队赶赴四川省德阳灾区，前后派出4支医疗队共30余人历时45天，提出科学化抗感染治疗方案，指导有效开展抗感染管理及治疗，救治伤员上千人。

从5月16日至28日，医院先后接收救治来自灾区的伤病员97名，9月再组建6名医务人员医疗队赴崇州开展震后对口援建工作。在整个抗震救灾期间，医院以最安全的转运、最贴心的服务、最迅速的行动，出色地完成抗震救灾任务，深受社会各界好评。

全院党员为地震灾区人们捐助特殊党费62620元，全院团员捐助特殊团费3572元，全院职工先后3次为地震灾区人们捐款155057元。

6月，医院被中华全国总工会授予"抗震救灾，重建家园工人先锋号"。邓忠良同志被重庆市委、市人民政府授予"抗震救灾先进个人"称号。甘秀妮被重庆市人事局、重庆市卫生局授予"重庆市卫生系统抗震救灾先进个人"，被中国农工民主党中央委员会授予"全国抗震救灾优秀党员"。

二、玉树地震救援(2010年)

2010年，青海玉树地震消息传来后，医院立即响应、主动请缨，3月15日，派遣由呼吸内科李长毅博士、手术室孙大治护士长、骨科吴长清护士、司机张培和石德富等5人组成的应急分队和一辆满载40000余元救灾药品及物资的120救护车，分两批于凌晨4时和上午9时出发，随市卫生局应急救援大队赶赴灾区一线，并在灾区高原缺氧情况下连续坚持工作7天，共转运伤员7人，诊疗260余人次，出色地完成了救灾任务。

三、雅安地震救援(2013年)

2013年4月20日，四川省雅安市芦山县发生7.0级地震。在市卫生计生委指挥下，医院立即启动应急预案，迅速组建了第1支四川省芦山抗震救灾医疗队，携带抢救药品和器械，开展为期9天的紧急救援。

四、鲁甸地震救援(2014年)

2014年8月13日，云南省昭通市鲁甸县发生6.5级地震。医院迅速部署安排，组织胃肠外科副主任王亚旭、手术室副护士长孙大志、骨科博士石磊、骨科护士吴长清及驾驶员龙洪庆等5人组建医疗队，携带救援物资第一时间奔赴地震灾区展开紧急救援，出色完成各项任务。

2015年1月，医院被国家卫生计生委办公厅表彰为“云南鲁甸6.5级地震卫生应急工作中表现突出单位”。救援队队长王亚旭，队员石磊、孙大志、吴长清和120驾驶员龙洪庆被国家卫生计生委办公厅表彰为“云南鲁甸6.5级地震卫生应急工作中表现突出个人”。

五、尼泊尔地震救援（2015年）

2015年4月25日，尼泊尔发生8.1级地震。5月8日重庆市组建第2支中国政府医疗队赴尼泊尔抗震救灾，前往加德满都60千米处的杜力克市，开展为期17天的国际医疗救援活动。医院抽调胃肠外科李洋教授、感染病科石统东教授、消化内科郭晋军副教授、超声科卢岷主治医师、重症医学科陈晓东主治医生等5名应急骨干加入医疗队门诊组，参加此次任务。

在尼期间，医院派出队员共处理门急诊病人737人次，健康体检142人，健康教育70人次，心理咨询与干预42人次，门诊治疗清创术20余例，门诊大换药30余次，门诊骨折固定术8例，参与病房查房巡诊会诊588次，门诊实验室检查587项次，B超检查274位次，处方464份，出色完成任务，得到高度肯定。2016年1月27日，医院赴尼泊尔国际医学救援队全体队员荣获重庆市卫生计生委表彰，郭进军荣获个人三等功，卢岷、石统东、李洋、陈晓东受嘉奖。

第三节　抗击疫情

一、抗击“非典”疫情（2003年）

2003年，非典型肺炎（SARS）席卷全球，医院立即开展SARS防治工作，及时成立以院长为组长的“非典”防治领导小组，制定有关SARS消毒、隔离、疫情报告、工作人员防护等文件，各科成立应急小队，严防死守、共克时艰，全院参与、合力应对SARS疫情，为重庆市抗击“非典”工作做出贡献。

二、抗击新冠疫情（2020—2021年）

2020年初，新型冠状病毒肺炎疫情暴发。1月20日，医院作为重庆市新型冠状病毒肺炎救治专家组组长单位，以组长王导新、副组长胡鹏为首的医疗团队奔赴巫山确诊重庆首例新冠肺炎患者，正式打响了重庆抗疫的“第一枪”。

2020年2月2日，医院派出11名医护人员随重庆市第三批援湖北医疗队赴武汉支援。他们由呼吸与危重症医学科、重症医学科的4名医生和7名护士组成，其中中共党员7名。他们分别是呼吸内科教授杜先智、医生王勤、医生杨帅、副护士长罗晓庆、护士吴松亮、护士吴燕，重症医学科医生黄文祺、副护士长李霞、护士封霄、护士罗向斌、护士施跃荣。

2020年2月17日，重庆市派出第十批支援湖北医疗队45人出发前往孝感。医院派出感染、呼吸、重症等新冠肺炎救治核心专业的5名医生出征。5名医生均是中共党员，他们是来自感染病科的教授张大志、教授石小枫，呼吸内科的教授李长毅、副主任邓旺医师，重症医学科的主治医生陈晓东，其中教授张大志担任了此批重庆支援湖北医疗队的领队。

2020年2月25日下午，同其他兄弟单位组建成重庆市第十七批援鄂医疗队共183人，医院第三批援湖北医疗队集结完毕，奔赴湖北孝感。医疗队由重医附二院护理部主任甘秀妮担任领队、医务处副处长沈毅任副领队。医院共派出31名医护人员，其中中共党员14名，护理人员30名。他们分别是甘秀妮、沈毅、王俊莉、周蝶、李春芳、李婷、胡盼、罗成琴、王信红、张誉才、张宁、万运胜、吴茜、肖洪梅、李婷、周锡鑫、王燕、唐艳、彭园、詹茜、刘静、陈美辰、简秀英、王兰、任虹燕、刘亚运。

2020年3月5日，重庆第三批援鄂医疗队医疗组组长、呼吸内科副主任杜先智教授，重庆第三批援鄂医疗队护理组组长、呼吸内科副护士长罗晓庆被授予“全国卫生健康系统新冠肺炎疫情防控工作先进个人”荣誉称号。

2020年5月13日，重庆赴非洲医疗专家组一行15人从江北国际机场启程，奔赴阿尔及利亚协助开展新冠疫情防控工作。医院呼吸内科副主任江德鹏和重症医学科护士长张传来，分别担任医疗队专家组宣传信息组副组长、物资财务组兼健康防护组副组长。

2020年5月13日，重庆赴非洲医疗专家组一行15人从江北国际机场启程，奔赴阿尔及利亚协助开展新冠疫情防控工作。医院呼吸内科副主任江德鹏和重症医学科护士长张传来，分别担任医疗队专家组宣传信息组副组长、物资财务组兼健康防护组副组长。

2020年6月10日，重庆抗疫医疗专家组一行10人前往巴勒斯坦开展新冠肺炎疫情防控经验分享和技术交流工作，医院派出5人参加。专家组由医院党委委员、副院长、感染病科教授胡鹏担任组长，医务处副处长张荣贵、呼吸内科副主任童瑾、呼吸内科副护士长罗晓庆、检验科技师李朴参加。

2020年9月8日，全国抗击新冠肺炎疫情表彰大会在京举行，重庆市第十七批援鄂医疗队领队甘秀妮获得“全国抗击新冠肺炎疫情先进个人”称号。

2020—2021年，医院始终坚毅担当、凝聚合力，先后派出79名专家奔赴重庆市内各区县指导防控工作，派出3批共47名医护专家支援武汉、孝感两地，7名专家援助阿尔及利亚、苏丹及巴勒斯坦等地，多名医护人员参与北京、新疆等地核酸检测，以守重庆、援湖北、援海外，为抗疫贡献力量。

表3-7-1 抗击新冠肺炎疫情获省部级以上荣誉统计

时间	获奖集体或个人	奖项	授予单位
2020年	甘秀妮	全国抗击新冠肺炎疫情先进个人	中共中央 国务院 中央军委
	杜先智、罗晓庆	全国卫生健康系统新冠肺炎疫情防控工作先进个人	国家卫生健康委员会 人力资源和社会保障部 国家中医药管理局

续表

时间	获奖集体或个人	奖项	授予单位
2020年	童瑾、陈美辰	抗击新冠肺炎疫情 全国三八红旗手	全国妇联 国家卫生健康委 中央军委政治工作部
	甘秀妮	中国农工民主党抗击新冠肺炎疫情先进个人	中国农工民主党中央委员会
	童瑾	九三学社抗击新冠肺炎疫情先进个人	九三学社中央委员会
	张荣贵、张安、陈志美、王晓龙、周智、张传来、李霞	重庆市抗击新冠肺炎疫情先进个人	中共重庆市委 重庆市人民政府
	重医附二院	中国抗疫医疗专家组组派工作表现突出单位	国家卫生健康委
	胡鹏、张荣贵、江德鹏、童瑾、李朴、张传来、罗晓庆	中国抗疫医疗专家组组派工作中表现突出个人	/

第四节　社会医疗服务

一、援外医疗(2002—2021年)

自2002年起，医院根据国家部署积极开展医疗援外工作，截至2022年，累计向巴巴多斯和巴布亚新几内亚派出援外医疗队员12批次17名医疗队队员，其中援巴巴多斯医疗队共5批次8名队员，援巴布亚新几内亚医疗队共7批次9名队员，派出队员中，马英、柯大智、于圣杰、陈国柱、张群霞等五名同志分别担任医疗队队长。

在援外工作期间，医院医疗队员克服重重困难，通过队员们的不懈努力，以实际行动铸就“不畏艰苦，甘于奉献，救死扶伤，大爱无疆”的中国援外医疗队精神，圆满完成党和国家赋予的援外任务，工作得到上级部门的充分肯定和高度评价，受到了受援国家政府、当地医院及患者的真诚感谢。

二、援藏医疗(2017—2021年)

自2017年5月开始，承担重庆市“组团式”援藏任务，采取“以院包科”形式结对帮扶西藏自治区昌都市人民医院外二科及医务科。先后派出短期和柔性援藏人员3批次共10人，进藏蹲点工作187天；派出2人参加包虫病专项救治工作185天；派出共7名同志参加重庆市第三、四、五批“组团式”援藏任务，均获“优秀援藏干部”称号，其中3人先后担任医务科长，4人先后担任临二科室副主任，1人被昌都市委组织部任命为昌都市人民医院党委委员、副院长。援藏同志充分发挥“传、帮、带”的领头羊作用，做到思想留藏、观念留藏、技术留藏，不负组织重托与群众的期望。医院实施人才援藏与科技援藏相结合策略，助力昌都市人民医院高质量发展，无偿捐赠手术等医疗设备50余万元，多方筹资近500万元无偿援建“昌都－重医附二院远程心电会诊平台”及“重医附二院＋昌都市、类乌齐、察雅、江达、芒康县人民医院远程超声会诊、教学及质控平台系统”，自2018—2021年，已累计开展远程超声、远程心电4万余例。2018年6月，成功帮助昌都市人民医院创建成为三甲医院，惠及广大藏区百姓。

三、对口支援医疗

2005年6月至2013年12月，承担重庆市“万名医师支援农村卫生工程”，对口支援彭水县人民医院，派出医务人员21批99人。2009年5月至2013年12月，对口支援忠县人民医院，共派出医务人员8批38人。2010年11月至2012年11月，对口支援綦江区人民医院，派出医务人员4批16人。2012年12月至2013年12月，对口支援潼南区人民医院，派出医务人员1批3人。2013年5月至2020年12月，承担“万名医师支援农村卫生工程”及“三级医院对口帮扶贫困县县级医院”任务，对口支援奉节、巫山、石柱县人民医院，派出医务人员197人，2017年—2020年12月，对口支援彭水县人民医院，派出医务人员25人。医院积极履行支援医院职责和义务，周密部署，精心组织，在受援医院的共同努力下，以“传技术、帮管理、带人才、扶学科、促健康”为重点，加强内涵建设，完善农村卫生政策措施，探索城市支援农村卫生长效机制，实现了“派出一支队伍，管好一所医院，服务一方群众，培训一批人才”的目标，并取得了显著成效。从医院管理、医疗质量、医疗技术、人才培养、学科建设等各方面对受援医院进行了全方位帮扶，提高了县医院综合服务能力，推动了县医院高质量发展，为解决当地群众“看病难、看病贵”做出了贡献，受到了当地人民群众的好评和广泛赞誉。

2007年6月1日至2013年12月31日，承担“城市二级三级医疗机构对口支援乡镇卫生院”项目，对口支援酉阳县钟多镇卫生院，派出医师13批共39人，帮助加强基层医疗卫生服务内涵建设，完善国家三级医疗网络建设，有效提高了受援医院综合服务能力。

2006—2007年，共派出2批共3人参加重庆市卫健委“降低孕产妇死亡率和消除新生儿破伤风项目驻县任务”，通过进行现场督查指导，对彭水县各乡镇卫生院产科建设、产科业务开展、新周期“降消”项目实施、产科病历规范化书写、产科用药等方面给予了积极的指导，出色完成了任务。

2008年6月起，医院开始为期三年的对口支援四川地震灾区成都崇州市第二人民医院医疗工作，共派出心血管内科、感染病科、普外科、骨科等主干学科技术骨干6批16人次蹲点支援，并免费为崇州市第二人民医院培养临床医技骨干23人，培训规培医生21人，出色完成了对口支援任务。

四、医联体建设

2013年5月至2021年，已建成“省内+省外、公立+民营”1+8医联体集团（紧密型5家，松散型3家），覆盖川渝两地社区卫生服务中心及区县乡镇卫生院208家，康复及护理机构1家，辐射人口600余万。每家分院按照1+2+N派出专家团队，以“输出管理、输出理念、输出技术、输出人才”为切入点，对分院软件建设提供指导帮助，推动县医院高质量发展。

十年砥砺，风雨见证。医院先后选派常驻型及短期指导型专家共884人，指导帮助各分院新建临床专科21个，获批市级重点和特色专科55个，新开展卫生适宜技术260个，开展新技术、新项目604个，发表科研论文1244篇，其中SCI 15篇，新增科研课题198项。所有分院均先后创建成为二级甲等医院或通过二甲医院复评，并启动创建三级医院。县域就诊率均达90%以上，基层就诊率达到60%以上，真正实现了当地政府、医院、百姓三满意。

表3-7-2 医联体建设布局

时间	内容
2013年5月	医院与奉节县人民医院签订医联体合作协议
2013年8月	医院与巫山县人民医院签订医联体合作协议
2013年9月	医院与石柱县人民医院签订医联体合作协议
2013年11月	医院与秀山县人民医院签订医联体合作协议
2015年7月	医院与巫溪县人民医院签订医联体合作协议
2016年9月	医院与黔江民族医院签订医联体合作协议
2017年12月	医院与彭水县人民医院签订医联体合作协议
2021年4月	医院与四川省广安市邻水县人民医院签订医联体合作协议

表3-7-3 医联体荣誉

时间	荣誉
2017年	获评重庆市第三届医院管理学术年会征文比赛一等奖并在第16届京津沪渝医院管理高级论坛做主旨发言
2019年	被推选为教育部第二届省属高校精准扶贫精准脱贫31个典型项目之一并刊登在国家卫健委卫生健康工作交流期刊（第168期）
2020年	获评中国现代医院管理典型案例、2020年度改善医疗服务行动计划“全国医院擂台赛”西南赛区优秀案例
2021年	获评全国城市医疗集团十大典范单位、第五季中国医院管理奖西部地区优秀奖

五、分级诊疗

1980—2021年，医院与重庆市内各区县及四川、贵州、云南、西藏等周边县、市医院本着优势互补、互相支持、共同进步的原则，建立技术指导关系。至2021年，医院先后与70余家医院建立技术指导关系，每年平均组织专家500余人次下基层、进社区开展义诊、手术、教学查房、学术讲座等技术指导，尤其在卫生适宜技术推广及进修培训等方面，帮助基层医院人才队伍建设，有效提升医、护、技人员业务和管理水平；每年平均免费义诊患者1万余人次，减免挂号、检查费用近20万元。同时畅通双向转诊绿色通道，真正做到了疑难危重症转得上来、接得住，慢性病又回得去，使分级诊疗落到了实处。

六、脱贫攻坚与乡村振兴

2017 年开始，按照中央和市委统一安排部署，医院先后承担重庆市黔江区、合川区、开州区等地 7 个村的脱贫攻坚与乡村振兴工作，先后选派 8 名中层骨干任驻村“第一书记”和帮扶集团驻镇工作队队员，以产业发展、劳务输出为突破口，实施精准帮扶，协助成功打造“金溪护工”“金溪被服”“金溪农场”“金溪竹器”等特色扶贫品牌。同时，依托行业优势，开展医疗帮扶。医院党委书记、院长等班子领导先后赴村调研32次，拨付专项帮扶资金 375 万元，消费帮扶金额400 余万元，组织专家巡回医疗及支部共建 53 次，接诊患者 11000 人次，免费发放药品 4 万元，减免诊疗费用10万余元，捐赠价值约70万元医疗设施设备。工作成果得到上级主管部门肯定，医院获市属单位脱贫攻坚集体记功，获个人记功1人次，个人嘉奖3人次。1人荣获全国脱贫攻坚先进个人。

附录

重庆医科大学附属第二医院，前身宽仁医院，创建于1892年，当时中文名为宽仁医院。"宽仁"一词最早出自《尚书》"克宽克仁，彰信兆民"，意指宽厚、仁爱之意。是西南地区建院较早的西医院之一。医院在130年的历史进程中，经过几代人的凝集，沉淀了独具特色的宽仁文化。

随着岁月的变迁和社会的发展，医院原貌早已发生翻天覆地的变化，只有屈指可数的遗迹遗物得以留存，积淀传承下来的唯有医院文化。宽仁文化主要形成于宽仁医院时期（1892—1950年），后经川东医院时期（1951—1955年）、重庆市第四人民医院时期（1955年9月—1962年7月）、重医时期（1962年8月至2021年年底），厚重的历史文化穿越时空，宽仁文化内涵也得以不断深化、丰富和升华。医院在2012、2013年度连续两次被评选为"重庆市群众满意的医疗卫生机构"，医院获"第六届全国文明单位"，党建创新案例《强化党建引领　推进医院高质量发展》入选"2020—2021全国公立医院党建创新案例"名单；院党委荣获"重庆市首批新时代高校党建'双创'标杆院系"和"重庆医科大学先进基层党组织"。

作为一所集医疗、教学、科研、预防保健于一体的国家三级甲等综合性教学医院，站在新的历史起点，医院在党建引领下，挖掘宽仁文化内涵，凝心聚力，实施文化铸魂战略，凝练医院发展张力，大力弘扬宽仁精神，深化办院理念，坚定文化自信，以服务群众为重心推进文化建设，以医院发展为目标加强文化建设，构建"宽仁"文化体系，为进一步弘扬宽仁文化、提升医院发展软实力，汇聚磅礴力量；加强文化顶层设计和体系建设，与时俱进提炼核心价值观；通过提升精神文化价值、打造学科文化品牌、完善管理文化制度、塑造优秀人文文化等策略创新宽仁文化，统一内涵管理和文化建设，将文化理念贯穿到党建、管理、医疗、教学、科研等各方面，使之成为全院职工的共同价值追求，推动医院高质量发展。

院徽

·1892·

重慶醫科大學
附屬第二醫院
THE SECOND AFFILIATED HOSPITAL OF
CHONGQING MEDICAL UNIVERSITY

形:取橄榄枝围合造型,表现医院行业属性和历史厚重感;橄榄围中心位置由两个具有动感、科技气息的弧形图案与传统的红十字相结合,成一个“2”的形状,体现医院科技文明与传承文化的紧密结合。

理念

色:蓝色,代表生命、技术、睿智。

意:图形的融合与贯通,传达出医院的品牌形象。整体呈现宽仁、诚信、圆满、健康、活力、热情,充满生机与希望。

文:“1892”是建院之年,表达医院的悠久历史。

理念:关怀、专注、创新。

院训:宽厚仁爱、包容和善。

愿景:品质卓越、患者满意、社会放心。

精神:克宽克仁、彰信兆民。

价值观:人民至上、生命至上、患者至上。

宗旨:提供医疗卫生服务,开展医学研究,培养医学人才。

目标:重庆领先、西部前列、全国一流名院。

　　渝中院区:高水平、创新型、特色化的重庆CBD标志性城市医院。

　　江南院区:高水准、生态型、国际化医院。

六大发展战略:人才强院战略、科教兴院战略、学科引领战略、管理提升战略、文化铸魂战略、开放合作战略。

院歌

宽仁之歌

——重庆医科大学附属第二医院院歌
（领唱与合唱）

1=D 3/4

杨　矿 词
向菊瑛 曲

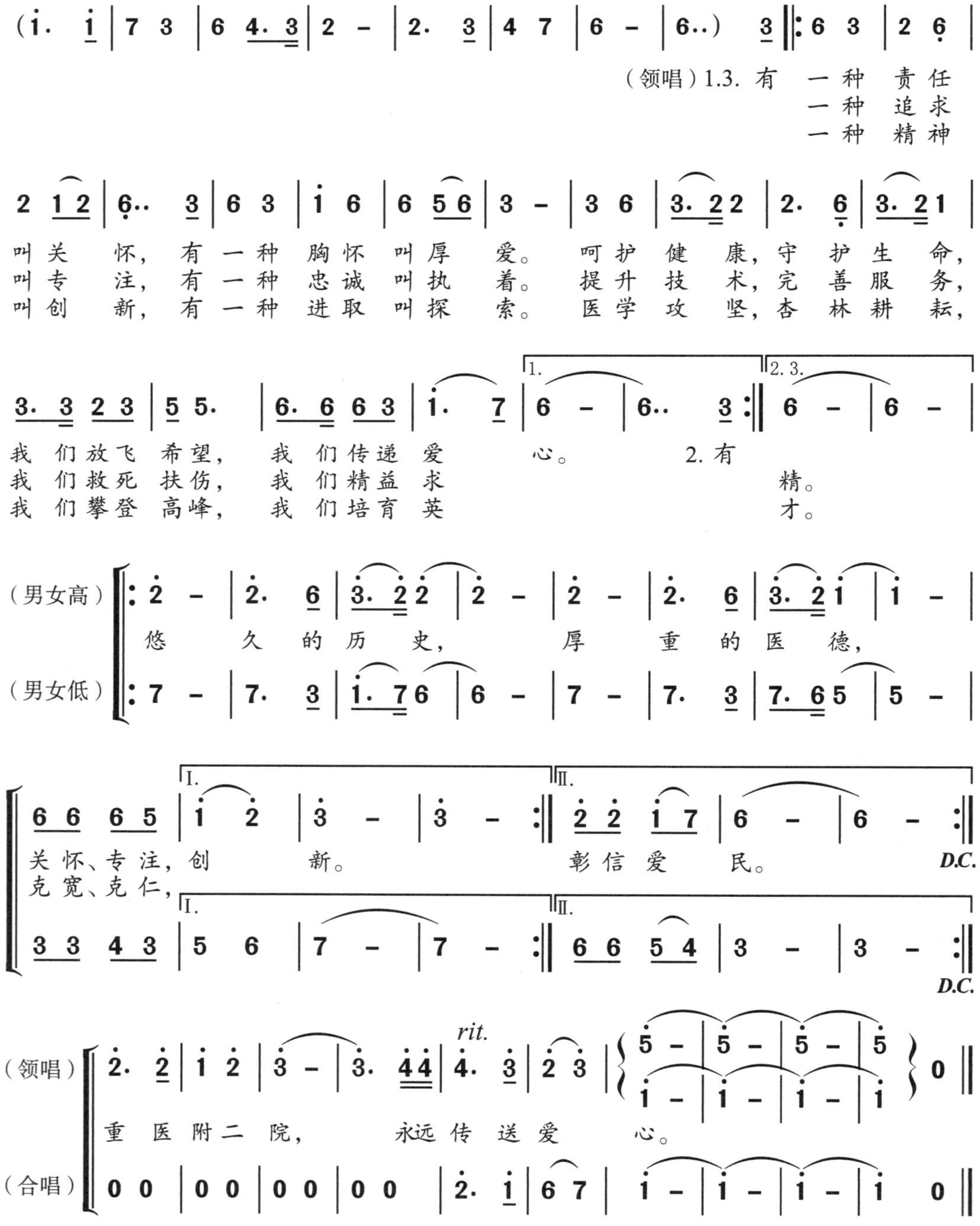

编后记

根据重庆医科大学附属第二医院工作整体安排，按照医院党委要求，医院于2022年2月正式启动《重庆医科大学附属第二医院（宽仁医院）志（1892—2021）》的编撰工作。经过半年的努力，这部全面反映重庆医科大学附属第二医院130周年发展历程的专志终于付梓成书。

编纂期间，全体编修人员以对历史高度负责的态度，在2012年版出刊的《重庆医科大学附属第二医院（宽仁医院）志（1892—2012）》的基础上，全面收集史料，深入查证史实，先后到重庆医科大学附属第二医院综合档案科、院史馆等查阅档案资料、历史典籍、图书文献等，面向全院征集文献资料100多份、30多万字，图片100余张，系统整理辨析，全面甄别查证，精心编纂完善，全面、客观、真实记述了医院组织、机构、临床科室、医技部门、医疗工作、教学工作、科研工作、学科建设、人才工作、后勤保障、社会担当等方面的发展历程，为重庆医科大学附属第二医院及重庆医疗卫生事业发展留下了一部具有较高史料价值、参考价值的致用之书。

这部志书凝结着众多智慧和多方心血。重庆医科大学附属第二医院高度重视志书编纂工作，院志编纂委员会主任委员王大刚、赵晓东多次研究部署，深入指导。委员梅浙川、邓忠良、胡鹏、余平等大力支持编纂工作。执行总编李春莉，执行副总编陈欣、周青等为志书修改提出了宝贵意见。各处、科室领导积极参与资料收集，编修人员呕心沥血、不辞辛劳、默默耕耘、无私奉献，为编纂志书做出了重要贡献。在志书付梓之际，向所有对编纂工作给予关心支持、付出辛苦努力的领导和同志们致以衷心的感谢！

编纂志书是一项浩繁的工程。《重庆医科大学附属第二医院（宽仁医院）志（1892—2021）》虽广泛征求意见，历经多次修改，但由于现存史料、编纂时间和编者水平所限，疏漏在所难免，敬请专家、读者批评指正。

《重庆医科大学附属第二医院（宽仁医院）志（1892—2021）》编纂委员会办公室

2022年7月